AF336692

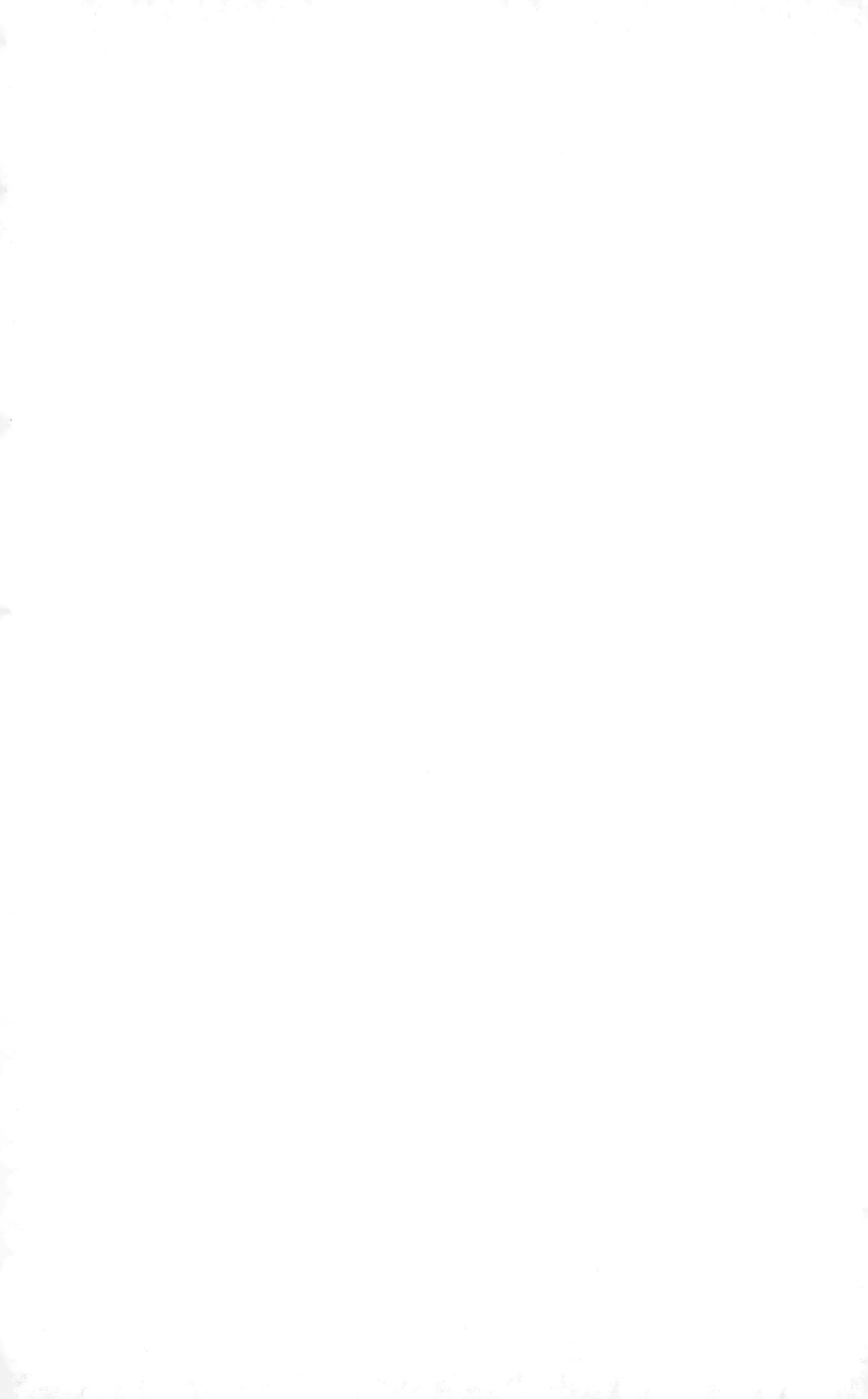

BIBLIOTHÈQUE

DE

CHIRURGIE CONTEMPORAINE

Publiée sous la direction de

A. RICARD   ET   **E. ROCHARD**

Professeur agrégé à la Faculté de médecine de Paris, | Chirurgien des Hôpitaux
Chirurgien de l'hôpital Saint-Louis | de Paris

---

1. **Infections, traumatismes et diathèses,** par P. VILLEMIN, Chirurgien des Hôpitaux de Paris.

2. **Les tumeurs,** par le Professeur Simon DUPLAY et Maurice CAZIN, Chef de laboratoire à la Faculté de Médecine de Paris.

3. **Chirurgie générale des muscles, des tendons, des bourses séreuses et de la peau,** par P. MAUCLAIRE, Professeur agrégé à la Faculté de Médecine de Paris, Chirurgien des Hôpitaux.

4. **Chirurgie des artères, des veines, des lymphatiques et des nerfs,** par J. BOUGLÉ, Chirurgien des Hôpitaux de Paris.

5. **Chirurgie générale des os,** par P. RICHE, Chirurgien des Hôpitaux de Paris.

6. — — **des articulations,** par H. MORESTIN, Chirurgien des Hôpitaux de Paris.

7. — **du crâne,** par A. DEMOULIN, Chirurgien des Hôpitaux de Paris.

8. — **de la face,** par A. GUINARD, Chirurgien de l'Hôpital d'Ivry.

9. — **du cou et du rachis,** par P. SÉBILEAU, Professeur agrégé à la Faculté de Médecine de Paris, Chirurgien des Hôpitaux.

10. **Chirurgie du thorax et des mamelles**, par WALTHER, Professeur agrégé à la Faculté de Médecine de Paris, Chirurgien de la Maison Municipale de Santé.

11. — **de l'abdomen en général, du pancréas et de la rate**, par P. MICHAUT, Chirurgien de l'Hôpital Broussais.

12. — **du foie**, par E. SCHWARTZ, Professeur agrégé à la Faculté de Médecine de Paris, Chirurgien de l'Hôpital Cochin.

13. — **de l'estomac**, par Th. TUFFIER, Professeur agrégé à la Faculté de Médecine de Paris, Chirurgien de l'Hôpital Beaujon.

14. — **du gros intestin, du rectum et de l'anus**, par GÉRARD-MARCHANT, Chirurgien de l'Hôpital Boucicaut.

15. — **des hernies**, par E. ROCHARD, Chirurgien des Hôpitaux de Paris.

16 et 17. — **des voies urinaires**, 2 volumes, par P. BAZY, Chirurgien de l'Hôpital Beaujon.

18. — **de l'appareil génital de l'homme**, par J. ARROU, Chirurgien des Hôpitaux de Paris.

19. — **de l'utérus, du vagin et de la vulve**, par L.-G. RICHELOT, Professeur agrégé à la Faculté de Médecine de Paris, Chirurgien de l'Hôpital Saint-Louis.

20. — **des annexes de l'utérus**, par J.-L. FAURE, Professeur agrégé à la Faculté de Médecine de Paris, Chirurgien des Hôpitaux.

21. — **du membre supérieur**, par LYOT, Chirurgien des Hôpitaux de Paris.

22 et 23. — **du membre inférieur**, par RIEFFEL, Chef des Travaux anatomiques à la Faculté de Médecine de Paris, Chirurgien des Hôpitaux.

24 et 25. — **Technique chirurgicale**, par A. RICARD, Professeur agrégé à la Faculté de Médecine de Paris, Chirurgien de l'Hôpital Saint-Louis, et LAUNAY, Chirurgien des Hôpitaux de Paris.

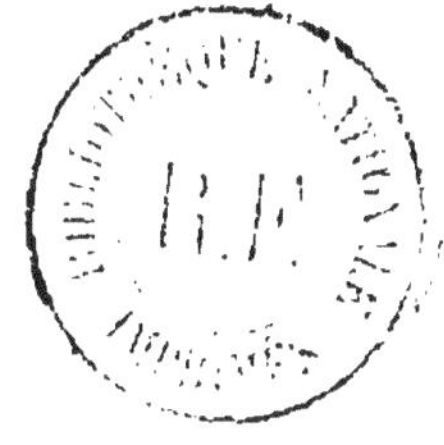

CHIRURGIE

DE L'ESTOMAC

CHIRURGIE

DE L'ESTOMAC

PAR

TH. TUFFIER

Professeur agrégé à la faculté de Médecine,
Chirurgien de l'Hôpital Beaujon

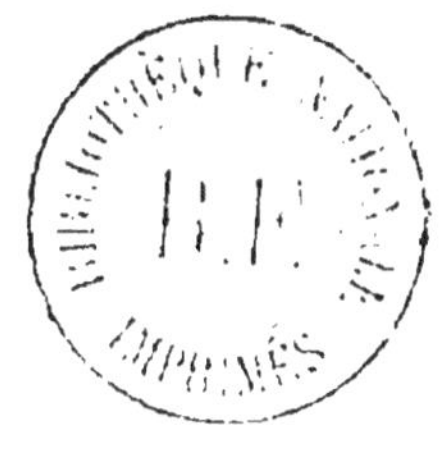

Avec 128 figures dans le texte

PARIS

OCTAVE DOIN, ÉDITEUR

8, PLACE DE L'ODÉON, 8

1907

PRÉFACE

Le présent livre est écrit aussi bien pour les débutants
en chirurgie gastrique que pour ceux qui sont déjà rompus
à la pratique. Il est l'expression des études modernes qui
veulent très large l'anastomose de la médecine et de la
chirurgie. Le temps est passé où les chirurgiens n'étaient
que des opérateurs : nous devons avoir voix au chapitre
diagnostic et de fortes notions *anatomo-pathologiques*
nous sont indispensables pour prendre au cours d'une
intervention un parti opératoire; c'est là mon excuse
d'avoir développé de façon inusitée ces deux parties, et je
pense qu'elle sera valable auprès de tous ceux qui
voudront bien regarder quels progrès étonnants la pathologie doit aux constatations *in vivo* des lésions anatomiques. La pathologie du rein, du foie, des poumons a été
éclairée et souvent redressée par ces constatations opératoires, il en est de même des affections de l'estomac.

J'ai pratiqué ma première intervention sur l'estomac
en 1891 ; depuis quinze ans, j'ai continué l'étude de cette
chirurgie en procédant par morcellement; j'en ai, chaque année, particulièrement travaillé certains points ;
aussi ai-je pris comme collaborateurs de cette rédaction

chacun de mes élèves successifs avec lesquels j'avais étudié spécialement certains chapitres de la chirurgie gastrique. Je tiens à remercier MM. DUJARIER, ROBINEAU, DESFOSSES, H. MAUTÉ, JEANNE (de Rouen), GUIBAL (de Béziers), MARTIN (de Montpellier), CHEVRIER, BRÉCHOT et LAVENANT de leur bon concours.

Nous devons notre expérience en cette matière à la confiance de nos collègues en médecine qui nous permettent d'opérer leurs malades; je veux assurer de ma gratitude M. le professeur HAYEM qui, dès mes débuts, m'a fourni les éléments de mon instruction et de ma pratique.

Ce livre est la première tentative française d'un traité d'ensemble de la chirurgie de l'estomac, on nous pardonnera, j'espère, ses imperfections.

TUFFIER.

N.-B. — La bibliographie qui suit chacun des chapitres comprend uniquement l'indication des travaux dont les auteurs sont cités dans le texte.

CHIRURGIE DE L'ESTOMAC

PREMIÈRE PARTIE

ANATOMIE CHIRURGICALE DE L'ESTOMAC

L'étude de l'anatomie de l'estomac est *inséparable* de celle de son *développement embryologique*. Ce renflement du tube digestif si nettement individualisé, *isolé* en quelque sorte dans la cavité abdominale, séparé de la paroi dorso-lombaire par une *vaste poche séreuse*, possédant *deux hiles vasculaires*, doit être suivi depuis le moment où il n'est qu'une portion à peine distincte de l'intestin primitif, jusqu'à ce qu'il acquière cette remarquable différenciation.

Développement [1]. — Pendant la vie intra-utérine à la fin de la quatrième semaine, le tube digestif (sauf l'intestin céphalique) est un canal *exactement situé sur la ligne médiane*, rattaché à la paroi abdominale postérieure par le mésentère, lame conjonctive placée de champ, revêtue d'épithélium sur les deux faces. L'estomac est déjà ébauché, sous l'aspect d'une *dilatation* fusiforme de l'intestin; la portion du mésentère qui s'insère sur ce renflement prend le nom de *mésogastre postérieur* ou dorsal.

Mais l'estomac *n'est pas libre non plus en avant;* il est rattaché à la paroi ventrale, ainsi que le duodénum, par le *mésogastre antérieur* qui ne s'étend pas au reste de l'intestin.

[1] Si peu chirurgical que soit ce chapitre, il est indispensable à la compréhension des moyens de fixité de l'estomac. Je m'en excuse auprès du praticien.

N.-B. — Pour les indications bibliographiques, se rapporter à la fin de chaque partie. (Bibliographie.)

Dans l'*épaisseur* de ce mésogastre antérieur se développe le *foie* par évagination de l'épithélium de la face ventrale du duodénum, et le bord inférieur de ce ligament est occupé par le canal excréteur du foie, la veine omphalo-mésentérique, future veine porte, et l'artère hépatique. Dans l'*épaisseur du mésogastre postérieur* apparaissent la rate, et le pancréas au-dessous d'elle. Ainsi, tendue *verticalement* entre la paroi abdominale postérieure et la paroi antérieure jusqu'au niveau de l'ombilic est une lame de tissu conjonctif revêtue sur ses deux faces d'épithélium et renfermant d'*avant en arrière* le *foie*, l'*estomac*, le *pancréas*, et la *rate* au-dessus de ce dernier.

Mais cette disposition primitive est détruite par un *double déplacement* de l'estomac ; ce viscère subit un *mouvement de rotation* autour de son grand axe, ou plutôt *autour de la petite courbure*, comme une porte tourne sur ses gonds, de telle sorte que la petite courbure, primitivement antérieure, regarde à droite et en avant et la grande à gauche et en arrière, la face latérale gauche devient antérieure, la face latérale droite devient postérieure : ainsi l'organe qui au début était situé dans un plan sagittal *s'oriente dans un plan frontal*. Mais en même temps il subit un autre déplacement moins important, *un mouvement de bascule qui élève et porte légèrement le pylore vers la droite*, tandis que son fond s'abaisse. Par suite de ces mouvements, les mésogastres changent de position :

Le *mésogastre antérieur*, qui était primitivement sagittal devient transversal, son bord inférieur qui renferme le pédicule hépatique est devenu obliquement ascendant et s'est placé en face de la veine cave, limitant avec elle l'hiatus de Winslow ; ce méso est devenu le *petit épiploon*.

Le *mésogastre postérieur* entraîné par le déplacement de la grande courbure, mais gardant encore son insertion primitive à la ligne médiane, forme maintenant avec la face postérieure de l'estomac une poche angulaire ouverte à droite, qui n'est autre que la future *arrière-cavité des épiploons*.

Le fond de cette poche se développant par en bas constitue le *grand épiploon*. On remarquera que l'arrière-cavité des épiploons est limitée en avant à la fois par l'estomac dans sa plus grande étendue et par le petit épiploon, à droite de la ligne médiane. Ainsi elle se trouve subdivisée en deux cavités : la principale, retro-stomacale, ou *grande bourse épiploïque ;* la plus petite, rétro-épiploïque ou *petite bourse épiploïque.* Bien qu'elles communiquent largement entre elles, un rétrécissement marque le passage de l'une à l'autre. Il est dû à ce que dans

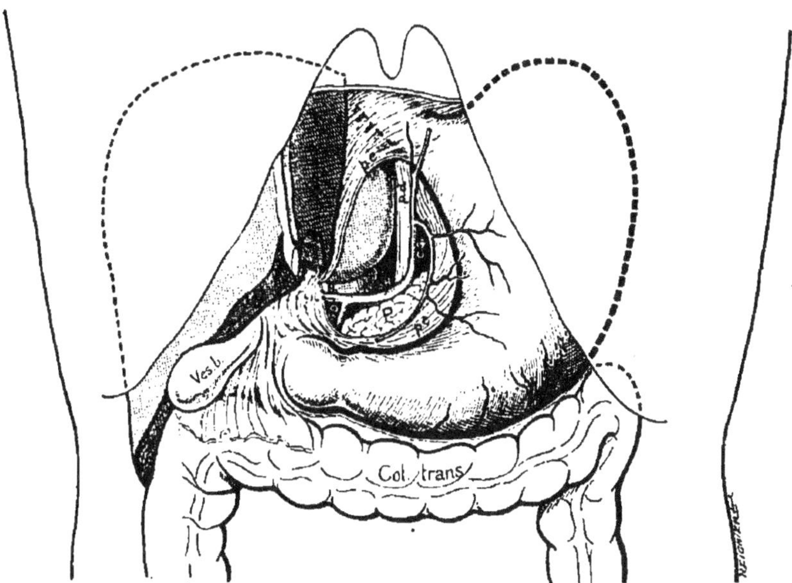

Fig. 1.

Direction de l'estomac et notamment de la petite courbure ; péritoine au niveau du duodénum; artères hépatique et coronaire stomachique unies à angle presque droit, à l'entrée de la grande bourse épiploïque.

P, pancréas. — p, pilier droit du diaphragme. — Vés. b., vésicule biliaire. — Côl. transv., côlon transverse. — pe, petit épiploon effondré.

le déplacement vers la gauche de l'estomac et de son mésogastre postérieur, qui entraîne avec lui l'artère splénique, les deux autres branches du tronc cœliaque changent à peine de situation. La coronaire stomachique monte vers le cardia qui ne s'écarte pas beaucoup de la ligne médiane, l'artère hépatique plus fixe encore se dirige horizontalement vers la droite. Elles laissent entre elles un défilé que le péritoine doit franchir pour s'épanouir dans la grande bourse épiploïque; elles sont *les cordons de la bourse*, cordons peu serrés sans doute, sur lesquels le péritoine se coude, se resserre et se plie pour se dilater au delà d'eux. C'est leur *saillie*, revêtue de séreuse, qui constitue les *attaches profondes du pylore*. Cette unique cloison séreuse, qui s'étend, *suivant les trajets artériels*, comme un éventail largement ébréché en son milieu, du pancréas vers la petite courbure et vers le duodénum, est décrite en anatomie descriptive comme formée de deux ligaments; sa partie ascendante, coronaire, est le *ligament profond* de l'estomac, sa partie horizontale, hépatique est le *ligament postérieur du pylore*. Notre figure 1, en montrant très exactement la disposition des artères, explique la formation de ces ligaments.

L'aspect du péritoine périgastrique ainsi établi dans ses grandes lignes va éprouver toutefois quelques modifications. L'anse intestinale primitive, dont les deux branches étaient juxtaposées l'une au-dessus de l'autre, subit une torsion de 180° autour de l'artère mésentérique supérieure comme axe : la branche inférieure vient se placer au-dessus de l'autre, et de plus, s'orientant transversalement dans l'abdomen la croise à son origine. C'est ainsi que le futur côlon transverse se place au-dessus de l'intestin grêle et croise le duodénum. Le mésentère de ce côlon est entraîné dans ces déplacements et comme il conserve d'abord son insertion fixe verticale à la colonne vertébrale, il est forcé de se ployer pour prendre contact avec la paroi postérieure, transversalement, d'un côté à l'autre de l'abdomen, suivant la nouvelle direction du gros intestin. Ce simple contact se transforme secondairement en insertion fixe et définitive par le mécanisme bien connu de l'accolement, et dès lors le *mésocôlon transverse est constitué*. Le *mésogastre postérieur* va subir aussi les effets de l'accolement, pendant le cours du 3ᵉ mois. Bien que son insertion primitive soit restée médiane il s'est allongé pour former la grande cavité épiploïque; et entraînant le pancréas situé dans son épaisseur il est venu s'appuyer contre la paroi postérieure de l'hypochondre gauche. Dans toute la région pancréatique, le mésogastre adhère à cette paroi qu'il côtoie, puis les adhérences gagnent aussi la région sus-pancréatique et finalement la ligne d'insertion de ce ligament correspond sensiblement à la partie la plus reculée de la poche épiploïque : « elle suit à peu près la courbure du grand cul-de-sac, passe en arrière et en dedans de la rate, pour aboutir au niveau de la queue du pancréas à la ligne d'insertion secondaire du mésocôlon transverse avec laquelle elle se confond. »

Ainsi se constitue un feuillet séreux qui rattache la grosse tubérosité à la paroi abdominale postérieure : l'anatomie descriptive l'a subdivisée en 3 ligaments qui sont de haut en bas: le *phrénico-gastrique*, le *phrénico-splénique*[1], et le *pancréatico-splénique*.

Notons un détail intéressant: tout en haut la nouvelle insertion n'est pas linéaire, elle se fait par une large surface, de sorte *que le ligament phréno-gastrique parait dédoublé* en deux lames entre lesquelles le dôme de la grosse tubérosité est directement en contact avec le diaphragme, sans interposition de séreuse : cette partie de l'estomac devient donc extra-péritonéale, tout comme la face postérieure du côlon quand il ne possède pas de méso. La conséquence de cette disposition est que l'arrière-cavité ne remonte pas jusqu'au diaphragme. Enfin *deux modifications* achèvent de constituer le péritoine périgastrique, tel qu'il sera définitivement chez l'adulte : *c'est la fusion du mésocôlon transverse et de la partie correspondante du grand épiploon* et celle *des deux feuillets du grand épiploon* l'un avec l'autre, au-dessous de la grande courbure. La ligne d'insertion de la lame postérieure de l'arrière cavité commence où s'arrête l'accolement de la partie sus-pancréatique du mésogastre ; suivant une direction transversale elle se fait au niveau du pancréas. Parallèlement, au-dessous, tout près, s'insère le mésocôlon transverse. Ces deux feuillets primitivement distincts *s'accolent*, n'en font plus qu'un, et dès lors, l'arrière-cavité épiploïque a pour plancher le mésocôlon transverse. Enfin, les deux lames du grand

---

[1] Le ligament phrénico-splénique et le gastro-splénique ne font qu'un seul ligament interrompu par la présence de la rate ; on peut les réunir sous le nom de phréno-spléno-gastrique.

épiploon se soudent l'une à l'autre, de sorte que le côlon transverse déjà adhérent par sa face antérieure à la lame postérieure, fait corps désormais avec ce repli unifié et le partage naturellement en deux parties; l'une au-dessus de lui, l'autre au-dessous : la supérieure, étendue entre l'estomac et le côlon, c'est l'épiploon *gastro-colique*, qui ferme l'angle antérieur de l'arrière-cavité; l'inférieure, tablier qui pend au-dessous du côlon, recouvrant l'intestin grêle, c'est le *grand épiploon* proprement dit.

L'embryologie explique donc pourquoi l'estomac est un organe à part dans l'abdomen, partout entouré de péritoine, comme l'intestin, sauf dans une petite partie de son dôme, mais ayant *deux mésos*. Elle éclaire d'un jour surprenant l'anatomie topographique de la région. Comment comprendre que la partie antérieure seule de la face interne de la rate s'applique à la grosse tubérosité, si l'on ne sait pas que la poche épiploïque est précisément limitée à gauche par le hile de la rate, qu'elle vient forcément s'arrêter dans l'angle de l'artère splénique et des vaisseaux courts qui en partent. Le chirurgien qui perfore le mésocôlon transverse pour aborder la face postérieure de l'estomac ne doit pas ignorer les mutations singulières qui font de ce ligament mésocolique le plancher de la région gastrique. L'embryologie montre encore entre autres choses que les deux *premiers centimètres du duodénum*, dont le pédicule hépatique marque la limite avec le reste de cet organe *font partie de la région pylorique*, non physiologiquement mais *anatomiquement*. Ils appartiennent au pylore, de par leurs rapports vasculaires, ils appartiennent au pylore parce qu'ils sont entourés de péritoine, parce qu'ils n'adhèrent pas au pancréas; ainsi toute la portion duodénale qui est à gauche du bord libre du ligament gastro-hépatique est chirurgicalement inséparable du pylore.

ANATOMIE TOPOGRAPHIQUE

Quand on regarde une paroi abdominale on voit :

a. Une partie supérieure sus-ombilicale ;

b. Une partie inférieure sous-ombilicale.

Quand on ouvre un ventre on voit :

Un étage *sus-mésocolique* habité par l'estomac, le foie, la rate ; un étage *sous-mésocolique* habité par les anses intestinales reposant sur les fosses iliaques et sur les viscères pelviens.

L'espace sus-mésocolique qui seul nous intéresse ici est limité : *En haut :* par la coupole diaphragmatique ; *En arrière :* par les quatre dernières vertèbres dorsales et les trois premières lombaires, par l'origine des dernières côtes et par les systèmes fibreux qui, détachés des costiformes lombaires, contribuent à fermer l'angle intercosto-vertébral ; *Sur les côtés :* par les cinq dernières côtes et les espaces intercostaux qu'elles limitent, par les digitations d'insertion du diaphragme et du transverse ; *En avant :* par le segment sus-ombilical de la paroi comblant l'échancrure que limitent latéralement les cartilages unis des fausses côtes ; *En bas : par le mésocôlon transverse,* cloison mobile qui constitue le plancher de l'étage sus-mésocolique et le plafond de l'étage sous-mésocolique.

Son insertion postérieure ou *racine* est seule fixe, elle se fait sur la paroi abdominale postérieure et sur les organes rétro-péritonéaux qui lui sont accolés, véritables organes pariétaux contrastant vivement avec ceux qui sont libres dans l'abdomen. Etendue entre les deux reins, cette racine *croise* la deuxième portion du duodénum en son milieu et la tête du pancréas qui y est enclavée ; *passe au-dessus* de l'angle duodéno-jéjunal, suit le bord inférieur du pancréas, passe sur la face antérieure du rein et semble se continuer à gauche avec le petit ligament phrénico-colique suspenseur de la rate.

Situation opératoire. — *La racine du mésocôlon* étendue d'un rein à l'autre, croise successivement de droite à gauche la *deuxième portion du duodénum,* la *tête du pancréas,* puis *le bord inférieur* de cet organe, et paraît se continuer avec le ligament phrénico-colique. Elle passe normalement *au-dessus de la flexure duodéno-jéjunale,* et permet de voir la troisième et la quatrième portion du duodénum ; parfois cependant, lorsque sa face inférieure s'accole secondairement au péritoine postérieur, elle recouvre cet intestin, anomalie utile à connaître quand on pratique une gastro-entérostomie postérieure.

Dans cet espace sus-mésocolique, l'estomac est flanqué à gauche par la rate, à droite par la masse volumineuse du foie, il touche en haut la coupole diaphragmatique ; il occupe donc presque tout l'hypochondre gauche et l'épigastre. Si sa partie inférieure, pylorique, siège ordinaire des interventions, est sous les téguments de l'abdomen, accessible par le ventre, la *plus grande partie est sous thoracique*, masquée, défendue par le rebord costal, d'où la nécessité d'aborder certains abcès périgastriques à travers les espaces intercostaux.

Forme et direction. — Laissant de côté les comparaisons géométriques, qui sont toujours inexactes sous leur apparent mérite de précision, nous dirons que l'estomac a la forme d'une cornemuse dont le fond est en haut et le petit bout en bas, qui est la région pylorique. On lui considère en outre deux faces et deux bords ou *courbures ;* enfin il y débouche, en haut l'œsophage (cardia), et il se continue en bas avec le duodénum (pylore) ; au voisinage de ces deux orifices, le viscère forme deux renflements qu'on nomme les *tubérosités.* On a longtemps discuté sur la direction et l'axe général de l'organe. Les anciens anatomistes le considéraient comme horizontal, les recherches récentes démontrent qu'il est *vertical.* Avec FARABEUF, nous lui distinguerons deux axes.

a. *L'axe des orifices* : celui-là est *presque vertical*, ou du moins très peu oblique, puisque le cardia est sur le flanc gauche de la colonne vertébrale, le pylore sur le flanc droit.

b. *L'axe des tubérosités* ou axe général de l'organe ; celui-ci est variable suivant que l'organe est vide ou rempli ; dans l'état de moyenne distension, il est oblique de gauche à droite et de haut en bas.

Mais *chirurgicalement* et *physiologiquement*, il est plus vrai de considérer l'estomac comme formé de deux parties, une supérieure ou corps de l'organe, logée sous les côtes et le

diaphragme, de *direction verticale* ; c'est un simple réservoir ;
l'autre, qui est la tubérosité pylorique, ou siège des phénomènes moteurs et chimiques les plus importants, de *direction
horizontale* ou à peine ascendante. Donc l'axe total de l'organe
a la forme d'une ⌐ à angle plus ou moins ouvert.

L'observation radioscopique a montré à Leven et Barret que la
direction de l'estomac est très nettement verticale. L'image dessinée
sur la paroi est formée de deux segments, l'un supérieur, large, sous-

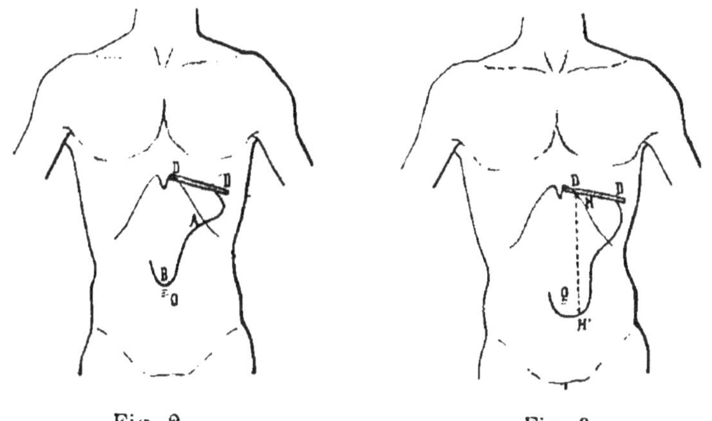

Fig. 2, Fig. 3.

Forme et limites de l'estomac vu à l'écran radioscopique tracées
sur deux sujets différents (LEVEN et BARRET).

diaphragmatique ; l'autre sous-jacent, plus long, rétréci, presque
tubulaire. Au point A, existe un éperon, sur lequel vient s'arrêter
une pilule de bismuth ingérée ; l'arrêt en A est constant, si prolongé
parfois (4 à 6 minutes), que l'on pourrait croire que là est la limite
inférieure de l'estomac. Mais on voit que le point le plus déclive est
en B, lorsque la pilule arrive en ce point pour s'y fixer.

Chez un sujet examiné dans la position horizontale, position normale d'examen, l'ascension du point B n'est que de 1 à 2 centimètres
au plus.

La limite inférieure de l'estomac, le point B dont il est parlé plus
haut, correspond à l'ombilic le plus souvent, chez les sujets sains,
sans passé gastrique, examinés à jeun, quinze heures après le dernier repas, l'examen étant fait en position debout. Chez ces mêmes
sujets couchés, le point B serait donc un peu au-dessus de l'ombilic.
Dans d'autres cas, le point B est à 1 ou 2 centimètres au-dessus de

l'ombilic, ou encore au-dessous, quelquefois à 3 ou 4 centimètres au-dessous chez des sujets normaux.

Dire que la limite inférieure de l'estomac est au voisinage, au-dessus ou au-dessous de l'ombilic, *n'a donc pas une valeur absolue.* (Voir plus loin, p. 79.)

Au reste qu'on n'oublie pas que la forme et la direction varient énormément avec la vacuité ou la distension de l'organe. Ce qu'il importe de noter avant tout c'est que la *réplétion* et la *distension*, et surtout la *dilatation* permanente agissent principalement sur le renflement pylorique et la grande courbure de l'estomac ; celui-là cède par en bas, *son bord inférieur* qui normalement ne dépasse pas beaucoup le pylore, *fléchit* et dans les cas extrêmes de sténose pylorique, on peut voir qu'il forme une vaste poche, un bas-fond stomacal permanent, qui descend à 7 ou 8, 10 centimètres et plus au-dessous du niveau du pylore. C'est une analogie remarquable avec la constitution d'un bas-fond vésical derrière une hypertrophie prostatique.

RAPPORTS DE L'ESTOMAC

A. — L'ESTOMAC, LE SQUELETTE ET LA PAROI

Topographie. — Les orifices sont les points les plus fixes de l'organe, nous verrons plus loin dans quelle limite ; les rapports de la grande courbure varient énormément.

Le *cardia* est sur le flanc gauche du corps de la 10e vertèbre dorsale, donc à gauche de l'apophyse épineuse de la 9e vertèbre.

Le *pylore* est à 10 centimètres plus bas que le cardia, séparé de lui par 3 vertèbres, donc sur le côté droit de la 1re lombaire. A quels repères correspondent-ils sur la paroi antérieure ? Le cardia est au niveau de l'insertion sternale du 7e cartilage costal *gauche.* Le pylore est sur une ligne qui prolonge le bord droit du sternum, à 9 centimètres au-dessus de l'ombilic. (Ces chiffres n'exprimant qu'une moyenne).

Le *fond* qui touche le diaphragme, répond *en avant* au milieu du 4ᵉ espace intercostal gauche, un peu en dedans de la ligne axillaire, en arrière au bord supérieur de la 8ᵉ côte, sur la verticale abaissée de la pointe de l'omoplate gauche.

La *petite courbure* suit, dans les 2/3 supérieurs, rectilignes, une verticale abaissée par le bord gauche du sternum ; sa portion horizontale est située un peu à gauche de la ligne ombilico-xyphoïdienne, à trois travers de doigts au-dessous de l'appendice xyphoïde.

La *grande courbure* remonte d'abord derrière le cartilage de la 6ᵉ côte gauche, le 5ᵉ espace, le 5ᵉ cartilage, touche le 4ᵒ espace et redescend ensuite derrière l'extrémité interne de la 5ᵉ côte, puis quasi verticalement derrière les 6ᵉ, 7ᵉ, 8ᵉ côtes, les 8ᵉ, 9ᵉ et 10ᵒ cartilages, et devient abdominale. Ensuite, elle oblique en dedans, encore descendante, atteint son point déclive à mi-chemin entre la ligne mamelonnaire et la ligne médiane à trois doigts au-dessus de l'ombilic, c'est-à-dire au niveau du disque intervertébral 3ᵒ-4ᵒ lombaires : et de là remonte pour gagner le pylore.

Enfin, si l'on considère la situation de l'estomac par rapport à la ligne médiane, on voit que les 5/6ᵉ sont à gauche, le 1/6ᵒ restant est à droite : c'est la région pylorique. (Voir fig. 1.)

RAPPORTS ABDOMINAUX DE LA FACE ANTÉRIEURE

B. — L'ESTOMAC ET LES ORGANES THORACIQUES

Rapports de la face antérieure. — Ainsi l'organe est masqué dans sa plus grande partie par le thorax, simplement séparé des viscères thoraciques par la mince cloison du diaphragme.

Le fond est ainsi en contact médiat avec le cœur et le péricarde, la plèvre et le poumon, ce qui explique la dyspnée et les palpitations après un repas trop copieux, ce qui explique aussi que des ulcères de l'estomac aient pu s'ouvrir dans le péricarde et même dans le cœur, et qu'un mode d'évacuation fréquent des abcès périgastriques soit la vomique après effraction du diaphragme et de la plèvre. Par simple voisinage, même en l'absence de toute perforation diaphragmatique, ces suppurations provoquent souvent des épanchements pleuraux séreux ou purulents.

Au reste, le poumon et la plèvre coiffant l'estomac, descen-

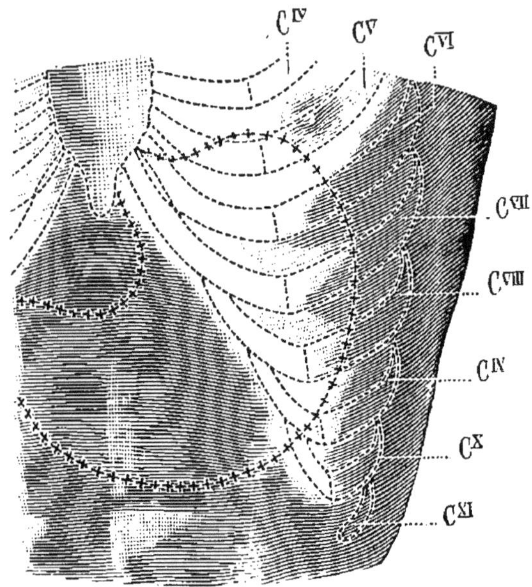

Fig. 4.

L'espace de Traube (d'après L. Testut et O. Jacob).

Le contour de l'estomac est indiqué par une ligne de + +. Si j'en crois mes opérations, l'estomac sur le vivant est encore plus thoracique — il est d'ailleurs dans cette planche notablement distendu.

dent aussi au-devant de la *face antérieure*, de sorte que les rapports de la *portion thoracique* de cette face en haut sont *pleuro-pulmonaires*, plus bas ils se font directement avec les côtes. Cette distinction entre une *région pleuro-pulmonaire* et une *région costale* est importante ; elle explique qu'*une résection simple et facile du rebord costal* permette de *découvrir largement l'estomac*, sans entrer dans la cavité pleurale. Tout d'abord il est inutile de toucher aux côtes, l'ablation des cartilages étant largement suffisante ; c'est un avantage, on la fait au bistouri. Au cours d'une laparotomie, si sur la ligne verticale passant par le mamelon, nous enlevons les 8e, 9e et 10e cartilages, cela donne un gain en hauteur de 5 centimètres ; on peut réséquer sans précaution pour la plèvre, déjà derrière les côtes, donc à l'abri du couteau. Mais cette ligne mamelonnaire est éloignée de 9 à 10 centimètres du plan médian du corps ; on n'aura guère l'occasion ou la facilité d'agir en cet endroit. C'est pourquoi nous avons fait la même recherche *à 4 centimètres et demi du plan médian*. Le *cul-de-sac pleural croise obliquement la face postérieure des 6e et 7e cartilages*, se rapprochant de plus en plus de l'articulation chondro-sternale ; on dit habituellement qu'au niveau de la 8e côte il est juste derrière l'articulation avec le cartilage. C'est vrai le plus souvent, mais parfois le cul-de-sac est plus oblique en dehors, et c'est au niveau de la 7e articulation chondro-sternale qu'il abandonne les cartilages.

Quoi qu'il en soit des variations de ce *trajet pleural*, à 4 centimètres de la ligne médiane réséquez le 8e cartilage, le 9e s'il arrive jusque-là : l'estomac se découvre sur une hauteur supplémentaire de 3 centimètres. Voulez-vous davantage ? Il est sans danger pour la plèvre à ce niveau de réséquer le 7e cartilage ; vous gagnez ainsi encore 2 cent., 5 de plus, soit en tout 5 cent., 5. Vous pouvez même réséquer le 6e cartilage (avec quelque précaution pour ne pas léser le péricarde), vous obtenez ainsi finalement 11 cent., 5 ; il n'y a plus alors de coupole diaphragmatique gênante portant ombre sur la région. Mais nous pensons que toujours la résection des 8e et 7e cartilages suffirait. D'ailleurs nous n'avons parlé que du gain en hauteur ; mais, en même temps, les côtes n'étant plus reliées au sternum par leur cartilage s'écartent, vous gagnez aussi en largeur ; donc la voûte diaphragmatique s'abaisse, la profondeur de la coupole diminue. La main d'un aide écartant en haut et en dehors donne un jour surprenant.

Pour élargir le champ opératoire et permettre l'accès de la région du cardia, point fixe et difficilement abordable, on peut par l'*hyperextension du tronc* au moyen d'un fort coussin placé à la jonction des régions dorsale et lombaire, élargir considérablement la zone accessible de la partie supérieure de la grande courbure.

Nous avons plusieurs fois expérimenté cette manœuvre qui permet l'abord du cardia. Elle a d'ailleurs été préconisée par différents auteurs.

La percussion du grand cul-de-sac de l'estomac donne une sonorité spéciale : en clinique cette zone porte le nom *d'espace de Traube* (fig. 4, p. 12); espace semi-lunaire, compris latéralement entre la matité cardiaque et hépatique à droite, splénique à gauche, dont la limite inférieure s'étend en droite ligne de l'appendice xyphoïde jusqu'à l'extrémité antérieure de la 11ᵉ côte, dont le bord convexe suit la voûte diaphragmatique. Cette sonorité fait place à de la matité lorsqu'il existe un épanchement dans la plèvre gauche.

La *portion abdominale* de la face antérieure peut être aussi subdivisée en deux parties, *hépatique* et *pariétale*; à droite elle est recouverte par le *lobe gauche du foie*, dans son tiers interne environ. Mais cette proportion varie énormément suivant la forme et le volume de celui-ci et la réplétion de l'estomac. Dans le reste de son étendue, la face antérieure est le plus souvent au contact direct de la paroi du ventre. LABBÉ admet qu'elle est toujours et d'emblée accessible dans un petit triangle ainsi constitué : la base est une ligne qui relie transversalement les cartilages des 9ᵉ côtes, les deux autres côtés sont le foie à droite, le rebord costal à gauche. Anatomiquement cela est vrai dans la majorité des cas ; mais c'est là une notion à peu près inutile en chirurgie et qui peut même conduire à de fâcheuses méprises. Quand l'organe est dilaté ou contient *un corps étranger*, il se présente immédiatement sous la paroi sans qu'il soit besoin d'une détermination précise; il est d'ailleurs toujours facile à reconnaître si on a fait une large laparotomie. Il en va tout autrement quand une sténose œsophagienne amène à pratiquer la *gastrostomie* par une petite incision de 6 ou 7 centimètres ; l'estomac d'un patient qui s'alimente péniblement depuis des semaines et des mois, est vidé, *ratatiné*, parfois à peine gros comme le côlon, il est placé *haut sous le foie* et ce qui se présente alors à l'ouverture du ventre, c'est le côlon transverse ou le grand épiploon, d'aucuns disent le pancréas, ce que nous n'avons jamais observé. Mais

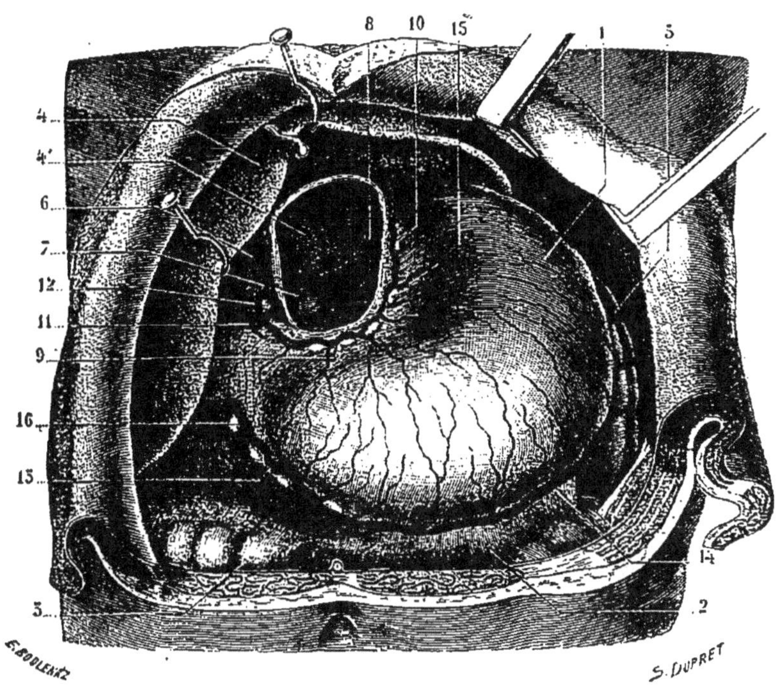

Fig. 5.

L'estomac avec ses vaisseaux, vu de face (d'après L. TESTUT et O. JACOB).

(La paroi abdominale a été incisée et les lambeaux réclinés en haut et en dehors. Une fenêtre a été pratiquée dans le petit épiploon, de façon à montrer le vestibule de l'arrière-cavité des épiploons et le lobe de Spigel qui s'y trouve contenu).

1, estomac. — 2, grand épiploon. — 3, côlon transverse. — 4, foie, érigné en haut et en dedans. — 4', lobe de Spigel. — 5, rate. — 6, pédicule du foie contenu dans lebord libre du petit épiploon. — 7, veine cave inférieure. — 8, aorte. — 9, tronc cœliaque. — 10, coronaire stomachique. — 11, artère hépatique. — 12, pylorique. — 13, gastro-épiploïque droite. — 14, gastro-épiploïque gauche. — 15, ganglions de la chaîne gastro-épiploïque droite.

nous avons vu fréquemment même chez des individus normaux, l'aire abdominale sous-hépatique entièrement *remplie par un côlon transverse sinueux, formant une anse verticale ou horizontale, cachant complètement l'estomac.* Quel guide suivronsnous pour trouver ce dernier ? C'est le *rebord inférieur du foie*, comme SÉDILLOT l'enseignait il y a plus de cinquante ans. Les *rapports anatomiques si étroits des deux organes* expli-

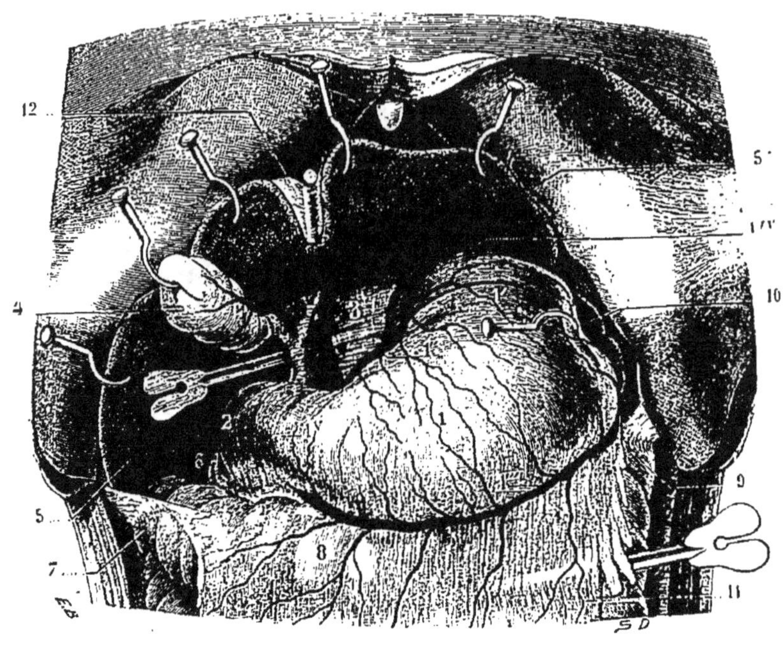

Fig. 6.

L'estomac vu en place avec les deux épiploons gastro-hépatique et gastro-colique (d'après L. TESTUT et O. JACOB).

(La paroi abdominale a été incisée et les lambeaux réclinés en haut et en dehors le foie a été fortement érigné en haut.)

1, estomac avec 1', la grosse tubérosité ; 1", la petite courbure : 1''', la grande courbure ; 1iv, le cardia ; 1v, le pylore. — 2, duodénum. — 3, petit épiploon avec, sur son bord libre, le pédicule du foie. — 4, vésicule biliaire. — 5, lobe droit et 5', lobe gauche du foie. — 6, rein droit — 7, angle droit du côlon. — 8, côlon transverse recouvert par le grand épiploon. — 9, angle gauche du côlon. — 10, bord antérieur de la rate. — 11, grand épiploon. — 12, ligament suspenseur du foie.

quent leurs relations pathologiques si fréquentes ; ils réagissent l'un sur l'autre ; la *région pylorique* masquée pour ses 2/3 par la face inférieure du foie est le siège de rétrécissements causés par la lithiase biliaire ; inversement le foie peut être envahi par le cancer, ou former le fond d'ulcères perfo-

rants (ulcères pénétrants). Le bord antérieur du foie partage
donc en deux régions distinctes la face antérieure de l'estomac :
l'une sous-hépatique est masquée par lui, l'autre s'étend en
dehors de lui, elle est extra-hépatique. Si des adhérences soudent les deux organes, et sans doute même en l'absence d'adhérences, ce bord mure l'espace inter-gastro-hépatique et
détermine la localisation des collections périgastriques ; un
ulcère perforant de la petite courbure donnera naissance à un
abcès gastro-hépatique antérieur, situé entre le petit épiploon
et la face inférieure du lobe gauche du foie, un ulcère de la
portion extra-hépatique de la face antérieure provoquera
une suppuration qui fusera au-dessus du foie, dans la loge
inter-hépato-phrénique [1].

C. — Rapports de la face postérieure

La face postérieure de l'estomac repose en bas sur le tablier
plus ou moins graisseux et vasculaire que forme le mésocôlon ;
au-dessus de l'insertion de celui-ci, le mince feuillet péritonéal
qui fait le fond de l'arrière-cavité la sépare des organes couchés au-devant de la colonne vertébrale (fig. 7, p. 18).

a) *Partie mésocolique*. — L'insertion du mésocôlon transverse passe sur la face antérieure de la tête du pancréas, et
suit le *bord inférieur de la glande*, laissant au-dessus d'elle,
les 2/3 supérieurs de la tête et le corps. Ce bord inférieur en
effet est inclus dans l'interstice des deux feuillets du méso
qui se séparent au niveau de leur insertion ; on sent, et chez
les sujets maigres on voit, sa saillie à travers le feuillet inférieur
qu'il soulève.

Au-dessous et en arrière du mésocôlon sont le tiers inférieur
de la tête du pancréas et la branche gauche de l'U duodénal
(ventriculi pulvinar), 3ᵉ et 4ᵉ portions, la flexure duodéno-

---

[1] Cette loge est subdivisée en deux par le ligament coronaire ; c'est
presque toujours dans le compartiment *gauche* que siègent les abcès
d'origine gastrique.

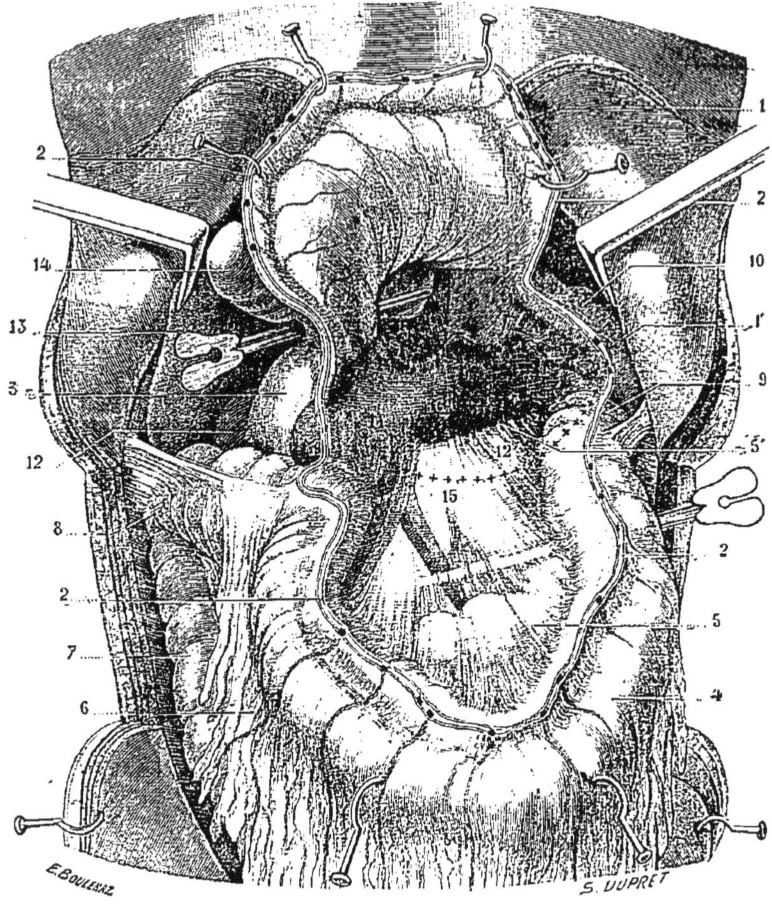

Fig. 7.

Rapport de la face postérieure de l'estomac (d'après L. TESTUT
et O. Jacob).

(La paroi abdominale a été incisée et les lambeaux écartés ; puis, le grand épiploon ayant été sectionné au niveau du bord inférieur de l'estomac, ce dernier a
été renversé en haut, et le côlon transverse attiré en bas : on aperçoit l'arrière-
cavité des épiploons largement ouverte et, sur sa paroi postérieure, les organes
que recouvrait l'estomac).

1, estomac (face postérieure) relevé en haut, avec 1', en pointillé, sa situation
normale. - 2, 2, 2, 2, sections du grand épiploon ou, si l'on préfère, de la portion
de ce grand épiploon qui constitue au niveau de l'estomac le ligament gastro-colique,
puis, au niveau de la rate le ligament gastro-splénique. — 3, duodénum. — 4,
côlon transverse (portion gauche ou flexueuse, munie d'un long méso). — 5, mésocôlon transverse, avec 5', son insertion sur la paroi postérieure de l'abdomen. —
— 6, grand épiploon. — 7, côlon ascendant. — 8, angle droit du côlon avec son
ligament phréno-colique droit. — 9, angle gauche du côlon avec son ligament
phréno-colique gauche. — 10, rate. — 11, pancréas. — 12, rein droit : 12', rein
gauche visible au travers du mésocôlon transverse. — 13, foie. — 14, vésicule. —
15, angle duodéno-jéjunal visible au travers du mésocôlon. — 16, artère splénique.

jéjunale et le commencement de l'intestin grêle, les fossettes duodénales, l'artère et la veine coliques gauches ascendantes, la veine mésentérique inférieure ; sous le pancréas émergent les vaisseaux mésentériques supérieurs qui croisent immédiatement la face antérieure du duodénum.

Le *mésocôlon transverse varie d'épaisseur* suivant l'état adipeux du sujet. Chez la plupart, il laisse voir les vaisseaux qui le parcourent. Il est occupé par la grande arcade anastomotique qui unit la première artère colique droite avec la première colique gauche ; de cette arcade partent des rameaux qui forment de petites arcades secondaires, de volume, de nombre et de situation inconstantes; celles-ci enfin émettent des branches *terminales* qui abordent perpendiculairement l'intestin. La ligature de ces dernières peut amener le sphacèle de la portion du côlon qu'elles nourrissent; il faut donc compter avec elles lorsqu'on extirpe un cancer du pylore adhérent au mésocôlon. *C'est dans l'enceinte de la grande arcade colique que le chirurgien perfore le mésocôlon pour chercher la face postérieure de l'estomac et établir une gastro-entérostomie postérieure.* Mais chez quelques sujets, ce ligament est assez surchargé de graisse pour qu'on ne voie plus ses vaisseaux ; pour trouer sans dommage cette toile opaque, on se rapprochera le plus possible de sa racine qui est avasculaire.

b) *Partie sus-mésocolique ou pancréatico-cœliaque.* — L'arrière cavité des épiploons (c'est-à-dire deux feuillets séreux) sépare la face postérieure de l'estomac des organes profonds, rétropéritonéaux. Mais le contact n'en existe pas moins, la cavité étant virtuelle. Cela est vrai surtout pour le pancréas qui forme lit à l'estomac, et en conserve l'empreinte sur sa face antérieure; non seulement il correspond à toute la zone pylorique, mais encore il apparaît toujours au-dessus de la petite courbure quand l'estomac est vide. *Derrière* son bord supérieur (et non au-dessus) naissent deux grosses branches de bifurcation du tronc cœliaque, l'*hépatique* et la *splénique ;* celle-ci, moins souvent flexueuse qu'on ne le dit, reste *derrière* ce bord supérieur, quoique tout près ; lorsqu'elle est sinueuse, ou lorsque le pancréas est atrophié, comme il est quasi de règle à partir de soixante ans, ses coudes et ses méandres apparaissent au-dessus de la glande. Les lésions de la face postérieure de l'estomac atteignent fréquemment *le pancréas* et l'artère. C'est le pancréas qui est si fréquemment envahi par le cancer du pylore ; c'est lui qui fait le fond des vieux ulcères calleux ; l'artère splénique peut être ouverte par ces ulcérations perforantes qui fournissent près de la moitié des grandes hémorragies gastriques. (Voy. *Hémorragie dans l'ulcère*).

Il convient de noter encore que le chirurgien ne doit pas se *fier à la mobilité apparente d'un cancer du pylore* pour en entreprendre l'ablation : cette mobilité ne prouve pas du tout que la tumeur n'adhère pas au pancréas ; nous avons vu la tête de ce dernier confondue avec le cancer au point d'en être inséparable, accompagner le pylore dans les déplacements qu'on lui imprimait ; ainsi en pareil cas, c'est le pancréas qui se mobilise pour suivre l'estomac ; ce n'est pas l'estomac qui s'immobilise en se soudant au pancréas qu'on a cependant l'habitude de considérer comme immuable.

Autour du tronc cœliaque, s'étale le *plexus solaire*, dont les ramifications engaînent si étroitement les vaisseaux qui en partent.

Les autres organes de la région, plus profonds, n'ont qu'un intérêt purement anatomique. Sur *la colonne lombo-dorsale*, revêtue par les piliers du diaphragme, passent l'aorte et la veine cave inférieure. A *gauche*, tout en haut c'est le diaphragme qui entre *en contact direct* avec une certaine étendue de la grosse tubérosité, sans interposition de séreuse, de sorte que de ce côté, l'arrière-cavité épiploïque n'arrivant pas jusqu'au muscle phrénique, il est impossible d'apercevoir le cardia et la face postérieure de l'œsophage ; *au-dessous*, est la face antérieure de la rate, du moins cette partie qui est en avant du hile, moulée sur l'estomac et amarrée à lui par les vaisseaux courts et le repli gastro-splénique. Plus bas encore, c'est la capsule surrénale, la queue du pancréas et le rein. Ce dernier rapport explique que la matité rénale soit plus facile à trouver à gauche qu'à droite, car à droite elle se confond avec celle du foie, tandis qu'à gauche elle est comprise au milieu d'organes

presque tous sonores, entre l'estomac, le côlon, l'intestin grêle
et la rate.

D. — RAPPORTS DES BORDS OU COURBURES

Le bord droit ou petite courbure part du flanc gauche de la
10ᵉ vertèbre dorsale, descend vertical ou même légèrement
oblique à gauche dans ses 2/3 supérieurs, puis se coude brusquement au niveau du corps de la 2ᵉ vertèbre lombaire, devenant horizontal et un peu ascendant, dans son dernier tiers,
jusqu'au côté droit de la 1ʳᵉ lombaire. Il est recouvert par le
lobe gauche du foie et il donne insertion par toute son étendue
au *petit épiploon*, cloison transversale tendue entre l'estomac
et le foie qui divise l'espace *sous-hépatique* en deux loges, bien
individualisées au point de vue anatomique et anatomo-pathologique, comme le prouve l'origine distincte des abcès qui s'y
développent ; en avant de cette cloison est l'espace *gastro-hépatique antérieur*, en arrière d'elle est l'*espace gastro-hépatique
postérieur* ou *petite cavité épiploïque*, ouverte à droite par
l'hiatus de Winslow dans la cavité générale du péritoine,
communiquant à gauche à travers un rétrécissement déjà
signalé avec la grande cavité épiploïque.

Le petit épiploon est loin d'être homogène ; *tout en haut*, à
gauche, c'est un ligament solide, fibreux, blanchâtre, qui fait
partie du péritoine péri-cardiaque et que le chirurgien n'a
guère l'occasion d'apercevoir ; à *son extrémité droite*, c'est son
bord libre, ligament hépato-duodénal (fort mal nommé encore
ligament supérieur du pylore) large d'un travers de pouce,
limite antérieure de l'hiatus de Winslow, gaîne du pédicule
hépatique qui lui donne une certaine épaisseur : ce pédicule
est constitué à droite, par les canaux excréteurs : canal
cystique, canal hépatique, fusionnés en bas pour former le court
cholédoque ; à gauche, par l'artère hépatique, en arrière d'eux
et entre eux, par la grosse et molle veine porte. Des ganglions
lymphatiques, un tissu fibro-graisseux, un lacis nerveux péri-
artériel compact complètent le contenu du ligament. *Le*

milieu du petit épiploon est une toile si mince qu'elle laisse voir dans tous leurs détails les organes de la petite arrière-cavité ; chez les sujets amaigris, elle est si transparente, que mollement appliquée sur le lobe de Spiegel, elle ne se distingue plus sur ce fond rougeâtre et qu'on doute d'abord si elle existe ; *c'est cette partie avasculaire* qu'il faut déchirer pour explorer commodément par dessus la petite courbure la face postérieure du pylore et des organes voisins.

Le principal organe de l'arrière-cavité est le *lobule de Spiegel ;* en bas, dans l'angle de la petite courbure se voient les grains gris rosés de l'*isthme du pancréas.* Entre le foie et le pancréas, sortent les *branches du tronc cæliaque ;* on voit sur notre figure 1 comment la coronaire stomachique et l'artère hépatique en divergeant de leur origine encadrent à quelque distance le lobule de Spiegel. L'artère hépatique horizontale est sous le ligament postérieur du pylore, la coronaire stomachique monte d'abord dans le ligament profond de l'estomac, ce repli falciforme, placé de champ, limite gauche de la petite bourse ; il se tend quand on tire en haut la petite courbure, et indique ainsi la situation du tronc artériel. Celui-ci passe ensuite en redescendant dans le petit épiplon, et court le long de la petite courbure en se partageant en deux branches.

Le *bord gauche* ou *grande courbure* est suivi par le *côlon transverse* au niveau du pylore et de la région pylorique. En arrivant dans l'hypochondre gauche, le côlon se place en général à la face postérieure de l'estomac. Au reste, ces rapports sont loin d'être constants, cette anse intestinale étant la plus variable de toutes par sa longueur, sa forme, sa direction et sa situation.

C'est de la grande courbure que se détache *le grand épiploon,* dont la portion étendue entre l'estomac et le côlon prend le nom d'épiploon gastro-colique. L'épaisseur, la surcharge adipeuse, la longueur du grand épiploon sont extrêmement variables ; pareillement la hauteur de l'épiploon gastrocolique ; nous avons vu ce dernier très court quand le côlon est haut situé, mais d'autres fois, quand le côlon touche le pubis, il est flasque et allongé, au point de présenter une hauteur de plus de deux travers de main. Il loge des ganglions lymphatiques et les vaisseaux gastro-épiploïques droits, qui cheminent le long de la grande courbure, proches d'elle quand l'estomac est plein, à deux centimètres au-dessous quand il est vide. (Les grêles vaisseaux gastro-épiploïques gauches sont presque tout entiers cachés *derrière* le viscère). *C'est au-dessous de ces vaisseaux qu'on déchire le ligament gastro-colique* pour explorer rapidement la face postérieure de l'estomac et du pylore; il faut faire la perforation nettement *à gauche de la ligne médiane* pour que la main ne tombe pas sur le ligament postérieur du pylore qui pourrait en imposer pour des adhérences pathologiques.

E. — RAPPORTS DES ORIFICES

Le *cardia* est au contact du pilier gauche du diaphragme qui le sépare de l'aorte et le bord postérieur du foie s'échancre immédiatement au-dessous pour le recevoir. Il est flanqué des deux nerfs pneumo-gastriques, le droit en arrière, le gauche en avant.

Le *pylore* n'est qu'un orifice ; mais chirurgicalement la région pylorique comprend toute la portion *horizontale* de l'estomac qui le précède, et les *deux premiers centimètres* du duodénum qui lui font suite; le duodénum appartient au pylore jusqu'à son union avec le pancréas, jusqu'à ce qu'il n'ait plus de séreuse sur sa face postérieure. Elle n'est masquée qu'en partie par le foie et toujours accessible directement après incision de la paroi. C'est elle qui affecte des rapports si proches, en arrière avec le pancréas, en haut avec le foie et le lobule de Spiegel, à droite avec le pédicule hépatique, partout avec des vaisseaux.

F. — VAISSEAUX SANGUINS ET LYMPHATIQUES

Ce qui frappe d'abord dans la situation des troncs vasculaires (fig. 8, p. 24) qui vont à l'estomac, c'est qu'aucun *ne défend l'abord des faces de l'organe*. Il n'en reçoit que par ses deux bords ou hiles, suivis chacun par un arc artériel anastomotique ; celui de la petite courbure étant formé par l'anastomose de la coronaire stomachique et de la pylorique, celui de

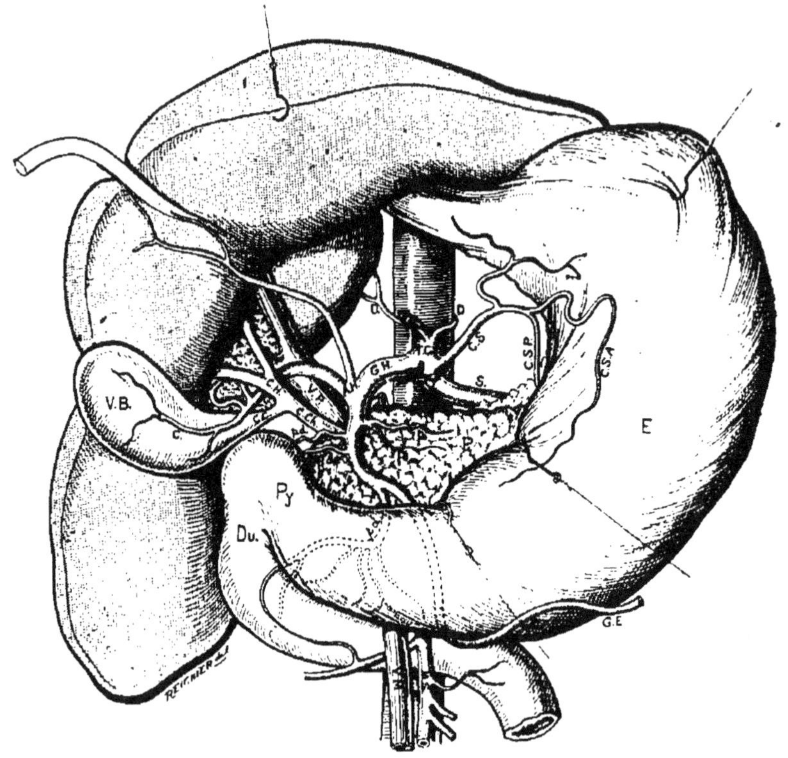

Fig. 8.

Vaisseaux de l'estomac (préparation personnelle).

E, estomac. — Du, duodénum. — V.S., vésicule biliaire. — P, pancréas. — a. G.S., coronaire stomachique. — G.H., gastro-hépatique. — S, splénique. — On voit qu'ici l'artère hépatique se partage dès la naissance en ses deux branches.

la grande par l'anastomose des gàstro-épiploïques. Il faut remarquer d'ailleurs que chirurgicalement l'artère pylorique est souvent insignifiante, pas plus grosse que les artères collatérales des doigts ; elle peut manquer ; pratiquement la coronaire stomachique est la seule artère du bord gauche. On peut noter aussi que le calibre de l'*arc artériel de la petite cour-bure diminue de haut en bas et de gauche à droite*, c'est-à-dire de la coronaire vers la pylorique, tandis que le calibre de l'*arc artériel* de la *grande courbure diminue* de droite à gauche, de la gastro-épiploïque droite vers la gauche, cette dernière n'étant guère plus importante que la pylorique.

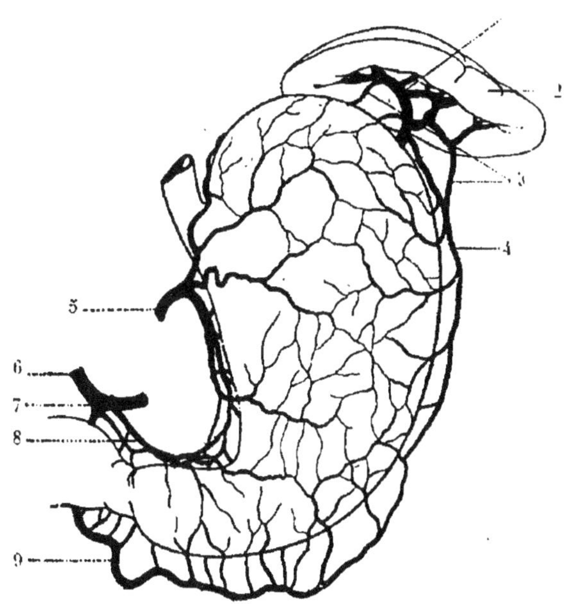

Fig. 9.

Les artères de l'estomac vues par la face antérieure
(d'après P. POIRIER).

1, a. splénique. — 2, rate. — 3, a. courtes. - 4, a. gast. ép. gauche. — 5, a. coron. stom. — 6, a. hépatique. — 7, a. gast. hépat. — 8, a. pylorique. — 9, a. gast. ép. droite.

Opératoirement, les rapports des vaisseaux doivent être envisagés dans la région pylorique et dans le reste de l'estomac que nous pouvons appeler pour la commodité *partie gastrique proprement dite*.

a) *Vaisseaux de la portion gastrique.* — Sur la face antérieure, rien.

Sur la face postérieure, rien non plus,... sinon, mais assez

loin, de l'autre côté de l'arrière-cavité épiploïque, la grosse
artère splénique.

Les seuls vaisseaux sont le long des courbures ; le plus
gros, c'est la coronaire stomachique. Mais sa ligature est sans
importance sur la nutrition de l'estomac (GUSSENBAUER, WINIWA-
TER) ; il n'y a donc, en cas de gastrectomie, qu'à se préoccuper
de la gastro-épiploïque, et à faire la résection sur une étendue
un peu moindre que celle de l'organe. En somme, vaisseaux
peu considérables, en petit nombre, d'abord facile, tels sont
les rapports vasculaires de la portion gastrique.

b) *Vaisseaux de la région pylorique.* — Il en va tout autrement du pylore à cause du voisinage du tronc cœliaque et du
pédicule hépatique.

Le *tronc cœliaque,* après un trajet de 2 centimètres et demi
environ se trifurque, ou plutôt, comme quelqu'un qui étend,
les bras, il se fend en deux grosses branches, une à droite
une à gauche. Sur l'origine de la branche gauche, pousse la
branche plus grêle coronaire stomachique (voir la figure 8).

Le tronc est profond, rétro-péritonéal, au-dessous du lobule
de Spiegel, au-dessus du pancréas ; même quand on a enlevé
le petit épiploon, on ne le voit pas, masqué qu'il est par la
graisse sus-pancréatique, par les filets nerveux du plexus
solaire qui l'entourent, parce que le lobule de Spiegel peut
arriver à toucher le pancréas ; on ne voit pas davantage l'origine de ses branches gastro hépatique et splénique. Enfin il
est de plus à gauche du pylore, de sorte qu'il n'y a pas à s'en
inquiéter, pas plus que du plexus solaire.

La coronaire stomachique se portant en haut, en avant et un
peu à gauche, fuit le pylore dès son origine. De sorte que
c'est *surtout sa portion descendante, sur la petite courbure* qui
est au contact de l'estomac.

La splénique, énorme, seul vaisseau de la rate, qui donne
tant de branches au pancréas et serait mieux nommée *pancréatico-splénique,* s'éloigne aussi tout de suite horizontalement
vers la gauche, dans sa gouttière pancréatique. Mais comme
elle est à peine masquée par quelques grains glandulaires,
elle peut, dans les cas pathologiques, adhérer à la face posté-

rieure de l'estomac, former le fond d'un ulcère gastrique, être ouverte par lui ; elle peut être sectionnée au moment de l'ablation de la région pylorique.

Mais l'artère avec laquelle le chirurgien a toujours à compter, c'est l'autre division du tronc cœliaque, appelée par les uns artère *hépatique*, mieux nommée *gastro-hépatique*, et qui par sa distribution est hépato-pancréatico-duodéno-gastro-épiploïque (voy. la fig. 8). De volume égal à la splénique (notre figure la montre même d'un calibre supérieur), elle se dirige vers la droite, passant entre le lobule de Spiegel et le pancréas. Elle *marche vers le pylore, horizontale comme lui.* et passant à 2 centimètres au-dessus: à son niveau, elle laisse échapper la petite artère *pylorique.* Puis elle le dépasse et après 3 centimètres de trajet, soit à 1 centimètre, 5 au delà du pylore, elle se partage en une branche ascendante, obliquement vers le sillon transverse du foie, c'est l'*hépatique* proprement dite qui fuit le pylore et une branche aussi grosse, verticale, de distribution plus complexe, *qui s'en rapproche :* c'est la *gastro-duodénale.*

La *pylorique* est en contact immédiat avec le bord supérieur du pylore. D'abord descendant vers lui, arrivée à un demi-centimètre, elle se recourbe de droite à gauche en suivant la petite courbure, dans l'épaisseur du petit épiploon; mais, répétons-le, elle est très grêle.

Bien plus importante par son calibre est la *gastro-duodénale* qui a 4 millimètres de diamètre. Elle descend verticalement au-devant du pancréas, lui abandonne des rameaux, puis passe sur la face postérieure du duodénum, dans l'angle que cette dernière forme avec le pancréas, sous la séreuse qui se porte d'un organe à l'autre. Dans cette portion, elle donne d'importants rameaux pancréatico-duodénaux et dès lors, diminuée de la moitié au moins, devient la *gastro-épiploïque* droite qui contourne *le bord inférieur du pylore et suit ensuite la grande courbure.*

Ainsi *deux branches de l'artère gastro-hépatique* entrent en rapport intime avec le pylore, la plus petite avec son bord supérieur, l'autre importante avec son bord inférieur. Quant au tronc principal, quoique un peu plus éloigné, il n'en est cependant pas moins à *craindre*. Les recherches expérimentales sur la ligature de l'hépatique, l'étude clinique des embolies dans ce vaisseau, ont montré que la suppression pouvait avoir pour conséquence l'arrêt de la sécrétion biliaire et même l'atrophie aiguë du foie.

En résumé, parmi les branches du tronc cœliaque, c'est donc avant tout *l'artère gastro-hépatique qui défend l'abord du pylore.*

Mais il n'y a pas que le tronc cœliaque à redouter; dans l'angle de bifurcation de ce tronc, passe *la veine coronaire stomachique*, se dirigeant à droite et en bas pour se jeter dans la *veine porte* ; elle est grosse comme une plume d'oie quand elle est pleine. De plus, le plancher de la région, qui est le mésocôlon transverse sur lequel est couché le pylore libre à l'état normal, mais fréquemment adhérent en cas de cancer, est parcouru par la *colique droite supérieure*, branche de la mésentérique supérieure, qui se distribue au côlon transverse. A vrai dire, le chirurgien n'a guère à compter avec cette artère elle-même, lors de destruction d'adhérences coliques. Elle n'y est généralement pas comprise et d'autre part la circulation serait facilement rétablie par la grande arcade anastomotique qu'elle forme avec la première colique gauche, et d'un autre côté par son anastomose avec la colique droite moyenne. Il y a d'ailleurs, en plusieurs points, des arcades de second ordre. Mais ce qu'il faut tâcher d'épargner, ce sont les *petites artérioles terminales*, toutes droites, perpendiculaires au côlon transverse, ce sont justement celles-là dont on est amené à faire le sacrifice.

A 2 centimètres à droite de l'orifice pylorique, arrivent les organes du pédicule hépatique, dans le bord libre du petit épiploon. *L'artère hépatique*, nous l'avons vu, reste au-dessus du pylore, puisqu'elle prend naissance de ce point à la gastro-hépatique. Le *cholédoque et la veine porte* continuent à descendre et disparaissent derrière le duodénum et la tête du pancréas. Celle-ci ne les met pas toujours à l'abri ; nous avons vu au cours d'une gastrectomie la grande veine mésaraïque et l'origine de la veine porte mises à nu et disséquées tout au ras après section de la tête du pancréas soudée au pylore cancéreux. La veine cave elle-même a été mise à découvert en pareille circonstance. Enfin ajoutons que le pancréas, très vasculaire, saigne beaucoup quand il est incisé.

Les *lymphatiques* de l'estomac aboutissent à des ganglions périgastriques par des troncs collecteurs de territoire et de direction nettement distincts. En nous inspirant des recherches de CUNÉO nous pouvons ranger ces troncs en trois groupes. L'un est peu important; c'est le *groupe externe* qui reçoit les lymphatiques de la grosse tubérosité et qui se dirigeant de droite à gauche, aboutit à des ganglions situés le long de l'artère splénique.

Les deux autres groupes intéressent vraiment le chirurgien. L'un, *groupe inférieur* ou de la grande courbure, dessert la moitié inférieure de la région pylorique et de la grande courbure; les troncs se rendent aux *ganglions sous-pyloriques* et *rétro-pyloriques*. Les premiers, au nombre de trois à six, sont logés dans le ligament gastro-colique et au voisinage des vaisseaux gastro-épiploïques droits, plus souvent au-dessous d'eux qu'au-dessus; ils sont bien localisés au niveau de la *région du pylore*. Les ganglions rétro-pyloriques (2 ou 3 seulement) accompagnent l'artère gastro-duodénale; situés contre le pancréas, ils lui adhèrent fréquemment en cas de cancer et leur ablation entraîne alors de graves hémorragies. Heureusement ils sont inconstants.

Enfin la voie lymphatique principale (CUNÉO) est le groupe *supérieur* ou coronaire dont le territoire comprend les 2/3 supérieurs du corps de l'estomac et la moitié supérieure du pylore. Les ganglions auxquels ces troncs aboutissent sont disposés *le long des vaisseaux coronaires stomachiques*, les uns dans le ligament profond de l'estomac, les autres au contact même du viscère dans le petit épiploon; ces derniers sont principalement agglomérés au point où la coronaire se recourbe pour descendre le long de la petite courbure, *donc près du cardia*, et comme il est *de règle qu'ils soient pris en cas de cancer du pylore* cette situation si élevée impose alors la difficile résection de la petite courbure en même temps que la pylorectomie.

G. — Moyens de fixité de l'estomac

Il faut diviser, selon nous, les moyens de fixité en *moyens de soutien* et *moyens de fixité* proprement dits.

1° Normalement, l'estomac ne tire pas sur ses attaches ; il est maintenu en place par le *paquet intestinal* situé au-dessous de lui et par la *paroi abdominale*. Il faudrait peut-être y ajouter l'épiploon gastro-splénique.

2° Autre chose sont les *moyens de fixité* de l'estomac ; pour nous, chirurgiens, il nous faut connaître ce qui résiste, ce qu'il faut couper. On est parfois appelé à faire ou une résection partielle, presque toujours de la zone pylorique, ou une gastrectomie totale. Étudions donc les liens du pylore et ceux du reste de l'estomac.

a. *Les liens du pylore.* — Classiquement on décrit trois ligaments pyloriques : le petit épiploon ou *ligament supérieur*, l'épiploon gastro-colique ou *ligament inférieur* et le ligament *gastro-pancréatique* subdivisé en ligament *postérieur et ligament profond*. Mais *opératoirement*, nous pouvons établir que le pylore n'a pas de moyens de fixité propres, le seul qui compte s'insérant sur le duodénum.

En effet *le petit épiploon*, réserve faite de sa partie supérieure péricardiaque, se compose de deux parties : l'une, transparente, presque aussi mince que le feuillet viscéral de la plèvre, celle-là seule s'insérant au pylore ne peut être considérée comme un moyen de fixité ; le doigt l'effondre sans résistance. L'autre partie, c'est *le bord droit qui contient le pédicule* hépatique, épais, mais à insertion duodénale, bon ligament suspenseur de la première portion du duodénum.

L'épiploon gastro-colique n'est pas un moyen de fixité, c'est une simple membrane qui relie l'estomac à l'organe très mobile qu'est le côlon transverse.

Enfin le ligament *gastro-pancréatique* ne maintient que la

petite courbure. Tendons la région pylorique séparée du reste de l'estomac, c'est à peine s'il se tend. Quel est donc le moyen de fixité du pylore? *C'est sa continuité avec le duodénum.*

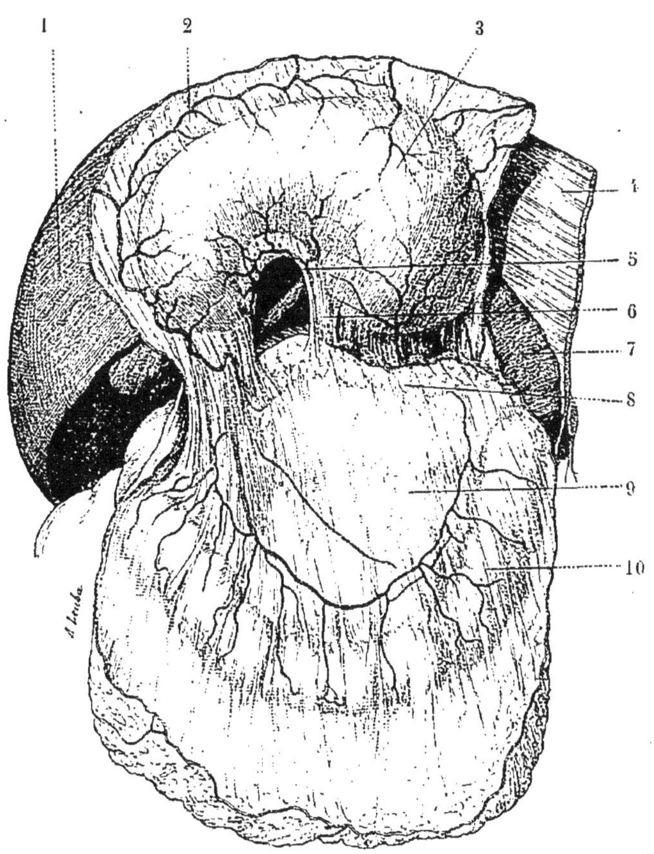

Fig. 10.

Ligament profond de l'estomac (d'après P. Poirier).

L'arrière cavité des épiploons, chambre rétro-stomacale, est largement ouverte par l'incision du ligament gastro-colique. L'estomac est renversé en haut (nouveau-né).

1, foie. — 2, ligament gastro-colique. — 3, estomac. — 4, diaphragme. — 5, orifice de la fosse gastro-stomacale. — 6, ligament profond de l'estomac. — 7, rate. — 8, pancréas. — 9, mésocôlon transverse. — 10, côlon transverse.

Tirons donc par en bas le pylore, préalablement séparé de l'estomac ; le bord droit du petit épiploon ou ligament duo-

déno-hépatique, ligament suspenseur du duodénum résiste,
s'oppose énergiquement à l'abaissement. Mais il faut chercher,
dans cette résistance, la part respective des organes qui le

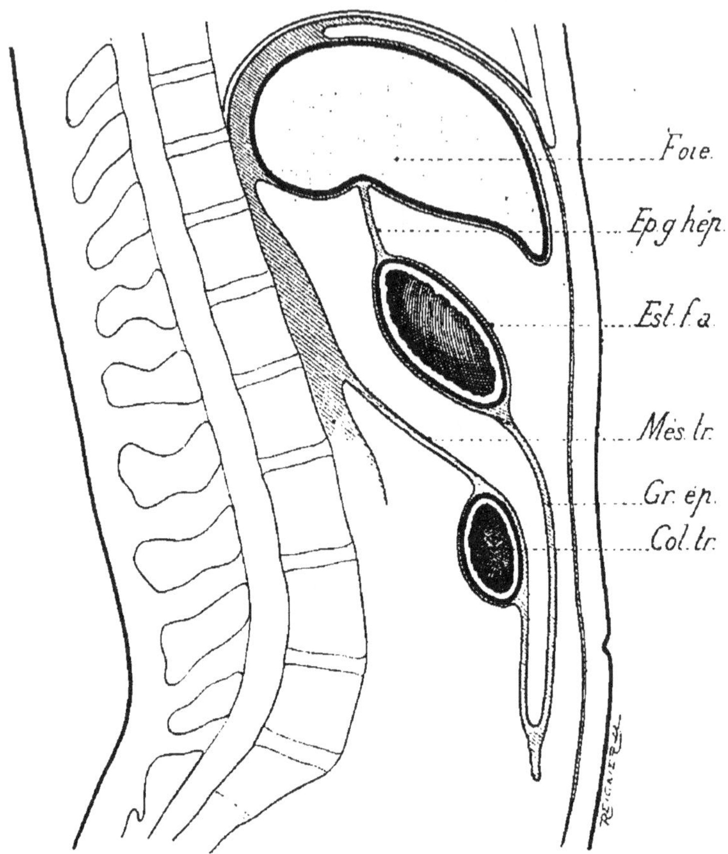

Fig. 11.
Coupe antéro-postérieure de l'abdomen par un plan vertical.

Foie. — *Ep. g. hép.*, Épiploon gastro-hépatique. — *Est. f. a.*, Face antérieure
de l'estomac. — *Més. tr.*, Mésocôlon transverse. — *Gr. ép.*, grand épiploon. —
Col. tr., côlon transverse.

constituent ou qu'il renferme : péritoine et vaisseaux.
Coupons la *lame péritonéale antérieure.* Le pylore s'abaisse
un peu, mais fort peu. Derrière elle il y a de la *graisse*; grat-
tons avec l'ongle cette graisse mélangée *d'éléments fibreux*

jusqu'à mettre à nu les organes qu'elle recouvre ; on voit qu'elle joue aussi son rôle de soutien, car le pylore s'abaisse encore légèrement. Mais il est encore bien maintenu. Qu'est-ce qui tient ? c'est l'*artère pylorique* ; elle sectionnée, nouveau progrès ; ce sont les *filets nerveux* peu extensibles et résistants qui entourent les vaisseaux. Est-ce tout et le pylore est-il devenu bien mobile ? Pas encore, continuons à tirer : nous voyons l'*artère gastro-duodénale* se tendre, et son angle de bifurcation avec l'artère hépatique s'abaisse, l'hépatique se tend elle-même. Tout cela coupé, ce n'est pas fini, le principal même n'est pas fait ; le pylore est abaissé de deux à trois centimètres, mais ce qui tient véritablement, *c'est le pancréas qui embrasse*, enserre et pénètre le duodénum pour ainsi dire, qui est collé à lui grains à grains ; c'est lui qu'il faut couper pour en finir, ou sinon, on arrache, sans enlever le pancréas, les fibres longitudinales et même circulaires du duodénum. En résumé ce qui fixe le pylore, *c'est le ligament suspenseur du duodénum et les connexions de cet organe avec le pancréas*.

b. *Les liens du reste de l'estomac*. — Du côté de la grande courbure, le *grand-épiploon* n'est pas un soutien. Plus loin sont les connexions avec la *rate*, maintenue dans son nid séreux, elle tient l'estomac par son poids d'une part et d'autre part parce qu'elle est fixée au diaphragme par le ligament phrénico-splénique. Elle empêche d'attirer le flanc gauche de l'estomac et de l'explorer. Ainsi, dès qu'on coupe l'épiploon gastro-splénique avec les vaisseaux courts, toute la moitié supérieure verticale de la grande courbure devient accessible, mobilisable et mobile.

Du côté de la petite courbure, il n'y a que le ligament *pancréatico-gastrique*, le *ligament profond* de l'arrière-cavité, mais il n'y a guère à s'en occuper ; on le coupe certainement en sectionnant et liant l'artère coronaire stomachique qui le détermine.

Ainsi un ligament maintient chacune des courbures : le *pancréatico-gastrique* maintient la petite, le *gastro-splénique* maintient la grande. Quelle est leur importance ? Assez considérable, car on doit les couper pour libérer ces courbures ;

après leur section l'estomac se mobilise *transversalement*. Surtout après la section du gastro-splénique, on fait voyager librement le grand-cul-de sac de l'hypochondre à la ligne médiane. Mais la mobilité *verticale* de l'estomac n'a pas beaucoup augmentée. Il tient encore par en haut, *et c'est même là où il tient le plus*. La raison de cette fixité est le *péritoine péricardiaque*, épais et blanchâtre, solide, qui du diaphragme s'abat tout autour du cardia, empêchant l'œsophage élastique et extensible de laisser attirer l'estomac. Si on coupe autour de l'œsophage, le viscère s'abaisse facilement. Si on coupe aussi par surcroît les quelques fibres musculaires extensibles phréno-œsophagiennes, il suffira ensuite d'un coup de ciseau transversal sur l'œsophage pour que l'estomac soit complètement détaché.

Ainsi il n'y a qu'un seul obstacle véritable à l'abaissement de l'estomac, c'est le cardia immobilisé par son péritoine. C'est le point fixe, immuable, celui qui ne bouge jamais dans les plus grandes dilatations de l'organe, tandis que le pylore, pourtant bien fixé, lui aussi, à l'état normal, est susceptible de grands déplacements dans certains états pathologiques. J'ai longuement étudié cette fixité du cardia à propos de la chirurgie œsophagienne et j'ai publié à la Société de Chirurgie les nécessités opératoires imposées par cette fixité.

Quelle est la signification embryologique de ces moyens de fixité? Nous voyons qu'en somme ce qui tient le pylore c'est le bord libre de l'ancien mésogastre antérieur. Ce qui tient la grosse tubérosité, c'est la partie supérieure de l'ancien mésogastre postérieur, le ligament phrénico-gastrique, modifié par la présence de la rate.

Il faut encore, dans l'étude de la mobilité de l'estomac, faire une différence entre l'estomac mou du cadavre, l'estomac souple et extensible de l'individu bien portant, et l'estomac rigide et infiltré au niveau d'un ulcère, d'un cancer. Quand de telles lésions fixent le pylore aux organes voisins, il est tout à fait immobilisé, fusionné avec eux, ne pouvant en être séparé qu'avec le bistouri et d'une manière incertaine.

STRUCTURE DE L'ESTOMAC AU POINT DE VUE CHIRURGICAL

I. — VUE GÉNÉRALE

Un sac muqueux dans un sac musculaire, voilà la constitution de l'estomac ; il est recouvert en outre d'une mince couche péritonéale.

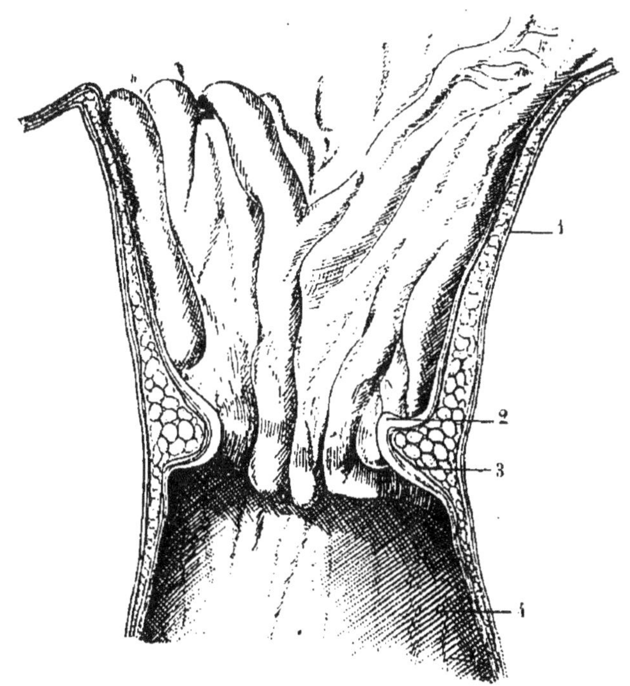

Fig. 12.

Canal pylorique ouvert et pylore vu sur la coupe. (Nouveau-né)
(d'après P. Poirier)

1, canal pylorique. — 2, valvule muqueuse. — 3, sphincter. — 4, duodénum.

Chacune des trois tuniques de l'estomac a un rôle bien déterminé : la muqueuse sécrète, la musculeuse brasse les aliments, la séreuse permet le glissement de l'organe. Mais au point de vue topographique, pour l'opérateur, la paroi gastrique est formée seulement de deux couches, ayant sensiblement la même épaisseur : 1 millimètre et demi. La couche externe est la *musculo-séreuse ;* c'est qu'en effet, séreuse et musculaire ne forment qu'une seule et même couche, sont aussi inséparables l'un de l'autre que le dartos de la peau du scrotum ; le péritoine n'est qu'un mince vernis sur la paroi contractile. Toutefois le rôle de *ce vernis* est considérable ; c'est lui qui permet l'accolement rapide des sections gastriques ; quelques heures après une gastro-entérostomie, il a cimenté la ligne de réunion ; c'est pourquoi, en pareil cas, il faut faire aussi large que possible l'adossement des surfaces séreuses. Ce pouvoir si précieux de former en peu d'instants des adhérences, le chirurgien l'utilise pour ses opérations, c'est sur lui qu'est fondé le principe universellement adopté des sutures séro-séreuses, dites de LEMBERT ; la nature s'en sert pour limiter l'envahissement des lésions gastriques. Les néoformations, parfois très légères, simple opalescence, indice discret de l'altération stomacale sous-jacente, peuvent former des membranes solides ou même édifier de véritables tumeurs inflammatoires. *La musculeuse*, dense, compacte, épaisse, est la seule tunique vraiment résistante ; c'est elle seule qui donne un bon appui aux fils de suture.

La deuxième couche est la *muqueuse*, molle, vasculaire, assez friable, extensible et rétractile. Elle est séparée de la précédente par un *tissu cellulaire lâche* où courent les artères sous-muqueuses, souvent ouvertes par les ulcères. Ce tissu lâche la rend *indépendante de la couche musculeuse*, au point que lorsqu'on attire l'estomac sans prendre soin de le saisir en bloc, elle se décolle de l'autre, échappe aux doigts, et le bistouri, qui croit l'ouvrir, pénètre dans le tissu sous-muqueux, sans ouvrir la cavité de l'organe ; aussi faut-il prendre garde, quand on procède à une gastrostomie, de bien ouvrir le viscère et à ne pas pousser la sonde entre les deux couches. Ce décollement, si facile qu'il s'opère par simple traction sur la tunique externe, a en revanche quelque avantage ; au cours d'une gastro-entérostomie, il permet d'isoler et de pratiquer commodément la moitié antérieure du surjet muco-muqueux, avant toute section des muqueuses ; le temps pendant lequel les viscères sont ouverts en est ainsi raccourci. Cette rétractilité de la tunique muqueuse ne l'empêche pas d'être abondante et exubérante. Au cours des opérations anastomotiques, quand elle est fixée par la suture, elle forme, entre les points, des saillies, de petits bourrelets qui ont même tendance à faire hernie à travers le plan séro-séreux sous lequel on les enferme.

La *réunion muco-muqueuse* se fait d'habitude régulièrement par une continuité parfaite des muqueuses juxtaposées, ce qui prévient le rétrécissement ultérieur de la nouvelle bouche, mais la *solidité* en est d'abord précaire, et n'est obtenue que tardivement. Pendant les premiers jours, la seule suture sur laquelle on puisse compter, celle qui permet l'alimentation immédiate des malades, c'est la suture séro-musculeuse, qui donne une réunion *précoce* grâce à la séreuse, *solide* grâce à la tunique musculaire.

II. — Histologie

Si l'on observe un estomac après ablation de la séreuse si intimement unie à la musculeuse sauf près des bords où elle revêt les vaisseaux accompagnés de graisse, l'on voit des *fibres longitudinales*, irradiations des fibres œsophagiennes s'épuiser presque toutes sur les faces latérales de l'estomac. Toutefois celles qui sont le long de la petite courbure vont jusqu'au pylore, formant la cravate de Suisse. On trouve de plus des fibres *longitudinales* externes appartenant en propre à l'estomac, qui se condensent au niveau du pylore et forment pour quelques uns un muscle dilatateur de l'orifice pylorique.

La couche musculaire principale est *circulaire ;* elle va en s'épaississant du cardia au pylore et constitue en ce point un sphincter puissant. Avant de former cet anneau résistant elle est déjà très épaissie formant ainsi un *canal pylorique* long de 2 à 3 centimètres. Sa disposition au niveau du pylore établit un barrage tout à fait brusque, à pic, du côté duodénal.

C'est à la tunique circulaire qu'est due une des formes de biloculation parfois constatée. Lorsque l'on enlève la muqueuse, on aperçoit un plan de fibres longitudinales en dedans des cir-

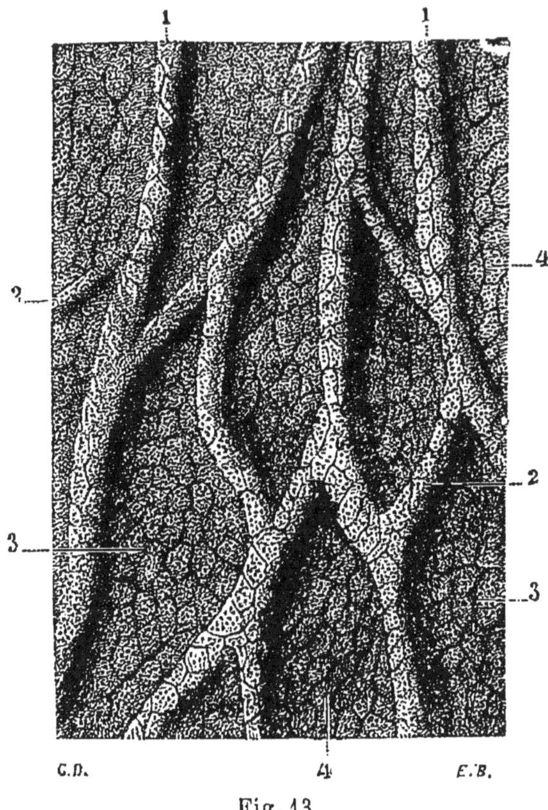

Fig. 13.

Un segment de la muqueuse stomacale, fortement grossi vu par sa face interne (d'après L. Testut).

1, plis longitudinaux. — 2, plis transversaux. — 3, sillons superficiels délimitant les mamelons. — 4, les mamelons, percés d'une infinité de petits pertuis glandulaires.

culaires; les principales sont à cheval sur l'angle cardiaque : il semble que ce plan appartienne en propre à l'estomac.

La tunique *muqueuse* est de beaucoup la plus intéressante car c'est elle qui est le siège des processus chimiques donnant à l'organe ses fonctions; d'aspect blanc mat quand l'estomac est vide, elle offre une coloration rosée pendant la digestion.

Elle repose, nous l'avons vu, par l'intermédiaire d'un tissu cellulaire sur la musculeuse; celui-ci porte le nom de sous-muqueuse et permet son glissement. La muqueuse de l'estomac, en effet, doit *pouvoir se prêter à la distension de l'organe*, c'est pourquoi elle apparaît plissée, aréolaire sur un estomac non distendu, tandis qu'elle se déplisse, s'étale au contraire sur ce dernier. La mobilité de la muqueuse a, au point de vue chirurgical, une réelle importance, car d'une part sa constatation en est aisée quand le doigt, l'estomac ouvert, l'explore et de l'autre les lésions inflammatoires, la gastrite chronique, lui supprimant cette propriété rendent les plis permanents : c'est cette lésion que Trousseau avait caractérisée par le nom d'estomac à cellules, indice de gastrite chronique. En examinant plus attentivement cette muqueuse on y remarque d'innombrables petits mamelons, follicules gastriques de Frey, dont la présence lui avait fait donner par Falloppe le nom de tunique velou-tée. Sur ces mamelons débouchent des glandes, cette apparence mamelonnée s'exagère dans les lésions de l'organe, c'est disait Louis, l'état mamelonné.

La muqueuse est formée par un *épithélium* et un *chorion* contenant de *nombreuses glandes*.

L'épithélium est cylindro-conique simple, il se continue en bas avec celui de l'intestin grêle mais est séparé en haut par une ligne dentelée de celui de l'œsophage si différent par ses fonctions.

Dans chacune de ces cellules on distingue :

a. Une portion intérieure claire, c'est du mucus;

b. Une portion plus profonde granuleuse avec un noyau arrondi, c'est du protoplasma en transformation muqueuse.

La membrane d'enveloppe existe, mais est peu connue.

On trouve encore des cellules cylindriques granuleuses et des cellules caliciformes banales avec leur bouchon de mucus s'échappant; celles-ci sont abondantes dans la région pylorique.

Si nous regardons sur la coupe la *disposition au niveau d'une des innombrables glandes*, nous voyons que l'épithélium pénètre jusqu'à la région dite *collet de la glande*. Enfin nous pouvons apercevoir entre les pieds des cellules épithéliales des éléments sur la valeur exacte desquels on hésite et qui, considérés par les uns comme des cellules de remplacement, ne seraient pour les autres que des *leucocytes migrateurs*.

La couche épithéliale repose sur le *chorion* par l'intermédiaire d'une lamelle sous-jacente, membrane basale dont la constitution, du reste sans intérêt, est discutée pratique. Le chorion de la muqueuse en est la tunique conjonctivo-élastique ; serré à sa partie profonde près de la musculaire, il est superficiellement envahi par les glandes ; il ne reste entre ces dernières que des intervalles de $0^{mm},02$ à $0^{mm},06$, leur grande abondance fait comprendre pourquoi les anciens histologistes à la suite de WILLIS appelaient l'ensemble de la muqueuse, *tunique glanduleuse*. Ainsi donc le chorion de la muqueuse peut être subdivisé en : une couche *glanduleuse* ; une couche *sous-glanduleuse* ; pathologiquement l'équilibre entre les éléments glandulaire et conjonctif peut être rompu, mais, ces faits sortent de l'histoire de l'histologie normale pour appartenir au domaine de l'anatomie pathologique.

La muqueuse a un *système lymphatique* riche et RANVIER a montré dans la couche sous-glandulaire du chorion des amas de lymphocites qu'il ne faut pas confondre avec des follicules clos dont ils n'ont pas la structure, il les appelle points lymphatiques ou amas lenticulaires ; ils possèdent un réticulum net. La pathologie a révélé leur importance, car *ces ganglions microscopiques* de la muqueuse s'hypertrophient dans toute inflammation.

Nous venons d'envisager rapidement les caractères de cette muqueuse ; nous savons qu'elle repose sur la musculeuse par l'intermédiaire d'une sous-muqueuse mais le chorion n'est pas directement au contact du tissu cellulaire de cette dernière et l'on voit à sa face profonde des fibres longitudinales lisses qui forment la *muscularis mucosæ*, qui a un rôle dans l'excrétion des produits glandulaires et constitue surtout, comme le montre l'anatomie pathologique, une véritable barrière à la propagation des lésions muqueuses néoplasiques.

Les glandes stomacales qui constituent la plus grosse partie de la muqueuse ont une importance physiologique capitale. SAPPEY les estimait à environ 5 millions et nous avons vu combien minuscules étaient à la surface de la muqueuse les intervalles demeurés libres entre leurs conduits. Ces glandes ne sont pas identiques sur toute la muqueuse ; *dans la région pylorique elles se rapprochent des glandes de Brunner ;* ce sont des glandes en grappe, avec tube excréteur long, se ramifiant dans la profondeur et aboutissant à un amas de culs-de-sac glandulaires, si bien que la partie supérieure formée de tubes simples ou juxtaposés diffère très nettement de la partie inférieure bouclée ; *elles sont logées dans la sous-muqueuse. Dans la région cardiaque* nous trouvons des glandes *en tubes*, le tube se divise dichotomiquement, *elles reposent sur la couche compacte de la muqueuse.* Les glandes sont formées par une paroi propre tapissée par un *épithélium légèrement différent.* Dans les glandes *cardiaques* on trouve surtout des *grosses cellules* mal limitées pyramidales, ce sont les cellules principales ou adélomorphes de Rollet ; elles sont riches en mucine. Elles limitent par leur accolement la lumière de la partie terminale de la glande ou corps. En dehors d'elles, *contre la paroi*, se trouvent des cellules arrondies, bien limitées, finement granuleuses, prenant les couleurs d'aniline, ce sont *les cellules bordantes* ou délomorphes de Rollet, elles sont le type des cellules à ferment. Sur une coupe de la glande elles affectent une disposition variable :

a. Au niveau du fond, du corps de la glande elles sont disséminées, en dehors de la masse volumineuse des cellules principales qui limitent la lumière glandulaire ; leur saillie bossèle la paroi du tube.

b. Plus haut, dans la région appelée col ou pièce intermédiaire les cellules bordantes prennent une place prépondérante, elles sont grosses et c'est à peine si l'on aperçoit entre elles quelques cellules principales. Quant à la terminaison même du canal excréteur elle est tapissée par l'épithélium stomacal qui s'y invagine.

L'épithélium des *glandes pyloriques* est formé par des cellules claires homologues, des cellules principales.

Enfin depuis quelque temps l'on s'efforce de prouver que les cellules principales des culs-de-sac glandulaires diffèrent de celles du col des glandes ; les premières seraient en effet assimilables à des cellules à ferment car elles présenteraient des granulations zymogènes dans leur zone interne et des filaments protoplasmiques dans leur zone externe. Cette opinion tendrait donc à nous faire abandonner la tentation de rapporter à un même type d'éléments cellulaires toutes les cellules glandulaires; on avait en effet pensé que leurs différences étaient attribuables à une étape différente de fonctionnement et pouvait permettre de les envisager comme étant des stades différents de fonctionnement. L'embryologie qui les montrait venir d'une même cellule encourageait cette opinion. Quoi qu'il en soit, on peut encore admettre au point de vue physiologique la division de Kolliker en glandes cardiaques à pepsine, en glandes pyloriques mucipares, ne sécrétant ni zymogène ni prozymogène. *Les glandes pyloriques évoluent donc vers le type des glandes de Brünner.*

.·.

Les tuniques de l'estomac sont irriguées par de nombreuses *artères;* nous rappelons que *la coronaire stomachique* et la *pylorique* en haut ; les *gastroépiploïques droite et gauche,* en bas, plus les *artères courtes* venues de la splénique forment un *cercle artériel stomacal* duquel partent des rameaux qui, après un court trajet sous-séreux, vont former par leurs branches un réseau intermusculaire puis un riche réseau sous-muqueux; de ce dernier partent des rameaux dans la muqueuse et autour des glandes ; somme toute rien d'anormal, c'est la constitution ordinaire jusqu'ici des artères du tube digestif.

Mais l'anatomie pathologique et l'expérimentation s'accordent à nous montrer une particularité dont l'importance est grande, *il semble en effet que les artères de l'estomac aient le type terminal;* la richesse du réseau sous-épithélial émané du réseau péri-glandulaire explique que quelques-uns aient voulu lui attribuer un rôle dans l'absorption.

De ce réseau naissent les *veinules disposées en étoiles,* les branches de celles-ci donnent naissance à un vaisseau plus gros, la veine verticale allant à un plexus sous-muqueux dont les troncs collecteurs traversent les muscles et donnent des veines satellites des artères que nous avons vues. Ces veines sont tributaires du *système porte,* mais en plus il en est quelques-unes se jetant dans le système cave et appartenant à cet ensemble d'anastomoses porto-caves que Retzius a décrit. Chez l'adulte elles sont *avalvulaires.*

L'étude des *lymphatiques* est importante, mais ce sont surtout les relais ganglionnaires qui intéressent le chirurgien. Nous les avons déjà étudiés.

Deux plexus, l'un *sous-épithélial,* l'autre *sous-glandulaire,* unis par des anastomoses leur donnent naissance. Du plexus sous-glandulaire partent des *canaux courts* qui, joints à ceux de la musculeuse vont aux *ganglions péristomacaux.*

Les nerfs des parois de l'estomac viennent du pneumogastrique et du sympathique, ils forment dans la musculeuse un plexus analogue à celui d'Auerbach et dans la sous-muqueuse, un plexus analogue à celui de Meisner.

PHYSIOLOGIE DE L'ESTOMAC

La structure complexe de l'estomac est justifiée par l'importance de ses fonctions.

L'estomac est en effet une véritable cornue dans laquelle *séjournent* les aliments qu'introduit la déglutition, et où ils sont *soumis à l'action du suc gastrique* que sécrète la muqueuse en même temps qu'ils sont *brassés* par les contractions de la musculeuse dont le rôle mécanique favorise l'action chimique. Une fois convertis en chyme, ils sont *expulsés* dans le duodénum. Nous rappellerons ici les notions bien acquises de physiologie stomacale et, *supposant l'estomac vide*, assisterons successivement aux divers temps de son action.

Quand on ouvre un estomac *au repos* dans l'intervalle des repas, on trouve ses surfaces pâles et plissées presque contiguës. La salive s'écoulant d'une façon presque continue dans l'estomac et la portion pylorique de cet organe sécrétant d'une façon permanente même à l'état de jeûne un liquide *neutre* ou alcalin, on y trouve toujours une petite quantité de liquide. Quand les *aliments y pénètrent* à travers l'œsophage, on voit la *muqueuse du cardia* former un bourrelet circulaire. Le segment inférieur de l'œsophage se contracte immédiatement après et empêche ainsi, par le resserrement de ses fibres circulaires, le reflux de l'aliment. Ultérieurement de nouvelles ondes œsophagiennes forceront le passage pour introduire des aliments nouveaux. A la suite de cette ingestion, les parois de l'estomac s'écartent, sa *distension* commence et augmente progressivement. Elle se produit surtout aux dépens de la grande courbure et du corps même de l'organe. Ces régions constituent la portion sécrétoire de l'estomac, la partie fonctionnelle active. On sait que la muqueuse de la grande courbure contient des cellules à pepsine, tandis que le cardia sécrète surtout de l'acide. L'activité de la région pylorique ne se manifestera que plus tard. La distension de l'estomac peut devenir considérable *sans que les aliments introduits puissent s'en échapper*. L'expérimentation prouve ces faits ; si l'on résèque un estomac d'animal en conservant assez d'œsophage et de duodénum les plus fortes pressions ne pourront le vider.

La *réplétion* de l'estomac modifie sa forme ; il s'arrondit, se bombe ; l'observation la plus élémentaire fait remarquer la tension de ses parois souvent trop à l'étroit après un bon repas dans une ceinture trop large auparavant. La gêne de la respiration, de la parole, du cœur même témoignent dans les mêmes conditions du refoulement du diaphragme.

1° Sécrétion. — L'étude de la sécrétion gastrique est l'un des points les plus importants et les plus intéressants de la physiologie.

A la suite de la fistule accidentelle du classique chasseur canadien, observée par BEAUMONT, différents procédés de fistulisation de l'estomac ont été pratiqués pour étudier la digestion chez les animaux. Les premières fistules ont été faites simultanément par BASLOW en 1842 et BLONDLOT en 1843. Chez l'homme on a dû avoir recours à l'établissement de la fistule gastrique dans les cas de rétrécissements accidentels ou pathologiques de l'œsophage ; on a pu ainsi prolonger la vie des malades et étudier en même temps la sécrétion de l'estomac.

Expérimentalement le procédé de la simple fistule gastrique par introduction d'une canule dans l'estomac ne fournit pas de bons résultats pour l'étude de la sécrétion ou de la digestion stomacale. Il est impossible d'obtenir du suc pur par cette méthode, car la salive s'écoule d'une façon continue dans l'estomac ; on ne peut pas mesurer les variations quantitatives de la sécrétion parce que l'estomac se vide ; enfin l'introduction d'aliments qui se digèrent dans l'estomac apporte aussi des modifications dans la composition du liquide que l'on retire. Ce dernier point est important. Je rappellerai à ce sujet que le tableau suivant donne la composition du suc gastrique de diverses provenances :

POUR 1000 PARTIES	HOMME Suc mêlé de salive.	CHIEN Suc non mêlé de salive	CHIEN Suc pur provenant de l'estomac isolé
	Ch. Schmidt	Ch. Schmidt	Frouin
Eau	994.40	973	989.96
Matières solides	15.60	27	7.14
Matières organiques	3.19	17.10	3.69
Chlorure de sodium	1.46	2.50	2.53
— de potassium . . .	0.55	1.10	0.74
— de calcium	0.06	0.60	0.05
— d'ammonium	»	0.50	»
H Cl libre	0.20	3.10	2.90
Phosphate de chaux.		1.40	0.12
— de magnésie . . .	0.12	0.20	0.016
— de fer		0.10	0.005

On voit que l'analyse du suc de chien faite par Cʜ. Sᴄʜᴍɪᴅᴛ avec du suc réputé sans salive, diffère notablement de celle faite par Fʀᴏᴜɪɴ sur du suc pur sécrété par l'*estomac isolé* ; dans le suc de Sᴄʜᴍɪᴅᴛ les matières organiques sont de 27 grammes, elles ne sont plus que de 7ᵍʳ,14 dans celui analysé par Fʀᴏᴜɪɴ. De même les matières organiques s'élèvent à 17ᵍʳ,10 dans le premier cas, ne sont plus que de 3ᵍʳ,69 dans le second.

Bʟᴏɴᴅʟᴏᴛ pensait que le suc gastrique doit son acidité à l'acide phosphorique, parce qu'il trouvait beaucoup de phosphate acide de chaux dans le suc gastrique des chiens sur lesquels il expérimentait ; mais il donnait pour se procurer du suc gastrique des os à ronger à ses animaux d'expériences. D'autres auteurs ont pensé que l'acide normal du suc gastrique était l'acide lactique, parce qu'ils nourrissaient leurs animaux avec de la viande crue.

. *La fistule simple* permet en somme de faire une seule constatation précise : c'est de vérifier facilement la vacuité de l'estomac et d'évaluer ainsi la durée de la digestion.

HEIDENHAIN a obtenu du suc tout à fait pur en faisant *des isolements partiels* dans les différentes régions de l'estomac, il a constaté des faits de la plus haute importance. L'opération est faite de la façon suivante : il découpe un losange dans la région de la grande courbure, en respectant les vaisseaux qui le nourissent, referme l'estomac et réunit les bords de cette portion isolée de façon à faire un petit sac qu'il fixe à la peau. Cette *portion isolée* continue à sécréter du suc tout à fait pur, clair, très acide et très actif, bien que les aliments ne pénètrent jamais dans la portion isolée. L'étude histologique de la muqueuse de cette région montre que la muqueuse est formée de deux sortes de cellules : cellules bordantes qui sécrètent de l'HCl et de cellules principales qui fournissent de la pepsine. La *portion pylorique* isolée a fourni un liquide neutre ou légèrement alcalin renfermant de la pepsine et beaucoup de mucus. L'examen histologique montre que la muqueuse de cette portion est constituée par des cellules à mucus et quelques cellules à pepsine. La *partie du cardia* sécrète surtout de l'acide.

Ainsi donc les *trois régions anatomiques* se différencient par la constitution histologique de leur muqueuse et conséquemment par leur fonction physiologique, c'est-à-dire par les caractères et les qualités de leur *sécrétion*.

PAWLOW a modifié l'opération de HEIDENHAIN, il isole une portion d'estomac en respectant les vaisseaux et les nerfs, il obtient ainsi un *petit estomac* dont les phénomènes sécrétoires sont identiques à ceux de l'estomac entier. On a pu étudier sur des animaux ainsi opérés l'influence des divers agents physiques, chimiques, ainsi que l'action des divers aliments sur la sécrétion gastrique.

La sécrétion gastrique se produit sous des influences diverses par l'intermédiaire de mécanismes différents, que nous allons examiner successivement. Ils forment des variétés : sécrétion *psychique*, sécrétion *chimique*, sécrétion *réflexe*.

Sécrétion psychique. — Bidder et Schmidt ont remarqué que *la vue seule des aliments* déterminait l'écoulement du suc chez des chiens à fistules à jeun depuis vingt-quatre ou quarante-huit heures. Ce n'est pas seulement la sensation de faim qui provoque l'apparition du suc, l'estomac des animaux affamés est vide, il ne sécrète pas de liquide si on ne leur présente pas d'aliments ; de plus tous les animaux ne réagissent pas ainsi à la simple vue des aliments. Tandis que chez tous la préhension de la nourriture provoque la sécrétion.

Pawlow a donné une démonstration élégante de ce fait. Chez un animal muni de fistule gastrique on sectionne l'œsophage au niveau du cou, les orifices de section sont fixés dans la plaie. Si l'on donne à manger à l'animal, les aliments sortent par l'orifice supérieur de section de l'œsophage et ne pénètrent pas dans l'estomac. C'est un repas *fictif;* cependant la sécrétion apparaît cinq minutes après le début du repas, le suc s'écoule par l'orifice de la canule gastrique laissée ouverte. La sécrétion se continue pendant deux heures après la fin du repas fictif ; le suc sécrété est très acide, très actif. Ce *n'est pas le fait de mâcher* ni de déglutir les aliments qui excite la sécrétion ; si on fait avaler des cailloux ou des éponges à l'animal on n'observe aucun écoulement de suc gastrique. On doit donc admettre que c'est par une *action directe* sur les terminaisons nerveuses de la bouche par un effet sapide, *par un réflexe* que la viande, le pain et d'autres aliments provoquent à distance la production du suc gastrique.

On avait depuis longtemps supposé qu'il s'agissait d'un *réflexe empruntant la voie des pneumogastriques,* mais les expériences faites pour montrer le rôle de ces nerfs étaient contradictoires, les résultats étaient différents suivant que les auteurs sectionnaient les nerfs au niveau du cou ou au-dessous du diaphragme. Pawlow a montré de la façon suivante le rôle des nerfs vagues. Chez un animal à fistule gastrique on sectionne le pneumogastrique droit dans le thorax au-dessous des filets qui se rendent au cœur, puis l'animal étant guéri on isole le pneumogastrique gauche et on le place sur un crin de Florence, on fait en même temps l'œsophagotomie ;

en donnant à manger à l'animal on voit que la sécrétion *psychique* se produit. On attire alors le pneumogastrique isolé, on lie le crin et on sectionne le nerf, un nouveau repas n'a plus d'effet, l'excitation électrique du bout périphérique fait apparaître le suc gastrique.

Cette sécrétion psychique qui apparaît, cinq minutes après le repas, représente pour PAWLOW le suc d'*appétit*, elle commence son action digestive peu de temps après l'arrivée des aliments dans l'estomac.

Sécrétion chimique. — Lorsqu'on introduit par une fistule les aliments directement dans l'estomac, on voit que le contenu stomacal est acide au bout d'une demi-heure et que la digestion s'effectue normalement.

Si l'on introduit les aliments dans l'estomac de chiens porteurs d'une *fistule gastrique* et auxquels on a *isolé une portion de l'estomac* suivant la méthode de HEIDENHAIN-PAWLOW, on constate que *la sécrétion* se manifeste dans le petit estomac, trente à quarante minutes après l'*injection* de la nourriture, et se continue pendant huit, dix ou douze heures, suivant la nature de l'aliment. *Elle se différencie donc de la sécrétion psychique* par son début tardif, par sa longue durée. Quel est le mécanisme de cette sécrétion ?

L'excitation *mécanique* ne provoque pas l'apparition de suc gastrique acide, elle n'est efficace que sur la sécrétion alcaline de la portion pylorique (FROUIN, KRESTCHEFF, SCHEMIAKINE) ; d'autre part tous les aliments ne sont pas capables de la produire ; ainsi la viande, le pain, le lait sont efficaces, tandis que l'amidon, le sucre, les graisses n'ont aucune action. Il semble que cette action sécrétoire doit être rapportée à une action chimique. Ainsi, l'extrait de viande, le bouillon ont une action manifeste, tandis que la viande bouillie et lavée n'a aucun effet. On peut donc avec PAWLOW appeler cette sécrétion, *sécrétion chimique.*

Sécrétion réflexe[1]. — En dehors de ces deux mécanismes de la

---

[1] SCHUPFER a recherché la perturbation que les lésions matérielles *du névraxe* ou des *nerfs périphériques* apportent dans l'état anato-

sécrétion psychique et de la sécrétion chimique étudiés et démontrés précédemment, il parait en exister un autre.

Ainsi, quand on introduit directement les aliments *dans l'intestint.* la sécrétion gastrique apparaît (LECONTE). Mais là encore, il est difficile de dire si la sécrétion dite chimique et la sécrétion qui apparaît par l'introduction des aliments dans l'intestin sont dues à un réflexe nerveux ou bien si elles relèvent d'un phénomène purement chimique se produisant consécutivement à l'absorption de certaines substances. Quoi qu'il en soit on peut admettre que ces différents mécanismes sont indépendants les uns des autres, et que l'exagération ou la diminution d'un seul d'entre eux peut causer des troubles de la digestion normale.

D'autre part, les *altérations organiques* de même que les *variations de régime* de digestion, peuvent aussi influer ; ainsi lorsqu'on nourrit des animaux à estomac isolé avec un régime de viande et de riz sans addition de sel, les animaux

mique ou le fonctionnement de l'estomac. Il a pu s'assurer sur le chien qu'en lésant des deux côtés à la fois les racines postérieures comprises entre le quatrième ou le cinquième et le huitième ou le neuvième segment dorsal, on obtient toujours une augmentation de l'acidité du suc gastrique, surtout marquée avec le régime carné absolu ou le régime mixte, et qui peut atteindre 2 p. 100. Cette hyperacidité est due en majeure partie à l'acide chlorhydrique combiné, mais pour une part aussi à l'acide chlorhydrique libre ; par contre, on n'observe aucune modification dans le taux de l'acide lactique, du ferment lab ou de la pepsine, ni dans la motilité de l'estomac.

En même temps que survient ce changement du chimisme gastrique, on voit apparaître de petits foyers de nécrose et des érosions hémorragiques superficielles de la muqueuse, particulièrement abondantes dans la région pylorique ; plus rarement il se fait au même niveau des hémorrhagies circulaires ayant les dimensions d'une pièce de 2 centimes, et situées entre la muqueuse et la sous-muqueuse.

Il est vraisemblable que ces lésions et ces altérations fonctionnelles sont dues à l'interruption des fibres d'origine du nerf grand splanchnique ; ce nerf aurait donc une influence importante sur le trophisme et le pouvoir sécrétoire de l'estomac (SCHUPFER, *Policlinico*, partie médicale, XIII, 4, et *Semaine médicale*, 1906, 29 août, n° 35).

perdent l'appétit et au bout de huit jours la sécrétion est tarie [1].

2° Motricité. — L'étude de la sécrétion, pour importante qu'elle soit, a cependant pour le chirurgien un intérêt moindre que l'étude des *fonctions motrices* de l'estomac.

Ce qui domine la pathologie gastrique, ce qui commande les interventions, ce sont les troubles moteurs et particulièrement les *troubles de rétention*. Il importe moins qu'on le croit habituellement qu'un estomac soit hypo- ou hyperchlorhydrique, s'il a un pylore perméable et complaisant. Ce qu'il faut mettre d'abord en évidence, c'est que cet organe se compose d'un sac musculeux chargé d'assurer le *brassage* et l'*évacuation* des aliments, et d'un sphincter, situé à la sortie, le *pylore, chargé d'en régler le débit*. Normalement, il y a harmonie et coordination motrice entre ces deux fonctions si différentes, le pylore s'ouvrant devant les aliments quand le réservoir les chasse dans l'intestin. L'*évacuation est troublée* et l'incoordination est constituée si le pylore est rétréci, ou s'il se ferme, malgré les sommations de l'estomac qui veut se débarrasser.

Même *pendant le jeûne*, l'estomac n'est pas complètement immobile. D'après BOLDIRET, le tube digestif tout entier entrerait en travail toutes les deux heures pendant vingt ou trente minutes. Il se produirait une légère sécrétion gastrique, intestinale, biliaire pancréatique, bientôt suivie de mouvements rythmiques dans le tube digestif.

Physiologiquement, le réservoir gastrique est formé de deux régions : la *supérieure* ou *région cardiaque*, à peu près passive, siège seulement d'alternatives de retrait et de dilatation, l'*inférieure* ou *antre prépylorique*, région motrice, où s'accumulent les aliments qui y sont soumis à l'action du suc gastrique et triturés avec lui. Celle-ci est le siège de mouvements vermiculaires qui commencent vers la deuxième ou troisième heure

---

[1] Compléter cette étude par la lecture du chapitre *Physiologie pathologique*, p. 54.

(du moins quand il s'agit d'aliments solides), et qui paraissent devenir d'autant plus intenses que la digestion s'avance et qu'ils sont plus proches du pylore. Celui-ci s'ouvre, une ondée de liquide y pénètre, il se referme, il s'ouvre à nouveau, et les mêmes phénomènes recommencent jusqu'à complète évacuation. Ainsi celle-ci se fait par gorgées successives, progressivement et non en bloc, comme l'admettait Rossbach. Sa durée est de cinq à six heures quand elle est normale. Si au bout de six à sept heures, l'organe contient encore des aliments, ce retard révèle une insuffisance de la motricité gastrique, quelle qu'en soit la cause. Quand l'estomac n'arrive pas à se vider entre le repas du soir et celui du matin, c'est-à-dire en douze ou quatorze heures, la *stase gastrique* est *permanente* : elle est due ordinairement à un rétrécissement du pylore.

On croit que le pylore qui est fermé pendant les premières phases de la digestion s'ouvre et devient perméable aux aliments qui ont atteint un degré suffisant de liquéfaction ou de chymification. Mais des recherches récentes de Hirsch, von Mering et Marbaix paraissent démontrer que l'*évacuation gastrique est commandée par la quantité du contenu du duodénum*. Cet intestin est-il plein, le pylore se ferme ; se vide-t-il, le pylore laisse passer une ondée alimentaire ; ainsi ce dernier joue le rôle de régulateur, maintenant constamment en quelque sorte le même niveau alimentaire dans le duodénum.

A l'état normal, les *contractions stomacales* ne sont perçues ni par le sujet ni par l'examen objectif. Il n'en est plus de même quand il existe une sténose du pylore ou seulement du spasme de cet orifice. En pareil cas, *les premières heures* de la digestion, uniquement consacrées à l'élaboration du chyme se passent *sans souffrances*, mais à partir de la troisième et surtout de la quatrième heure, la lutte commence entre l'estomac qui cherche à se vider et le pylore qui s'y oppose ; elle se poursuit pendant deux, trois heures, jusqu'à ce que tout le contenu gastrique ait péniblement passé dans l'intestin, et elle se manifeste par des *douleurs*, d'*apparition tardive*, à *acmé tardif de longue durée*, parfois jusqu'au repas suivant, caractères qui les différencient bien des douleurs par troubles sécrétoires, et qui font d'elles l'élément principal de ce qu'on a appelé le *syndrome pylorique*. Quand le rétrécissement est bien accusé, *les contractions de l'estomac deviennent visibles* à travers la paroi abdominale; elles s'accusent tantôt par des ondes qui courent sous la peau, au niveau de l'épigastre ou sur le rebord costal gauche, tantôt par un soulèvement en masse de la région (tension intermittente).

Le vomissement n'est pas dû seulement, comme le pensait MAGENDIE, à l'action du diaphragme et de la paroi abdominale. Les muscles y contribuent, mais l'estomac est loin d'être passif : l'expérimentation, d'accord avec la réflexion, a prouvé que cet acte complexe nécessitait l'ouverture du cardia et *l'occlusion du pylore;* la radiographie (B.-W. CANNON), a montré qu'un temps préalable était une forte contraction de toute la région pylorique refoulant le contenu gastrique dans la grosse tubérosité. Le centre réflexe du vomissement est dans le bulbe.

3ᵒ Absorption. — Les physiologistes ne sont pas d'accord sur le pouvoir d'absorption de la muqueuse gastrique, les uns la niant d'une façon complète, les autres l'admettant au moins pour les liquides. Ces divergences sont indifférentes au clinicien qui sait qu'un sténosé du pylore meurt de faim et de *soif*, même si l'estomac est plein d'eau. Cela montre que l'absorption, si tant est qu'elle existe, se fait à des doses si minimes qu'elle n'offre aucune utilité : *en pratique, elle n'existe pas.*

BIBLIOGRAPHIE

DES AUTEURS CITÉS DANS CE CHAPITRE

BEAUMONT. Experiments and observation on the gastric juice and the physiology of digestion. Plattsburg, 1833.

BIDDER et SCHMIDT. Die Verdauungssäfte und der Stoffwechsel. Mittau et Leipzig, 1852.

BLONDLOT. Réclamations relatives au suc gastrique. *Journ. de Chimie Méd.*, 1857, III, p. 6-8.

BLONDLOT. Sur quelques perfectionnements à apporter dans l'établissement des fistules gastriques artificielles. *Journ. de la Physiol.* 1858, p. 80-94.

BOLDIREFF. Die periodische Tätigkeit des Verdauungsapparates ausser der Verdanuungs zeit. *Centralbl. f. Physiologie*. Leipzig. Wien. 1904, 489-493.

CANNON (B.-W.). The mouvements of the stomach studied by means of the Röntgen-rays. *Amer. Journ. Philad.*, I, 1898 p. 360-382.

CUNÉO. De l'envahissement du système lymphatique de l'estomac dans le cancer de l'estomac. Thèse de Paris, 1900.

FROUIN. Excrétion du suc gastrique. Société Biologique, Paris, 1899, p. 498.

GUSSENBAUER et WINIWATER. Die partielle Magenresection. Arch. f. Klin. Chirur. Langenbeck, 1876, p. 347.

HEIDENHAIN. Ueber die Absonderung der Fundusdrüsen des Magens. *Arch. ges. Physiol.*, 1879, p. 148-166.

HIRSCH. Weitere Beiträge zur motorischen Funktion des Magens nach Versuchen an Hunden mit Darmfisteln *Centr. f. Klin Med.*, 1893, 377-383.

KRESTEFF. Pepsinbildung in den Pylorusdrüsen. *A. g. Ph.*, 1878, p. 169-171.

KRESTEFF. Contribution à l'étude de la sécrétion du suc pylorique. (Trav. du Labor. de Physiologie de Genève. 1899-1900, p. 120-154).

LECONTE. Fonctions gastro-intestinales. Etude physiologique, Paris, 1900. *La cellule*. p. 283-318.

LEVEN et BARETT. Radioscopie gastrique; technique spéciale et applications cliniques. *Presse Méd.* 1905 n° 75 et 1906. n° 9.

MORLAIX. Le passage pylorique. « *La cellule*. » 1898, p. 252-330.

PAVLOW. Die Arbeit der Verdauungsdrüsen Vorlesungen. 1 vol. in-8. Bergmann Wiesbaden 1898. Traduction en français par Pachon et Subrazès. Paris 1901.

PERIGNON. Etude sur le développement du péritoine dans ses rapports avec l'évolution du tube digestif, Paris 1892. Steinheil.

ROSBACH.

ROYER.

SCHMIDT (Ch.

SCHUPBER. Contribution à l'étude de quelques altérations anatomiques et fonctionnelles de l'estomac d'origine nerveuse: recherches cliniques et expérimentales. Policlinico, partie méd. XIII, p. 4. *Semaine Médicale*. 1906, 29 août, n° 35.

TESTUT et JACOB. Anatomie topographique, Paris, Doin, 1905.

VON MERING. Ueber die Funktion des Magens. Therap. Monatsch, 1893 n° 5.

DEUXIÈME PARTIE

PHYSIOLOGIE PATHOLOGIQUE ET PATHOLOGIE
GÉNÉRALE

On sait aujourd'hui que chez les animaux et chez l'homme, *l'estomac n'est pas indispensable à la vie*, Czerny et ses élèves Kaiser et Scriba ont cherché pour la première fois en 1876 à se rendre compte de l'importance des fonctions de cet organe, en pratiquant son extirpation chez le chien. L'animal en expérience vivait encore cinq ans après l'opération, lorsqu'il fut envoyé au laboratoire de physiologie de Leipzig où Ludwig fit son autopsie, et constata qu'il ne restait au niveau de l'extrémité de l'œsophage qu'une petite poche remplie d'aliments. En 1894, Carvalho et Pachon ont enlevé complètement l'estomac chez un chat, l'animal ne vécut que trois semaines (Lab. du Prof. Richet). De toutes ces expériences, on ne pouvait pas conclure que l'estomac n'était pas indispensable à la vie. Les opérations de Czerny, de Monari et Philippi, de Carvalho et Pachon chez un chien n'étaient pas complètes. Dans tous ces cas, il restait une portion plus ou moins grande de cardia. Or, on sait depuis les travaux de Heidenhain que cette partie de l'estomac sécrète beaucoup d'acide chlorhydrique; et Dolinski (1894) a montré que cet acide est un excitant puissant et spécifique de la sécrétion pancréatique qui peut suppléer à la digestion gastrique.

Frémont, puis Frouin, ont réussi chez plusieurs chiens, à isoler complètement l'estomac du reste du tube digestif en réunissant l'œsophage au duodénum : les animaux ainsi opérés continuèrent à bien se porter, et leur estomac isolé à sécréter du suc gastrique actif, mais on pouvait encore se demander si l'estomac, organe glandulaire, ne possédait pas d'autres fonctions indispensables à la vie [1]. La question fut résolue par FROUIN, en 1899, qui a pratiqué plusieurs fois l'ablation *totale* de l'estomac chez le chien; l'un des animaux présentés au Congrès de Physiologie de Turin (1901), avait subi de plus une splenectomie totale : il vécut pendant quatre ans en bonne santé.

Chez l'homme, depuis la première opération de ce genre faite par CONNOV en 1882, on a pratiqué dans un but thérapeutique un certain nombre de *gastrectomies totales* pour cancer. Plusieurs des opérés ont pu jouir pendant de longs mois d'une bonne digestion, et n'ont succombé qu'à la généralisation de leur tumeur. C'est ainsi que SCHLATTER en 1897, put extirper totalement l'estomac chez une femme atteinte d'un cancer diffus, étendu du cardia au pylore. La malade vécut ainsi, sans estomac pendant quatorze mois, en jouissant d'un très bon appétit et sans éprouver ni douleurs, ni troubles digestifs appréciables; elle mourut à la suite d'une généralisation cancéreuse, dont le point de départ fut les ganglions mésentériques. HOFFMANN et WROBLEWSKI qui ont fait sur cette femme des recherches au point de vue de la nutrition, ont vu que celle-ci se faisait d'une façon satisfaisante, et que le poids du corps qui avait augmenté de 4 kilogrammes après l'opération s'était maintenu sans décroître pendant plus d'un an.

On peut donc conclure de ces diverses constatations que l'estomac, quelque importantes que soient ses fonctions n'est pas immédiatement indispensable à la vie, et que d'autres organes, et en particulier l'intestin et les glandes annexes, peuvent le suppléer, soit comme organe de digestion, soit comme organe de sécrétion interne. BŒCKEL qui a réuni en

---

[1] D'autant plus que ce petit estomac fonctionne régulièrement, comme j'ai pu m'en assurer, il y a dix ans, chez une de mes opérées qui avait gardé un estomac du volume d'une mandarine.

1903 tous les faits connus de gastrectomie totale ou subtotale, a montré que chez l'homme l'alimentation ordinaire était supportée, et la digestion et l'assimilation régulières et normales.

La sécrétion du suc gastrique peut s'écarter elle-même très notablement de la composition que nous lui avons assignée comme *normale*, sans que l'on puisse relever un trouble dyspeptique ou un amoindrissement de la santé générale. D'ailleurs lorsque chez *des individus bien portants,* on examine par hasard ou dans un but expérimental la sécrétion gastrique, on en trouve un grand nombre, dont le suc gastrique est de qualité tout à fait inférieure, et qui malgré une *digestion stomacale presque nulle ont une santé générale excellente.* En outre, hyper et hypochlorhydriques peuvent présenter exactement les mêmes symptômes. La sécrétion gastrique ne traduit pas forcément l'état anatomique des glandes de l'estomac, car elle est susceptible de subir des oscillations étendues par le seul fait de troubles fonctionnels. Tel individu nettement hypochlorhydrique pourra avoir quelques jours plus tard un chimisme normal ou même légèrement hyperchlorhydrique. Cette constatation n'est pas rare chez les nerveux, les hystériques et les neurasthéniques, et l'expérience curieuse de SOLLIER, qui a pu chez les hystériques, en provoquant l'anesthésie de la région épigastrique, déprimer à volonté le chimisme gastrique, en est une preuve saisissante. Pour ma part, dans un cas de diagnostic très diffile entre une péricholécystite chronique et un cancer gastrique, l'analyse du suc gastrique fit conclure mes collègues à l'existence d'un cancer. L'opération montra une simple péricholécystite.

Il ne faudrait donc pas faire jouer un rôle de premier ordre, à l'examen chimique du suc gastrique pour le diagnostic ou même la classification des diverses affections dont nous aurons à nous occuper. Est-ce à dire cependant que nous devons complètement nous en désintéresser? En ce qui concerne spécialement la chirurgie, nous verrons que dans certaines occasions, et en particulier *pour le diagnostic du cancer de l'estomac,* cet examen du suc gastrique, devient un élément de premier ordre. Aussi, sans entrer ici dans la technique assez complexe des diverses manipulations nécessaires pour pratiquer cette analyse, nous devons mettre le chirurgien en mesure *de lire et d'interpréter* l'examen qui lui sera remis par le médecin ou le chimiste.

EXAMEN DU SUC GASTRIQUE

Cet examen comprend l'étude de *la marche de la sécrétion et de ses qualités chimiques* (chimisme gastrique) [1].

1° Marche de la sécrétion. — A l'état pathologique, la sécrétion stomacale *peut se prolonger* au delà des limites normales de la période digestive (hypersécrétion) ou même devenir continue et se rencontrer à jeun (gastro-succorrhée).

Pour diagnostiquer l'hypersécrétion, après avoir vidé et lavé l'estomac le soir jusqu'à ce que le liquide de lavage sorte

[1] Paul CARNOT préconise pour l'étude du suc gastrique l'épreuve de l'alcool.

L'alcool a depuis longtemps la réputation d'exciter la sécrétion gastrique. Cette action est très nette, et peut être démontrée de différentes façons.

On peut très simplement constater, après ingestion d'alcool, que le liquide gastrique retiré par la sonde est acide et digère l'albumine.

On peut aussi, chez des animaux porteurs de fistules gastriques, constater avec Cl. BERNARD, que l'instillation directe d'alcool par la fistule produit également une sécrétion acide et active. Il en est, d'ailleurs de même chez l'homme : par exemple, chez un malade gastrotomisé pour un cancer de l'œsophage, l'instillation de 5 centimètres cubes d'alcool par la bouche stomacale provoquait en moins d'un quart d'heure une sécrétion acide (1,4 p. 1.000 en Cl et active).

On peut enfin constater que chez les chiens porteurs d'un petit estomac isolé, l'introduction d'alcool dans le grand estomac (PAVLOV) et même à distance, dans le rectum par exemple (FROUIN), suffit à provoquer, dans le petit estomac isolé, une sécrétion acide et active.

De ces diverses expériences, pratiquées chez l'homme ou chez l'animal, on peut conclure que l'absorption, d'alcool par une voie quelconque, provoque une sécrétion glandulaire active de l'estomac.

Il s'agit maintenant de savoir si cette sécrétion est assez constante clair et neutre au papier tournesol, on tube le lendemain matin à jeun. Si l'on retire au moins 50 grammes d'un liquide contenant de la *pepsine et de l'acide chlorhydrique*, c'est qu'il y a hypersécrétion. Pour diagnostiquer les cas de *sécrétion simplement prolongée*, on tube de quatre à dix heures après un repas d'épreuve. Enfin pour le cas où la sécrétion gastrique cesse au contraire *trop tôt*, on tube une demi heure après le repas.

Il faut avoir soin pour affirmer *la gastro-succorrhée* d'éliminer un certain nombre de *causes d'erreur*. C'est ainsi que souvent on extrait une plus ou moins grande quantité *de bile*, amenée dans l'estomac, soit par des efforts de vomissements provoqués par la sonde, soit même par suite du rétrécissement de l'intestin au-dessous de l'ampoule de Vater. Mais lorsqu'il s'agit de bile pure, l'examen au papier tournesol suffit pour lever les difficultés, car sa réaction est neutre.

On peut aussi retirer de l'estomac à jeun, un mélange de mucus gastrique, *de salive et de mucosités nasales*. Le liquide est alors en très petite quantité, et neutre au tournesol. Enfin il faut encore être prévenu qu'il peut se faire dans l'estomac une abondante sécrétion de *liquide muqueux* (gastrorrhée muqueuse), qui peut atteindre à jeun 50 à 100 centimètres cubes. Mais ce liquide, qui traduit l'existence d'un catarrhe

à l'état sain, assez variable dans les différentes altérations pathologiques, pour fournir des renseignements cliniques utilisables, relativement à l'état de la muqueuse stomacale.

L'épreuve de l'alcool, telle que la pratique M. Carnot, consiste dans l'ingestion, à jeun (l'estomac étant vérifié préalablement en état de vacuité) d'une petite quantité d'alcool (5 centimètres cubes le plus souvent), à une dilution des deux tiers, et dans l'analyse du suc gastrique retiré après un quart d'heure.

Chez les sujets sains, cette épreuve, très facilement acceptée par les malades, aboutit à une sécrétion constamment acide et capable de digérer l'albumine ; la quantité de suc recueillie après un quart d'heure varie de 15 à 25 centimètres cubes, l'acidité est généralement de 1 à 1,5 et parfois 2 p. 1.000 : cette acidité est due presque uniquement à l'acide chlorhydrique libre.

M. Carnot a observé quatre cancers de l'estomac chez lesquels les glandes gastriques ne réagissaient en aucune façon à l'alcool.

très prononcé, ne présente aucun des caractères chimiques ou biologiques du suc gastrique.

La recherche de la pepsine, avec l'absence d'acide chlorhydrique permettra de reconnaître, certains liquides désignés par HAYEM, sous le nom de *liquides chloruriques*, et qui sont doués d'une puissance digestive très nette, si on leur ajoute une quantité suffisante d'Hcl (SOUPAULT).

2° Chimisme stomacal. — Pour pratiquer l'examen du suc gastrique, on peut soit examiner la composition chimique du vomissement ou du contenu stomacal retiré à jeun, soit de préférence, examiner le résidu d'un repas d'épreuve retiré *une* heure après son ingestion.

I. EXAMEN DES LIQUIDES RETIRÉS A JEUN (LIQUIDES DE STASE). — Cet examen acquiert en chirurgie sa véritable importance, puisque la *stase* gastrique est toujours due à des troubles de la motricité qui empêchent l'estomac d'évacuer suffisamment bien son contenu, et sont en général sous la dépendance de lésions anatomiques justiciables de l'intervention chirurgicale. Or la composition des liquides de stase permet dans la plupart des cas de distinguer les *tumeurs malignes, des lésions bénignes* (ulcères, sténoses pyloriques d'origine extrinsèque). Et l'on comprend au point de vue du diagnostic et même des indications opératoires, l'importance qu'il y a à déterminer la nature différente de ces lésions.

On peut ramener les différentes variétés de liquide de stase à deux types qui présentent d'après SOUPAULT les caractères suivants :

1° TYPE CHLORHYDRIQUE

1° *Caractères physiques :*
 Fluidité grande, grande proportion de liquide ;
 Mucus peu abondant ;
 Débris alimentaires en faible quantité formés surtout de féculents ;
 Couleur variable, souvent vert grisâtre, odeur piquante, légèrement acétique.

2° *Caractères chimiques :*
   Acidité totale moyenne entre 2,50 et 3,50 ;
   Réactions Hcl franches, souvent fortes ;
   Réaction lactique nulle ou très faible ;
   Chlore total élevé, entre 4,50 à 6 p. 1000 ;
   Chlore fixe moyen 2 à 2,50 ;
   Chlorhydrie élevée entre 2,50 et 3,50, *voisine de l'acidité
      totale.*

2° TYPE ACHLORHYDRIQUE

1° *Caractères physiques :*
   Fluidité très peu prononcée, liquide pâteux, épais ;
   Mucus abondant, agglutinant ;
   Débris alimentaires abondants, formés de féculents et
      d'albuminoïdes ;
   Couleur jaunâtre, souvent brun chocolat ;
   Odeur nettement butyrique.
2° *Caractères chimiques :*
   Acidité totale très élevée, dépassant souvent 4 ou 5 p. 1000 ;
   Réactions Hcl, nulles ;
   Réaction lactique très forte ; .
   Chlore total assez élevé, entre 3,50 et 4.
   Chlore fixe élevé, entre 3 et 3,50 ;
   Chlorhydrie presque nulle, au-dessous de 1.

Le type *chlorhydrique* se rencontre surtout dans les sténoses
de cause extrinsèque, et dans presque *tous les cas d'ulcère.*

Le type *achlorhydrique,* se trouve dans la plupart des sténoses dues aux *tumeurs malignes.* Il faut dire *la plupart,* car
il n'est pas exceptionnel de rencontrer des liquides de stase
d'origine cancéreuse, chlorhydriques et même hyperchlorhydriques. Cela se voit notamment au début des cancérisations
d'ulcères, dans les sténoses à évolution rapide où la tumeur
est restée très localisée, et aussi quelquefois dans les néoplasies des jeunes sujets. Il semble d'après SOUPAULT, que lorsque
l'on rencontre le type chlorhydrique dans les liquides de
rétention de cause néoplasique, le pronostic de la maladie

soit moins défavorable, et qu'il y ait une raison de plus pour pratiquer l'intervention chirurgicale.

II. Examen du suc gastrique obtenu après un repas d'épreuve. — On a donné des repas d'épreuves de formules variées. Le plus employé en France, est celui d'Ewald : c'est aussi celui sur lequel se basent le plus grand nombre de travaux. Il se compose de 60 grammes de pain blanc et de 250 grammes de thé léger ou d'eau distillée [1].

Le suc gastrique retiré doit être examiné macroscopiquement, mesuré, puis filtré et analysé.

Examen macroscopique. — Cet examen est très important. Il permet de reconnaître la présence d'aliments autres que ceux ingérés par le repas d'épreuve ; indice d'une stase évidente. On peut y voir la présence de glaires, caractéristiques d'une gastrite catarrhale, ou des bulles de gaz, qui traduisent sa fermentation. Il faut noter également dans le liquide extrait, la *coloration* tantôt jaunâtre, gris sale, parfois verdâtre, l'*odeur*, qui nulle ou fade à l'état normal, peut prendre l'odeur du beurre rance, du vin tourné, ou même une odeur très fétide dans les liquides de stase de certains cancers.

Quantité. — A l'état normal la quantité de liquide retiré est de 60 à 100 centimètres cubes. Si la quantité extraite est très inférieure, c'est que l'estomac se vide trop rapidement ; il faut recommencer l'évacuation une demi-heure après un nouveau repas. Si la quantité est de beaucoup supérieure, on conclut à la diminution de la motilité, et il faut même penser à un obstacle pylorique, si la quantité retirée approche de 300 grammes.

---

[1] Cannot (*Société de Biologie*, 26 novembre 1904) a proposé de procéder à l'analyse chimique du suc stomacal réflexe obtenu après simple mastication d'un *repas fictif*. Les résultats obtenus par cet auteur avec sa nouvelle méthode, paraissent très comparables pour un même sujet dans les mêmes conditions et avec un repas fictif mixte. Les résultats sont par contre assez différents suivant les sujets.

La bouillie stomacale doit être filtrée le plus tôt possible après son extraction, et il importe de *pratiquer l'analyse* sans perdre de temps, car le suc gastrique subit des transformations *in vitro*.

Analyse chimique. — Il sortirait évidemment du cadre de ce traité, de décrire ici les différents procédés d'analyse du suc gastrique. Néanmoins pour la bonne intelligence et l'interprétation des fiches d'analyse que le chirurgien a journellement à examiner, il est nécessaire de procéder à quelques explications.

La méthode que nous faisons suivre habituellement dans notre service pour l'examen du suc gastrique est celle de HAYEM-WINTER.

L'analyse chimique du repas d'épreuve comporte surtout :

La *recherche de l'acidité* qui comprend l'acidité totale A puis les composés chlorés du suc gastrique. On détermine ainsi :

1° Le *chlore total* qui représente la somme de tous les composés chlorés du suc gastrique. On le désigne sur les fiches d'analyse par T.

2° Le *chlore libre* ou acide chlorhydrique volatilisable H.

3° Le *chlore combiné* ou acide chlorhydrique combiné aux matières albuminoïdes C.

4° Le *chlore fixe*, qui est le chlore existant à l'état de sels minéraux, lorsque l'on a détruit toutes les matières organiques. On le désigne en abrégé par F.

5° Le *chlore libre* et le *chlore combiné*, représentant ensemble l'HCl utilisé pour le travail digestif, sont désignés sous le nom de *chlorhydrie* (H + C).

Voici les valeurs moyennes de ces éléments dosés en HCl pour 100 centimètres cubes de liquide examiné une heure après le repas d'épreuve :

Acidité totale A.	0^{gr},189
Acide chlorhydrique libre H.	0^{gr},044
Chlore combiné organique C.	0^{gr},168
Chlorhydrie H + C.	0^{gr},212
Chlore total T.	0^{gr},321

$$\text{Chlore minéral} \ldots \ldots \ldots \ldots \ldots \quad 0^{\text{gr}},109$$
$$\text{Rapport } \frac{\text{AH}}{\text{C}} \, \alpha \ldots \ldots \ldots \ldots \ldots \quad 0,86$$
$$\text{Rapport T/F} \ldots \ldots \ldots \ldots \ldots \quad 3,00$$

Beaucoup d'auteurs en France et à l'étranger se contentent ainsi de rechercher l'*acidité totale* et ses facteurs chlorhydrique et organique et classent les troubles de la sécrétion d'après les variations quantitatives de ceux-ci. En clinique il est rare que l'on ne s'arrête pas là. D'ailleurs tant que la sécrétion chlorhydrique persiste, la teneur en ferments des sucs sécrétés est suffisante pour assurer la peptonisation, et la *recherche de la pepsine* ne présente réellement d'intérêt pour le clinicien que dans le cas où la sécrétion chlorhydrique est absolument tarie. Son absence permet alors de différencier un simple trouble fonctionnel des glandes, qui supprime la production chlorhydrique, de leur atrophie complète qui tarit toute sécrétion.

Néanmoins, si dans certains cas, il est nécessaire au chirurgien d'avoir de plus amples renseignements, il pourra faire compléter l'analyse, par la recherche très simple *du degré de digestion des albuminoïdes et des féculents*, et enfin par l'étude plus complexe de l'*activité des ferments* contenus dans le suc gastrique, à l'aide de digestions artificielles, pour la *pepsine*, et grâce à la recherche de la coagulation du lait pour le *ferment lab*. Comme nous l'avons déjà signalé, ces recherches sont d'un grand intérêt pour le diagnostic du cancer de l'estomac et de la gastrite atrophique.

Examen microscopique. — Enfin pour être complet il faudrait encore dire un mot de l'*examen microscopique* et *bactériologique des produits de l'estomac*. Mais ces données ne nous fournissent en pratique aucun renseignement utile. — Il faut surtout être très prudent, en fait de diagnostic histologique, fait sur des fragments de muqueuse, trouvés dans les vomissements ou dans les liquides de tubage. Sans doute plusieurs auteurs ont cité des observations où des fragments importants d'épithélioma gastrique avaient été rendus par vomissement ; mais il s'agissait de tumeurs végétantes pour le diagnostic clinique desquelles il n'y avait aucune hésitation.

BIBLIOGRAPHIE

DES AUTEURS CITÉS DANS CE CHAPITRE

BOECKEL. Tableaux comprenant 48 cas de gastrectomie. *Gaz. Méd. de Paris*. 1903, 12, S. III, 41-49.

CARNOT Paul. Un nouveau procédé d'analyse du suc gastrique. Société de Biologie, 26 novembre 1904.

CAVALLO et PACHON. Recherches sur la digestion sur un chien sans estomac. *Arch. de Physiol.* VII, 1895, 766-770.

FILIPPI et MONARI. Recherches sur les échanges organiques du chien gastrectomisé et du chien privé de longues portions de l'intestin grêle. *Archives de Biologie*. 1894, XXI, p. 445-447.

FRÉMONT. Physiologie de l'estomac, *Bull. de l'Académie de Méd. de Paris.* 1895.

FROUIN. Isolement et extirpation totale de l'estomac du chien. Société biologique, 1869, p. 397.

HAYEM et WINTER. Le chimisme stomacal, Paris 1892.

HEIDENHAIN. Ueber die Absonderung der Fundusdrüsen des Magens A. g. Phys., 1879, p. 148-166.

HOFFMANN. Stoffwechseluntersuchungen nach totaler Magenresection. *Münchener. Med. Wochenschr.* 1898, p. 560-564.

HOFFMANN. Die Bindung der Salzsäure im Magensaft. A. P. P. 1888, XXVIII, p. 423-431.

MONARI. Ricerche sperimentali sullo stomaco, Bologne, 1896.

RICHET. Du suc gastrique chez l'homme et les animaux. *Journ. de l'Anat. et de Physiol.* 1878, XIV, p. 170-330 et 1 vol. in 8. Paris 1878. Baillière.

RICHET. Recherches sur l'acidité du suc gastrique de l'homme et observations sur la digestion stomacale faites sur une fistule gastrique. Comp. Rend. Soc. B. 1887 LXXXIV, p. 450-452.

SCHLATTER. Weitere Mitteilungen über einen Fall von totaler Magen extirpation beim Menschen.

— *Mitt. a. d. Grenzgeb. d. Méd. und Chir.* Iena 1898, III. 1314-1318.

SOLLIER. De l'influence de l'état de sensibilité de l'estomac sur le chimisme stomacal. *Archives de Physiologie*, VII, 1895, p. 335-348.

SOUPAULT. Les maladies de l'estomac. Paris. Baillière 1906, 1 vol. de 880 p.

WROBLENSKI. Eine chemische Notiz züur Schlatter's totaler Magenextirpation, C. P. 1898, XI, p. 665-668.

TROISIÈME PARTIE

EXAMEN DE L'ESTOMAC

EXPLORATION DE L'ESTOMAC

L'exploration *physique* et l'exploration chimique de l'estomac fournissent des renseignements si importants que bien souvent ils règlent le diagnostic. Nous rappellerons ici rapidement les principes essentiels de ces examens tels qu'ils doivent être connus de tous.

Inspection. — C'est dans le décubitus dorsal, les jambes étendues, la respiration calme que l'on examine le malade. *On regarde* d'abord l'aspect du *creux épigastrique*, sa disparition pouvant témoigner de l'agrandissement ou de la distention de la cavité stomacale, son exagération, la *rétraction stomacale* que l'on observe par exemple dans les crises douloureuses des gastropathes.

Une coustatation de grande importance relève directement de la simple inspection, c'est le *péristaltisme*. Il consiste dans la progression d'une véritable onde qui se dirige du grand cul-de-sac avec le pylore, on voit la voussure se propager lentement d'une extrémité de l'estomac à l'autre. Si on applique la main à sa surface on sent l'estomac se durcir au moment de cette contraction. Le froid, un simple attouchement de la paroi le provoquant. Il est le plus souvent le témoignage de la lutte des parois gastriques contre un *obstacle pylorique* mais on peut le

rencontrer exceptionnellement chez certains névropathes sans
lésions.

INTERROGATOIRE DU MALADE. — L'examen du malade doit commencer
par l'histoire de sa maladie et des troubles qu'il a ressentis et ressent encore ; on fera préciser avec soin depuis combien de temps
dure l'affection, si elle a commencé d'une façon progressive et régulière ou si la marche a été coupée de rémissions; si les symptômes
ont présenté le même caractère depuis le début. Il est important de
savoir s'il y a eu de l'amaigrissement ou augmentation de poids et
si cette dernière a marché progressivement.

Appétit. — Y a-t-il eu perte d'appétit ?

L'appétit vient-il lorsque le malade commence à manger ?

Disparaît-il lorsqu'il a pris quelque nourriture ?

Eprouve t-il une profonde aversion pour les aliments qu'on lui
présente ? pour lesquels ?

Soif. — Le malade éprouve-t-il souvent le besoin de boire ?

A-t-il plus ou moins soif que d'ordinaire ?

Les sensations gustatives sont-elles normales ou non ?

Sont-elles amères, acides ?

A quel moment principalement se produisent ces sensations anormales ?

Déglutition. — Les aliments passent-ils sans difficulté dans l'estomac ?

S'il y a difficulté est-ce après l'absorption d'un corps solide ou
d'un liquide ?

Sensations anormales. — Le malade éprouve-t-il après les repas
une sensation de plénitude ou de dépression au niveau de la région
stomacale ?

Se sent-il assoupi ?

Eprouve-t-il des vertiges ?

Combien de temps durent-ils ?

Eructations. — Le malade a-t-il des renvois fréquents ?

A quels moments surviennent-ils ?

Est-ce après ses repas ou bien aussi lorsqu'il est à jeun ?

Ces éructations vont-elles jusqu'à le gêner en société ?

Ont-elles mauvaise odeur ou sont-elles inodores ?

Régurgitations. — A-t-il des régurgitations. Sont-elles acides ou non ?

Sont-elles fréquentes, se produisent-elles longtemps après le repas ?

Pyrosis. — Eprouve-t-il une sensation de brûlure au creux de l'estomac ? A quel moment surtout ? Est-ce après ses repas ou trois
ou quatre heures après ?

Combien de temps dure cette sensation ?

Douleurs. — A quel moment précis apparaissent les douleurs ?

LA PALPATION révèle la présence d'une *induration* ou d'une tumeur épigastrique. Quel est son siège? Si elle est *franchement médiane* il y a les plus grandes chances pour qu'elle appartienne à l'estomac; immobile malgré la respiration (à moins d'adhérences hépatiques) sonore à la percussion, de position et de so-

---

Surviennent-elles aussitôt après le repas ou deux ou trois heures après ?

Le malade les ressent-il lorsque son estomac est vide ou sont-elles calmées par l'ingestion d'aliments ?

Combien de temps durent-elles ?

Sont-elles permanentes ?

Sont-elles ou non indépendantes des aliments absorbés ?

Lorsqu'elles suivent l'ingestion des aliments sont-elles plus intenses à la suite d'ingestion d'aliments indigestes ?

La douleur est-elle circonscrite ou s'étend-elle à toute la région gastrique ?

S'irradie-t-elle dans le dos, entre les omoplates ?

Vient-elle subitement ou augmente-t-elle de façon graduelle ?

Nausées. — Les nausées ont-elles lieu le matin ou après chaque repas ?

Sont-elles provoquées par certains aliments, la viande par exemple ?

Vomissements. — Le malade vomit-il ?

S'il vomit est-ce tous les jours ou une seule fois toutes les deux ou trois semaines ?

Est-ce au milieu de la nuit ?

Les vomissements sont-ils abondants ?

Sont-ils alimentaires ou aqueux et acides ?

Contiennent-ils des aliments absorbés les jours précédents ?

Sont-ils biliaires ?

Sont-ils fétides ou acides et d'un goût désagréable ?

Contiennent-ils du sang ?

Les vomissements sont-ils pénibles ou faciles ?

Sont-ils précédés de douleurs qui disparaissent immédiatement après ?

Intestins. — Le malade va-t-il à la selle tous les jours ou non ?

Est-il constipé ?

Doit-il provoquer ses évacuations et comment ?

Y a-t-il de la diarrhée ?

Dans ce cas quelle est la nature des selles ?

Sont-elles très liquides ou contiennent-elles du mucus ou du sang, des matières noires ?

La diarrhée apparaît-elle après le repas ?

Alterne-t-elle avec les périodes de constipation ?

norité variable suivant l'état de réplétion et de vacuité de l'estomac, généralement mobile transversalement, difficilement mobilisable dans le sens vertical tels sont les caractères habituels. Les tumeurs du *foie* sont mates et cette matité se continue avec

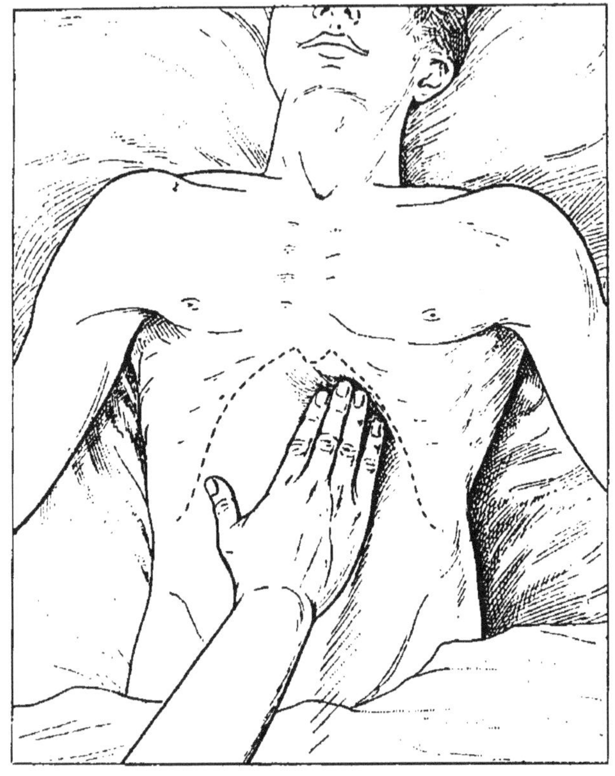

Fig. 14.
Palpation de l'estomac.

la matité hépatique, elles suivent les mouvements respiratoires ; la vésicule biliaire augmentée de volume peut cependant accuser sur ses bords une sonorité qui peut faire errer le diagnostic. Les tumeurs du *côlon transverse* prêtent facilement à l'erreur — situation un peu au-dessous de l'épigastre, abaissement par la distension de l'estomac — modifications dans la sonorité par la réplétion gazeuse du gros intestin. Les tumeurs du *rein*

sont mobiles et arrondies, réductibles dans la fosse lombaire)
sonores en avant. Mais à côté de ces faits généraux, que d'exceptions et que de difficultés fréquentes. Sans vouloir les énumérer et prétendre à la solution de tous les problèmes, je dois
exposer ici la *palpation* dans les lésions de l'estomac; c'est le
moyen d'exploration auquel le chirurgien a tous les droits,
puisqu'il ne relève que de la main !

Cette *palpation* méthodiquement pratiquée donne de précieux renseignements, le malade doit être étendu à plat, la
tête légèrement relevée, les cuisses en extension modérée,
la première sensation révélée au plat des doigts est une *induration* des régions médiane ou latérale de l'épigastre, et le
premier soin doit être de *localiser anatomiquement* son siège.
Elle peut être *pariétale* ou intra-abdominale, il semble que la
différenciation soit facile et il est classique de dire et d'enseigner
qu'une induration siège dans la paroi lorsque, mobile pendant
la flaccidité du muscle, elle s'immobilise dans la contraction
musculaire. Dites au malade de s'asseoir et empêchez-le d'exé-
cuter ce mouvement en lui faisant maintenir la tête étendue,
le grand droit se contractant lèvera tous les doutes. En
réalité la localisation n'est pas aussi simple. Dans la région
épigastrique l'induration musculaire superficielle est généralement due à une contracture des digitations supérieures des
muscles grands droits de l'abdomen, exceptionnellement c'est
une tumeur profonde adhérente ou *envahissante* de la paroi.
La contracture musculaire se reconnaît à sa situation exactement limitée à la largeur d'*un* ou de *deux* grands droits —
lorsque sous une pression lente, quand vous avez capté la confiance du muscle, sa contraction cède brusquement, le diagnostic est fait, mais lorsque sa rigidité persiste, le doute est
permis. En général il faut *se défier de ces contractures*, elles
protègent généralement une lésion sous-jacente. Dans certains
ulcères et dans quelques cancers gastriques, elle peut constituer un des premiers symptômes. Je sais que rien n'est plus
simple que de trancher la question par l'anesthésie chlorofo-
mée, mais j'ai toujours éloigné ce mode d'exploration qui
est en somme dangereux, puisqu'avec nos perfectionnements

d'intervention moderne, je ne sais vraiment ce qui est le plus grave de l'anesthésie ou de l'acte opératoire.

Règle générale, *les tumeurs intra-pariétales sont superficielles*, on les prend à pleines mains et on peut les éloigner, les *énucléer des plans profonds*, en les attirant au dehors, ou en plaçant le malade « à quatre pattes », elles sont mobiles tranversalement comme le muscle lui-même et dans la même étendue. Lorsque l'hésitation est permise, il est rare qu'elle ne soit pas levée par la manœuvre suivante. La tumeur étant limitée à l'étendue des muscles grands droits, *palpez* lentement et profondément en dehors de cette zone, et de *dehors en dedans*, s'il n'existe pas de tumeur profonde, vous arriverez à passer au-dessous de la zone indurée. Si au contraire il existe une lésion intra-abdominale vous serez arrêté à ce niveau par une tumeur dont vous apprécierez la forme, le volume et la consistance et peut-être la mobilité sur la paroi. Cette exploration assez facile chez les sujets maigres, devient particulièrement difficile et donne des résultats aléatoires chez les obèses.

Une erreur inverse consiste à regarder comme intra-pariétale *une tumeur de siège profond*. Là encore on penserait que la simple contraction musculaire jugera la question ; souvent en effet, il suffit de faire faire au malade un mouvement de flexion en avant pour sentir le muscle durcir en avant de la tumeur, mais j'ai vu plusieurs malades chez lesquels aucune trace de muscle n'apparaissait ainsi, seule la *tumeur s'immobilisait* par la contraction des muscles droits, et cependant elle n'était pas pariétale. L'immobilisation est due non pas à son adhérence, mais à son étranglement entre les parois antérieure et postérieure de l'abdomen. Dans ces cas, son volume la rend en général facilement appréciable.

Les *adhérences pariétales* d'une tumeur gastrique peuvent être de diagnostic facile, la paroi musculaire relâchée et complaisante permet de sentir une induration qui fait corps avec le muscle, se mobilise avec lui et s'immobilise par sa contraction. Mais à côté de cette tumeur de simplicité enviable, j'ai bien souvent rencontré des adhérences pariétales que rien ne m'avait fait soupçonner. Il est évident qu'il n'existait pas alors de véritable fusion entre l'estomac et la paroi, mais des adhérences péritonéales s'étendant entre les deux régions.

La tumeur est gastrique, quelle région occupe-t-elle? Son siège sur la *petite courbure* est de diagnostic à peu près impossible, cette région se cachant sous le foie et sous les fausses côtes, est inaccessible; au contraire l'*envahissement de la grande courbure* donne à la tumeur un siège et une mobilité exceptionnels qui la font reconnaître. Mais la localisation à la face *antérieure* ou *postérieure* de l'estomac est plus difficile, si on se contente du palper simple, le plus souvent j'ai recours alors à l'insufflation de l'estomac ou au développement spontané de gaz dans la cavité au moyen d'ingestion d'acide tartrique et de bicarbonate de soude. On sent alors nettement la tumeur se rapprocher de la paroi si elle est à la face antérieure, s'éloigner au contraire et être remplacée par une sonorité bien nette, quand elle siège à sa face postérieure. Dans ce dernier cas, une tumeur de l'arrière-cavité des épiploons et surtout du *pancréas* peut être facilement prise pour un néoplasme gastrique. J'ai vu un cas fort curieux dans lequel un *kyste hydatique* du volume du poing et partant de la face inférieure du lobe de Spiegel était venu adhérer à la face postérieure de la petite courbure de l'estomac simulant, et par sa consistance et par les troubles fonctionnels qu'il provoquait, un néoplasme à siège gastropylorique.

Les indurations de *siège pylorique* se reconnaissent à la palpation par des signes variables avec le siège et la mobilité du pylore. En général, c'est *immédiatement à droite de la ligne médiane* sous les fausses côtes qu'elles apparaissent, il est rare qu'on puisse en préciser les limites, leur extrémité supérieure se cache souvent sous le foie, et comme elles n'ont qu'un volume restreint quand elles sont d'ordre chirurgical, elles peuvent être méconnues. C'est plutôt l'*antre du pylore* que le pylore lui-même que la palpation révèle. Ces indurations étendues et diffuses revêtent les mêmes caractères qu'elles soient dues à un ulcère ou à un cancer. Cependant ces dernières peuvent affecter une forme mamelonnée irrégulière, véritable tumeur, différente de l'induration en nappe de l'ulcère. A côté de ces distinctions faciles, il est rare que la palpation permette à elle seule un diagnostic entre ces deux lésions gastriques. La confusion est plus facile encore dans la région pylorique que dans les autres régions de l'estomac.

Une sensation que révèle souvent la palpation et qu'il faut bien connaître, est celle des *battements épigastriques*. Vous les rencontrerez dans un grand nombre d'ectasies gastriques avec ptose chez les hystériques, chez les neurasthéniques, chez tous ceux qui présentent cette infériorité physiologique des tissus sur laquelle j'ai insisté. Ils sont isochrones au pouls, ils soulèvent brusquement la main, et comme dans les anévrysmes ce sont des mouvements d'*expansion*. Ils sont dus à l'aorte normale ou légèrement incurvée. On les perçoit de l'épigastrie jusqu'au détroit supérieur. Leur pathogénie a donné lieu a maintes controverses, je crois qu'ils sont *surtout liés à la forme du thorax et de l'abdomen*. Une cambrure spéciale de la région dorso-lombaire rétrécit la distance qui sépare la colonne vertébrale de la paroi antérieure de l'abdomen et rend l'aorte facilement accessible. Volkow et Delitzine ont bien décrit la forme de la cavité abdominale dans ces cas. Ces battements n'ont aucune autre valeur séméiologique que celle qui s'attache à l'état neuropathique. Ils peuvent être assez rarement perçus par les malades eux-mêmes. Je les ai constatés dans un cas frustre de maladie de Basedow.

A côté de ces battements aortiques, la palpation peut faire constater *un véritable soulèvement* de toute la région épigastrique. Il acquiert alors une valeur nosologique, et témoignent d'une *tumeur préaortique et le plus souvent stomacale;* les pulsations sont transmises à la main par le plastron rigide qui lui est superposé. Enfin, dans un seul cas, j'ai vu une tumeur cancéreuse dont le développement télangiectasique était tel qu'on aurait pu songer à un anévrysme si la forme et la consistance ferme en certains points de la tumeur n'eût écarté cette hypothèse.

La main appliquée sur la région épigastrique et lui imprimant une légère secousse peut donner de suite la sensation de *clapotage* produit d'une collision des liquides et des gaz insuffisamment comprimés dans l'estomac. Cette constatation, sur laquelle on a tant discuté, indique cette insuffisance de compression et rien de plus. Le diagnostic est tout entier dans la recherche de la cause de cette compression insuffisante : Atonie primitive ou secondaire du muscle, ectasie simple ou symptomatique.

LA PALPATION est donc pratiquée à plat, *large, lente, progressive* et *profonde*. Elle apprécie l'épaisseur de la paroi, la résistance des muscles, la sensibilité de l'organe ; elle révèle la présence d'une tumeur, en apprécie l'importance, les limites ou la diffusion, la mobilité ou l'adhérence ; il est indispensable de la prolonger en palpant les organes de voisinage [1]. La palpation permet d'apprécier *la sensibilité* de l'organe, elle permet donc de distinguer de la sensibilité cutanée, les douleurs localisées ou points épigastriques dont les auteurs anciens parmi lesquels CRUVEILHER, BRINTON voulaient faire un signe pathognomonique de l'ulcère. L'importance de ce signe ne saurait être si grande car on le trouve chez

[1] M. J. KNAPP a publié un procédé très simple pour déterminer la situation de l'estomac : ce procédé consiste tout simplement à faire absorber au patient un verre d'eau froide, à attendre une demi-minute environ et à appliquer ensuite la main sur l'abdomen mis à nu : on aperçoit ainsi une région froide qui correspond à l'estomac.

Pour la bonne réussite de l'exploration, le malade doit se tenir debout ou assis, débarrassé de ses vêtements, mais sans que le ventre soit mis à nu avant le moment où l'on procède à l'examen, faute de quoi toute la région abdominale risquerait de se refroidir et on n'obtiendrait alors aucun renseignement utile sur la situation de l'estomac. D'autre part, la main du médecin ne doit pas être froide. Enfin, s'il importe d'attendre une trentaine de secondes afin de permettre au froid de se propager de l'estomac aux téguments sus-jacents, il est non moins important — l'eau froide une fois ingurgitée — de ne pas trop retarder l'examen, car la région froide, qui d'abord ne correspond qu'à l'estomac, ne tarde pas à s'étendre de plus en plus pendant que dans la cavité gastrique l'eau s'échauffe assez rapidement.

beaucoup de malades sans ulcères et chez les ulcéreux la douleur souvent n'est pas en rapport avec la situation de la lésion. Il n'en reste pas moins nécessaire de rechercher soigneusement ces points, leurs irradiations. Des instruments ont été construits à cet égard, ce sont les *esthésimètres* ou *algésimètres* composés d'une pelote qui, glissant dans un cylindre, y comprime un ressort. Normalement le plexus cœliaque supporte une pression de 5 kilogrammes, tandis qu'à l'état pathologique sa sensibilité est augmentée. *La douleur* qui, dans les *lésions organiques*, survient à une pression moyenne augmente ensuite progressivement tandis que dans les algies purement nerveuses elle survient avec une pression faible et n'augmente guère. *Le point douloureux le plus constant* dans les affections non néoplasiques de l'organe est à deux travers de doigt au-dessous du sommet de l'angle formé par les fausses côtes droites et par le bord droit de l'appendice xyphoïde.

On pourra encore apprécier la quantité de liquide contenu dans l'estomac en imprimant au tronc que l'on saisit au niveau des dernières côtes des secousses un peu fortes, c'est là le bruit dit de *succussion*.

Quelques auteurs suivant les conseils de GINFFRÉ ont employé la palpation dite passive de l'estomac : elle est pratiquée de la façon suivante : l'on fait avaler 60 grammes d'eau au malade couché et l'on suit alors avec la main à plat l'onde que provoque le déplacement du liquide vers la grande courbure; lorsque seul le bord des doigts la perçoit, l'on peut penser qu'ils répondent à la partie inférieure de l'organe. Il m'a semblé meilleur de pratiquer dans ce même but la palpation d'une sonde ampullaire introduite dans l'estomac, la moindre pression à son niveau se transmettant à un appareil enregistreur posé à son extrémité libre. .

La PERCUSSION de l'estomac pratiquée classiquement permet de préciser les contours de l'organe. On peut délimiter facilement le segment thoracique dont l'anatomie nous a montré la valeur et où le son pulmonaire est remplacé par le

son stomacal tympanique ; c'est la région de l'espace de
TRAUBE. En bas les limites sont plus difficiles à préciser car
il faut apprécier à ce niveau des différences variables de
sonorité entre l'estomac et l'intestin. Dans ces cas j'ai recours
à la distension artificielle de l'estomac par les procédés que
nous décrivons à propos de l'insufflation.

L'AUSCULTATION dans quelques cas peut fournir d'utiles renseignements. Normalement la déglutition d'un liquide produit
un bruit pharyngien puis, après un instant de repos un bruit
cardiaque, bruit de glouglou qui dans les cas de rétrécissement de l'œsophage est prolongé et retardé. L'auscultation au
phonendoscope permet de constater sur toute la surface de
projection de l'estomac le bruit provoqué par de légères frictions à son niveau et permet quand on a l'habitude de l'instrument de déterminer les dimensions de l'estomac avec une
grande précision.

Un complément fort utile, quelquefois même indispensable de l'inspection, de la palpation et de la percussion, est
fourni par *la distension artificielle de l'estomac*. Il y a deux
moyens d'obtenir la distension ·gazeuse artificielle de l'estomac, *l'ingestion de poudres effervescentes* et *l'insufflation d'air à
l'aide de divers appareils*.

L'emploi de poudres effervescentes a été conseillé par FRE-
RICHS. Elle consiste à faire prendre au malade une dose de
bicarbonate de soude et d'acide tartrique 2 ou 3 grammes de
chaque sel dissous dans un quart de verre d'eau suffisent
pour déterminer une distension moyenne et suffisante.

RUNEBERG a le premier recommandé l'introduction par la
sonde d'air atmosphérique — soit en se servant de la bouche,
soit plus commodément de la double poire de l'appareil de
Richardson. Si même on veut connaître la capacité du viscère, on peut mesurer la quantité d'air introduite à l'aide de
divers appareils. La distension gastrique, non seulement permet de mieux préciser les limites de l'organe, mais encore de
juger jusqu'à un certain point de la tonicité de ses diverses

tuniques. C'est ainsi que les estomacs atoniques se distendent très facilement, tandis que l'estomac *normal* se dilate d'une façon moyenne et que les estomacs *hypertrophiés* opposent une grande résistance à la tension gazeuse intérieure. Dans certains cas, rares il est vrai, l'estomac *ne se laisse pas distendre* et les gaz pénètrent immédiatement dans l'intestin. ELSTEIN regarde ce phénomène comme un signe d'insuffisance pylorique.

Enfin un certain nombre de méthodes récentes pourront dans les cas difficiles aider au diagnostic, — en particulier la *gastrodiaphanie* et l'examen à l'aide des rayons Roentgen.

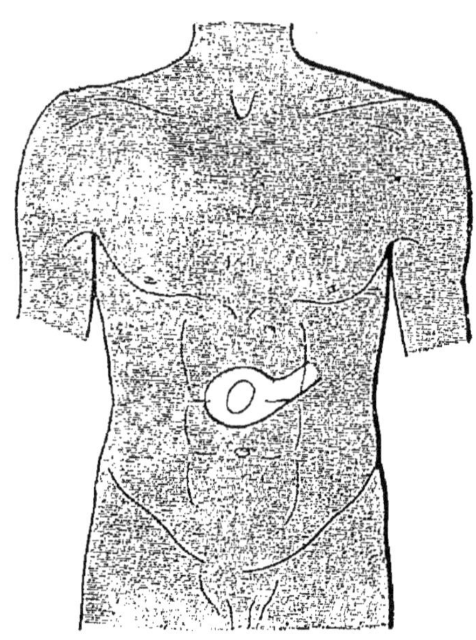

Fig. 15.

Zone transilluminée dans l'estomac normal. La zone claire entourée d'un cercle indique l'endroit plus lumineux (EINHORN).

GASTRODIAPHANIE. — Ce procédé de transillumination des tissus vivants fut employé par CAZENAVE, en 1845.

MILLOT en 1867 essaya la transillumination de l'estomac sur des animaux ; il se servit dans ce but d'un tube de verre étroit dans lequel se trouvaient deux fils fins de platine reliés aux électrodes d'un appareil de Middeldorpf.

En 1889, MAX EINHORN réussit ces expériences de transillumination sur des estomacs humains en se servant d'un tube souple, à l'extrémité duquel il plaça une lampe d'Edison maintenue par une monture métallique, il donna à cet appareil le nom de gastrodiaphane.

En plaçant une lampe électrique recouverte d'une ampoule

en verre au bout d'un tube de cathétérisme, on peut donc
pratiquer l'éclairage de l'estomac ; actuellement même on a
pu disposer une lampe entourée d'une circulation d'eau
froide, cette modification est due à HERYNG et REICHMANN. L'on
peut alors constater, le malade étant examiné dans une pièce
noire, une zone lumi-
neuse répondant à l'esto-
mac (fig. 15) ; à droite le
foie projette une ombre
opaque oblique en haut
et à gauche : à gauche
la rate en projette une
moins forte. Lorsqu'une
tumeur occupe la paroi
antérieure de l'estomac
elle ne se laisse pas traverser par la lumière et
on la reconnaît à une
tache obscure dans la
zone lumineuse. Voir
fig. 16. (Observation
personnelle, Hôpital de
la Pitié).

A l'heure actuelle cette
méthode que j'ai em-
ployée plusieurs fois et
qui m'a donné de bons

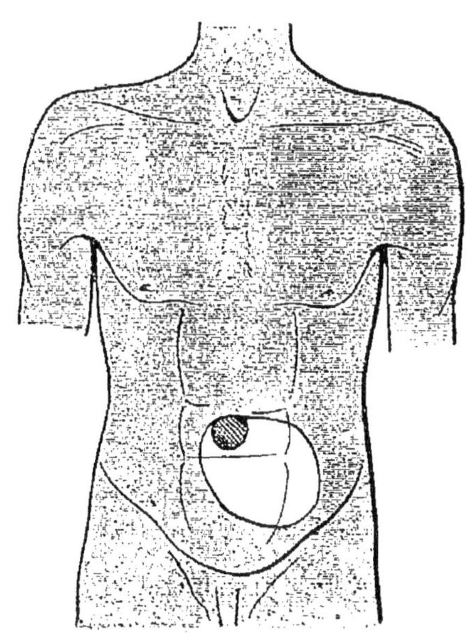

Fig. 16.

Résultat de la gastrodiaphanie chez
un malade atteint de cancer stomacal. La surface noire représente la
situation de la tumeur (EINHORN).

résultats est encore une curiosité plutôt qu'une méthode clinique.

RADIOSCOPIE. — L'estomac ne donnant aucune ombre sur
l'écran, on a recours pour l'explorer en radiologie, à un procédé fort simple qui consiste à le rendre opaque aux rayons X
par l'introduction d'une substance d'un poids atomique élevé :
le bismuth.

C'est à la *radioscopie* surtout qu'il convient de s'adresser,
elle donne dans cette exploration des résultats bien supérieurs

à la *radiographie*, car les phénomènes sont très variés et il faut pouvoir en saisir la succession avec les moindres détails de chaque phase.

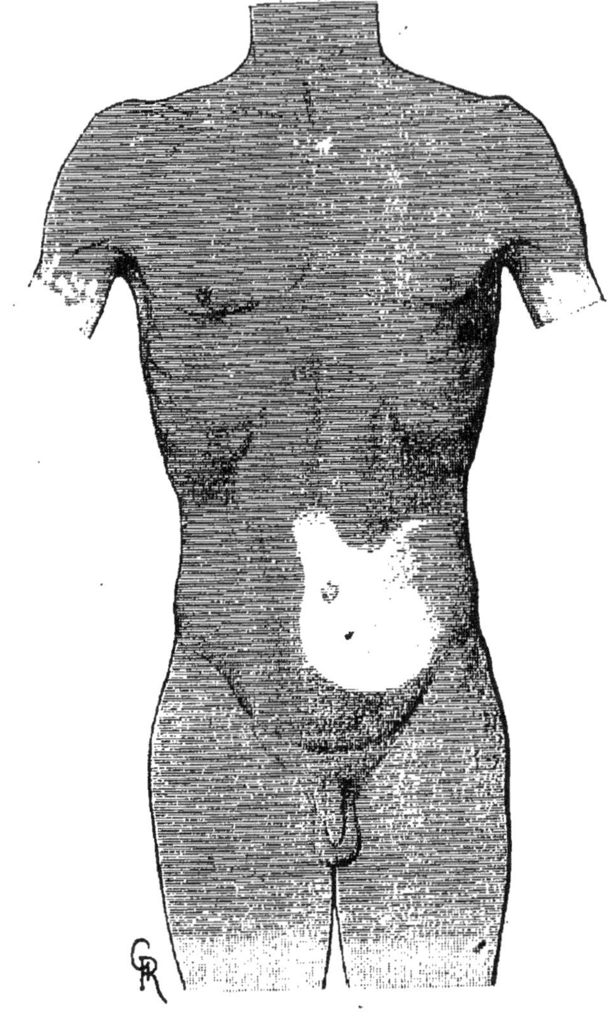

Fig. 17.

Gastrodiaphanie dans un cas de ptose de l'estomac (Observation personnelle).

L'examen d'un estomac, pour être complet doit comporter

toute une série de manœuvres nécessitant (comme d'ailleurs dans toute exploration radioscopique) une ampoule parfaitement mobile au cours de l'examen et munie d'un diaphragme permettant de limiter au gré du médecin le champ d'éclairement de l'écran. — Le bismuth sera sous forme de cachets de 2 grammes, ou en suspension dans de l'eau (10 grammes de bismuth pour 50 grammes d'eau) ou enfin sous forme d'aliment (potage contenant 20 à 30 grammes de bismuth).

Le malade sera d'abord examiné *debout* le dos au tube radiogène, l'abdomen en contact avec la paroi postérieure de l'écran ; puis il sera examiné en position latérale (les rayons traversant d'une ligne axillaire à l'autre). Ensuite on le fera coucher dans le décubitus dorsal, l'ampoule située sous la table qui le supporte, et successivement dans le décubitus latéral droit et gauche.

Leven et Barett ont tiré de la radioscopie des résultats intéressants. Pour que *l'ombre de l'estomac lui soit égale*, il faut que les rayons tangents à son contour soient perpendiculaires au plan de projection; or un seul remplit ces conditions, c'est le rayon dit « normal ». Ces auteurs font avaler au sujet une pilule de bismuth qui tombe au point déclive, point du contour de l'estomac variant suivant les positions du sujet. En général, quatre points suffisent à délimiter le contour gastrique. Il ne reste qu'à réunir sur la peau les points indiquant les positions successives de la pilule dans l'estomac suivant le déplacement du sujet, pour avoir un contour exact de l'organe.

La radioscopie peut servir à la *mensuration gastrique* en faisant placer le sujet successivement dans diverses positions, verticale, décubitus latéral droit, décubitus latéral gauche, la marche de la pilule indiquera le contour de l'estomac. Elle peut rendre des services dans le *diagnostic différentiel de la dilatation et de la ptose gastrique;* elle peut être utilisée dans l'étude de la *motricité* gastrique, en examinant le malade le matin à jeun on constate la vacuité absolue ou la plénitude de de l'estomac à degré variable.

Chez le nourrison (fig. 18), après l'ingestion d'une petite quantité de liquide (10 centimètres cubes suffisent), la cavité gastrique apparaît avec une direction nettement *transversale*. La grande courbure lui constitue un bord *inférieur*, sensiblement horizontal. Elle occupe à la fois l'hypocondre gauche, par la grosse tubérosité, élargie et coiffée de la voûte diaphragmatique, et l'hypocondre droit, sur une grande étendue, par la portion pylorique, rétrécie et recouverte par le foie. Dans son ensemble, l'organe présente bien la forme dite « en

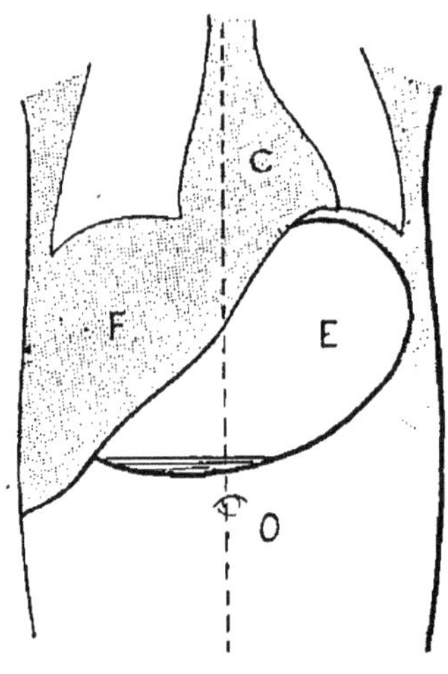

Fig. 18.

Estomac de nourrisson. Aspect après ingestion de 15 grammes de lait. (Leven et Barret.

C, cœur; E, estomac; F, foie; O, ombilic.

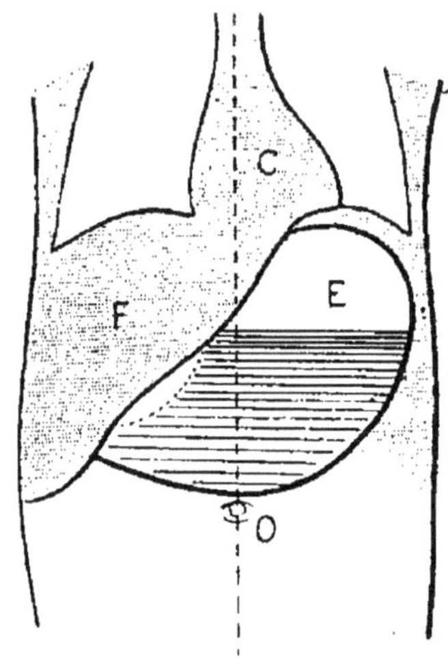

Fig. 19.

Estomac du nourrisson. Aspect immédiatement après une tétée de 100 grammes.

cornemuse », attribuée par les classiques à l'estomac de l'adulte. Cette forme, qui ne se vérifie pas chez l'adulte, paraît donc être, au contraire, la forme normale de l'estomac chez le nourrisson.

Chez le nourrisson, par suite de la situation transversale de l'estomac, le point le plus déclive se trouve reporté à la partie moyenne, très mobile, de la grande courbure. Cela revient à dire que le siège de ce point inférieur varie considérablement, non seulement chez les différents sujets, mais chez le même, aux divers moments de la digestion.

Lorsque la cavité gastrique présente son maximum de développement, — ce qui se produit, aussitôt après la tétée — l'estomac atteint fréquemment l'ombilic, et parfois le dépasse intérieurement.

Plus tard sa limite inférieure remonte et s'élève de plus en plus, à mesure que s'opère l'évacuation du contenu gastrique.

Chez le nourrisson en ce qui concerne le mode de remplissage voici ce que l'on observe dans la généralité des cas :

Dès qu'une quantité minime de lait a pénétré dans l'estomac (10 à 15 centimètres cubes sont suffisants), on voit immédiatement apparaitre, dans toute son étendue, la cavité gastrique (fig. 18). Le liquide forme une petite nappe horizontale, qui vient s'étaler au point le

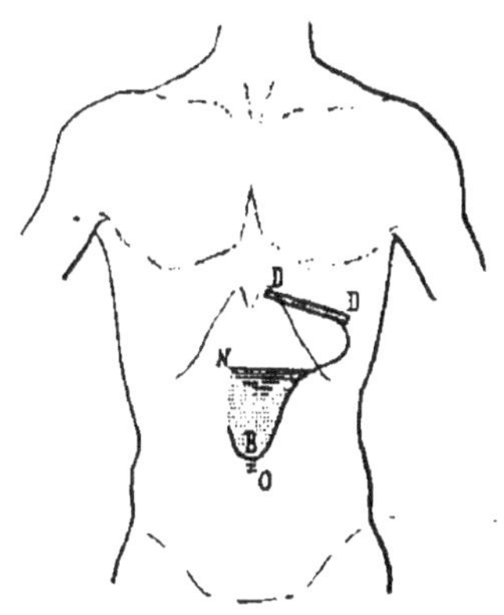

Fig. 20.

Remplissage de l'estomac (LEVEN et BARRET).

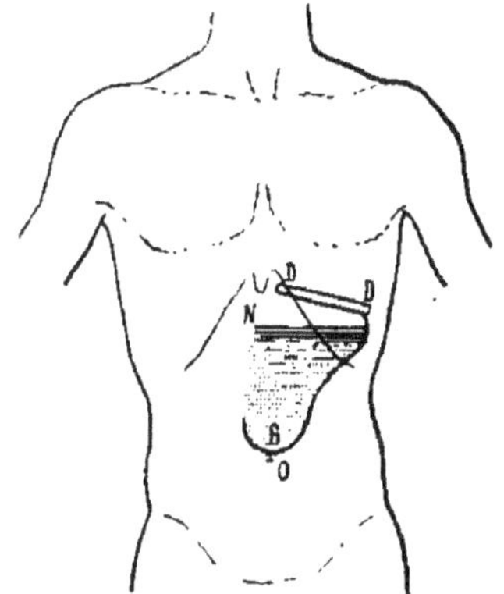

Fig. 21.

Remplissage de l'estomac (LEVEN et BARRET).

plus déclive. Tout le reste de l'organe, rempli de gaz, apparaît sous la forme d'une zone claire, bien visible sur le fond plus sombre de la masse abdominale. En inclinant l'enfant latéralement, on voit se déplacer la petite masse liquide le long des parois, que l'on peut ainsi délimiter nettement.

A mesure que la quantité de lait ingéré augmente, on voit s'élever le niveau du liquide, en même temps que diminue l'espace rempli de gaz.

Leven et Barret ont étudié également chez l'adulte le *mode de remplissage de l'estomac normal et de l'estomac dilaté*. — Chez un sujet normal, après ingestion de 40 à 50 centimètres cubes de liquide, la ligne du niveau supérieur est aussi élevée qu'après l'ingestion de 200 à 300 centimètres cubes.

Elle occupe, par exemple, la ligne NN' (fig. 20). Si le sujet continue à absorber du liquide, le niveau s'élèvera, en même temps que le contour changera d'aspect, le point B reste toujours à la même hauteur, et 400 grammes de liquide, par exemple, ne l'abaissent pas sensiblement, l'estomac étant normal.

Si l'estomac est dilaté, le mode de remplissage est tout à fait distinct : le niveau s'élève graduellement, proportionnellement à la quantité ingérée. Il faut plusieurs centaines de grammes pour atteindre la ligne NN' (fig. 21) qui est atteinte avec 50 grammes pour un estomac normal.

En étudiant la forme de l'estomac, Leven et Barret ont décrit une portion inférieure verticale, tubulaire. L'étroitesse de ce segment explique la rapidité de remplissage de l'estomac normal.

Ce segment s'élargit dans le cas de l'estomac malade, dilaté, à parois flasques, et se remplit par conséquent plus lentement, étant plus large transversalement.

En d'autres termes, l'estomac dilaté se remplit à la manière d'une poche, à dimensions transversales plus ou moins considérables.

Notons en passant que dans des expériences récentes LEVEN et BARRETT (*Société de Biologie*, décembre 1905) ont montré par la radioscopie que dans le pansement au bismuth de l'ulcère gastrique, l'imprégnation totale, même légère de la muqueuse de l'estomac, n'est pas réalisée, et qu'il y a donc lieu de renoncer à cette méthode de traitement. Mais le triomphe de la radioscopie et de la radiographie est la détermination des corps étrangers métalliques ou calcaires de l'estomac. Ces méthodes permettent de suivre la disparition de ces corps.

Cathétérisme de l'estomac. — Enfin il est une autre méthode d'examen, qui a acquis au double point de vue du diagnostic et de la thérapeutique, une importance capitale, c'est le cathétérisme de l'estomac. La technique est d'ailleurs sensiblement la même, qu'il s'agisse de faire un cathétérisme *explorateur* afin d'étudier les fonctions de l'organe ou un cathétérisme évacuateur, accompagné *ou non* de lavage de l'estomac.

Pour l'un et l'autre on se sert de sondes en caoutchouc souple, différant entre elles par l'épaisseur de leurs parois, leur diamètre et divers détails de construction. Le modèle le plus ancien et le plus usité est le tube de *Faucher*. C'est une sonde en caoutchouc rouge de 1ᵐ,50 de longueur sur 8 à 12 millimètres de diamètre extérieur. Le bout gastrique est percé d'un orifice central d'un diamètre égal au diamètre intérieur du tube, et d'un œil latéral situé 2 centimètres

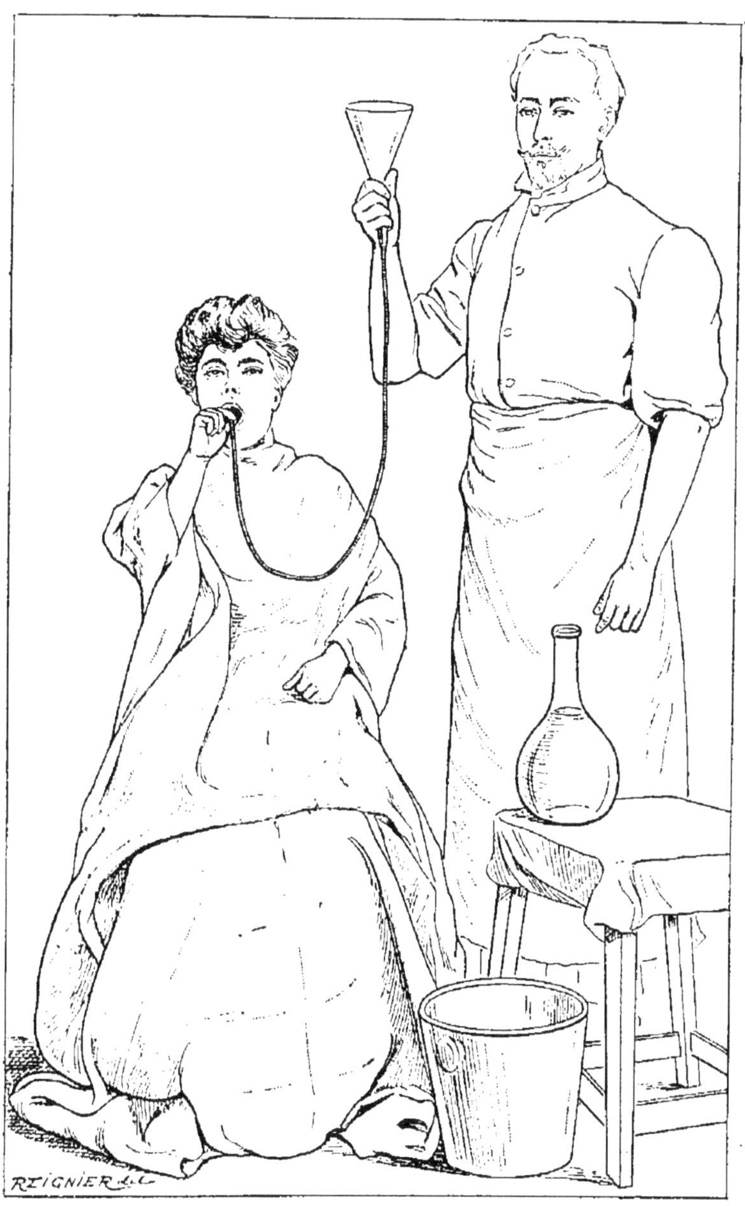

Fig. 22.

Dispositif pour le lavage d'estomac.

au-dessus. L'autre bout est légèrement évasé pour s'adapter facilement à un entonnoir. A 50 centimètres de l'extrémité gastrique, une marque noire indique le point de la sonde qui doit correspondre pendant le cathétérisme aux arcades dentaires. DEBOVE a modifié l'instrument de Faucher pour le rendre plus résistant et faciliter son introduction. Le tube de Faucher est d'un usage courant et employé journellement pour les lavages de l'estomac. Il peut même servir pour extraire les résidus contenus dans l'estomac soit à jeun, soit après repas d'épreuve; nous lui préférons dans ce cas un appareil aspirateur ; nous nous servons habituellement dans ce cas de la poire de *Frémont*, qui nous paraît répondre à tous les desiderata.

La technique du cathétérisme est tout à fait simple et il n'y a pas lieu d'y insister. Le malade bien placé, assis sur une chaise ou le bord du lit, la tête légèrement fléchie, il suffit de *poser ce tube* sur la langue, en poussant modérément d'avant en arrière, et d'engager le malade à faire des mouvement de déglutition et à respirer normalement. On franchit rapidement le pharynx d'une poussée un peu plus vive, et le tube arrive dans l'estomac sans difficulté. Du reste si le premier cathétérisme est quelquefois pénible pour le malade, au bout de très peu de temps, il peut introduire la sonde lui-même sans le secours du médecin (fig. 22).

En présence d'une affection gastrique, l'*indication* du cathétérisme doit être admise toutes les fois que les anamnestiques, les troubles fonctionnels et les autres procédés d'exploration que nous avons décrits ne permettent pas d'établir le diagnostic, ou pour rendre définitif un diagnostic qui, jusque-là, n'était que douteux. Un peu de jugement suffira à en établir les contre-indications. D'ailleurs les accidents imputables au catéthérisme sont extrêmement rares, et en dehors des cas où une hémorrhagie s'est produite *récemment* dans l'estomac. on peut dire qu'aucune maladie de cet organe ne contre-indique cette méthode d'exploration.

Le cathétérisme ainsi pratiqué a pour but au point de vue

du diagnostic d'étudier non seulement les fonctions sécrétoires de l'estomac, mais aussi les fonctions motrices. Nous avons déjà vu quel parti on pouvait tirer de l'examen du suc gastrique, nous allons dire maintenant un mot de *l'épreuve motrice*.

La motricité de l'estomac peut être étudiée de plusieurs façons :

1° On sonde le malade plusieurs fois à la suite d'un même repas d'épreuve, — par exemple celui de Boas, composé de 400 grammes de bouillon, 200 grammes de bifteck, 100 grammes de pain, et 300 centimètres cubes d'eau. A l'état normal l'estomac doit être vide sept heures après l'ingestion de ce repas. Si on en constate plus longtemps la présence dans l'estomac, c'est qu'il y a retard dans l'évacuation.

2° On facilite l'épreuve en donnant au malade des substances dont les résidus sont faciles à reconnaître, comme les raisins de Corinthe, les pruneaux (STRAUSS, BOURGE), l'huile (KLEMPERER, MATHIEU et HALLOT), le protogène (STERENSEN et BRANDEBURG).

3° Enfin on a proposé de faire ingérer au malade certaines substances chimiques, dont l'élimination n'a lieu qu'après la traversée de l'estomac. EWALD et LÉES ont conseillé dans cet ordre d'idées le salol, dont le dédoublement en acide salicylique et phénol n'a lieu que dans l'intestin, FLEISCHER préfère l'iodoforme. WINKLER et STEIN une nouvelle substance obtenue par combinaison de l'iode avec l'huile de sésame, l'*iodipine*. Tous ces procédés ne diffèrent d'ailleurs que par le réactif employé, et sont passibles d'un certain nombre d'objections.

Laparotomie explorative. — Dans certains cas de diagnostic particulièrement difficile, il est parfois indiqué de pratiquer une *laparotomie explorative*.

Cette opération étant le premier temps de toute intervention chirurgicale sur l'estomac, nous renvoyons le lecteur, pour la technique de l'opération aussi bien que pour la manière dont chacune des parties de l'estomac doit être examinée, au chapitre du manuel opératoire des opérations sur l'estomac.

EXAMEN DE LA FONCTION MÉCANIQUE. — Les mouvements de l'estomac
sont de deux sortes :

1º Les mouvements actifs ou péristaltiques.

2º Les mouvements passifs dus à la respiration ou aux battements
du cœur.

MAX EINHORN a cherché à étudier ces mouvements de l'estomac

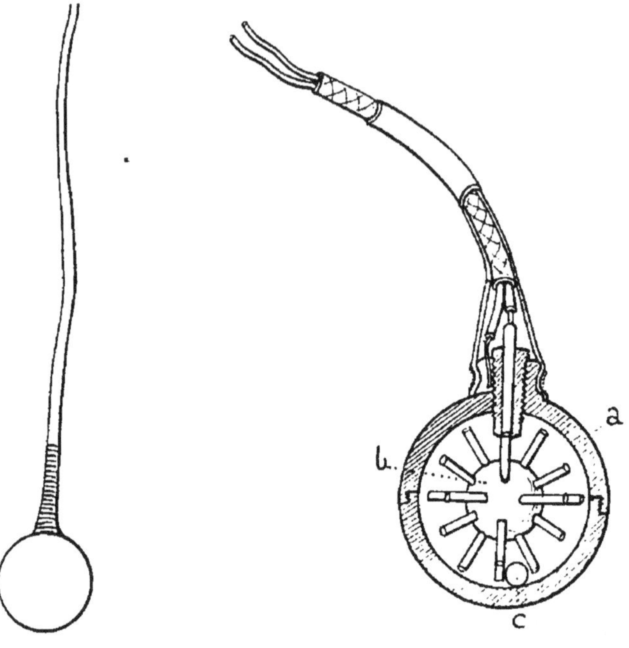

Fig. 23.

Appareil à boule du gas-
trographe (EINHORN).]

Fig. 24.

Section transversale de la boule représentant sa construction intérieure.

a, les deux hémisphères ; b, boules à pointes ;
c, la bille de platine.

chez le vivant. Il a fait construire un appareil enregistreur, qu'il
appelle le *gastrographe*; cet appareil se compose : 1º d'une boule
(partie principale): 2º de quelques éléments de pile ; 3º d'un enregistreur. La boule se compose de deux hémisphères creux, métalliques, vissés l'un à l'autre ; à l'intérieur se trouve une seconde
boule métallique hérissée de pointes isolées de la première ; une
seconde boule de platine, beaucoup plus petite, se trouve incluse
dans l'appareil et peut se mouvoir librement entre les pointes.

Deux fils isolés, reliés, l'un à la sphère creuse, l'autre à la boule
munie de pointes, sont inclus dans un tube isolant et souple; leurs

extrémités libres peuvent être reliées au reste de l'appareil. On fait
avaler la boule au malade et on constitue avec elle l'appareil enregistreur et les éléments de pile, un circuit électrique. Dès que la
bille de platine est en contact à la fois avec l'enveloppe extérieure
de l'appareil et l'une des tiges métalliques qui hérissent la boule
intérieure, elle ferme le circuit et le courant passe; mais si cette
bille vient à abandonner le contact de l'une de ces tiges, le courant
cesse de passer. Sous l'influence des mouvements de l'estomac, la
petite bille de platine roule entre les tiges métalliques et ouvre
et ferme alternativement le circuit. Ces alternatives de rupture et
de passage du courant seront d'autant plus fréquentes que les mouvements seront plus intenses; elle sont enregistrées par l'appareil
enregistreur.

Mode d'emploi. — On trempe la boule dans de l'eau tiède et on
l'introduit dans le pharynx du malade qui l'avale et absorbe quelques gorgées d'eau. Au bout d'une minute (ou une minute et demie),
la boule pénètre dans l'estomac; on la laisse pénétrer assez avant :
la longueur de la tige qui sépare la boule des lèvres doit être d'environ 50 centimères; on relie la tige à une pile et à l'enregistreur
que l'on fait manœuvrer pendant trois minutes.

Pendant ce temps le malade est assis sur une chaise, au bout de
trois minutes on arrête l'enregistreur; les connexions de la pile à
l'appareil sont défaites, et on retire ce dernier de l'estomac.

On retire le papier enregistreur et on lit les marques qu'il porte.
Les lignes noires indiquent le passage du courant, les espaces vides,
les interruptions.

Le résultat des expériences prouve que l'estomac imprime à son
contenu des mouvements presque incessants; il n'y a que de légers
repos périodiques. Le nombre des mouvements pendant trois minutes
varie de 4 à 40.

Méthode d'Hemmeter-Moritz. — On ne peut avec le gastrographe
établir de distinctions entre les mouvements actifs et passifs de
l'estomac; aussi J.-C. HEMMETER, de Baltimore, a-t-il récemment
imaginé une autre méthode qui permet de se rendre compte des
mouvements péristaltiques. La partie essentielle de l'instrument
qu'il emploie dans ce but se compose d'un sac en caoutchouc très
mince, et ayant la forme de l'estomac; à ce sac est adapté un tube
œsophagien : ce sac ne prend la forme de l'organe que lorsqu'il est
rempli d'air. Replié sur lui-même il n'occupe que très peu de place
et peut facilement être introduit dans l'estomac des malades. Le
tube œsophagien est de petite dimension, à peu près la moitié de
celui qu'on emploie pour les lavages. Dès que le sac a atteint l'estomac, ce que l'on constate par une marque faite préalablement sur
le tube, on le remplit d'air et on le relie soit à un manomètre à eau
ou à un tambour du kysmographe de Ludwig. La moindre contrac-

tion des fibres lisses de la tunique musculeuse de l'estomac comprime le sac élastique et distend le tambour; à ce dernier est adaptée une plume imbibée d'encre qui enregistre les mouvements péristaltiques qui lui sont ainsi communiqués, pendant qu'un mouvement d'horlogerie déroule le papier sur lequel elle porte. A la partie supérieure de ce papier, une autre plume reliée à un chronomètre marque les secondes par de petits points noirs, et de cette façon on peut noter l'apparition et la durée des mouvements péristaltiques. Comme l'estomac se meut sensiblement à chaque inspiration et expiration on applique sur l'abdomen du malade un pneumographe qui enregistre chaque mouvement respiratoire sur le kymographe. On remarque sur le tracé que beaucoup de mouvements enregistrés par la plume reliée avec le sac intra-stomacal sont des mouvements passifs dus à la respiration; mais on note aussi beaucoup d'autres oscillations très hautes et très longues qui sont indépendantes des mouvements enregistrés par le pneumographe, ou qui apparaissent pendant un arrêt de la respiration; ce sont là les contractions musculaires propres de l'estomac.

Moritz (de Munich) a décrit et employé de son côté une méthode semblable (Max Einhorn).

BIBLIOGRAPHIE

DES AUTEURS CITÉS DANS CE CHAPITRE

Boas. Diagnostic und Therapie der Magenkrakheiten. Berlin, 1897.

Ebstein et Grützner. Kritisches und Experimentelles uber die Pylorusdrüsen. *Ar. g. Physiol.* 1874, p. 617-623.

Ewald. Ueber Magengährung und Bildung vom Magengasen mit gelbbrennender Flamme. *Arch. f. An. Physiol. u. Wiss. Med.* 1874, p. 217-233.

Bouveret. Traité des maladies de l'estomac, Paris 1893.

Fleischer. Milchsäurenachweis in directem detether. Cité par Peuzoldt in *Deut. Arch. für Klin. Medicin.* Bd. 51, p. 544.

Frerichs. Cité par Ziemssen in Klin. Vorträge, 1893, n° 12, p. 13.

Braun et Ebstein. Exp. Beiträge zur Physiologie der Magendrüsen. *Arch. ges. Phys.* 1870. p. 565-574.

Debove et Rémond. Traité des maladies de l'estomac. Paris 1892.

J. Friedenswald. Electric illumination of the stomach. *Maryland Medical Journal. January* 20, 1896.

Hemmeter (J.-C.). An apparatus for obtaining records of the motor functions of the human and animal stomach. *New York Med. Journal,* 22 juin 1895.

KLEMPERER. Die diagnostische Verwerthbarkeit des Labferments. *Zeitsch. Klin. Med.* 1888. XIV, 280-288.

KLEMPERER. Zur chemischen Diagnostik der Magenkrankheiten. *Zeitsch. f. Klin. Med.*, 1888, p. 147.

KNAPP (M.J.). A very simple method to locate the stomach. *Med. News.*, 10 juin 1905, p. 1075.

LEVEN et BARETT. L'estomac du nourrisson. *Presse Médicale.* Paris, 8 août 1906 .

LEVEN et BARETT. Radioscopie gastrique: technique spéciale et applications cliniques. *Presse Médicale*, 16 septembre 1905 n° 75 et 1906, 31 janvier, n° 9 .

LEVEN et BARETT. Ulcère de l'estomac et pansement au bismuth. Critique radioscopique. Société de Biologie. Paris, décembre 1905.

MATHIEU. Maladies de l'estomac, in Traité de Médecine de Charcot et Bouchard, Paris 1893.

MAX EINHORN. Die Gastrodiaphanie, *New York Med. Monatschrift.* novembre 1889.

MAX EINHORN. On gastrodiaphany *New York Med. Journal.* décembre 1892.

MAX EINHORN. Les maladies de l'estomac, Paris, 1901

MORITZ. Cité par Max Einhorn dans ses « Maladies de l'estomac » p. 97.

RUNEBERG. Ueber künstliche Aufblähung des Magens und des Dickdarms durch Einpumpen von Luft. *Deut. Arch. für Klin. Medic.* vol. 34, p. 460.

STRAUSS. Ueber das Vorkommen von Ammoniak im Magninhalt und die Beeinflussung der neueren Salsäurebestimmungsmethoden durch dasselbe. *Berliner Klin. Wochenschrift*, 1893, p. 398-402.

QUATRIÈME PARTIE

TROUBLES DE LA MOTILITÉ DE L'ESTOMAC

MYOSTHÉNIE GASTRIQUE ET DILATATION ATONIQUE

La plus grande confusion règne actuellement dans l'esprit des médecins au sujet de la dilatation de l'estomac. Certains traités classiques la passent complètement sous silence, et cependant on continue à noter à chaque instant dans la rédaction des observations cliniques : dilatation de l'estomac.

A la vérité, quand il ne s'agit pas de sténose pylorique, la vraie dilatation de l'estomac est rare, et bien souvent parmi les troubles ordinairement désignés sous cette rubrique, on confond à tort, avec les troubles *moteurs de l'atonie* et de l'ectasie gastrique, des troubles *mécaniques*, tels que la gastroptose et la dislocation verticale.

D'ailleurs, les troubles dus à l'affaiblissement de la motilité de l'estomac, n'entraînent pas forcément la dilatation, il y a lieu d'étudier séparément :

1° L'*atonie ou myosthénie gastrique ;*

2° La *dilatation de l'estomac.*

I. MYOSTHÉNIE GASTRIQUE

On désigne sous ce nom, proposé par Boas, un état pathologique, caractérisé par une diminution de la tonicité et de la contractilité de la tunique musculaire de l'estomac, sans altération anatomique appréciable.

Étiologie. — Bien que la cause première de l'atonie réside vraisemblablement comme l'a montré BOUCHARD dans une débilité congénitale du système musculaire à fibres lisses, débilité à laquelle se joint une série d'autres infériorités physiologiques, comme je l'ai montré, il existe un certain nombre de causes occasionnelles dont il faut faire mention.

Le *traumatisme*, le *surmenage physique*, les *émotions*, les *maladies générales* qui affaiblissent le système nerveux, viennent augmenter l'état d'asthénie générale des voies digestives. Une simple émotion survenant chez un nerveux surtout pendant la période de digestion peut ainsi déterminer une atonie temporaire ou plus ou moins durable. Elle fait très souvent partie du syndrome dyspeptique de la tuberculose, et des suites de la fièvre typhoïde. Dans certains cas elle paraît être le retentissement à distance d'une excitation passant sur des organes plus ou moins éloignés de l'estomac, en particulier l'appareil utéro-ovarien, les voies biliaires, le rein, l'intestin.

Enfin sans parler de l'atonie secondaire et que l'on trouve au second plan d'un grand nombre d'affections organiques de l'estomac, tels que la gastrite chronique, le cancer, l'ulcère, les *causes locales* paraissent occuper une place importante dans les myosthénies primitives. C'est ainsi que l'on peut incriminer l'excès de fonctionnement imposé à l'estomac, la *surcharge alimentaire*, l'ingestion de grandes quantités de liquides, et l'on connaît les troubles dyspeptiques dus, à l'usage ou à l'abus du régime lacté, d'après BOUVERET; l'insuffisance gastrique serait presque la règle chez les *grands fumeurs*.

Symptômes physiques. — L'inspection ne donne aucun renseignement de valeur. Souvent la paroi abdominale présente la déformation de l'enteroptose, car il n'est pas rare de voir coexister cette affection avec la myosthénie. Par contre la palpation nous donne un signe de grande valeur et facile à constater dans le bruit de clapotage.

Le clapotage qui disparaît très vite après le repas chez l'homme sain, se prolonge au contraire pendant toute la période digestive chez les myosthéniques. On constate souvent que la limite inférieure de ce bruit atteint l'ombilic et même le dépasse. Il ne faut d'ailleurs en conclure que l'estomac est pour cela dilaté, il peut être grand ou petit, mais ses variations de volume ne dépassent pas les variations physiologiques, par contre il est souvent abaissé ou en état de dislocation verticale.

L'insufflation permet de se rendre compte jusqu'à un certain point du degré de l'atonie, et même dans les cas difficiles on pourra avoir recours à la radioscopie gastrique suivant le procédé de LEVEN et BARRET.

La sonde introduite à jeun ne permet pas d'extraire des résidus alimentaires, dans l'ectasie simple. Si l'on retire du liquide, il s'agit du suc gastrique ou du mucus sécrété pendant l'état de vacuité. Sans doute la période digestive est plus longue qu'à l'état normal et il peut arriver que le repas de midi ait à peine franchi le pylore au moment du repas du soir, mais *l'estomac se vide toujours pendant la nuit.*

L'examen du suc gastrique après repas d'épreuve, ne nous donne ici que peu de renseignements, le chimisme est extrêmement variable, et la constatation de l'hypochlorhydrie, de l'hyperchlorhydrie ou même d'un chimisme normal, ne servira ni au diagnostic, ni au pronostic, ni au traitement.

Symptômes fonctionnels. — Certaines myosthénies restent absolument latentes, et ne sont constatées qu'à l'occasion d'un trouble de la santé générale. Chez d'autres malades les symptômes ne se montrent qu'à certains moments après un écart de régime par exemple.

En effet, comme le fait remarquer BOUVERET, l'estomac, est sinon malade, au moins *débile,* et incapable de suffire à un surcroît de travail momentané, et de temps à autre après un repas plus copieux, les malades accusent une sensation de plénitude à l'épigastre, accompagnée de quelques éructations ; dans certains cas même, un vomissement survient qui termine la période de malaises, et le malade conserve toutes les apparences de la bonne santé. Cependant il reconnaît lui-même qu'il a « un estomac faible ».

Lorsque la myosthénie est prononcée, existe depuis longtemps et n'a pas été traitée dès le début, les symptômes sont beaucoup plus accusés. Le malade, le plus souvent un nerveux, quelquefois un arthritique obèse (SOUPAULT), sans grand appétit, *souffre pendant toute la période digestive*. Très bien portant quand il est à jeun, il est pris aussitôt après le repas de pesanteurs et de malaises épigastriques, entrecoupés dans certains cas de douleurs plus aigus, sous forme de crampes ou de brûlures. Les phénomènes douloureux sont surtout marqués après un repas copieux, et s'accompagnent souvent d'éructations gazeuses sans qu'il y ait pour cela des fermentations gastriques. Pendant tout le temps que durent les phénomènes, le malade est lourd et angoissé, incapable de tout travail intellectuel, en proie à une envie continuelle de dormir. Dans les cas légers, ces malaises durent quelques heures, quelquefois ils se prolongent jusqu'au repas suivant, ou ne disparaissent que pour faire place à une sensation de vide et de tiraillement gastrique, ou encore fausse faim, accompagnée de mal à la tête.

La constipation est la règle.

L'état général est celui des névropathes, mais la myosthénie à elle seule ne provoque point de troubles sérieux de la santé générale.

Marche et pronostic. — L'atonie gastrique peut être passagère, lorsqu'elle succède à une secousse nerveuse, à un traumatisme, ou à une maladie infectieuse. Le plus souvent, c'est une maladie de longue durée, à évolution lente, qui d'après BOUVERET, finit souvent, du moins quand elle n'est pas reconnue et traitée, par aboutir à l'ectasie vraie.

Diagnostic. — L'atonie gastrique peut être confondue, avec la gastroptose, la dislocation verticale et la dilatation.

Dans *la gastroptose* et *la dislocation verticale*, la petite courbure est abaissée, de plus dans cette dernière affection le pylore est dévié en bas et en dedans au voisinage de l'ombilic, enfin, si dans la myosthénie, l'estomac se laisse facilement distendre par la charge interne que représente la masse alimentaire, l'augmentation de volume fait défaut en dehors de la période digestive, il n'y a donc pas dilatation à proprement parler.

D'ailleurs, il n'y a *jamais de rétention*, tandis que dans l'ectasie vraie, la rétention gastrique ne fait jamais défaut, le matin à jeun, l'estomac contient encore des résidus alimentaires de la veille.

Traitement. — Le traitement est entièrement médical. Il s'adresse surtout à l'état général névropathique, et à la diététique gastrique. L'indication principale consiste à essayer d'augmenter la tonicité et la contractilité gastrique, soit à l'aide des médicaments dont l'action est douteuse, soit plutôt à l'aide du massage local et de l'électrisation. Les alcalins et le bicarbonate de soude en particulier agit indirectement, en hâtant, comme l'a bien montré BINET dans sa thèse, l'évacuation gastrique.

J'ai vu un grand nombre de *ces malades qui réclamaient une intervention chirurgicale.* J'ai même pratiqué, il y a une douzaine d'années, deux gastro-entérostomies dans ces cas, elles ne m'ont donné aucun résultat thérapeutique; dès mes premières publications de chirurgie gastrique, j'ai signalé ces faits. Depuis lors, j'ai toujours vu un régime, une hygiène et le port d'une ceinture soulager presque toujours les myosthéniques.

II. — DILATATION DE L'ESTOMAC

Nous parlerons ici seulement de la *dilatation atonique*, c'est-à-dire, de la dilatation dont l'origine réside dans une contraction et une résistance insuffisantes des parois de l'estomac *indépendamment de tout obstacle pylorique ou duodénal.*

Étiologie. — Les causes de la dilatation essentielle de l'estomac sont celles de l'atonie simple, dont elle est souvent l'aboutissant ; nous n'y reviendrons pas.

Symptomatologie. Signes physiques. — L'*inspection* ne nous donne ici que peu de renseignements et *l'ondulation épigastrique est fort rare si tant est qu'elle existe*, dans des cas d'ectasie par relâchement de la tunique musculaire, au contraire la paroi abdominale est flasque, relâchée, comme trop grande pour le contenu de l'abdomen.

La *palpation* montre que le bruit de clapotage se produit bien au-dessous de l'ombilic et quelquefois même au voisinage du pubis. Le bruit de succussion est perçu facilement comme dans l'atonie simple. L'organe ne peut être percuté utilement qu'après insufflation modérée. Si on le percute comparativement après une insufflation légère et une insufflation marquée, on voit qu'il se laisse distendre avec une grande facilité et qu'il y a entre les deux contours obtenus une différence très marquée [1].

[1] M. Ziverte a institué une série de recherches consistant, d'une part, à déterminer — à l'aide de la palpation, du phonendoscope et de la percussion après ingestion d'un mélange gazogène — la limite droite et la limite inférieure de l'estomac, et, d'autre part, à évaluer — au moyen de lavages de la cavité gastrique, pratiqués un certain laps de temps après les repas — le pouvoir moteur ou plus exactement le *pouvoir évacuateur* de l'estomac. Il résulte de ces recherches, qui ont porté sur 30 sujets dont l'estomac fonctionnait normalement et sur 35 autres chez lesquels le pouvoir évacuateur de cet organe était affaibli, que, à l'état normal, la limite droite de la cavité gastrique se trouve à une distance moyenne de 6 centimètres de la ligne médiane du corps, tandis qu'en cas d'insuffisance du pouvoir évacuateur, la limite droite est, le plus souvent, située à 9 centimètres en dehors de la même ligne médiane.

Dans les cas de gastrectasie, ce déplacement de la région pylorique à droite est plus fréquent que l'abaissement de la limite inférieure de l'estomac. C'est ainsi que, sur les 35 faits de ce genre examinés par l'auteur, le premier signe a été noté 22 fois (c'est-à-dire dans 63 p. 100 des cas), et le second seulement 19 fois (54 p. 100). M. Ziverte estime que la détermination de la limite droite de l'estomac constitue un élément important du diagnostic de la gastrec-

Cathétérisme. — L'estomac contrairement à ce qui se passe dans l'atonie simple contient des résidus alimentaires plus de sept heures après un repas ordinaire. Il en contient presque toujours le matin à jeun, de même il n'est pas rare de retirer aux mêmes heures une certaine quantité de suc gastrique.

La teneur de l'acidité du *repas d'épreuve* est sujette à de grandes mortifications, et ne donne aucun renseignement.

Symptômes fonctionnels. — L'appétit est généralement diminué, et le malade est en proie au syndrome dyspeptique flatulent : *sensation de plenitude et de pesanteur à l'épigastre*, éructation, pyrosis, prostration, somnolence, accablement, quelquefois palpitation, et gêne respiratoire. Ce sont les symptômes de la myosthénie, mais plus accusés.

Contrairement à ce qui se passe dans la dilatation d'origine pylorique, *le vomissement est rare*. Il existe presque toujours des symptômes intestinaux, surtout de la constipation.

L'état général est beaucoup plus influencé que dans l'atonie simple. Le malade est ordinairement amaigri, d'ailleurs il est rare que la dilatation de l'estomac existe à l'état isolé, elle *coexiste ordinairement avec le prolapsus de la plupart des organes abdominaux* le foie d'abord, le rein droit est abaissé, l'utérus est prolabé, et le côlon transverse tombe au voisinage du détroit supérieur. Il existe une véritable panoptose. L'estomac lui-même est d'ailleurs *fréquemment abaissé* en même temps que dilaté.

Diagnostic. — Nous avons vu que la *dilatation gastrique essentielle* était souvent confondue avec la gastroptose, la dislocation verticale de l'estomac, et la myosthénie. Nous avons dit précédemment comment on pouvait la distinguer

tasie liée à l'insuffisance du pouvoir évacuateur de l'organe en question. Aussi convient-il de ne pas se borner, comme on le fait d'habitude, à rechercher la limite inférieure de l'estomac, mais faut-il délimiter celui-ci en même temps du côté droit.

de la myosthénie. Dans la gastroptose on ne constate jamais de rétention sept heures après le repas.

De plus LEVEN et BARRET ont montré quel parti on pouvait tirer de leur méthode de *radioscopie* pour arriver au diagnostic. D'après ces auteurs, quand l'estomac est normal ou dilaté et le malade placé dans le décubitus latéral droit, on voit nettement l'ombre du liquide contenu dans la cavité, venir en contact immédiat avec la coupole diaphragmatique. Dans cette même attitude, pendant les périodes de contraction gastrique, l'estomac tout entier se présente sous l'aspect d'une masse noire, moulée exactement dans la concavité du diaphragme. *S'il y a ptose au contraire* dans le décubitus latéral droit, l'ombre du liquide reste distante de la courbure diaphragmatique, et pendant les périodes de contraction gastrique, on ne voit plus la masse noire stomacale exactement moulée dans la concavité du diaphragme.

Il reste à faire le diagnostic de la variété de dilatation, et à distinguer la dilatation atonique de la dilatation d'origine pylorique.

Pronostic. — Lorsque la dilatation n'est pas très marquée, que la tonicité de la tunique musculaire n'est pas très affaiblie, le traitement peut guérir la dilatation. Mais lorsqu'elle a duré des années et qu'elle est considérable, la dilatation n'est pas réparable. Le patient gardera toujours son estomac dilaté. Le traitement aura seulement pour objectif de modérer les troubles fonctionnels et d'écarter les complications.

Traitement. — Le traitement médical est à peu près celui de l'asthénie gastrique. A. CROMBE et J. BOKENHAM (de Londres) avaient obtenu de très bons résultats par les courants de haute fréquence.

Le lavage ne doit être dans cette variété de dilatation qu'un moyen accessoire et rarement employé, même dans le cas rare où il existe une rétention importante, il est nuisible d'y *recourir trop souvent;* en tous cas il faut laver l'estomac, loin des repas, et plutôt à jeun afin de permettre à l'évacuation et à l'absorption des substances nutritives de se faire aussi complètement que possible. Lorsque l'ectasie est très prononcée et que le traitement ordinaire est tout à fait inefficace, il est assez naturel de songer à l'intervention chirurgicale. Toutefois il ne s'agit là que de faits *très exceptionnels*, et l'intervention opératoire, ne trouve à notre avis, bien rarement son indication dans le cas de dilatation simple atonique. Car la plupart du temps, les estomacs se vident presque complètement pendant la nuit, et le traitement médical bien conduit, amène une amélioration notable. Cependant chez des malades, dont l'état général va en déclinant, malgré ce traitement, on pourra être amené à pratiquer soit la *gastroraphie*, proposée et pratiquée pour la première fois avec succès par Bircher, soit même la *gastro-entérostomie* qui me paraîtrait l'opération de choix. Mon expérience me rend un peu sceptique à légard de ces interventions. J'en ai pratiqué plusieurs, il y a quelque douze ans, mes insuccès à longue échéance ne m'ont pas permis de persévérer dans cette voie.

BIBLIOGRAPHIE

DES AUTEURS CITÉS DANS CE CHAPITRE

Binet. Les alcalins ; leur rôle sur les fonctions de l'estomac : leur emploi dans la thérapeutique. Thèse de Paris, 1904.

Bircher. Neue Beiträge zur operativen Behandlung der Magenerweiterung. Corresp. Bl. f. Schweiz. Aerzte. Basel, 1894, XXIV.

Bouchard. Maladies par ralentissement de la nutrition. Paris, Savy, 1882.

Bouveret. Le chimisme stomacal normal et pathologique d'après Hayem et Winter, *Lyon Médical*. 1891, p. 425-454-492.

Crombie et Bokenham. The treatment of atonic dilatation of the stomach by means of high-frequency currents. Lancet, London 1902, p. 1043-1047.

Leven et Barett. Radioscopie gastrique : technique spéciale et applications cliniques. *Presse Médicale*, 16 septembre 1905 nº 75 et 31 janvier 1906, nº 9.

Soupault. Traité des maladies de l'estomac, Paris, Baillière, 1906.

Soupault. Les dilatations de l'estomac, Paris, Baillière, 1902. *Actualités Médicales.*

Ziverte. La valeur de la détermination de la limite droite de l'estomac dans les cas d'insuffisance du pouvoir évacuateur de cet organe. Rouss. Vratch. 11 février 1906; Analyse in *Semaine Médicale.* 1906, 25 avril, n° 17, p. 199.

CINQUIÈME PARTIE

VICES DE POSITION

I

DES HERNIES DE L'ESTOMAC

L'estomac peut devenir suffisamment mobile pour faire issue à travers *tous les orifices herniaires*. Ces cas sont d'ailleurs exceptionnels et sans grand intérêt chirurgical.

C'est ainsi qu'on a rencontré l'estomac dans les *hernies inguinales*. Dans un cas de LEBERT on fit le diagnostic sur le vivant car les aliments passaient directement dans la hernie. SCHMIDT a publié un cas curieux d'issue de la portion moyenne de l'estomac dans une énorme hernie inguinale. Cette hernie était étranglée et le malade présentait des hématémèses. A l'autopsie on pouvait, par pression sur la portion herniée, faire sortir par la bouche le contenu de l'estomac. SCHMIDT rapporte plusieurs cas antérieurement publiés. MULDER cite un cas de hernie inguinale de l'estomac. Cette hernie étranglée fut diagnostiquée sur le vivant; en introduisant une sonde dans l'estomac on arriva à le réduire dans l'abdomen et à faire cesser l'étranglement; mais il y eut récidive et la malade mourut; à l'autopsie on constata une hernie de la portion pylorique de l'estomac avec un rétrécissement fibreux au niveau du collet du sac.

Dans le cas de LEWIN la *presque totalité du tube digestif*

était descendu dans une hernie inguinale gauche. (L'estomac, le grêle, le gros intestin, le mésentère et l'épiploon.)

Brüxner rapporte un cas de hernie de l'estomac, moins volumineuse que les précédentes qui contenaient toujours en même temps que l'estomac, du côlon, du grêle et de l'épiploon ; une portion de la grande courbure avec l'épiploon s'était étranglée dans la hernie ; pas de vomissements, mais arrêt des gaz ; la hernie fut difficile à réduire à cause de l'épaississement des parois de l'estomac ; la guérison eut lieu sans récidive.

Comme hernie *crurale*, il n'existe que le cas de Keller.

Il existe également un cas de hernie *lombaire* (Jucker), et un cas de hernie de la ligne de Spigel (Petit). Dans ce dernier cas, il s'agit d'une observation clinique. Il existait une tumeur de la grosseur du poing, à gauche, en dehors du muscle droit, au-dessous du rebord costal. Cette tumeur sonore était réductible ; elle grossissait après les repas et était apparue à la suite d'efforts de miction chez un prostatique.

L'estomac peut se trouver également dans les hernies de la *ligne blanche*.

Dans les hernies *épigastriques* le fait n'est pas certain. Quelques classiques admettent la présence de l'estomac dans les hernies épigastriques. Ils se basent sur le travail de Thoman (1885) qui cite 15 observations de hernies épigastriques de l'estomac. Si l'on dépouille ces observations, on ne trouve pas un seul cas authentique de hernie de l'estomac, vérifié à l'opération ou à l'autopsie ; on se base pour faire le diagnostic sur les douleurs et les vomissements ; quelquefois sur les bruits perçus à l'auscultation. On sait aujourd'hui combien facilement une petite hernie épiploïque peut produire ces troubles gastriques.

Au contraire, dans les hernies *ombilicales* on a assez fréquemment rencontré l'estomac. Dans les hernies embryonnaires volumineuses, il est très souvent compris dans les viscères herniées. Dans les grosses hernies acquises de l'adulte, on le rencontre aussi, avec le côlon, le grêle et l'épiploon. Il est plus rare de le trouver, comme Landerer, constituant l'unique contenu d'une hernie ombilicale peu volumineuse. La malade de LANDERER se plaignait de vives douleurs épigastriques; à l'opération on trouva une hernie ombilicale étranglée contenant une partie de l'estomac fusionné avec l'anneau.

Lorsque l'estomac hernié porte une tumeur, on peut avoir spontanément ulcération et fistule gastrique.

Citons encore comme curiosité le cas de TILLMANNS partout rapporté où un *granulome de l'ombilic* sécrétait un liquide acide et présentait la structure des parois gastriques. On a cherché à expliquer ce cas, tout à fait anormal, par l'existence embryonnaire d'une hernie ou d'un diverticule de cet organe qui se serait séparé du reste du viscère.

L'estomac se rencontre fréquemment dans les hernies *diaphragmatiques*. Dans les hernies diaphragmatiques congénitales; il s'agit en général d'un arrêt de développement avec persistance d'un hiatus (foramen Bochdaleki) entre la portion lombaire et la portion costale du diaphragme ; par cet orifice, lorsqu'il siège à gauche, l'estomac pourra pénétrer dans la plèvre et nous aurons affaire à une variété de hernie *sans sac*. Parfois l'hiatus est fermé par le simple accolement de la plèvre et du péritoine; il subsiste un point faible par où l'estomac peut faire hernie (*hernie avec sac*). Ces dernières hernies avec sac sont très rares; elles peuvent se développer dans le jeune âge ou plus tard.

L'estomac peut se hernier *à travers le diaphragme par d'autres orifices* : le foramen de Morgagni (espace séparant la portion sternale de la portion costale du diaphragme), le trou œsophagien, l'orifice du splanchnique. Ce sont là des faits exceptionnels.

HAMDI a récemment publié un cas très curieux de hernie diaphragmatique de l'estomac *à droite ;* la portion herniée, volumineuse repoussait en bas le diaphragme et simulait une pyonéphrose.

A côté des hernies diaphragmatiques congénitales ou d'origine congénitale, se trouvent les *hernies traumatiques* beaucoup plus fréquentes. Dans les plaies du diaphragme, dans les ruptures de ce muscle à la suite d'un traumatisme, l'estomac peut, seul ou avec l'intestin, se hernier dans la plèvre gauche. C'est là une variété de hernie sans sac, avec étranglement fréquent et précoce, nécessitant une intervention hâtive. A la suite d'une déchirure ou d'une *plaie du diaphragme*, la cicatrice peut se distendre ou se déchirer et si la lésion siège à gauche, l'estomac peut encore se hernier, avec ou sans sac. Le diagnostic et le traitement des hernies traumatiques du diaphragme sont hérissés de difficultés et ne présentent d'ailleurs rien de spécial à la présence de l'estomac.

II

VOLVULUS DE L'ESTOMAC

Le volvulus de l'estomac est une affection extrêmement rare. Nous avons pu en réunir sept cas ; ce sont ceux de BERTI (1866) de BERG (deux cas 1896), de WIESINGER (1901), de DUJON (1903) de PENDL (1904), de BORCHARDT (1904).

Anatomie pathologique. — Le volvulus de l'estomac est constitué par une torsion de l'organe autour *d'un axe transversal*, ou, si l'on veut, autour de l'épiploon gastro-hépatique ; si bien que la face antérieure de l'estomac devient d'abord supérieure, puis postérieure ; la grande courbure devient sus-jacente à la petite courbure et la face postérieure de l'estomac regarde en avant ; c'est sur elle que l'on tombe par la laparotomie. La torsion de l'estomac est évaluée par les auteurs à 180 ou même à 270°.

Par suite de cette torsion, les *orifices cardiaque et pylorique sont obstrués* par plicature et l'estomac se dilate considérablement. Il occupe tout l'épigastre, l'hypochondre gauche et déborde plus ou moins, dans le thorax en repoussant le diaphragme, dans l'abdomen en l'emplissant parfois totalement.

Mais ce n'est pas tout : dans ce volvulus gastrique, *le côlon transverse occupe une situation très anormale*; il accompagne l'estomac dans son déplacement, suit la grande courbure et

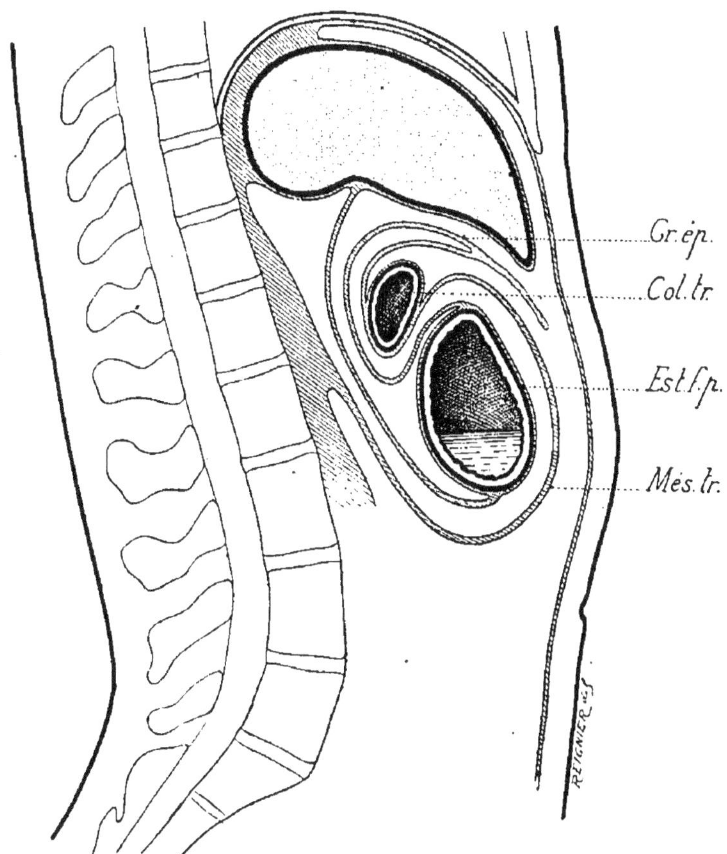

Fig. 25.

Volvulus de l'estomac (figure schématique).

vient finalement s'encastrer *au-dessus* d'elle, entre l'estomac d'une part, le diaphragme et le foie d'autre part. Le côlon transverse est fixé dans cette situation et les tractions les plus énergiques ne peuvent le dégager. De cette situation du côlon transverse découlent deux conséquences : c'est d'abord que la face postérieure de l'estomac, devenue antérieure, n'apparaît au chirurgien qu'à travers le mésocôlon tranverse qui la recouvre exactement ; ce mésocôlon transverse est parfois sillonné de vaisseaux volumineux. La seconde conséquence est que le côlon transverse est *étranglé à sa partie moyenne* et présente dans certains cas (PENDL), une dilatation considérable de sa portion droite ; la gauche au contraire reste vide et aplatie. Dans certains cas (DUJON), il s'est produit des déchirures ou des destructions des épiploons et des mésos, si bien que l'estomac est à nu. Ces cas sont d'une interprétation beaucoup plus difficile au cours de l'opération.

C'est là la disposition normale que nous essayons de préciser en un schéma (fig. 25) et qui est signalée dans la plupart des observations. Mais il existe quelques variantes. Dans le cas de Berti, le duodénum et l'œsophage étaient enroulés l'un autour de l'autre, la rate et le pancréas étaient descendus à la région sus-pubienne. Pour tout remettre en place, il fallut prendre en masse estomac, rate et pancréas et faire décrire au tout deux tours horizontaux de gauche à droite. BERTI insiste beaucoup sur les deux tours de spire qui enroulaient l'un à l'autre le duodénum et l'œsophage. C'est donc là un cas tout spécial.

L'estomac se présente toujours distendu et aminci, souvent noirâtre, tacheté de plaques ecchymotiques ou sphacéliques. Il est rempli par des gaz en grande abondance et par du liquide, 2, 3 ou 4 litres, d'après les auteurs. Le péritoine contient peu de liquide dans les cas récents : quelquefois de la sérosité sanglante ; parfois du sang en quantité notable : ce sang provient des replis péritonéaux déchirés ; dans un cas il provenait d'une contusion de la rate ; le volvulus dans ce cas était consécutif à un trauma (BORCHARDT). Le côlon transverse présente, lorsqu'il est comprimé, les lésions habituelles de l'étranglement.

Pathogénie. — La pathogénie de cette affection est des plus obscures ; est-elle favorisée par des malformations congénitales ? PENDL a constaté dans son cas que le côlon transverse était très long, de même le mésocôlon transverse. Le petit épiploon était

également très étiré. Le grand épiploon au contraire était court
et épais. Mais il est difficile de dire ce qui est primitif ou secondaire dans ces dispositions. Est-ce l'estomac ou le côlon qui
commence à se déplacer, l'un entraînant l'autre ? Il semblerait
plus logique d'admettre que c'est le côlon.

Peut-être est-ce le côlon qui, après être passé au-dessus de
l'estomac, vient cravater la plus grande partie de ce viscère et
produire sa dilatation. Mais ce ne sont là que des hypothèses
que les recherches cadavériques entreprises jusqu'ici sont
impuissantes à confirmer. BORCHARDT a également voulu distinguer un volvulus infracolicus qui est celui que nous avons
décrit et un volvulus supracolicus. Ce dernier serait purement
stomacal, le côlon restant à sa place. Nous n'avons pu trouver d'observation nette et incontestable de cette dernière
variété.

Symptômes. — La symptomatologie du volvulus de l'estomac est assez nette. C'est en général assez brusquement
que débutent les accidents : parfois après un repas copieux
(PENDL) ; une fois à l'occasion d'un traumatisme (BORCHARDT) ;
le début peut être précédé de flatulence pénible. Un des malades
de BERG avait eu, dans l'année qui précéda son volvulus, deux
attaques de vives douleurs épigastriques à forme de coliques,
suivies de vomissements. Le tout durant vingt-quatre heures.

Mais c'est en général tout à coup qu'apparaissent des signes
d'étranglement interne : douleur vive à l'épigastre, arrêt des
matières et des gaz, météorisme, phénomènes nerveux et
généraux graves. Trois points méritent d'être étudiés avec
quelques détails, car c'est sur eux que se basera le diagnostic.
Nous voulons parler des *vomissements*, du résultat *du cathétérisme de l'estomac*, de la *forme du météorisme*. Les vomissements existent, mais sont inconstants ; lorsqu'ils existent
ils sont en général peu abondants, de plus ils sont uniquement
alimentaires ; on n'y constate pas de bile ; à plus forte
raison n'a-t-on jamais de vomissements fécaloïdes. Dans certains cas les vomissements manquent ; le malade a des nausées, il fait même des efforts, mais sans résultat. De plus s'il

essaie de prendre des aliments ou de boire, les matières ingérées s'arrêtent au creux épigastrique avec sensation de barre ou de tension et ne tardent pas à être rejetées. Dans le cas de BERG déjà cité le début fut progressif : dans la nuit, douleurs et vomissements, puis dysphagie pour les solides, bientôt pour les liquides avec cessation des vomissements.

Si l'on essaie de passer une sonde œsophagienne, on est arrêté à une distance de 47 centimètres, de 49 dans un autre cas. Parfois par la sonde s'écoule une certaine quantité de salive et des liquides récemment déglutis.

La forme du météorisme est en général assez caractéristique ; *il siège à l'épigastre et à l'hypochondre gauche ;* ces régions forment parfois une voussure extrêmement tendue, contrastant avec l'abdomen inférieur plat et affaissé. A la simple inspection, on a pu reconnaître la *forme de l'estomac.* La portion épigastrique est quelquefois si saillante qu'elle vient *accuser par un profond sillon le rebord gauche du thorax.* La percussion donne un son tympanique dans toute l'étendue de la voussure ; la sonorité remonte parfois très haut à l'hypochondre, le diaphragme étant fortement refoulé. Dans un cas, on a noté une *différence de la forme de la sonorité suivant la position du malade.* Lorsque le malade était debout. le liquide contenu dans l'estomac venait s'accumuler à la portion déclive.

C'est en se basant sur ces trois signes qu'on arrivera à poser le diagnostic. On a signalé des cas de torsion d'estomac en sablier donnant un syndrome assez analogue ; le plus souvent ce n'est qu'au cours de l'intervention qu'on reconnaîtra exactement à quelle affection l'on a affaire.

Comme complications nous citerons la nécrose graisseuse signalée dans le cas de WIESINGER au niveau du grand épiploon, et qui n'entrava pas la guérison ; on sait que cette nécrose graisseuse (Fettnekrose des Allemands), caractérisée par des taches blanchâtres, analogues à des taches de bougie a surtout été signalée dans les affections du pancréas.

De même il est bien probable qu'un certain nombre de ruptures ou de perforations de l'estomac avec péritonite sont le terme ultime d'un volvulus stomacal méconnu.

Traitement. — Le traitement est, comme dans toutes les occlusions, la laparotomie. Lorsqu'on n'a pas fait le diagnostic, on est parfois surpris et dérouté par la saillie considérable de l'estomac. On a cherché à remettre les choses en place, en tirant sur l'estomac, sur le côlon transverse, sur l'épiploon ; toujours ces tentatives ont été vaines. Ce qui s'impose tout d'abord c'est *l'évacuation de l'estomac*; après incision du mésocôlon transverse dans une zone avasculaire, on tombe sur l'estomac fortement distendu ; on le ponctionne avec un trocart et on le vide de l'air contenu, l'estomac s'affaisse alors ; il faut continuer l'évacuation, soit en aspirant le liquide, soit en incisant franchement l'estomac ; une fois vidé on dégage facilement le côlon transverse et l'estomac tend à reprendre sa position primitive. Avant de remettre les choses en place, il faut fermer avec le plus grand soin l'orifice qu'on aura pratiqué à l'estomac ; il faut avoir la précaution de faire la ponction à la partie supérieure de la face stomacale qui se présente en avant ; c'est en réalité la face postérieure et si on ne ponctionne pas haut, c'est-à-dire près de la grande courbure, l'estomac, à mesure qu'il se vide, tend à reprendre sa position en entraînant la canule. L'orifice fermé par deux plans de suture, on fermera également la brèche mésocolique et les choses remises en place on fermera le ventre ; peut-être pourrait-on pratiquer une gastropexie abdominale antérieure pour éviter la récidive.

Les résultats sont en général bons, lorsque l'opération *est précoce* et que le chirurgien comprend, les pièces en mains, la disposition assez compliquée du volvulus stomacal.

VICES DE FORMATION

MALFORMATIONS DE L'ESTOMAC

Si l'on s'en tenait au sens exact du mot malformation il ne faudrait décrire ici que les déformations de l'estomac *à la naissance*. Nous pensons qu'il doit en être autrement et qu'il nous faut comprendre sous ce titre les *déformations permanentes congénitales et acquises* de cet organe mais toujours préparées par une *aberration du développement embryogénique*. C'est ainsi que nous aurons à considérer les malformations congénitales proprement dites, d'une part et les déformations souvent semblables aux premières survenues soit par changement de la statique abdominale, soit par déformation des parois, soit par adhérences et inflammations du voisinage, etc.

Les malformations congénitales portent soit sur la *situation* de l'estomac et sur ses *rapports*, soit sur sa *conformation*. C'est ainsi que l'estomac peut chez l'adulte garder la direction *verticale* qu'il a chez le fœtus, ou qu'il peut encore se trouver *dans la cage thoracique* passant au travers d'un orifice diaphragmatique. De même il peut être situé à droite dans les cas d'inversion des viscères.

On a vu l'estomac *du même calibre* que l'intestin, ne s'accusant que par un *léger renflement*, anomalie aussi peu fréquente, mais moins grave que les *imperforations stomacales,* soit qu'il n'existe pas de communication entre l'œsophage et l'estomac, ou le pylore et l'intestin. D'autres anomalies, que nous ne citons ici que comme curiosité ont consisté en une *interruption* presque complète entre l'estomac et l'intestin, l'union entre les deux cavités n'étant faite que par un *cordon plein*. Sur le même enfant, du reste, il existait la même anomalie entre l'intestin grêle et le gros intestin.

Pagenstecher rapporte une observation d'un enfant ayant vécu quatre jours, et dont l'œsophage se terminait en cul-de-sac à la bifurcation des bronches. L'estomac était percé à jour, présentait à la place de la grosse tubérosité une ouverture béante. Ces membranes stomacales avaient l'aspect d'un filet à mailles assez serrées.

Toutes ces anomalies qui doivent être cependant rapportées, n'ont aucun intérêt au point de vue chirurgical, car le diagnostic en est impossible. Ce ne sont du reste, pour la plupart, que des trouvailles d'autopsie.

RÉTRÉCISSEMENT CONGÉNITAL DU PYLORE

STÉNOSE CONGÉNITALE HYPERTROPHIQUE DU PYLORE

Le titre ci-dessus constitue l'appellation la plus longue sans doute, mais aussi la plus satisfaisante de l'affection qui fait l'objet de cet article. Il est probable d'ailleurs que cette étiquette couvre des états pathologiques fort discutables :

1º Les atrésies et sténoses dues :

a) A des malformations consistant en une occlusion complète ou partielle de l'orifice pylorique sans épaississement de la paroi intestinale.

b) A des brides et adhérences consécutives à une péritonite fœtale.

2º Le spasme du sphincter pylorique, sans hypertrophie ou du moins sans hypertrophie suffisante pour déterminer l'occlusion.

3º L'hypertrophie simple des fibres circulaires, qui constitue la très grande majorité des cas publiés.

4º Un état mixte dans lequel spasme et hypertrophie jouent chacun un rôle : il répond aux cas dans lesquels on a constaté

une hypertrophie du pylore, sans cependant que l'étroitesse
de l'orifice puisse expliquer les phénomènes d'obstruction
constatés.

Les cas publiés jusqu'ici sont fort discutables quant à la
date d'apparition des symptômes ainsi que leur gravité et
leur évolution. D'une manière générale on peut diviser ces
cas en aigus, subaigus et chroniques et en cas tardifs. Les cas
aigus débutent dans les premiers jours ou les premières semaines de la vie et ils se terminent rapidement par la mort
si l'on n'intervient pas. Les cas *subaigus* et *chroniques* ont une
allure moins dramatique : ils débutent de bonne heure, mais
l'obstruction est partielle : ils peuvent ne se manifester qu'au
bout de plusieurs semaines ou de plusieurs mois.

Quant aux cas tardifs ils se manifestent chez des enfants,
des adolescents, et même des adultes, alors qu'il y a eu des
troubles gastriques dès la naissance.

Un cas aigu peut devenir subaigu sous l'influence du traitement, de même que les formes subaiguës ou chroniques peuvent passer à l'état aigu et se terminer rapidement par la
mort.

On comprend en somme sous cette dénomination un syndrome se caractérisant au point de vue clinique par des
vomissements incoercibles, une constipation opiniâtre, la présence à la région épigastrique d'une tumeur mobile, avec dilatation stomacale plus ou moins nette, symptômes s'accompagnant d'un amaigrissement rapide du nourrisson.

Historique. — La première observation probante à ce sujet
est celle de WILLIAMSON qui vit un squirrhe de l'estomac probablement congénital et qu'il regardait comme une hypertrophie du tissu cellulaire.

LANDERER, RUDOLF MAYER en faisant des autopsies d'enfants
virent des sténoses non néoplasiques qu'ils considérèrent
comme congénitales.

Mais c'est avec les observations de HIRCHSPRUNG, FINKELS-
TEIN, GRAN, CAUTLEY, NEURATH que la maladie prend une allure
clinique définie. Entre temps (1898) PFAUNDLER publie une

critique des cas publiés, en contestant la réalité d'une lésion pylorique.

Depuis cette époque, les travaux se sont multipliés à ce sujet. (CAUTLEY, SHAW et ELTING, IBRAHIM à l'étranger). En France, les travaux de ROMME, de CHEYNOSSE, la revue générale de WEILL et PEHU, les thèses de DUVAL, de RICHARD, l'observation de VARIOT, enfin en dernier lieu la thèse de PARVONAT, limitent bien la question s'ils ne la définissent complètement.

Anatomie pathologique. — L'autopsie d'enfants morts avec le syndrome décrit ci-dessus, montre en général un *pylore hypertrophié*, quelquefois en état de contracture persistante, formant une tumeur dure nettement délimitée à ses deux extrémités. Le volume de la tumeur est variable, de celui d'un crayon à celui des deux doigts de $1^{cm},4$ de diamètre à $4^{cm},75$ (STILL, cas III et II) pris à l'extérieur. La lumière du canal pylorique subit aussi ces variations dépassant $3^{mm},5$ de diamètre (STILL) jusqu'à l'*imperméabilité complète*. La muqueuse qui tapisse ce canal paraît saine, elle forme autour de l'orifice une série de plis radiés dont l'aspect ressemble pour CAUTLEY à celui du *veru montanum*. L'estomac *est plus ou moins dilaté* mais les grandes dilatations sont rares, et on ne trouve pas une hypertrophie nette de la musculeuse du reste de l'organe.

La *coupe* de la tumeur pylorique offre microscopiquement une épaisseur variable. Celle-ci peut aller de 4 millimètres à à 8 millimètres et l'hypertrophie semble le plus souvent se perdre dans les tuniques de l'estomac.

L'hypertrophie de la région pylorique porte principalement sur la *paroi musculaire* ; et dans celle-ci, c'est la couche de fibres circulaires qui se trouve la plus augmentée de volume. Il n'y a pas de lésions des fibres musculaires, elles seraient seulement plus volumineuses que normalement. La muqueuse sous-jacente ne présente pas d'altérations, c'est à peine si on a signalé un épaississement de la couche sous-muqueuse avec quelques formations lymphoïdes.

Étiologie. — On a proposé les théories étiologiques suivantes :

1. Anomalie congénitale due à une malformation : développement exagéré (Nicolle, Torkel), atavisme (Lynch).

2. L'hypertrophie résulte du spasme dû lui-même à :

a) L'incoordination musculaire due à un trouble fonctionnel Thompson, Still) ;

b) L'irritation gastrique (Pflaunder) :

c) L'hyperchlorhydrie (Freund).

Les lésions que nous venons de décrire sont assez peu nettes et souvent si peu développées que l'*existence de l'hypertrophie congénitale a pu être mise en doute*. S'agit-il d'une malformation ou d'un spasme réflexe parti de l'estomac et provoquant la contraction du pylore. S'agit-il simplement d'un estomac en contraction sans aucune lésion organique congénitale[1]. Dans 26 cas Pflaundler a vu l'estomac normal et la sténose trouvée *post mortem* n'était autre qu'une contracture du pylore « d'un estomac fixé. immobilisé par la mort dans une des phases de son fonctionnement moteur », en *contraction systolique*. L'estomac peut en effet se présenter en contraction persistante portant sur toute sa surface, c'est l'*estomac systolique*. Mais la contraction peut disparaître du reste de l'organe et ne persister qu'au niveau du pylore, c'est l'*estomac hémisystolique*. Si l'on joint à cette explication que le rétrécissement était peu marqué. que la dilatation stomacale était peu accusée et même absente, que dans certains cas il y avait des symptômes d'entérite, on comprendra pourquoi Pflaundler a pu nier l'hypertrophie congénitale du pylore.

Les partisans de la malformation congénitale, réduits du

---

[1] D'après un certain nombre d'observations (sept), Ernest Maylard admet qu'il existe un nombre considérable d'affections chroniques de l'estomac dues à une étroitesse congénitale de l'orifice pylorique et qui sont guéries radicalement par la gastro-jéjunotomie. Au point de vue anatomique. cette sténose pylorique serait due non pas *à une hypertrophie de la région pylorique*, mais à une sorte d'exagération du repli valvulaire.

reste à chercher une explication dans l'anatomie comparée (sphincter pylorique énorme des édentés) ou dans un arrêt de développement (le pylore chez le fœtus étant plus développé que le reste de l'estomac) expliquent mal les faits d'apparition tardive des accidents de sténose. En effet, dans presque toutes les observations, c'est souvent *vers la deuxième semaine*, parfois la troisième ou quatrième après la naissance, que se manifestent les accidents. Il ne nous semble pas suffisant d'expliquer ces derniers par l'épuisement du muscle gastrique, qui après avoir lutté contre l'obstacle pylorique finit par se laisser distendre et atrophier. Ajoutons que certains cas ont guéri (Il est facile de dire, il est vrai, que les cas guéris n'étaient pas des hypertrophies congénitales sténosantes). Cette guérison s'accompagnant d'hypertrophie du reste de la musculeuse gastrique, il ne nous paraît pas scientifique de s'appuyer sur les deux seules autopsies de Battau et d'Ibrahim, pour affirmer qu'il s'agissait bien d'une guérison d'une hypertrophie congénitale sténosante.

Pour notre part nous demandons si une cause irritative quelconque, avec lésion stomacale, l'hyperchlorhydrie (Knapfel-macher), un simple réflexe digestif, un simple trouble d'innervation ne pourrait pas aboutir au spasme et peut-être à l'hypertrophie secondaire[1].

A l'heure actuelle, il est difficile de préciser exactement la cause du spasme pylorique, on doit se contenter de l'admettre, en lui reconnaissant les causes que nous avons énumérées plus haut. Son existence seule paraît indiscutable, surtout lorsqu'on considère certaines observations où les signes de sténose ont présenté des variations, des accalmies pour ainsi dire. Dans

----

[1] Comme obstacle à l'évacuation pylorique, signalons l'intéressante malformation observée par Elschorn : à l'autopsie d'un jeune homme de dix-sept ans qui avait présenté longtemps des douleurs abdominales et des vomissements, cet auteur a découvert un estomac énorme, le pylore et les portions ascendante et descendante du duodénum étaient d'un diamètre considérable ; l'ectasie s'arrêtait brusquement au point où le duodénum s'engageait sous le mésentère et l'artère mésentérique qui tenaient l'intestin aplati contre la colonne vertébrale.

7.

une observation de CAUTLEY, une enfant de trois mois mourut
de sténose du pylore. L'affection s'était montrée à la troisième
semaine : en deux semaines l'enfant avait cependant augmenté
de 400 grammes et cinq jours avant sa mort il y avait une nouvelle augmentation de poids de 180 grammes ; il ne s'agissait
donc pas d'une sténose permanente. Ce qui vient du reste
ajouter plus de poids à la théorie du spasme, ce sont les guérisons sous l'influence du traitement médical.

Symptomatologie. — Le symptôme le premier en date de
cette affection est le *vomissement*.

VOMISSEMENT. — Il est *persistant*, *tenace*, se reproduisant
souvent presque aussitôt après l'ingestion du lait. Il peut apparaître le premier jour ou seulement après quelques semaines :
en moyenne. c'est vers le dix-septième jour qu'il se manifeste.
Il se produit sans nausée, « en fusée ». Ce caractère n'est pas
absolument constant. Ce symptôme existe souvent seul. Il s'accompagne en général cependant de *dilatation stomacale* souvent
assez marquée pour distendre la région épigastrique qui con-
traste ainsi avec l'aplatissement des flancs. A cette dilatation
s'ajoute du *péristaltisme stomacal* qu'il est facile de voir sous la
paroi. Souvent l'estomac est contracté en masse et donne à la
main qui palpe l'abdomen, la sensation d'une *tumeur* résistante. La recherche du *clapotage* stomacal donne des indications précieuses sur la distension par stase alimentaire. Il est
difficile, chez l'enfant en bas âge d'ajouter d'autres modes d'exploration comme l'insufflation, la gastrodiaphanie qui du
reste n'ajouteraient pas grand'chose à la précision du diagnostic. Ce dernier se complète par la perception d'*une tumeur
voisine de l'ombilic*, assez ferme, et qu'il est quelquefois possible
de sentir se contracter sous la main.

L'examen des vomissements a montré que dans certains
cas la *quantité des liquides rendus paraissait plus grande que
la quantité des liquides ingérés*. L'examen chimique n'a rien
de concluant, car les uns ont trouvé des acides gras sans
acide chlorhydrique, d'autres de l'acide chlorhydrique libre :

quoi qu'il en soit, il est certain qu'il existe des acides de fermentation.

CONSTIPATION. — Elle précède en général l'apparition des
vomissements : elle peut être absolue, mais le plus souvent il
existe des selles contenant souvent du lait caillé. Plus tard
l'intestin ne se vide qu'à l'aide de lavements et l'enfant rend
du mucus en quantité considérable ou bien des selles ver-
dâtres font leur apparition. On note parfois des crises diarrhéiques.

PERTE DE POIDS. — C'est un signe constant et progressi?
variant naturellement selon le degré de l'obstruction. La
courbe descendante est parfois interrompue par quelques
ascensions. Finalement la cachexie apparaît. Il faut remarquer
que l'enfant a la langue propre et qu'il éprouve une faim
intense (sauf dans les quelques instants qui suivent un repas).
L'estomac vidé, le nourrisson réclame à grands cris des aliments.

VOUSSURE ÉPIGASTRIQUE ET PÉRISTALTISME VISIBLE. — La voussure apparaît naturellement quand l'estomac est dilaté par les
aliments. Ses ondes péristaltiques sont visibles dans un tiers
des cas. C'est un signe relativement tardif, car il dépend de
l'hypertrophie de la paroi de l'estomac. Les ondes anti-
péristaltiques n'ont été signalées que dans deux cas.

DILATATION DE L'ESTOMAC. — Elle peut manquer, l'estomac étant
au contraire normal ou même contracté.

TUMEUR. — La tumeur est signalée dans la moitié des cas
récents (depuis JACNÈS, 1905). Il faut se rappeler que chez le
jeune enfant le pylore est plus complètement recouvert par le
foie et échappe plus facilement à la palpation. Les deux causes
principales d'erreur en présence de la tumeur pylorique
paraissent être : un ganglion hypertrophié et de solides adhérences péri-pyloriques dues à une péritonite fœtale.

Peu à peu l'amaigrissement s'accentue, la température

descend au-dessous de la normale et l'enfant meurt d'inanition. Cependant, la guérison peut survenir sous l'influence d'un traitement médical, ou simplement de l'alimentation par la sonde, l'enfant reprend du poids, se nourrit : l'obstacle pylorique s'étant laissé forcer ou la cause du spasme ayant disparu.

Diagnostic. — Nous n'insisterons pas ici sur les éléments de diagnostic que nous venons d'exposer. Quelle différence en effet faire entre la sténose hypertrophique et *l'atrésie congénitale*. Dans cette dernière les symptômes se montrent dès la naissance, mais si elle n'est pas absolue quelle différence établir entre les deux affections ? La mort surviendrait plus vite dans l'atrésie du pylore. Ce diagnostic serait surtout un diagnostic *post mortem*, cliniquement rien ne peut donner de renseignements, surtout si l'on songe qu'il est parfois difficile de sentir une tumeur pylorique.

Les polypes muqueux de la région sont trop peu fréquents pour qu'il faille songer à eux, bien qu'ils soient capables de causer un obstacle au passage des aliments.

Le *rétrécissement congénital de l'intestin grêle* se reconnaît à ce que les vomissements contiennent toujours de la bile, ce qui n'existe pas ou rarement dans la sténose congénitale. L'évolution est aussi bien plus rapide ; ce qui nous parait impossible à différencier, c'est la sténose congénitale du simple spasme, du *pyloro-spasme essentiel* décrit par Weill et Péhu. Dans ce dernier il manque la stase gastrique et la tumeur pylorique ; mais nous avons vu que ces symptômes pouvaient également manquer dans l'hypertrophie congénitale sténosante. Il est donc bien difficile d'établir une démarcation entre ces deux affections.

Pronostic. — Le pronostic est très grave dans les formes aiguës, il doit être toujours réservé d'autant plus que l'intervention précoce, qui donne le plus de chances de guérison, est retardée à cause des améliorations apparentes que l'on note au cours des cas chroniques. D'autre part, la vie est longtemps compatible avec un degré modéré de sténose.

Indications opératoires. — Les indications opératoires
dépendent de la pathogénie qu'on adopte : si l'on admet une
sténose hypertrophique vraie, on est conduit à considérer
l'intervention opératoire comme la seule chance de salut du
petit malade. Si l'on considère que *le spasme joue un rôle
essentiel dans les troubles observés*, on peut admettre que dans
la majorité des cas le *traitement médical* suffit à amener la
guérison. Quoi qu'il en soit, la mortalité des cas opérés est de
54 p. 100. Quant à celle des cas non opérés elle est fort difficile
à évaluer à cause de la fréquence des erreurs de diagnostic.

Dans les cas graves l'indication opératoire est formelle ; dans
les cas à évolution plus lente il y aura lieu d'intervenir quand
le traitement médical n'aura donné aucun résultat après un
temps raisonnable. Lorsqu'il existe des alternatives d'aggravation et de mieux, il y a lieu d'opérer pendant une période
de santé relative.

Traitement. — De tout ce qui précède nous ne saurions
tirer que cette conclusion : il faut tout d'abord employer un
traitement médical. Certains cas en effet ont guéri ainsi. Ce
traitement consistera en une *réglementation des tétées*, en un
changement d'alimentation : lait de vache, lait de chèvre si
l'enfant ne peut s'alimenter au sein. On voit que jusqu'ici la
thérapeutique n'a rien de spécial.

BATTEX a guéri un malade en quelques jours par le gavage,
d'autres ont eu une amélioration par le lavage de l'estomac.
Tous les procédés médicaux devront donc être mis à l'œuvre
pour obtenir un résultat. Ce n'est que devant la persistance des
accidents, l'absence d'amélioration, l'état d'inanition du petit
malade qu'on pourra penser à une intervention qui ne sera
justifiée que lorsqu'on aura épuisé tout l'arsenal thérapeutique
médical.

Les interventions possibles se réduisent à trois : la *dilatation
du pylore*, la *pyloroplasie*, la *gastro-entérostomie*. La dilatation du pylore ou opération de Loretta semble la moins dangereuse, parce qu'elle est courte et non sanglante, mais les
résultats sont peu brillants

Thompson a réuni 89 opérations pratiquées jusqu'ici se décomposant ainsi :

	Nombre	Guérisons	Morts	Mortalité
Pylorectomie.	1	0	1	100 p. 100
Divulsions	17	8	9	53 —
Pyloroplasties . . .	12	6	6	50 —
Gastro-entérostomies.	59	29	30	51 —
	89	43	46	53,9 p. 100

Il nous paraît que la *gastro-entérostomie* est le procédé de choix, non pas seulement en raison des résultats rapides qu'elle donne, de l'isolement de la partie malade de l'estomac, mais aussi en raison du perfectionnement de la technique opératoire actuelle. C'est du reste la seule opération possible si l'on se trouve en présence d'un pylore hypertrophié, induré sur une grande longueur et sur lequel il est impossible de faire une pylorectomie.

ESTOMAC BILOCULAIRE

(Nous aurons en vue ici particulièrement l'estomac biloculaire congénital).

Définition. — Sous cette dénomination on doit comprendre une déformation permanente de l'estomac *congénitale* ou *acquise*, consistant en un *rétrécissement divisant la cavité gastrique en deux parties, droite et gauche*. Il ne s'agit donc pas de biloculation par contraction physiologique ou par compression, faits probables mais non décrits, et encore moins d'une déformation survenant à l'occasion de vacuité de l'estomac et s'effaçant à l'état de réplétion. C'est une déformation constante et définitive, qui prend aussi le nom d'estomac en bissac ou en sablier, et qui ne disparaît pas spontanément et à aucun moment.

Etiologie et pathogénie. — L'estomac biloculaire peut être congénital ou acquis. Cette dernière classe est de beaucoup la plus importante; nombre d'auteurs ont contesté l'existence d'estomacs biloculaires *congénitaux*, mais il n'est pas douteux cependant qu'ils existent : les uns ont signalé des faisceaux musculaires anormaux se croisant à la face postérieure de l'estomac biloculaire. D'autres des anomalies artérielles : les artères gastriques et pyloriques se terminant sans s'anostomoser au niveau du rétrécissement, ou bien chaque lobe stomacal ayant une circulation propre. Les explications qui ont été données de ces faits ont été nombreuses sans avoir rien de définitif. Qu'il s'agisse d'arrêt de développement partiel de l'estomac, ou de restes de lésions stomacales du fœtus, lésions guéries à la naissance, il n'en reste pas moins vrai que l'estomac biloculaire congénital a une existence nette.

Quant à la biloculation acquise, il n'est pas loisible d'admettre la biloculation qui existe seulement au moment des contractions stomacales. C'est un phénomène physiologique normal, ainsi que l'ont montré Roux et Balthazard et qui explique la fréquence des estomacs biloculaires trouvés à l'autopsie. Il serait plus naturel d'admettre une lésion mécanique, soit qu'il y ait une compression par le ligament suspenseur du foie, le bord du lobe gauche du foie ou les côtes, tiraillement par l'épiploon gastro-hépatique dans les déplacements du foie. « Ceci expliquerait bien la fréquence de la biloculation de l'estomac chez la femme serrée dans son corset, mais on s'étonnera cependant de voir que la biloculation n'est pas aussi généralisée dans le sexe féminin. La compression, dit Chabrié, amenant une contracture, provoquerait secondairement un raccourcissement réel et cette biloculation favoriserait à son tour le développement de l'ulcère de l'estomac. »

Pour notre part nous croyons que *l'ulcère est primitif* et la *biloculation consécutive à la cicatrisation*. C'est ainsi, qu'on a pu décrire l'estomac biloculaire à la suite de corps étranger, de traumatismes, de brûlure stomacale et même d'épithéliomes. La cause la plus fréquente n'en reste pas moins l'ulcère, et l'ulcère siégeant sur la grande courbure, sur la petite courbure, sur la paroi antérieure, sur la paroi postérieure, par ordre non de fréquence mais de production de la biloculation. (Voy. *ulcère*, p. 276).

Les auteurs ne sont pas d'accord sur la fréquence des formes congénitales ou acquises. Pour PERRET la fréquence de ces dernières serait de 49 pour 21, pour SALVATORE CATELLANI de 89 pour 43.

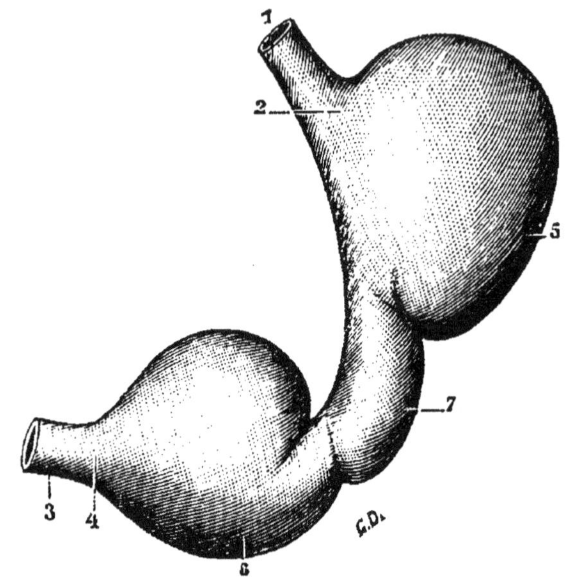

Fig. 26.

Estomac biloculaire (homme de 67 ans) (d'après L. TESTUT).

1, œsophage. — 2, cardia. — 3, duodénum. — 4, pylore. — 5, poche supérieure ou cardiaque. — 6, poche inférieure ou pylorique. — 7, canal de communication entre les deux poches.

Anatomie pathologique. — Le rétrécissement qui sépare l'estomac biloculaire en deux poches a un siège absolument variable. En général, cependant, il se trouve plus rapproché du canal pylorique que du cardia. Ce rétrécissement n'existe pas le plus souvent aux dépens de toute la circonférence de l'estomac mais souvent aux dépens de l'une des courbures (la grande généralement) des faces stomacales. Ce rétrécissement peut ne pas être unique, mais en général un seul est bien marqué, laissant dans la cavité stomacale une lumière plus ou moins étroite qui peut aller jusqu'à *moins d'un centimètre de diamètre.*

On ne trouve *aucune altération des parois dans la forme congénitale*; dans la forme consécutive à l'ulcère au contraire

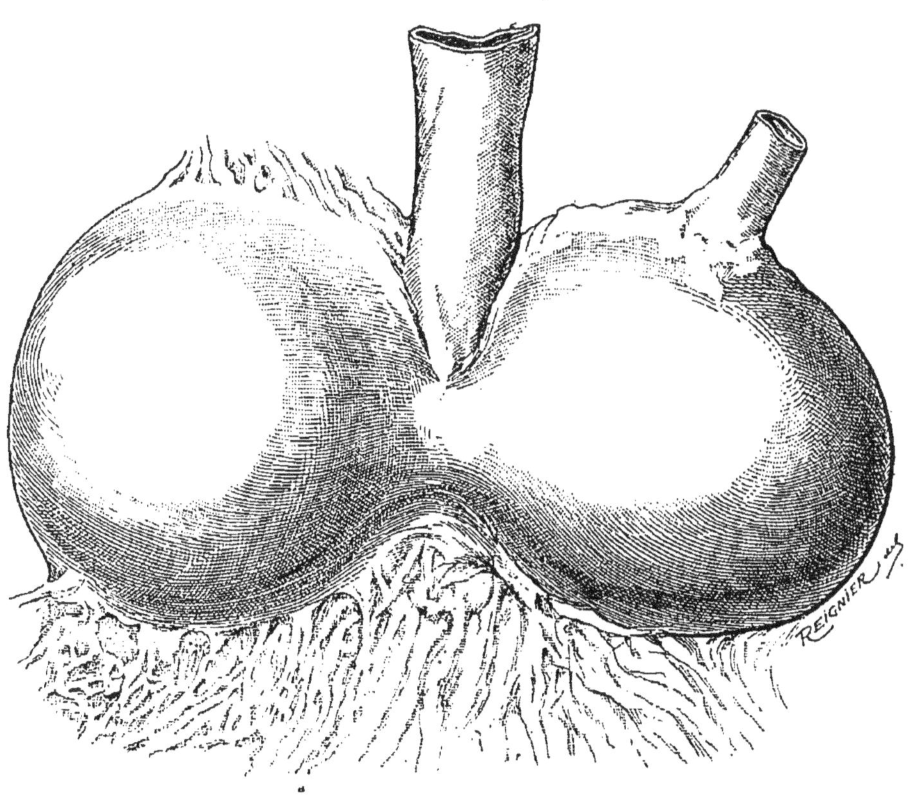

Fig. 27.

Estomac bilobé (d'après un modèle en cire du musée Dupuytren), vue postérieure.

L'œsophage s'abouche dans l'estomac sur le rétrécissement même, de manière qu'il n'y a ni grande ni petite courbure. Chacun des lobes de l'organe étant sphérique, l'un d'eux est situé entre l'œsophage et le pylore, l'autre à droite de l'ouverture œsophagienne.

on trouve des lésions de sclérose plus ou moins étendues, souvent une ulcération en voie d'évolution, une cicatrice blanchâtre ou la muqueuse a disparu aussi souvent des adhérences aux organes voisins. Les deux poches peuvent de par ce fait avoir des directions très différentes l'une de l'autre, JABOULAY et BOUVERET ont publié une observation où les deux poches étaient accolées par leurs faces antérieures. D'autres auteurs rapportent des torsions telles de la poche pylorique, et que le pylore se trouvait en arrière du cardia.

La dimension des poches est variable; en général la poche *cardiaque est la plus volumineuse*.

Dans un cas j'ai vu la portion pylorique d'un estomac biloculaire si peu développée qu'il était absolument semblable à l'intestin grêle. Quant aux ulcères ils peuvent se trouver aussi bien dans l'une que dans l'autre poche, quelquefois dans les deux. L'existence d'un seul ulcère en avant et non loin de la portion rétrécie serait un signe d'ulcère développé sur un estomac en sablier congénital, il serait favorisé par la pression des aliments dans leur passage sur un canal rétréci souvent à son plus haut degré; SIEVERS a signalé ces faits dans 13 cas sur 22, c'est-à-dire dans 60 p. 100 des cas. Il existe cependant d'autres signes pour reconnaître la forme congénitale de la forme acquise. *Dans la variété congénitale, le rétrécissement est plus serré, il n'existe pas de traces d'inflammation ou d'adhérences, la forme est régulière, les parois de l'organe ont une apparence normale.*

Symptômes. — L'estomac biloculaire congénital ne donne lieu à aucun symptôme net tant qu'il n'est pas le siège d'une lésion, soit organique, soit spasmodique, qui augmente le rétrécissement, ou seulement attire l'attention du côté de l'estomac sans permettre cependant de supposer qu'il s'agisse d'une biloculation. Il peut y avoir seulement des signes d'ulcère, et la biloculation passe inaperçue même au moment de l'intervention.

Cependant il n'est pas rare de décrire comme seuls symptômes, de la pesanteur épigastrique, des vomissements sans qu'ils n'aient rien de pathognomonique.

A *l'inspection*, il est possible quelquefois de voir des contractions péristaltiques de l'estomac après l'ingestion d'aliments. Par la palpation, douloureuse quelquefois, il est possible tout d'abord de reconnaître du clapotage stomacal à jeun; en même temps la percussion constate que même avec ce résidu stomacal, il n'existe pas de dilatation vraie ; on peut reconnaître du reste deux foyers de sonorité. A *l'auscultation* on entend des bruits de glou-glou caractéristiques isochrones aux mouvements respiratoires provoqués par la contraction du diaphragme faisant circuler les liquides par un orifice rétréci à travers les deux poches stomacales. Il en résulte une collision des gaz et des liquides produisant un gargouillement rythmé par la respiration (LYON).

Par le *lavage stomacal* il sera possible de se rendre compte de la stase alimentaire à jeun. et aussi de voir si l'on peut retirer tout le liquide introduit, s'il n'en a pas passé dans la poche pylorique. Dans certains cas même, le liquide d'un lavage est ressorti propre d'abord puis secondairement troublé, mélangé à des débris alimentaires.

C'est à *l'insufflation de l'estomac* qu'il faut demander le dernier et sûr élément de diagnostic. L'estomac paraîtra nettement bilobé, et il sera possible en percutant, de délimiter les deux poches et la situation de la portion rétrécie. On sera aussi renseigné sur la fixité de l'estomac, sur celle du pylore, s'il existe des adhérences ou non.

Pour plus de détails lire, p. 276, sténose médio-gastrique ou estomac biloculaire.

Marche. — On ne peut dire que la biloculation de l'estomac ait une caractéristique spéciale dans son évolution. C'est l'affection surajoutée, dans les cas *congénitaux*, c'est l'affection causale dans les cas acquis qui donne à la maladie l'aspect sous lequel elle se présente, c'est un ulcère de l'estomac qui évolue, et qui expose le patient à toutes ses conséquences, Le pronostic sera celui de la maladie prédominante. Dans certains cas une complication peut se produire assez rare, du reste, c'est le *volvulus du pylore* se manifestant avec les signes d'un étranglement interne, et nécessitant une intervention immédiate. (Voy. volvulus de l'estomac, p. 106).

Diagnostic. — L'insufflation fera reconnaître la biloculation, permettra de la distinguer de la dilatation simple de l'estomac, et de la sténose pylorique. Le diagnostic d'estomac biloculaire posé, il faudra discuter l'intervention.

Traitement. — Il ne saurait exister aucun doute sur le traitement de l'estomac biloculaire congénital. Aucune intervention n'est nécessaire tant qu'il n'existe pas de stase, ou de symptômes gastriques inquiétants. Les indications opératoires sont donc absolument étrangères à la biloculation et il arrive même que les indications opératoires s'imposent sans que le diagnostic d'estomac biloculaire ait été fait.

Cependant lorsque par exemple, avec des signes d'ulcère de l'estomac, on aura pu constater qu'il existe une légère biloculation, on sera autorisé à employer le traitement médical de l'ulcère.

Ce qu'il importe avant tout, c'est de ne pas laisser de stase gastrique.

Ce traitement ne s'appliquera du reste qu'à l'estomac biloculaire congénital, car dans la biloculation acquise, il est bien difficile d'admettre que cette thérapeutique ait quelqu'influence sur les lésions de sclérose qui ne semblent pas rétrocéder. Dans ces cas on aura donc recours au seul traitement curatif, au traitement chirurgical.

Trois opérations peuvent être tentées :

La gastroplastie ;

La gastro-gastrostomie ;

La gastro-entérostomie.

Les indications respectives de ces opérations seront discutées plus loin au chapitre *ulcère*. (P. 281 et suiv.).

DISLOCATION VERTICALE DE L'ESTOMAC

C'est une affection rare chez l'homme, elle n'existe pour ainsi dire que chez *la femme* et ses causes les plus fré-

quentes : le port du corset, le relâchement de la paroi abdominale à la suite de grossesse, ou après un amaigrissement
profond, ne font peut-être que démasquer une disposition
congénitale.

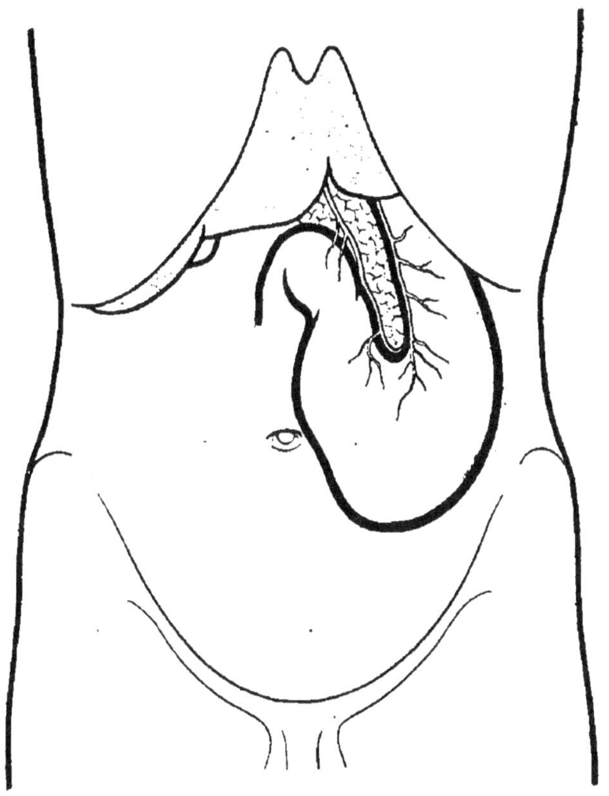

Fig. 28.
Ptose de l'estomac avec coudure pylorique.

Le point le moins fixe de l'estomac, c'est-à-dire le pylore,
se rapproche de la ligne médiane, vient quelquefois même à
gauche de cette ligne en s'abaissant avec le foie. La petite
courbure s'efface, forme une sorte de V dont les deux branches sont parallèles à la colonne vertébrale (fig. 28). Tiraillé par
l'épiploon gastro-hépatique, le pylore entraîne avec lui la première portion du duodénum ; la seconde restant fixe, il se

produit un rétrécissement cause de stase. A côté de ces lésions on trouve des déplacements du côlon, du rein, du foie, de la rate, déplacements s'accompagnant souvent de déformations.

Il existe cependant différents degrés de dislocation stomacale d'une importance assez grande au point de vue de l'intervention. Avec VAUTRIN de Nancy nous distinguerons :

La dislocation stomacale *essentielle* due au corset ou à la faiblesse des ligaments suspenseurs ;

La dislocation concomitante à la *ptose viscérale* généralisée.

La dislocation compliquant la *sténose pylorique*.

L'on comprend que chacune de ces formes présente des symptômes propres à l'affection qui lui a donné naissance. Nous n'aurons en vue ici que les symptômes donnés par la dislocation essentielle, ou consécutive à la ptose viscérale généralisée.

Symptômes. — La dislocation verticale de l'estomac offre peu de symptômes fonctionnels. En général il y a des pesanteurs stomacales, de la difficulté de la digestion, une stase gastrique qui ne se produit que dans la station debout. Dans la situation couchée, le pylore non tiraillé laisse passer les aliments, l'estomac se vide, et on ne constate pas à jeun de résidu. Cependant sous l'influence de la stase diurne l'estomac finit par se dilater, et les symptômes de pesanteur et de tiraillements finissent par devenir une véritable gêne, et tous les signes de l'ectasie gastrique avec résidu digestif le matin à jeun, indiquent la permanence des lésions.

A l'inspection, on constate que le creux épigastrique est affaissé, et il est facile chez les sujets maigres de préciser la petite courbure dessinée sous la peau. En même temps la percussion, la palpation, montrent quel est le degré de la dilatation stomacale concomitante.

L'insufflation en accusant les saillies et les courbures rend un compte exact du degré de dislocation de l'organe.

C'est en examinant le reste de la *cavité abdominale* qui présentera d'autres ptoses, ou le *thorax* qui sera déformé, en

entonnoir, que l'on pourra se faire une idée de la variété
étiologique de dislocation. Si l'on s'ajoute aux signes énumérés
plus haut l'absence des symptômes de néoplasme ou d'ulcère, il n'y aura aucun doute sur l'origine : la constriction
pylorique est la cause de la dislocation de l'estomac.

Traitement. — Chacune des formes pourra être justiciable
d'un traitement différent; la dislocation n'étant qu'un symptôme, c'est sa cause qu'il faudra combattre.

A la dislocation essentielle ou par ptose deux éléments de
thérapeutique nous ont rendu les plus grands services ; d'une
part le *régime* alimentaire qui est celui de la dilatation gastrique, de l'autre le *port d'une ceinture*, et à cet égard, la ceinture hypogastrique ou mieux : le port d'une bande de crêpe
Velpeau, large de 20 centimètres enroulée quatre ou cinq fois
autour de l'*hypogastre* et bien épinglée verticalement pour éviter qu'elle ne se roule pas en corde, rendra les plus grands
services. Lorsque les ressources ordinaires de la thérapeutique
de l'entéroptose auront été insuffisantes, et dans des cas que
je considère comme tout à fait exceptionnels, on pourra
avoir recours à l'intervention chirurgicale. La gastropexie et
la gastrorraphie seront utilement employées, quelquefois même
combinées l'une à l'autre. (Voy.·*Technique*, p. 439.)

Quant à la dislocation consécutive à la sténose, si celle-ci
n'est pas d'origine néoplasique la gastro-entérostomie avec ou
sans gastropexie sera le plus souvent suffisante. La sténose
néoplasique sera justiciable, soit d'une pylorectomie. soit
d'une simple gastro-entérostomie. En tous cas, c'est à la sténose
seule que s'adressera la thérapeutique.

BIBLIOGRAPHIE

DES AUTEURS CITÉS DANS CE CHAPITRE

Berg. Zwei Fälle von Axendrehung des Magens. Operation. Heci-
lung *Nord. med. Ark.* Stockholm, XIII, Festband axelkey, n° 191-18.
Berger. Traité de chirurgie Duplay et Reclus Paris, t. VI, p. 320.

Berti. Singolar attortiliamento del esofago col duodéno seguito da rapida morte. *Gaz. méd. Ital. prov. Veulta.*, Padova IX. p. 139-141.

Boisnard. De l'estomac biloculaire et spécialement de son traitement chirurgical. Thèse de Paris, 1906.

Borchardt. Zur Pathologie und Therapie des Magenvolvulvus. *Arch. f. Klin Chirurgie.* Berlin, 1904. IXXIV, 243-260.

Catellani. L'estomac en sablier. Son traitement. *Reforma medica.* 1899 n° 19, 20. 21.

Cautley. Congenital hypertrophic stenosis of pylorus. *Brit. J. Child. Dis.* London, 1904, p. 10-15.

Cautley. Congenital hypertrophic stenosis of pylorus, *The Lancet* 1904. p. 645.

Cautley. Congenital hypertrophic stenosis of the pylorus and its treatment by pyloroplasty. *Med. Chir. Transact.* Londres, 1903. IXAXVI, p. 473-54.

Chabrié. De l'estomac biloculaire. Thèse de Toulouse. 1894.

Decker (J). Le diagnostic de l'estomac en sablier. *Münchener med. Wochensch.* 1902. p. 1524.

Dujon. Le volvulus de l'estomac. *Gaz. Méd. de Paris*, 1903. n° 13-21 22.

Duval. De la sténose congénitale du pylore chez le nouveau-né. Thèse de Paris, 1901.

Etschorn. Dilatation énorme de l'estomac et du duodédum d'origine congénitale due à la compression de ce dernier par les vaisseaux mésentériques, *Nord. med.* Artsw XXXVII 4. Analyse in *Semaine méd.* 1905. n° 43.

Friedrich Brunner. Ein Fall von Hernia ventriculi inguinalis incarcerata. *Centralblatt für Chirurgie* 1897. n° 34, p. 919.

Guillemot. L'estomac biloculaire. Thèse de Paris, 1899.

Hamdi. Der Magen als Inhalt einer rechtseitigen Zwerchfellheri mit sekundärer Ausstülspung nach der Banchhöhle zu, eine rechtsseitige. Pyonephrose vortäuschend. *Deut. Zeitsch für Chirurgie*, Leipzig, 1905, IXXIX, p. 313-316.

Ibrahim. Die Pylorostenose. Berlin (Kargeo), 1905.

Jahrb. Kinderheilk, 1888, p. 413.

Jucker. *Amer journ. of obst.*, 1893, t. XXVII, p. 380.

Keller. Thèse de Berne, 1885.

Landerer. Uber angeborene Stenose des Pylorus. Inaugural Dissert. Tellungen, 1879.

Landerer. Ueber angeborene Stenose des Pylorus. Diss. Tübingen, 1878.

Landerer. Zur Chirurgie des Magens. *Berliner Khlin Wochensch.* 1893, p. 1030.

Lebert. Histoire d'une oschéocèle extrêmement volumineuse produite par la hernie, à travers les anneaux inguinaux, de la presque totalité du canal intestinal. *Journal des connais. médicales et chirur-gicales*, Paris. Avril, 1838. p. 145.

LEWIN. Hernie scrotale contenant presque tout le tube digestif y compris l'estomac. *Ann. de la Soc. Belge de chirurgie*, Bruxelles. 1893. p. 126.

LION (G). Observation d'estomac en sablier avec sténose médio-gastrique. Des caractères cliniques des sténoses médilo-gastriques. *Bul. et mém. de la Soc. médicale des Hôpitaux de Paris*. 1906. n° 3, p. 78.

LION (G). Estomac en sablier avec sténose médio-gastrique. Radio-graphie. *Bul. et Mem. Soc. méd. Hôpitaux Paris*. n° 4, p. 110.

MAYLORD (Ernest). Congenital narrowness of the pyloric orifice a cause of chronic gastric disease in the adult. *The Bristish med. Jour*. London 1904. T. 20 February p. 417.

MULDER (G. H). Ein genal van maagincarcerotie incem hernia hypogastrica *Nederl. Tijdschrifll v. Gesseck*, 1897, I, n° 2.

NICOLL. (H). Several patients from a further series of cases of con-genital obstruction of the pylorus treated by operation. *Glascow Med. Journal*. 1906, p. 253.

PAGENSTECHER. Vice de conformation de l'œsophage et de l'esto-mac. *Arch. génér. de médecine*, t. XXI, 1829, p. 116.

PARVONAT. Thèse de Lyon, 1905.

ROMME. Sténose du pylore des nourrissons. *Gaz. hebdomadaire*. Paris. 1899. p. 217.

ROMME. Revue des maladies de l'Enfance. 1899.

PENDLE. Ein Fall von volvulus des Magens. *Wiener klin. Wochensch*. 1904, p. 476.

PERRET. L'estomac biloculaire. Causes, Diagnostic, Traitement. Thèse de Lyon, 1896.

PETIT. Hernie de l'estomac sur la ligne semi-lunaire de Spiegel. *Gaz. des Hôp. de Toulouse*. 1892. CLXVIV p. t. I. p. 22-27.

RICHARD. Syndrome de la sténose du pylore chez les nourrissons. Thèse de Paris, 1905.

RUDOLF, MAYER. Beiträge zur angeborenen Pylorusstenose. *Virchow's Archiv*. CII p. 413.

SIÉWERE. Malformation congénitale de l'estomac en sablier. *Berli-ner Klin, Wochenschr*. 10 avril 1899. *Arch. of Pediat*. Déc. 1904.

SCHMIDT. Ein Fall von gastrocele scrotalis. *Berliner klin. Wochensch*. 1885, I, p. 10.

SCHMITT. Zur chirurgischen Therapie des Sanduhrmagens. *Münch. med. Wochens*. 1902.

STEVERS. Fruska la Ner. Haudlinger. Avril 1898.

THOMPSON (Georges). Congenital hypertrophic pyloric stencosis of Infants (with Report of an operated case). *Surgery Gynecol. and obstet*. Chicago. Octobre 1906. p. 521.

TUCKEL. (A. B). A case of lumbar and inguinal hernia of the right side. *Amer. Journ. of obstr.* 1893. XXVII, 380.

VARIOT. Rétrécissement congénital et spasme du pylore chez le nouveau-né. *Gaz. des Hôpitaux.* Juin 1903, n° 69, p. 697.

WEILL et PÉHU. Les sténoses pyloriques chez le nouveau-né et le nourrisson. *Gaz. des Hôpitaux,* 1069-1097.

WILLIAMSON. Cité par Cautley. *London and Edinbourg Monthley iourn.* 1841.

WIESINGER. Ein Fall von volvulus des Magens mit totalem dadurch bedingten Verschluss von Cardia und Pylorus in akuter fettnekrose. *Deut. med. Wochensch. Lepz. u. Berl.* XXVII p. 83-84.

SIXIÈME PARTIE

TRAUMATISMES DE L'ESTOMAC

I

CONTUSIONS DE L'ESTOMAC

Étiologie. — Par sa situation derrière les côtes et le diaphragme, l'estomac se trouve assez protégé pour n'être que rarement atteint dans les cas de contusions abdominales. Il semble bien en effet qu'il doive être *en état de distension* soit physiologique, soit pathologique pour qu'un traumatisme puisse l'atteindre. Coull Mackenzie (de Calcutta) n'a trouvé une rupture de l'estomac qu'une seule fois sur cent onze observations de contusion abdominale. Cela montre assez *le peu de fréquence de l'affection;* la rupture de l'estomac est le fait des grands traumatismes, des écrasements de l'abdomen, dont le diagnostic est évident et où il ne peut exister de signes indiquant spécialement la lésion stomacale; la mort survenant rapidement. Nous n'insisterons donc pas ici sur les grandes contusions abdominales, ne traitant que les contusions pour ainsi dire *localisées à l'estomac* qui donnent lieu à des symptômes bien nets et que l'on n'a pas coutume de décrire spécialement.

A côté des grands traumatismes abdominaux qui laissent une trace sur la paroi abdominale, des traumatismes moindres, ne causant pas de lésions pariétales, sont cependant la cause d'altérations stomacales. C'est ainsi que l'on relève coup de poing, coup de pied, chute sur un corps dur, tamponnement, etc., n'ayant provoqué aucune lésion pariétale.

Anatomie pathologique et pathogénie. — Les altérations stomacales consécutives à un traumatisme relèvent de deux mécanismes : l'*écrasement des parois* ou leur *éclatement*. Il est une condition importante, prédisposante à une altération des parois après un choc, c'est la *plénitude de l'estomac*. La distension stomacale par les gaz cependant n'est pas, suivant LONGUET « favorable à la rupture, en raison de l'élasticité, même des gaz, tandis que la distension par les liquides la favorise au contraire ». L'estomac distendu ne peut fuir et vient s'écraser contre la colonne vertébrale, pris entre cette dernière et le corps vulnérant. Cet écrasement suppose une distension moyenne de l'organe. Si la distension est assez grande, il ne se produit plus alors un écrasement mais un éclatement.

Le *siège des lésions* est variable, sans qu'on puisse préciser le point le plus fréquemment vulnéré.

La rupture *complète* des tuniques est assez rare et résulte d'un traumatisme très violent. Dans une observation de REHN une chute assez élevée sur une barre de fer produisit deux fissures superficielles de la paroi antérieure de l'estomac et une rupture totale de 10 centimètres de longueur, de la paroi postérieure. Le plus souvent il s'agit d'une rupture *incomplète*, soit par éclatement, soit par écrasement.

La première lésion, *la plus légère*, est une *déchirure de la muqueuse*, qui se compliquera de lésions musculaires ou celluleuses selon la violence du traumatisme. En général le péritoine résiste, formant momentanément une faible barrière aux aliments et au sang qui, après sphacèle rapide de cette mince paroi, s'épancheront dans l'abdomen (FÉVRIER).

A un degré moindre encore le traumatisme provoquera des lésions de pronostic moins grave et moins immédiat. C'est ainsi qu'il peut se produire de simples *fissures de la paroi avec des hématomes consécutifs*. Ceux-ci décollent les tuniques et secondairement en s'infectant donnent lieu à des abcès de la paroi stomacale (RICHERAND, ROSE) ou à des kystes traumatiques (ZIÉGLER).

Enfin il ne faut pas oublier la production de *certains ulcères* de l'estomac dont l'origine traumatique n'est pas douteuse. (Voy. *Ulcère*.) Tout ce que nous devons en dire ici, c'est que l'ulcère peut suivre de *quelques semaines* le traumatisme ou n'apparaître que *plusieurs mois* après. La pathogénie en est difficilement abordable puisque par une plaie expérimentale de la muqueuse nous n'avons jamais pu provoquer l'apparition d'un ulcère gastrique. Nous avons essayé en vain de reproduire expérimentalement, sur des chiens, les contusions de l'estomac; c'est là une intéressante étude à reprendre.

Symptômes. — Nous n'insisterons pas ici sur les symptômes des *contusions abdominales graves* dont la contusion de l'estomac n'est qu'un épiphénomène. Ce qui domine la situation, ce sont les *signes généraux* : petitesse et fréquence du pouls avec hypothermie, météorisme abdominal avec contracture des muscles, anxiété respiratoire, anurie. etc. ; il n'importe pas de voir si parmi les symptômes offerts par le patient il en est qui peuvent faire faire immédiatement le diagnostic de lésion stomacale. En présence des symptômes que nous avons énumérés, il n'y a pas lieu de s'attarder longtemps à faire un diagnostic précis, il n'y a qu'une *indication formelle d'une intervention qui doit être immédiate.*

Ces symptômes susceptibles de préciser une lésion gastrique ne sont bien nets qu'après que les phénomènes de shock du début, se sont dissipés, et si le malade ne succombe pas rapidement. Le seul signe qui puisse faire penser à une lésion stomacale est le *vomissement de sang* et encore la contusion doit-elle être légère, car dans les ruptures le vomissement fait défaut et encore ce dernier peut n'être pas pathognomonique d'une lésion de l'estomac puisque dans un cas le sang venait du poumon. La matité dans les hypocondres après un choc de l'épigastre indiquerait au moins une rupture vasculaire grave.

8.

La *disparition de la matité hépatique* dans les mêmes circonstances indiquerait une rupture du tube digestif qui, vu le siège du traumatisme, devrait être localisée à l'estomac.

Un symptôme sur lequel on a insisté à juste titre, c'est la *contracture des muscles abdominaux*, constituant le *ventre de bois*. Sans être pathognomonique il a, comme DEMONS l'a bien dit, une valeur très importante ; pour ma part je ne puis lui accorder une valeur absolue, car deux fois il m'a trompé, me faisant pratiquer deux laparotomies inutiles.

A côté de ces contusions graves dès le début, il en est d'autres dont les symptômes atténués sont trompeurs et dont les accidents menaçants ne surviennent *que dans les jours qui suivent* le traumatisme, Ce sont les cas qui semblent correspondre aux *ruptures incomplètes de l'estomac*, où le péritoine seul n'ayant pas été atteint forme momentanément la seule protection de la cavité séreuse. Il semble bien qu'il en soit ainsi dans les cas où les accidents péritonéaux n'éclatent *qu'au troisième ou quatrième jour*. Là encore une intervention doit être rapide. On ne doit pas compter en effet dans ces cas sur l'indication donnée par les vomissements alimentaires ou sanguins. Les premiers peuvent manquer, et le sang peut s'infiltrer entre les parois. Ce sont donc les signes de péritonite qui commandent l'intervention en même temps qu'ils précisent le diagnostic.

Sont plus importantes à considérer au point de vue du traitement, les contusions qui s'accompagnent d'une *rupture incomplète et légère* des tuniques. Si dans le cas d'une contusion légère de l'abdomen n'ayant pas donné lieu à une réaction péritonéale nette, il se produit d'une façon précoce un vomissement de sang, on pourra certainement conclure à une lésion stomacale. C'est l'absence de grands symptômes masquant la lésion stomacale, qui permet à celle-ci de s'imposer au diagnostic. La *gastrorragie* peut être extrêmement abondante et mettre les jours du malade en danger. Tantôt l'écoulement du sang est continu, tantôt intermittent. Il disparaît quelquefois rapidement. Dans certains cas on a vu *la gastrorragie réapparaître* au bout de quelques jours alors qu'il semblait que la guérison allait être obtenue. Il s'agit d'un ulcère traumatique secondaire dû vraisemblablement à une infection. La gastrorragie s'accompagne toujours de *douleurs vives* dont le siège est le creux épigastrique, douleur précédant le plus souvent l'hématémèse et se continuant après elle. La région stomacale est douloureuse à la palpation. Celle-ci provoque une *contraction des muscles droits de l'abdomen*, gênant l'exploration qui ne pourrait vraisemblablement être fructueuse que s'il y avait un gros hématome de volume suffisant pour former tumeur.

Les phénomènes douloureux s'amendent en général rapidement et l'hématémèse disparaît d'elle-même. S'il s'agit d'un ulcère traumatique il cède en général rapidement à un traitement approprié, ce qui permet de le distinguer de l'ulcère rond médical.

Pronostic. — Le pronostic est variable avec les différentes formes. Dans les cas de ruptures complètes et étendues, à part le cas de REHN rapporté plus haut, il ne semble pas qu'il y ait eu de guérison. ABERNETHY cite un cas de contusion de l'estomac suivi d'adhérences assez complètes pour que, après la chute des escarres, le contenu de l'organe se déversât dans une sorte de poche qui progressivement gagna le pli de l'aine où elle s'ouvrit. GUINARD opéra le quatrième jour après l'accident une perforation siégeant sur la petite courbure ; le malade guérit, bien que la cavité abdominale fut pleine de bouillon, de lait et de vin.

Le pronostic est dominé par l'intensité du shock et par l'infection péritonéale aiguë. A propos de l'infection péritonéale par le contenu stomacal, je vous rappelle l'importance de la *vacuité* de l'organe au moment de la blessure et de l'*absence de prise de boisson ou d'aliments après l'accident*. Faisons remarquer également le peu de virulence du contenu stomacal, en raison peut-être de l'acidité du suc gastrique ; ce peu de virulence est bien connu de nous tous. Le pronostic dépend également dans une large mesure de la *rapidité de l'intervention*.

Dans les cas légers de contusion stomacale au contraire, le pronostic paraît bénin. Il reste à faire cependant la différence entre une rupture qui peut paraître légère et s'aggraver secondairement soit du fait de l'intensité de l'hémorragie, soit du fait de l'infection, ou même de la perforation. Il importe dans ces cas de surveiller soigneusement les malades et se tenir prêt à une intervention.

Traitement. — Le diagnostic de rupture viscérale implique une laparotomie immédiate.

Cette formule un peu générale s'applique au cas particulier de rupture stomacale complète si le diagnostic a été fait. On doit tenir compte cependant du *collapsus précoce*, qui est une contre-indication formelle ; il faut d'abord par des stimulants mettre le malade en état de supporter la grave intervention qui est la laparotomie dans ces cas. A ce propos se pose une question de thérapeutique de la plus grande importance : temporiser sous prétexte de collapsus, c'est permettre à la lésion causale d'évoluer, c'est donner libre champ au développement d'une péritonite. D'autre part, la gravité des opérations faites en plein collapsus est de notoriété commune. Je pense donc que les injections de sérum et d'huile camphrée doivent précéder de très peu de temps, doivent être presque synchrones de l'intervention chirurgicale.

Nous n'insisterons pas sur la technique opératoire. Une fois la rupture stomacale trouvée on la suturera ainsi qu'il est décrit. (Voy. *Technique.*) Seule la question des lavages du péritoine mérite discussion ; pour ma part, je n'ai pas recours à cet expédient, je me contente d'essorer avec le plus grand soin toutes les régions contaminées, et pour cela j'emploie exclusivement la gaze aseptique, puis je draine l'abdomen dans tous les points déclives.

Il est plus délicat de poser un diagnostic d'intervention dans les cas de *contusions paraissant légères* avec phénomènes gastriques prédominants. Ou bien la contusion abdominale donne *peu de symptômes* et rien ne fait penser qu'il y ait rupture d'un viscère ; il peut s'agir dans ces cas d'une rupture incomplète : c'est alors que les vomissements alimentaires ou sanguins acquèreront une grande importance dans l'établissement du traitement. Mais ce symptôme manque souvent, nous l'avons vu. Nous ne pensons pas que l'on doive attendre l'apparition, des phénomènes infectieux pour intervenir. *Il vaut mieux opérer qu'attendre, lorsqu'on est dans le doute.* Ou bien, il n'y a que des symptômes gastriques sans réaction abdominale, douleurs, vomissements sanguins ; dans ces cas, nous croyons qu'il vaut mieux attendre, qu'il faut mettre le malade au repos absolu, à la diète complète, immobiliser l'abdomen par l'application de glace et l'ingestion d'opium. L'intervention ne s'imposerait que si l'hémorragie était par trop abondante et mettait la vie du malade en danger. A propos de cette règle de l'intervention dans les traumatismes abdominaux, il me semble que la pratique doit être différente suivant :

1º Que le blessé est apporté dans un service de chirurgie.

2º Qu'il est loin de tout chirurgien capable de l'opérer.

3º Qu'il s'agit d'un blessé sur le champ de bataille.

Dans les deux derniers cas la règle d'intervention est purement théorique, l'expectative doit être la règle dans la pratique.

II.

PLAIES DE L'ESTOMAC

Comme les plaies du reste du tube digestif, ces plaies de l'estomac doivent être étudiées *selon qu'elles sont produites* par une *arme blanche*, ou une *arme à feu*, car si les symptômes généraux sont à peu près les mêmes dans les deux cas, les lésions, l'évolution et le pronostic sont différents.

Nous laissons de côté les *piqûres* de l'estomac dont la ponction est le type, elles ne nécessitent aucune intervention spéciale puisqu'elles ne donnent lieu à aucun accident. (Voy. également Physiologie des tuniques de l'estomac.)

PLAIES PAR ARMES BLANCHES

Dans les plaies pénétrantes de l'abdomen, c'est de toutes les parties du tube digestif l'estomac qui se trouve *le moins souvent atteint*. Sa situation élevée et profonde derrière la paroi thoracique et le diaphragme explique ce privilège. Les plaies par baïonnettes étant beaucoup moins fréquentes à l'heure actuelle où les corps à corps sont devenus une rareté, il reste pour principale cause de plaies de l'estomac, les *tentatives de crime ou de suicide*, où le coup dirigé vers la région précordiale, a été porté un peu bas et a lésé la grosse tubérosité. J'ai remarqué à cet égard combien les plaies de l'estomac étaient fréquentes dans les cas de *suicide chez les femmes*. Elles visent toujours trop bas, là où elles disent : « j'aime », c'est-à-dire au-dessous du sein gauche en pleine région de la grosse tubérosité de l'estomac. Cependant l'estomac pouvant être perforé en même temps que l'intestin, par un coup de couteau porté de bas en haut, la rate ou le foie peuvent également être intéressés. On comprend dans ce cas combien le diagnostic peut être difficile. Nous n'aurons en vue dans notre description que les plaies intéressant l'*estomac*.

Anatomie pathologique. — La nature des plaies est un peu différente selon la forme de l'instrument qui a produit la blessure ; cependant pour la commodité de la description, nous étudierons les plaies stomacales en les divisant en trois groupes :

1° Plaies produites par des instruments piquants relativement volumineux ;

2° Plaies produites par des instruments piquants et tranchants ;

3° Plaies produites par des instruments tranchants.

Les plaies par instruments *piquants* sont en général peu graves, l'instrument pénétrant les parois sans déchirer les tuniques en les écartant pour ainsi dire. Les fibres musculaires dilacérées sont en très petit nombre et la contraction des fibres voisines suffit pour fermer la plaie, qui guérirait facilement si les parois stomacales n'étaient pas malades antérieurement. La direction longitudinale, circulaire et oblique des fibres musculaires de l'estomac permet donc d'attacher peu d'importance à la direction de la plaie, à l'encontre de ce qui existe pour les plaies de l'intestin.

L'intrication des fibres musculaires stomacales prend encore plus d'importance lorsqu'il s'agit d'une plaie faite par un instrument *piquant et tranchant*, par une *pointe d'épée*, par exemple. Les lésions sont plus profondes, le nombre des fibres musculaires divisées est plus grand et souvent il y a un écartement des bords de la plaie. Ou bien la contraction des fibres musculaires dans leurs différents sens ferme la plaie, ou bien la muqueuse lâchement unie aux plans sous-jacents, vient faire hernie à travers l'ouverture et fait l'occlusion de la plaie que n'ont pu fermer les tuniques musculaires de l'estomac, ou bien encore l'ouverture est trop grande pour permettre aux fibres musculaires et à la muqueuse, d'empêcher les liquides stomacaux de couler dans la cavité péritonéale.

OTTIS rapporte deux cas de blessures mortelles de l'estomac par coup de *baïonnettes anciennes* : l'une par péritonite, l'autre par hémorragie d'une branche de l'artère gastro-épiploïque droite; de même le rapport allemand sur la guerre de 1870-1871, donne un autre cas de plaie mortelle de l'estomac par hémorragie sans doute de la coronaire stomachique.

Les piqûres de l'estomac par *baïonnette Lebel* (instrument piquant relativement mousse et étroit) paraissent peu graves. Chez un blessé, DELORME admet que la baïonnette a pénétré en plein dans l'estomac ; ce blessé néanmoins guérit sans accident, sans avoir reçu de soins médicaux. Chez un blessé de BENOIT la baïonnette pénètre dans la région lombaire droite et sort à 2 centimètres au-dessous de l'appendice typhoïde ayant parcouru 21 centimètres dans une région comprise par le foie, l'intestin grêle, le côlon transverse et l'estomac : guérison rapide après quelques symptômes de lésions hépatiques.

Blessure par coup de pointe de sabre. (Instrument piquant large). — Larrey. Un soldat de la garde reçoit un coup de pointe de sabre qui pénètre dans la poitrine entre les 7° et 8° côtes gauches, coupe le diaphragme et perfore l'estomac dans sa grosse tubérosité. « La douleur locale, les vomissements sanguins, l'issue par la plaie des liquides que le blessé avalait, enfin la direction de la plaie ainsi que sa profondeur ne laissaient point de doutes sur l'ouverture de l'estomac. Les premiers jours furent très orageux, le malade se trouva plusieurs fois aux portes du tombeau. Cependant à l'aide de rafraîchissants, des saignées locales et générales, de la diète prolongée et des lavements émollients et de la position du blessé qu'on faisait tenir constamment sur le côté droit, la plaie se cicatrisa. » Il persiste une hernie du poumon sous la cicatrice.

Blessure par coup de lance (survenue accidentellement dans des charges chez des cavaliers allemands). — La lance s'enfonce de 17 centimètres dans le creux épigastrique et se brise contre la colonne vertébrale. A la peau, plaie longue de 3 centimètres. Hématémèses répétées et abondantes, faiblesse prononcée, douleur de ventre, dyspnée, pouls rapide, ventre ballonné. Le lendemain, amélioration. Au onzième jour, péritonite qui rétrocède le quatrième jour et guérit au bout de deux mois. Cinq semaines plus tard, le blessé remonte à cheval, mais au bout de cinq minutes douleurs dans le dos et la région sacrée : développement d'une affection médullaire sans doute liée à la lésion du corps de la 4° lombaire. Retraite.

Chez un autre cavalier la lance pénètre par une plaie cutanée de 2 centimètres : hématémèses, douleurs abdominales, sensibilité à la pression et ballonnement. Guérison en 71 jours. Il persiste des troubles stomacaux.

Les plaies par instruments *tranchants* qui produisent une grande ouverture des viscères et de l'estomac en particulier s'accompagnent d'une plaie au moins égale de la paroi abdominale. Il existe à cet égard une malheureuse exception pour les coups de couteau que j'appelle « à l'italienne », car je les ai surtout rencontrés chez des ouvriers de chantiers italiens et le mécanisme des lésions graves qui l'accompagnent m'a été expérimentalement démontré par l'un d'eux sur un cadavre : l'instrument est un couteau long, étroit, tranchant comme un couteau d'amputation, dit du poignet. Le coup est donné de bas en haut et l'instrument est enfoncé dans le ventre jusqu'à la garde qui est arrêtée par la paroi abdominale; à ce moment, le manche, est fortement abaissé, il s'ensuit que la pointe et le tranchant enfoncés profondément décrivent une longue courbe sectionnant intestin, mésentère, estomac. Le couteau retiré, il ne reste qu'une petite plaie insignifiante de la paroi, cachant des lésions profondes et souvent irrémédiables.

Le plus souvent le contenu de l'estomac s'écoule dans le péritoine, provoquant l'infection de la séreuse. La plaie abdominale peut être très grande et la plaie stomacale petite. Dans le cas de HÉVIN que nous avons en vue, la portion stomacale herniée à travers la paroi abdominale avait le volume du poing et la perforation qu'elle présentait avait la largeur d'un doigt.

Dans quelques cas *l'estomac a pu faire hernie* et les liquides se sont écoulés au dehors.

Un soldat présentait à l hypochondre gauche une plaie par coup de tranchant de sabre, longue de quatre travers de doigts, par laquelle sortait du lait avec lequel le blessé s'était désaltéré quelque temps auparavant. A chaque effort pour vomir l'estomac avec sa perforation se montrait à la plaie. PONY et BRICOT n'hésitèrent pas à suturer le viscère après l'avoir attiré au dehors, et le blessé guérit.

Ces cas sont très rares, de par la position élevée de l'estomac sous les côtes et ne s'expliquent que par l'état de dilatation physiologique ou pathologique de l'organe.

PLAIES PAR ARMES A FEU

Beaucoup plus fréquentes que les précédentes, elles s'observent surtout dans la chirurgie d'armée. Cependant dans la pratique civile on en voit souvent à la suite de tentatives d'assassinat ou de suicide. Tout ce que j'ai dit du siège des plaies par tentatives de suicide chez la femme est également applicable ici. En général *la plaie stomacale n'est pas unique* et s'accompagne d'autres lésions des organes abdominaux, surtout de l'intestin. Il convient de faire une distinction entre les plaies produites par les *projectiles d'armée*, et les plaies des projectiles de *revolver ordinaires*. Les premiers animés d'une grande vitesse, perforent le corps de part en part, les autres de vitesse initiale beaucoup moins grande font des plaies plus larges et le plus souvent restent dans les tissus.

Dans un travail sur ce sujet, FORGUES et JEANBRAU distinguent trois ordres de lésions : *perforations, éraflures, contusions,* selon la force de pénétration, le calibre et l'angle d'incidence des projectiles.

Les *perforations* sont le plus souvent *doubles,* l'estomac étant traversé de part en part. Rarement la balle reste dans l'estomac : en effet une seule fois sur 112 observations la balle est sortie spontanément par l'intestin (BERNAYS). Les *orifices d'entrée et de sortie* ne correspondent pas l'un à l'autre en général, bien que le diamètre des plaies soit sensiblement égal. De même *l'orifice séreux et l'orifice muqueux* ne se correspondent pas, l'aspect des plaies est vaguement circulaire, à bords déchiquetés, éversés en dehors, disposition que l'on trouve aussi, mais bien plus étendue, avec une grande perte de substance lorsqu'une *charge de petit plomb* a été tirée à courte distance. Autour de bords très découpés il existe dans ce dernier cas de petites perforations dues aux grains de plomb qui se sont écartés du reste de la charge qui a fait balle.

Les lésions varient avec la *direction du projectile,* selon qu'il frappe l'estomac perpendiculairement ou obliquement. Les petites balles du commerce peuvent courir obliquement dans la paroi stomacale relativement épaisse; alors le tissu séreux ne correspond pas au tissu muqueux, entre eux existe un trajet véritable musculo-séro-muqueux qui se traduit par une ecchymose superficielle et muqueuse. Dans le premier cas, la plaie est nette, du même diamètre que celui de la balle, dans le second la plaie est plus large, plus déchiquetée. Lorsque la balle a pénétré près d'un des orifices, il reste de l'estomac deux petites languettes intermédiaires que l'on voit aussi *lorsque le projectile* a atteint une des courbures de l'organe, ce qui *souvent* fait croire à une énorme perte de substance.

Comme dans les plaies par instrument piquant, les bords de la plaie se rejoignent et font une occlusion à peu près complète lorsque l'orifice est petit. Secondairement en avant de la perforation s'organiseront des adhérences protectrices. Cependant deux complications sont à craindre qui constituent la gravité des plaies de l'estomac. C'est l'ouverture d'un *estomac plein* qui répand dans le péritoine des produits septiques, c'est la *blessure d'un vaisseau important* qui tue le malade par hémorragie. Cependant la muqueuse stomacale, comme dans toutes les plaies moyennes peut venir faire issue à la peau établissant une fistule gastro-cutanée d'emblée ; les cas du Canadien de BEAUMONT, des malades de CANNIZARO et de SMITH, qui ne donnèrent lieu à aucun accident d'infection, bien qu'ils constituent des faits isolés n'en restent pas moins des exemples que l'on doit rapporter.

Les tuniques superficielles de l'estomac étant seules atteintes constituent l'*éraflure*. Celle-ci est beaucoup moins grave que la perforation. Cependant il arrive que les tuniques se sphacèlent et que secondairement à la chute de l'escharre, les liquides stomacaux s'épanchent dans le ventre et entrainent la mort.

Les *contusions* par balles sont de deux sortes : de dehors en dedans, de dedans en dehors ; ces dernières se produisant après perforation des tuniques opposées. On pourrait croire que la contusion stomacale *de dedans en dehors* est bénigne, mais l'observation rapportée par GUINARD montre une plaie de la tunique interne de l'estomac sans perforation, plaie ayant déterminé une hémorragie mortelle. Dans les contusions de *dehors en dedans* la balle est retrouvée dans l'estomac au milieu de sang et de débris alimentaires, elle peut être rejetée par vomissement (CULBERTSON) ou avec les matières fécales par l'anus (DUPUYTREN). La paroi contusionnée présente une tache ecchymotique plus ou moins grande, quelquefois même elle est le siège d'une hémorragie, plus tard cette ecchymose pourra se transformer en ulcère traumatique (FORGUE et JEANBRAU), capable de causer une grosse hémorragie secondaire. Ce qu'ajoute à la gravité des plaies de l'estomac par armes à feu, ce sont les *lésions des autres viscères*, une éraillure de l'estomac s'accompagne de plaie de la rate, de l'intestin, du foie, de la cage thoracique et des organes qu'elle contient. ALDIBERT cite un cas de plaie de l'estomac, du diaphragme, de la plèvre gauche du poumon : l'estomac distendu par les gaz

avait passé par la plaie du diaphragme et se trouvait dans la
plèvre, Lambret cite un autre cas où l'estomac avait passé
dans la plèvre, d'où il fut impossible de le retirer.

Symptômes. Signes pathognomoniques. — L'écoulement
par la plaie du *contenu stomacal* dont la réaction acide est
caractéristique, est exceptionnel (un cas de Makin, guerre
boër); une fois on constate une hernie par la plaie d'un lambeau stomacal (Ottis). Sans parler de ces cas où on constata
des signes pathognomoniques, il en existe un certain nombre
qui permettent de *supposer* une plaie de ce viscère. Nous n'insisterons donc pas ici sur les signes de réaction péritonéale,
communs à toutes les plaies pénétrantes de l'abdomen, mais
sur *les caractères de certains symptômes* qui peuvent faire
croire à une lésion stomacale seule, ou à une lésion concomitante d'une autre partie du tube digestif. Du reste, on ne
doit pas s'attarder à leur recherche, la conduite à tenir dans
ces cas étant la même; il faut opérer lorsqu'on se trouve en
présence d'une plaie pénétrante de l'abdomen, quel que soit
le viscère atteint. Il n'y a donc pas à discuter les symptômes
ni à en peser la valeur différentielle : le diagnostic précis se
fait en opérant, et la seule préoccupation doit être, en chirurgie civile, de faire une intervention aussi précoce que possible.

Les douleurs de la paroi, les phénomènes de shock avec
pâleur de la face, sueurs froides, syncope, les nausées, hoquets
et quelques vomissements alimentaires accompagnent toute
plaie ou *contusion* de l'abdomen et sont des phénomènes immédiats n'offrant rien de spécial. Cependant si *les vomissements sont
sanguinolents* il est bien probable que l'estomac a été atteint,
mais il ne faut pas compter sur ce signe qui n'est pas constant; en effet sur 25 cas de blessure de l'estomac par armes
à feu, Luhe a trouvé seulement 9 fois ce symptôme et Vul-
liet une fois sur 13 observations de plaie stomacale par armes
blanches.

Il est plus important d'étudier la *région vulnérée* et de s'en-
quérir de la direction de l'arme si faire se peut, bien que les

renseignements donnés par cet examen n'aient pas, eux non plus, une valeur indiscutable dans la précision du diagnostic. *La plaie d'entrée* offre des aspects différents : dans les blessures par armes blanches les lèvres cutanées sont nettes, rapprochées l'une de l'autre ; elles sont noirâtres, irrégulières, déchiquetées, entourées d'une zone ecchymotique dans les blessures *par balles*. L'orifice est plus ou moins grand suivant le diamètre des corps vulnérants dont il représente parfois la forme en coupe ; il est possible d'y voir avec de petits caillots des fragments de corps étrangers, de vêtement. Il s'écoule peu de sang par l'orifice, l'hémorragie étant insignifiante dans les plaies par balle, un peu plus abondante dans les plaies par armes blanches. Nous exceptons bien entendu les cas où un gros vaisseau de la paroi aura été touché par le corps vulnérant quel qu'il soit. La *plaie de sortie,* si elle existe permet de juger de la direction du trajet et de préjuger des organes atteints.

La blessure d'un vaisseau intra-abdominal donne lieu à une hémorragie assez abondante, *qui va se collecter dans les fosses iliaques* où l'on trouve de la matité à la percussion[1]. Cette matité est dûe aussi quelquefois à un écoulement des liquides de l'estomac ou de l'intestin. Si l'on joint à ces signes *la disparition de la matité hépatique,* indiquant qu'il existe des gaz libres à l'intérieur de la cavité péritonéale, on aura la certitude qu'il s'agit bien d'une plaie pénétrante du tube digestif, mais sans indication que l'estomac a été touché.

Si la plaie abdominale est assez large pour qu'on puisse voir la plaie du viscère sous-jacente, tous les doutes sont levés. Ces

---

[1] S'il s'agit de plaies de vaisseaux sous-séreux : coronaire stomachique, cercle artériel, l'hémorragie a lieu dans le péritoine : s'il s'agit de vaisseaux sous-muqueux, hémorragie dans l'estomac : il y a hématémèse parfois abondante et répétée fournie par de très petites artérioles sous-muqueuses. Suivant le vaisseau lésé l'écoulement du sang se fait : a) en avant du tablier épiploïque ; b) en arrière de lui, 1° à gauche du promontoire dans le petit bassin ; 2° à droite du mésentère dans la fosse iliaque droite. La collection sanguine dans l'arrière cavité des épiplons peut passer inaperçue malgré la laparotomie si elle n'est pas cherchée ; j'en connais une observation.

plaies larges assez peu fréquentes sont le résultat d'une blessure par arme blanche, et c'est dans ces cas qu'il est possible de voir cette complication de la *hernie du point atteint avec fistule gastro-cutanée*. Cette dernière se fait parfois d'emblée, on l'a vue se produire au bout de deux ou trois jours, quelquefois après sept semaines (MAILLOT).

Abandonnée à elle-même une plaie de l'estomac peut guérir lorsqu'elle est le résultat d'une blessure par un instrument piquant. (Nous avons vu plus haut le mécanisme de l'oblitération de la plaie), mais il ne faut pas compter sur cette évolution heureuse, il faut intervenir avant que des complications graves n'aient rendu toute opération inutile. La mort peut survenir rapidement par *hémorragie* d'un des vaisseaux de l'estomac, hémorragie qui peut se faire aussi bien dans le péritoine que dans la cavité stomacale : les phénomènes de shock du début ne se dissipent pas et le malade meurt exsangue; ces faits sont rares. Plus fréquents sont ceux où l'*infection* emporte le malade, la péritonite débutant soit brusquement, soit insidieusement quelques heures après l'accident. Il faut noter la fréquence des accidents de péritonites terminées par guérison (Transvaal, 13 cas, 11 fois accidents péritonéaux, 1 mortel (STEVENSON). Il peut se faire une infection localisée, d'où formation d'abcès sous-phréniques, ou siégeant dans l'arrière, cavité des épiploons, en avant de l'estomac avec fusée devant le grand épiploon [1].

Pronostic. — Si l'on consulte les statistiques on voit que la mortalité est très élevée, puisque dans celle d'OTTIS il y a une seule guérison authentique sur 60 cas. Par contre BAILLY sur 88 blessures de l'estomac compte 75 guérisons dont 52 sans interventions. Les Allemands en 1870 signalent 16 cas avec 4 guérisons, ce qui donne une mortalité de 75,9 et de 75 p. 100.

---

[1] Dans un cas, au Transvaal, au troisième jour MAKIN intervient, ouvre un abcès situé entre l'estomac, le foie et le diaphragme, suture une plaie stomacale près de la petite courbure; mort au dixième jour par hémorragie due à la rupture d'une grosse branche du tronc cœliaque attribuée à la *digestion des tissus par la sécrétion gastrique*.

Par contre, Stevenson cite dans le rapport officiel de la guerre boër, 13 coups de feu de l'estomac ; dans 5 de ces cas l'estomac seul était lésé, il n'y eut qu'une mort, dans 8 l'estomac était le principal organe lésé, il n'y eut qu'une mort, soit une mortalité de 15,3 p. 100 (un des blessés mourut par hémorragie, l'autre par péritonite). A noter que dans 11 cas il y eut des signes de péritonite, 9 fois des vomissements, 7 fois des hématémèses, soit dans 53.8 p. 100 des cas. Il n'en reste pas moins établi que toute plaie de l'estomac est grave. Cette gravité dépend de la grosseur du *projectile* qui fait un orifice qui s'obturera d'autant moins facilement qu'il est plus gros ; du *point vulnéré*, la blessure des courbures et des orifices étant plus grave, car elle provoque une hémorragie par suite de la richesse des vaisseaux dans cette région ; enfin *de la vacuité ou de la plénitude de l'estomac ;* dans ce dernier cas les liquides se répandent en partie dans l'abdomen, et enfin des soins que le malade peut recevoir, l'immobilité absolue étant, après l'accident, un facteur très important. La gravité augmente encore avec la coexistence fréquente des plaies des organes voisins : en effet Shroter sur 32 laparotomies pour plaies par armes à feu de l'estomac a trouvé 6 cas non compliqués et 26 cas compliqués avec 10 guérisons et 16 morts dont 5 chez des malades opérés plus de six heures après l'accident.

Les plaies de l'estomac par balles peuvent guérir avec formation de fistule stomacale ; le cas le plus connu de ce mode de guérison est le Canadien de Beaumont. Chez un blessé de la guerre de 1870 une balle entre dans le rebord costal gauche, sort en arrière au même niveau ; après quatre jours de fièvre on constate l'apparition de la suppuration et l'issue de carottes et de navets par cette plaie qui reste fistuleuse pendant deux mois.

On peut admettre cependant que les plaies par armes blanches sont moins graves que les plaies par armes à feu, à condition que la blessure ne soit pas très étendue. Pour certains chirurgiens les plaies de l'estomac et de l'intestin par balles de revolver guériraient spontanément dans les deux tiers des cas (Reclus). Par contre pour la majorité « l'expectation est dangereuse, elle fournit une mortalité de 60 à 75 p. 100 » (Chaput). Si ces statistiques pouvaient avoir une importance alors que la laparotomie était fortement regardée comme grave, elles n'ont plus qu'un intérêt historique actuellement, puisque les partisans de l'expectation eux-mêmes renient leurs anciens errements et conseillent l'intervention. (*Soc. de Chir.*, 1905.)

Diagnostic. — Le diagnostic absolument exact d'une plaie de l'estomac n'est souvent possible qu'après la laparotomie. Ce qui importe le plus, ce n'est pas de faire le diagnostic de plaie de l'estomac, c'est de faire le diagnostic de plaie pénétrante de l'abdomen *impliquant une laparotomie immédiate.*

Pour établir un diagnostic il faut tenir compte de la *direction* du coup d'après la position réciproque de l'agresseur et de la victime, de la *longueur de pénétration de l'arme* quand elle est tachée de sang et du rapport des dimensions de sa coupe avec les dimensions de la plaie cutanée, position réciproque des trous d'entrée et de sortie. Enfin l'exploration aseptique est de règle dans ces cas.

Cliniquement le diagnostic de plaie de l'estomac peut être posé exactement dans quelques cas. Les signes de certitude sont : issue du contenu stomacal, hernie d'un lambeau de paroi stomacale ; hématémèse (bien léger doute) ; balle rejetée par vomissement.

Traitement. — Dans la *chirurgie civile et hospitalière*, il ne saurait être question à l'heure actuelle de temporiser quand on se trouve en présence d'une plaie pénétrante de l'abdomen qui vient d'être produite [1], et surtout d'une plaie par arme à feu. Il ne faut pas attendre que des signes d'infection commandent impérieusement une intervention et ne la rendent par cela même souvent inutile [2]. *L'absence d'accident*

---

[1] Si l'on doute, il faut débrider la plaie pour s'assurer qu'elle est ou qu'elle n'est pas perforante.

[2] C'est également la doctrine acceptée par les chirurgiens anglais (civils et militaires) qui ont fait la campagne du Transvaal, aussi

dès les premières heures peut être un signe trompeur. Budinger opéra sept jours après l'accident une plaie par coup de couteau dans la région épigastrique ; il s'agissait d'un jeune homme de vingt-deux ans qui n'avait présenté aucun accident pendant ce temps ; le malade fut pris tout à coup de douleurs abdominales violentes, avec ballonnement, petitesse du pouls, etc... Il y avait sur l'estomac, comme le constata la laparotomie une plaie d'un centimètre et demi laissant passer du liquide et des gaz ; il n'y avait pas d'adhérences. Le malade guérit. Cependant *lorsqu'on voit un malade plus de trois jours après une plaie pénétrante de la région épigastrique et qu'il ne présente aucun symptôme grave, on peut s'abstenir de toute intervention*[1]. On ne l'alimentera que par le rectum, on fera des injections de sérum physiologique, le tube digestif sera immobilisé par l'administration d'opium, une vessie de glace couvrira tout l'abdomen, on sera prêt à opérer aussitôt que l'état du malade s'aggravera. En général si on voit les malades *peu de temps après l'accident*, il faut opérer si l'on pense que l'estomac a pu être atteint ; la gravité augmentant à mesure que le temps écoulé entre l'accident et l'intervention est plus grand, et aussi quand il y a d'autres lésions viscérales concomitantes.

ai je spécifié « dans la pratique civile et hospitalière » : si le principe de l'intervention immédiate est une vérité pour les blessés de nos hôpitaux, il peut en être autrement pour les *blessés du champ de bataille ;* les dernières guerres anglo-boër, russo-japonaise, comme déjà les campagnes du Tonkin permettent de croire qu'en présence d'une de ces plaies stomacales, dans des conditions d'intervention peu favorables la temporisation est peut-être préférable. J'ai eu, sur ce point, le témoignage d'un chirurgien russe qui a fait toute la campagne russo-japonaise en face de Kuroki ; pas une perforation abdominale par balle opérée par laparotomie n'a guéri.

[1] Mac Cormac. *The Lancet*, 31 mars 1900, p. 961. « Je ne doute pas qu'à l'avenir dans les coups de feu perforants de l'abdomen, alors que la direction suivie par la balle prouvera presque certainement que les intestins auront été traversés, ce ne sera plus une indication d'intervention immédiate ». C'est là le sentiment de tous les chirurgiens anglais après la guerre Boer et d'après ce qui a été publié sur la guerre de Mandchourie, cette opinion est également admise par les Russes et les Japonais.

Lorsqu'on aura des doutes sur la direction exacte du projectile ou de l'arme, *on pourra inciser sur la plaie en suivant le trajet dans la paroi*. J'ai procédé ainsi au mois d'octobre dernier pour un malade qui avait une plaie un peu au-dessous du mamelon gauche; la balle avait traversé les tissus de haut en bas et avait atteint l'estomac près de la grande courbure, c'est à dire à un bon travers de main au-dessous de la porte d'entrée. Cette technique a l'avantage de donner la direction exacte, et de *conduire directement au point lésé*, tandis qu'il ne manque pas d'observations où il fut impossible de découvrir par la laparotomie médiane une perforation existante; il n'en faut cependant pas conclure qu'il faut toujours agir ainsi : la laparotomie médiane étant avantageuse, car elle offre plus de facilité pour l'exploration de l'estomac et du tube digestif.

On incisera donc *sur la ligne médiane* verticalement sans craindre de faire une grande ouverture. On pourra, si besoin est, partant de cette première incision en faire une autre parallèle aux dernières côtes. On a alors sous la main toute la partie inférieure de l'estomac. On attire ce dernier en dehors et on explore toute sa face antérieure; l'examen de la grosse tubérosité et du cardia est plus pénible, et la suture d'une plaie à ce niveau peut exiger la section des derniers cartilages costaux. Toute perforation découverte, toute éraflure doit être suturée de suite avant de rechercher s'il existe d'autres lésions afin de ne pas risquer un écoulement des matières septiques. Relevant alors l'estomac on effondrera largement l'épiploon gastro-colique, de façon à explorer la face postérieure de l'organe et on procédera comme pour la face antérieure en basculant l'estomac.

Les plaies doivent être nettoyées, *régularisées*, puis on fera une suture en deux plans à la Lembert ou mieux *en bourse*. Il peut se faire que la plaie siégeant près d'un orifice laisse peu de tissu sain et qu'il y ait un rétrécissement secondaire à la suture ; si le blessé est en état de supporter une longue intervention et que la lésion siège au pylore, il sera possible de faire une pylorectomie ou une pyloro-duodénostomie. Je n'ai pas connaissance d'observations de suture du cardia ayant entraîné un rétrécissement.

Après avoir exploré toute l'arrière-cavité, pour voir l'orifice de sortie de la balle ou de l'épée par exemple, on suturera l'épiploon, et on *ne fera la suture de la paroi abdominale que lorsqu'on se sera assuré qu'il n'y a pas d'autres lésions.* On drainera dans tous les cas. L'exploration de la face postérieure peut ne pas montrer d'orifice, ou bien la balle est restée dans l'estomac et on peut facilement la sentir, ou bien la plaie passe inaperçue. Il est alors permis d'ouvrir l'estomac sur sa face antérieure parallèlement aux courbures pour faire une exploration intra-stomacale permettant de suturer la moindre ecchymose (DELAGENIÈRE). Dans un cas de coup de feu LE FÜR après laparotomie constate sur la face antérieure une perforation, incise l'estomac verticalement sur une longueur de 6 à 7 centimètres, pratique le retournement de l'organe, en inspecte l'intérieur ; l'estomac est vide mais on découvre au niveau de la perforation une petite artère sous-muqueuse de la grosseur d'une tête d'épingle (source de l'hématémèse) ; ligature des deux bouts ; guérison. C'est encore à cette manœuvre d'exploration intra-stomacale qu'on pourra recourir lorsque des adhérences gastro-pancréatiques ne permettront pas l'accès de l'arrière-cavité de l'épiploon.

Il est important d'opérer vite dans ces cas d'urgence, aussi ai-je l'habitude d'employer pour la réparation des plaies relativement petites la *suture en bourse,* qui a toujours été suffisante pour une bonne réparation.

BRULURES OU MIEUX CORROSION DE L'ESTOMAC

La conséquence habituelle de l'ingestion des *liquides caustiques,* est la sténose de l'œsophage. Ce n'est pourtant pas au niveau de ce conduit que siègent les plus graves désordres par brûlure des voies digestives supérieures, mais bien au niveau *de l'estomac*; il suffit pour le comprendre de songer que le liquide traverse la cavité bucco-pharyngienne et l'œsophage avec rapidité, tandis qu'il *stagne* dans l'estomac jusqu'au

premier vomissement au moins. Pourquoi donc le rétrécissement œsophagien par brûlure est-il si classique, et la lésion
gastrique si peu étudiée ? Parce que dans plus de la moitié des
cas, l'accident est suivi de mort rapide, et que chez les survi-
vants, la sténose de l'œsophage est la conséquence *tardive* la
plus communément observée.

L'action des liquides caustiques ne se limite d'ailleurs pas
toujours à l'estomac. S'ils franchissent le pylore, on observe
certaines *lésions duodénales* ou même *jéjunales*, ecchymoses,
ulcérations et même perforations. Quoi qu'il en soit les lésions
immédiates présentent leur maximum dans l'estomac ; en cas
de survie il peut en résulter des lésions tardives, modifiant ou
entravant le fonctionnement de ce viscère.

Étiologie. — Les brûlures des voies digestives supérieures
sont produites par des liquides caustiques, avalés le plus souvent par surprise, quelquefois dans une tentative de suicide ;
par ordre de fréquence il faut noter : l'acide sulfurique,
l'acide azotique, l'acide chlorhydrique ; puis à titre d'exception la solution de potasse caustique, l'ammoniaque, l'eau de
cuivre, le chlorure de zinc, etc.

Anatomie pathologique. — Les *altérations immédiates* de
l'estomac, constatées à l'autopsie, portent essentiellement sur
la muqueuse. Exceptionnellement il peut y avoir perforation
de toute la paroi, dès les premières heures. Habituellement il
faut ouvrir l'organe pour s'apercevoir qu'il est profondément
lésé ; ou bien la muqueuse est totalement atteinte, et se
détache par grands lambeaux, ou les lésions sont circonscrites ; en ce cas leur topographie varie, bien que tous les points
de la muqueuse puissent être atteints isolément, face postérieure, face antérieure, petite ou grande courbure ; mais alors
un fait est constamment observé et doit retenir notre attention
c'est la *lésion concomitante du pylore*. Et nous ne devons pas
en être surpris, puisque le pylore est l'obstacle naturel à la
migration des liquides de l'estomac dans l'intestin, et doit par
suite éprouver un contact plus prolongé avec le caustique
ingéré.

La muqueuse est parfois simplement hyperhémiée ; ou bien elle se gonfle, devient friable et noirâtre ; le sphacèle se montre en plaques petites et nombreuses, en bandes blanchâtres longitudinales, ou bien il atteint de très grands segments de muqueuse qui sont comme « réduits à l'état de putrilage ».

2° Si le blessé ne succombe pas dans les premiers jours qui suivent l'accident, *les lésions observées dans la suite* sont les suivantes : Tout d'abord ce sont des *ulcérations* d'étendue variable, et dont la situation ne peut être précisée ; il semble qu'elles avoisinent de préférence le pylore ; on les trouve le long des courbures sur la face postérieure et même dans le grand cul-de-sac. Ces ulcérations se comportent comme l'ulcère simple, et entraînent l'hémorragie par érosion vasculaire, ou la perforation gastrique. Puis viennent les *cicatrices*, généralement étendues sous forme de bandes, plus ou moins nombreuses, siégeant le long des courbures, ou dans le grand cul-de-sac. Elles sont intéressantes d'abord parce qu'elles modifient la forme de l'estomac (aspect *trilobé* de la grosse tubérosité dans un cas de Laboulbène); et surtout parce que leur présence s'oppose à une dilatation ultérieure de l'estomac, ou même entraîne *sa rétraction*, signalée dans nombre d'autopsies. La lésion la plus importante et la plus fréquente est la *sténose du pylore* ; elle est en effet signalée dans plus des deux tiers des cas. Extérieurement, elle se montre sous forme d'une *rigole*; d'autres fois le pylore est au contraire épaissi, et l'on peut même assister au développement d'une véritable tumeur inflammatoire. Intérieurement le rétrécissement admet un crayon, un stylet. Sée a constaté même une *oblitération* fonctionnelle complète. En même temps l'estomac est dilaté (cas le plus ordinaire), à moins qu'il ne renferme de trop nombreuses cicatrices empêchant la dilatation.

Les lésions histologiques présentent un minime intérêt. Peu de temps après la brûlure, on constate une destruction complète de la muqueuse seule, ou même de la couche musculaire la plus interne. Aussi plus tard Pilliet a-t-il vu un tissu scléreux, remplaçant la muqueuse, et s'étendant jusque dans la musculeuse, tandis que par places il peut y avoir des pertes de substances allant jusqu'à la séreuse ; çà et là persistent quelques culs-de-sacs glandulaires à cellules modifiées. La disparition des éléments normaux de la muqueuse explique le terme de « gastrite cicatricielle » employé par LANCEREAUX dans son anatomie pathologique.

Nous voudrions tenter de préciser quelque peu les *rapports qui existent entre les altérations gastriques et les lésions œsophagiennes* à la suite des brûlures, étant donné que l'état des autres segments des voies digestives ne présente qu'un intérêt très secondaire. Parmi les cas de *mort rapide* après la brûlure, relevés dans le mémoire de QUÉNU et PETIT, nous trouvons celui de PETIT où des lésions bucco-œsophagiennes existent seules (absorption d'acide azotique). Inversement dans l'observation de VAQUEZ, la gangrène de la muqueuse gastrique en presque totalité n'est accompagnée d'aucune lésion œsophagienne. Dans tous les autres cas où les lésions sont signalées, il y a coexistence des altérations de l'œsophage et de l'estomac.

Il en est à peu près de même pour les accidents *tardifs*. Deux fois (cas de GRISOLLE et de FERRAND) il y a sténose du pylore sans autres lésions. Au contraire, BARDET, PÉTERS observent une sténose œsophagienne, sans aucune altération gastrique. Parmi les exemples de sténose pylorique, qui nous intéressent surtout, nous constatons la coexistence une fois d'ulcération du cardia (ROBERT), une fois des cicatrices longitudinales de l'œsophage (LANCEREAUX), une fois de saillies transversales le long de l'œsophage (SEE) deux fois d'ulcérations œsophagiennes (LABOULBÈNE, GEHLE). Dans trois cas, il y a coexistence du rétrécissement de l'œsophage et du pylore. En dehors de ces faits anatomiques, *sur 30 observations* cliniques indiscutables citées par QUÉNU, nous trouvons *23 fois la sténose du pylore seule indiquée*, et *sept fois* la sténose simultanée ou successive de l'œsophage et du pylore, ayant nécessité la dilatation de l'œsophage ou même la gastrostomie.

De tout ce qui précède nous pouvons tirer quelques conclusions sur l'action des brûlures sur les voies digestives. La *lésion grave* immédiate est avant tout *une lésion gastrique*; son intérêt chirurgical est moindre, car elle ne prête à aucune action thérapeutique. On a cependant proposé dans ces cas la jéjunostomie temporaire pour éviter le contact des aliments avec les muqueuses enflammées ou ulcérées. Les lésions secondaires sont principalement des sténoses œsophagiennes; le rétrécissement du pylore est assez fréquent; plus rarement ces deux lésions coexistent.

Pouvons-nous trouver une explication physiologique à cette variété de faits ? C'est assez difficile. On a invoqué la rapidité de la déglutition œsophagienne pour les liquides, et on expliquerait ainsi les cas très rares d'intégrité absolue ou relative de ce conduit. On prétend aussi que les liquides sont conduits directement du cardia au pylore le long de la petite courbure, par formation d'une sorte de canal dû à la contraction de certaines fibres longitudinales de l'estomac. Mais cette théorie s'accorde mal avec la topographie des lésions gastriques. Il vaut probablement mieux tenir compte avec QUÉNU du degré de dilution des liquides ingérés permettan une action plus ou moins nocive sur l'œsophage et de leur dilution secondaire dans l'estomac quand il est plein ; enfin de la durée de la stagnation dans cette organe. Je crois que le mucus qui normalement tapisse l'œsophage et le protège joue certainement un rôle de protection efficace contre le simple *passage* de liquide corrosif, mais insuffisant contre son contact *prolongé*.

Symptômes. — *Aussitôt après* l'ingestion d'un liquide caustique, éclatent des accidents d'allure fort grave. La douleur est violente, sous forme de cuisson intense; elle siège dans la gorge et dans la poitrine. Les vomissements surviennent très vite, et se répètent ; ils sont très douloureux ; le malade rejette le contenu stomacal, et souvent une petite quantité de sang. On cherche aussitôt à calmer la brûlure en faisant boire de l'eau, du lait; souvent la déglutition est impossible ; tout au moins le peu de liquide ingéré est immédiatement vomi. L'état général est gravement atteint ; les phénomènes de dépression vont parfois jusqu'au collapsus et à la mort. Dans d'autres cas c'est la péritonite par perforation qui emporte le malade ; à moins qu'il n'y ait en même temps brûlure des voies aériennes occasionnant l'œdème glottique avec dyspnée et asphyxie. Comme nous l'avons dit, la mort est en effet très fréquente, puisqu'elle survient dans *plus de la moitié des cas*, de quelques heures à deux ou trois jours après l'accident.

Les blessés qui survivent, voient bientôt les symptômes graves s'amender. Les douleurs s'atténuent, les vomissements s'espacent, l'ingestion d'un peu de liquide devient possible ; l'état général s'améliore. Il semble même que dans certains cas une véritable guérison puisse s'observer, sans accidents consécutifs d'aucune sorte. Le plus souvent après la phase d'œsophagite aiguë, on assiste *au développement de la sténose* cicatricielle du conduit avec ses conséquences. Enfin, qu'il y ait ou non rétrécissement de l'œsophage, on peut encore voir s'établir les signes *d'obstruction pylorique*, ou ceux d'une gastrite mal caractérisée qui peut se compliquer en trois jours d'hémorragie foudroyante ou de perforation.

Laissons de côté ces derniers faits très rares, pour n'envisager que *la sténose du pylore*. Cette sténose s'installe lentement, insidieusement, à une époque variable, mais en général *trois à quatre semaines après l'accident*. Elle se traduit avant tout par la reprise des vomissements, qui sont alimentaires, abondants et surviennent assez tard après le repas ; la réplétion gastrique étant douloureuse, gênante, l'évacuation produit un soulagement. Nous ne nous étendrons d'ailleurs pas sur les symptômes de la sténose du pylore, et nous rappellerons seulement ceux qui sont caractéristiques : *régularité* des vomissements, survenant à intervalles égaux mais variables : tous les jours, tous les deux, trois ou quatre jours, *abondance* de ces vomissements, où l'on retrouve des aliments ingérés longtemps avant, et après lesquels l'estomac est complètement vidé. *Dénutrition rapide* du malade par défaut d'absorption intestinale.

Si l'on n'y porte remède, la cachexie est précoce, *et la mort survient dans un délai de deux à cinq mois après l'accident*. Toutefois Quénu et Petit signalent une marche de la maladie infiniment *plus lente*, où la sténose pylorique n'apparaît que

plusieurs années après la brûlure, cinq ans dans un cas de
DUJARDIN-BEAUMETZ, trois ans dans un cas de ORTMANN, et
quatre ans dans celui de QUÉNU. Dans ces deux derniers
exemples, l'affection gastrique avait été précédée par un rétrécissement de l'œsophage traité avec succès par la dilatation.
J'en ai signalé plusieurs cas dans mon rapport sur le travail de
ROBINEAU à la Société de Chirurgie (1906). En dehors
de son apparition tardive, la sténose du pylore évolue encore
avec une grande lenteur, puisque le malade de ORTMANN n'est
opéré que trois ans après l'apparition des troubles gastriques,
et celui de QUÉNU au bout de quatre années. J'ai vu un fait de
ce genre datant de plusieurs années. QUÉNU explique ces faits
remarquables, par une lésion pylorique immédiate, mais minime, laissant longtemps intactes les fonctions gastriques,
puis s'accentuant peu à peu à la façon des lésions inflammatoires de l'urèthre.

L'examen physique du malade qui se présente dans de
telles conditions, s'impose. Il doit porter sur l'œsophage et sur
l'estomac. L'exploration œsophagienne avec la boule olivaire
démontre l'absence ou l'existence d'un rétrécissement ; dans
ce premier cas. l'œsophagoscopie permet de constater des
lésions œsophagiennes minimes, non sténosantes, comme
nous avons pu nous-même le voir une fois. Quant à *l'estomac,*
il est habituellement *dilaté* et descend plus ou moins au-
dessous de l'ombilic. Plein d'aliments, il forme une saillie à
l'épigastre, contrastant avec la dépression du reste de l'abdomen ; parfois des ondes péristaltiques en dessinent le contour ;
à leur défaut la percussion marque les limites de l'organe.

Les fonctions gastriques sont modifiées ; on retire parfois
à jeun un peu de liquide ; l'examen chimique dénote presque
toujours de l'hypochlorhydrie. Le diagnostic de cette affection
ne présente des difficultés que dans les cas de sténose lente,
qu'on hésite à attribuer à une brûlure remontant à plusieurs
années.

Traitement. — Dans les quelques heures qui suivent l'ingestion du liquide caustique, la thérapeutique est à peu près sans effet. Tout au plus pourrait-on essayer de laver l'estomac, mais il est à présumer que le spasme de l'œsophage empêcherait la sonde de passer. Il faut donc se contenter de faire laver la bouche du malade, de lui appliquer à l'épigastre une vessie de glace, et de le maintenir dans l'immobilité. Par la voie sous-cutanée seront administrés tous les toniques nécessaires, et surtout le sérum artificiel.

Quand les accidents aigüs sont calmés, l'alimentation sera peu à peu reprise, et il n'y aura plus guère qu'à s'occuper des accidents consécutifs.

Le traitement sera donc orienté vers les deux phénomènes essentiels, la *sténose* de l'œsophage, *la sténose* du pylore. Toutes deux s'opposent à l'alimentation du malade et entraînent une dénutrition rapide fort grave ; il faut donc entreprendre le traitement de bonne heure, sans attendre que l'état de cachexie extrême risque de compromettre le succès de l'opération.

Presque toujours *le rétrécissement de l'œsophage apparaît avant celui du pylore*, et doit-être traité d'abord, soit par la dilatation quand elle est possible, soit par la gastrostomie. Une fois pourtant DELAGÉNIÈRE faisant cette dernière opération, et constatant un noyau cicatriciel, bridant et déformant le pylore, fit séance tenante une gastroplastie.

Dans la majorité des cas il faut s'attendre à traiter à part le *rétrécissement pylorique*. Trois méthodes se sont partagé la faveur du chirurgien, car la simple dilatation après gastrostomie, pourtant essayée, ne saurait entrer en ligne de compte. Ces méthodes sont : la *pylorectomie*, la *pyloroplastie*, et l'*anastomose gastro-intestinale*.

La bénignité relative de ces diverses interventions est aujourd'hui un fait acquis. Toutes sont susceptibles, d'après les observations publiées de remédier à la lésion d'une façon parfaite. Nous pouvons donc librement choisir entre la résection, l'opération plastique, et l'anastomose. *La pyloroplastie* est certainement l'opération la moins satisfaisante, car il semble qu'elle expose à la récidive. En fait, la récidive n'est jamais signalée, mais souvent les malades n'ont été suivis que quelques mois ; plusieurs d'entre eux ont conservé des troubles gastriques post-opératoires. Et comme cette opération ne présente sur les deux autres aucun avantage pratique, nous n'hésitons pas à la rejeter.

La pylorectomie a contre elle la longue durée de l'acte opératoire. *La gastro-entérostomie* est ici l'opération de choix, elle fait courir à l'opéré le minimum de risques, elle garantit contre toute récidive et suffit largement pour remédier aux accidents; il faut, comme toujours, donner la préférence à la gastro-entérostomie postérieure, c'est la voie que ROBINEAU a suivie chez un de nos malades et le succès à longue portée ne s'est pas démenti (TUFFIER, Soc. de Chir., 1906).

CORPS ÉTRANGERS DE L'ESTOMAC

La diversité des corps étrangers de l'estomac est tellement grande qu'il serait fastidieux de les énumérer tous, cette entreprise du reste serait certainement incomplète, les objets les plus divers, les plus disparates, tous venus de l'extérieur, ont été trouvés dans cet organe.

Étiologie. — Il n'est pas d'exemple de corps étrangers d'origine stomacale, produits par la muqueuse, et les différents calculs qui ont pu être décrits sont tous *des calculs biliaires*. Lorsque nous décrivons une origine externe aux corps étrangers de l'estomac, nous comprenons une *origine extérieure à l'organe lui-même*, c'est-à-dire que l'introduction des corps étrangers peut se faire par un orifice naturel, c'est-à-dire par le cardia ou le pylore, ou par effraction de la paroi stomacale.

Les corps étrangers *passant par le pylore* sont de deux sortes, les *calculs biliaires* remontant de l'intestin, extrêmement rares, de petit volume en général et de diagnostic difficile, et les *vers intestinaux*; des paquets de lombrics ont pu franchir le pylore et être rendus par la bouche. Cette classe des corps étrangers est trop peu importante pour que nous nous y arrêtions.

D'une rareté peut-être plus grande sont les corps étrangers venant par *effraction de la paroi*. Il s'agit le plus souvent de balles ou de projectiles, ou de débris d'instruments piquants, dont il est facile de soupçonner la forme et l'étendue par l'état de l'orifice d'entrée de la paroi, les lésions concomitantes et surtout par la connaissance du mode de production de la lésion. Il est rare cependant qu'un projectile s'arrête dans l'estomac et que les deux parois ne soient pas traversées. Nous ne parlons pas des corps étrangers chirurgicaux, comme le *bouton de Murphy* qui ne donne lieu en général à aucun accident.

Il nous reste donc à examiner les corps étrangers introduits *par l'œsophage* et qui se sont arrêtés à l'estomac. Sans entreprendre de les énumérer, nous devons cependant, à l'exemple des auteurs, essayer d'en donner une classification; PEYROT les devise en :

Corps étrangers d'origine alimentaire, c'est-à-dire avalés avec les aliments : ce sont des débris d'os, des arêtes de poissons, des noyaux de fruits, des pépins, des débris de verres, et même des sangsues.

Corps étrangers d'origine non alimentaire, dont la variété et les formes sont innombrables, surtout si l'on songe que les aliénés forment la classe la plus nombreuse des avaleurs d'objets non comestibles. On a trouvé des jeux de dominos entiers, des pièces de monnaie, des bagues, des boutons de verre, des clous, des fourchettes, des cuillers, un service entier y compris le couteau, etc. POULET cite un aliéné dans l'estomac duquel on trouva 1.844 corps étrangers dont 1.000 clous... Les enfants[1], les voleurs et les prisonniers apportent aussi un fort contingent à l'absorption de corps étrangers, les uns par inad-

---

[1] Von Bramann a retiré de l'estomac d'une fillette une masse formée d'une agglomération de cheveux noirs. La fillette avait l'habitude de mordiller ses tresses, elles étaient blondes, et l'auteur attribue le changement de coloration des cheveux au fer médicamenteux absorbé par l'enfant.

vertance, les autres dans le but de cacher certains objets aux recherches, certains par fanfaronnade.

D'autre part, il n'est pas rare de trouver aussi des corps étrangers déglutis pendant le sommeil, soit naturel, soit artificiel (anesthésie), soit même au cours d'une intervention chirurgicale et c'est ainsi qu'on trouve des pièces dentaires, des rateliers,

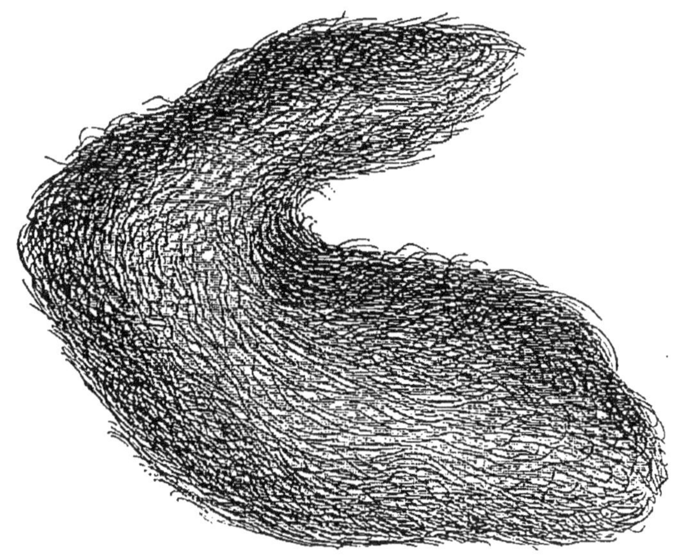

Fig. 29.
Tumeur pileuse de l'estomac.

des éponges, des compresses, des sondes œsophagiennes, etc.

La classification de PEYROT ne fait du reste aucune différence entre les objets de volume très différents, c'est pourquoi nous exposons ici la classification de POLAND qui sans nous satisfaire complètement rend mieux compte des faits. Cet auteur distingue :

Les corps pointus (aiguilles, épingles).

Les corps coupants, irréguliers (les clous, couteaux, etc).

Les corps ronds (monnaies, billes).

Les cheveux, la laine, etc.

Il nous semble bien plus rationnel de diviser ces corps étrangers de la façon suivante :

Corps étrangers *tolérés ou expulsés facilement* qui comprennent les corps étrangers que la muqueuse stomacale finit pas digérer et les objets de petit volume auxquels le pylore n'offre pas un obstacle suffisant et les *corps étrangers non tolérés* indéfiniment à cause de leur grosseur, leur forme ou leur accumulation.

Anatomie et physiologie pathologique. — Les corps étrangers de tout petit volume sans arêtes vives passent dans

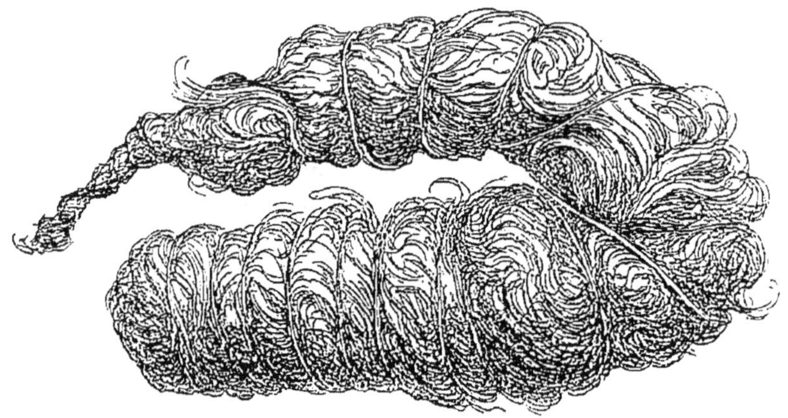

Fig. 30.
Tumeur pileuse de l'estomac.

l'intestin sans incident, et sont rendus par l'anus et cela *même chez les enfants*; la traversée pylorique par un sou ou même une pièce de deux sous chez des enfants de trois ou quatre ans paraît invraisemblable, c'est cependant un fait fréquent, commun, banal. Dans certaines contrées de la France les paysans n'emploient-ils pas une balle de plomb comme purgatif ! Dans d'autres cas les corps étrangers sont digérés sur place et disparaissent peu à peu (os, arêtes), mais il n'en est pas toujours ainsi, certains corps étrangers de gros volume pouvant ne donner aucun symptôme appréciable, parce qu'ils ont été absorbés dans le sens de leur longueur (couteaux ou fourchettes) dans d'autres cas peuvent causer des accidents dès la traversée œsophagienne.

Le passage de corps étrangers à travers l'œsophage se traduit souvent par une gêne qui va en augmentant, une douleur et une *angoisse* souvent très grandes. La gêne et la douleur se déplacent avec les mouvements de déglutition et c'est avec un certain soulagement que les corps étrangers, ayant franchi le cardia, viennent se loger dans l'estomac. Nous n'avons pas à étudier ici les accidents de la migration œsophagienne.

Dès l'entrée du corps étranger dans l'estomac, selon sa forme *il s'oriente* différemment, s'adaptant le mieux possible à la cavité qui le reçoit. Si c'est un corps *lourd* et de gros volume il s'arrête à la grande courbure au point le plus déclive, peu à peu il y déterminera *un cul-de-sac* qui deviendra de plus en plus inférieur au plan de l'orifice pylorique, ne gênant pas le passage des aliments. Les *corps allongés* se mettent souvent en bonne position du cardia au pylore. Le séjour intra-stomacal prend fin par expulsion dans l'intestin, ce qui n'est possible que si l'objet n'est pas très gros ou s'il s'est convenablement orienté, (il ne faut pas oublier à ce sujet que le pylore ne peut se dilater que selon un diamètre de 3 centimètres environ); ou bien il est expulsé par vomissements si le repli du cardia se laisse franchir, enfin il est éliminé par perforation stomacale qui se fait jour du péritoine vers la peau, ou comme dans le cas célèbre de LE DENTU par migration dans l'intérieur du grand épiploon. Il arrive en dernier lieu, mais souvent après bien des mois, que l'intolérance gastrique est complète et que le malade vient chercher un soulagement par une intervention.

Symptômes. — Ils sont absolument différents suivant les cas, ils peuvent être *nuls*, et dès que la traversée de l'œsophage s'est effectuée, le malade n'accuse plus aucun accident. En général, les symptômes de corps étrangers de l'estomac sont avant tout le résultat de l'irritation des parois stomacales, c'est une *gêne épigastrique*, de l'angoisse, un malaise grandissant qui peut provoquer même une syncope; chez l'enfant il peut même y avoir un véritable état convulsif. La douleur est lancinante, s'exagère sous l'influence des contractions de la musculature stomacale, surtout pendant la *digestion*. *Tout mouvement*, la respiration elle-même, *exaspère cette gêne douloureuse* et les malades immobilisent le plus possible leur diaphragme pour ne pas augmenter leurs douleurs. L'opéré de Labbé, l'homme à la fourchette, restait assis immobile pendant de longues heures après chaque repas.

Les *vomissements* manquent rarement, muqueux et alimentaires, quelquefois bilieux, le plus souvent sanglants, ceux-ci dus à une lésion de la muqueuse par les bords ou les pointes du corps étranger ; certains vomissements noirâtres qui ont pu être pris pour des vomissements sanguins étaient dus à la décomposition ou à une altération de la substance des corps étrangers par les sucs gastriques si ces corps étrangers étaient en fer. On ne peut cependant se baser sur la précocité du vomissement pour juger du volume du corps étranger et c'est seulement par une exploration douce qu'on pourra le plus souvent se rendre compte non pas de la forme que le malade indique le plus souvent mais de la situation stomacale. Cette *exploration* qui réveille la douleur est le plus souvent gênée par la contracture musculaire des muscles droits. Elle doit être extrêmement délicate, pour ne pas causer une perforation. La percussion donnera une notion de la dilatation secondaire. Les *rayons Rœntgen*, seuls peuvent donner exactement la connaissance de la forme, du volume et de la situation des corps étrangers.

L'expulsion du corps étranger par le pylore peut donner lieu à des symptômes extrêmement graves ; sous l'influence des contractions répétées de la musculaire, des déchirures, une ulcération se forment, causant quelquefois de graves hémorragies, et secondairement si une perforation n'a pas entraîné la mort, une rétraction cicatricielle qui provoque une sténose très serrée, quelquefois même la biloculation de l'estomac. Tous les signes de sténose pylorique se montrent du reste lorsque le corps étranger engagé dans le canal pylorique ne peut passer complètement dans l'intestin.

Le plus souvent les corps étrangers après un temps plus ou moins long provoquent des accidents de *gastrite aiguë*. L'irritation constante de la paroi, l'infection se propagent à toutes les tuniques de l'estomac et au péritoine, il se forme des adhérences entre les feuillets séreux. Il existe là une sorte de protection de la grande cavité péritonéale qui est ainsi à l'abri de l'*abcès* plus ou moins aigu qui s'ouvre à la peau et laisse échapper le corps étranger cheminant vers l'extérieur. Des *fistules gastro-cutanées* persistent plus ou moins longtemps après cette élimination ; il est rare en effet que la plaie stomacale se ferme immédiatement derrière le corps étranger. Dans certains cas, fort rares du reste, le corps étranger sorti de l'estomac vient sous les téguments, s'isole de l'estomac, et s'élimine secondairement (POULET). Dans d'autres cas, il sort *dans le gros intestin*, mais il existe toujours une fistule entre les deux organes. Il est une classe de corps étrangers, les *aiguilles* qui sortent de l'estomac sans aucune réaction, passent dans l'abdomen et peuvent sortir en perforant simplement la peau ; d'autres ne donnent lieu qu'à peu de symptômes, ce sont les *cheveux*, les *poils*, qui s'unissent, s'accolent aux parois qu'elles moulent complètement ; ces égagropiles peuvent devenir très volumineux et ne gênent que tardivement. Si tous ces processus d'élimination sont pour ainsi dire d'un heureux pronostic, il n'en est pas toujours ainsi. Malgré les adhérences péritonéales, le corps étranger peut se faire un chemin vers la grande cavité. L'abcès qui s'est formé s'ouvre *dans le péritoine* et entraîne une infection mortelle. Il en est de même des cas où le corps étranger, dès son arrivée dans l'estomac, *perfore les tuniques* sans laisser aux adhérences le temps de se faire. Nous citerons ici comme rareté, l'observation de LE DENTU qui vit une cuillère de bois perforer l'estomac et rester libre entre les anses intestinales sans donner lieu à aucun symptôme.

Des *faits rares* compliquant les corps étrangers de l'estomac doivent être signalés. Le *tétanos* fut observé par VARHASSE de New-York. Il s'agissait d'un homme avalant en public de petits objets. Il fut opéré deux fois présentant chaque fois des accidents tétaniques. VARIOT vit un cas d'*intoxication saturnine* mortelle chez un enfant ayant absorbé des caractères d'imprimerie à base de plomb.

Diagnostic. — Aucun signe fonctionnel, aucun symptôme n'est caractéristique de corps étranger de l'estomac. Les commémoratifs font souvent défaut, car il s'agit le plus souvent de fous ou d'enfants en bas âge. Chez ces derniers en général l'estomac donne peu de réaction à l'égard des corps étrangers, on ne peut même pas se baser sur la présence d'une masse dure à l'épigastre, l'exploration nous l'avons vu étant délicate et difficile. Certains explorateurs électriques de COLLIN et TROUVÉ ont pu donner des renseignements sur le siège de corps métalliques, mais toujours dans les cas d'incertitude on devra recourir à la *radioscopie* et à la *radiographie*, car il importe en effet d'avoir des renseignements exacts pour une intervention qui devient souvent très urgente. De plus ces moyens d'investigations permettent de ne pas faire une opération inutile chez les hystériques et les simulateurs. Le siège de la tumeur décelé pour les objets métalliques sera plus difficile cependant lorsqu'il s'agit d'objets non métalliques. La laine, les cheveux n'arrêtent pas les rayons radioscopiques. Ces sortes de tumeur peu douloureuses donnent une *matité épigastrique nette.* La difficulté du diagnostic réside non pas seulement dans la nature de la tumeur, impossible à reconnaître s'il n'existe pas de commémoratifs, mais aussi dans son siège. Dans ces cas l'insufflation lente et modérée de l'estomac est nécessaire, et l'exagération de la sonorité stomacale indiquera que la tumeur est en arrière de la sonorité gastrique. Dans des cas exceptionnels de ce genre, on pourrait recourir à la *gastroscopie* dont les progrès permettent de recommander l'emploi prudent.

Pronostic. — Le pronostic varie suivant le volume et la forme des corps étrangers; s'ils sont réguliers et peu volumineux, l'estomac les tolère, *s'adapte* pour ainsi dire à son contenu. Il n'en est pas de même des corps étrangers irréguliers susceptibles de causer des lésions de la muqueuse. Nous avons vu quels accidents dangereux ils pouvaient occasionner. Il ne faut cependant pas exagérer ces dangers, car des corps volumineux et irréguliers ont pu séjourner pendant des mois,

sans accident. Ces différences dans la gravité du pronostic
doivent être autant d'indications thérapeutiques.

Traitement. — S'il s'agit de corps étrangers de petit volume,
sans arêtes, sans pointes, il semble qu'il vaille mieux ne faire
aucune tentative d'extraction. En règle générale il faut pros-
crire tout vomitif, tout purgatif capables de causer des contractions exagérées de l'estomac. Spontanément en effet les corps
étrangers de petit calibre passent d'eux-mêmes dans l'intestin
et sont rendus avec les fèces. Tout au plus selon la méthode
ancienne sera-t-il permis *d'employer les purées de pommes de
terre*, ou de *haricots*, formant une *pâte* destinée à enrober les
corps étrangers, à en effacer les aspérités. Cette méthode peut
à la rigueur être employée lorsqu'il s'agit des corps pointus et
tranchants mais il ne faut pas trop compter sur une migration
gastro-intestinale sure et d'une inocuité complète. DICKSON
remplaça les purées par de *l'étoupe et des figues* destinées à
s'attacher aux aspérités d'un râtelier dont la surface fut ainsi
rendue à peu près mousse. L'étoupe aurait pu du reste se
pelotonner dans l'intestin et jouer à son tour le rôle de corps
étrangers.

S'il s'agit de corps étrangers *volumineux* irréguliers et n'ayant
aucune chance de traverser le pylore (fourchettes, couteaux,
cuillers), malgré l'absence de symptômes, dès que le diagnostic
est fait, il faut intervenir. Il ne doit pas être question à aucun
moment de temporiser, on doit prévenir les complications
possibles, on doit opérer tout de suite, dès que la position
stomacale du corps étranger est déterminée.

La *gastrotomie* à l'heure actuelle est une opération bénigne
et doit être pratiquée *même chez l'enfant* où la situation profonde de l'estomac donne un peu plus de difficultés. Chez ce
dernier il sera préférable d'inciser comme le fit LABBÉ le long
du cartilage de la 9ᵉ côte avec dilatation de l'estomac antécé-
dente au moyen d'air. Mais en général il vaut mieux comme l'indiquent TERRIER, HEDYENREICH, JALAGUIER, comme nous l'avons
recommandé nous-mêmes, recourir à *l'incision médiane* qui permet facilement, même dans les cas de rétraction stomacale

d'arriver à la petite courbure en soulevant la face inférieure du foie. Que l'incision soit médiane, ou un peu à gauche de la ligne médiane, elle doit être *verticale*, partant d'une ligne horizontale passant par la partie inférieure de l'appendice xyphoïde. Cette incision de 5 à 6 centimètres de long se fait couche par couche et permet d'arriver sur le péritoine pariétal qu'on incise et qu'on repère (Pour plus de détails, voy. chap. Gastrostomie).

On explore alors la région et il est facile de reconnaître l'estomac. Le plus souvent celui-ci est dilaté par les corps étrangers. Quelquefois cependant comme dans le cas de CHÉ-NIEUX, l'estomac est contracté sur le corps étranger, soit par défaut d'aliments, soit par irritation. Après avoir protégé de tous les côtés la cavité péritonéale, tout autour de la région où l'on veut inciser, c'est-à-dire à l'endroit où le corps étranger est saillant, et où il y a le moins de vaisseaux, on attire l'estomac au dehors, autant que faire se peut. L'on incise les parois séparément. L'exploration de l'estomac est facile même par une petite brèche. On reconnaît alors le corps étranger, sa situation, et on l'extrait avec une pince, en ayant soin de faciliter sa sortie par une prise en une région que le simple bon sens indiquera. Il ne doit plus être question dans ces cas de laisser une fistule gastrique, on doit fermer l'estomac. Au moyen d'un surjet ou de points séparés avec du fil de lin ou de soie ou mieux de catgut, on fait un premier plan de suture de la muqueuse seule, puis un second plan de suture à la Lembert qui comprend toutes les autres tuniques y compris la séreuse; je fais ce dernier plan au fil de lin. La fermeture de la paroi se fait selon le procédé que l'on préfère, et pour ma part, la suture en deux étages au catgut, puis je me sers d'agrafes de Michel pour la peau. La diète absolue sans eau est de règle dans les quarante-huit premières heures. On calme la soif par des injections de sérum ou des lavements. Dans les jours suivants on permettra l'absorption de liquide. La guérison est en général rapide.

L'intervention est aussi de règle dans les cas de gastrite ou *d'abcès*. Il importe alors d'inciser l'abcès en son centre, et d'extirper ensuite le corps étranger. *On ne se préoccupera nullement de refermer l'estomac*, la fistule s'oblitérant d'elle-même dans un temps plus ou moins long. Dans ces cas, s'il est possible on pourra tenter d'attirer au dehors l'ouverture stomacale et de la fixer à la paroi si les adhérences paraissent molles ou insuffisantes.

Dans les cas de *perforation stomacale rapide avec péritonite* consécutive, la laparotomie doit être faite sans tarder. La suture de l'estomac doit être suivie d'un drainage soigné de toute la cavité péritonale infectée.

BIBLIOGRAPHIE

DES AUTEURS CITÉS DANS CE CHAPITRE

Aldibert. Plaie pénétrante du thorax et de l'abdomen par canne à fusil. *Bul. et Mem. de la Soc. anatomique*. Paris 1892, Janvier, p. 23.

Bailly. Blessures pénétrantes de l'abdomen. Thèse de Paris. 1888.

Beaumont. Experiments and observations on gastric juice, Plattsburg, 1833.

Büdinger. Ueber Stichverletzungen des Bauches. *Arch. für Klinis. Chirurgie*. Berlin 1898, t, LVI, p. 168-177.

Cannizaro. Blessure de l'estomac par arme à feu guérie au moyen d'une opération d'anaplastie (Rapporteur A. Guérin). *Bulletin de l'académie de médecine*, 1880, p. 822.

Chaput. Double plaie pénétrante de l'abdomen par instrument piquant. *Bull. et Mémoires de la Société de chirurgie* 1895, p. 77.

Chenrieux. Une fourchette dans l'estomac. gastrotomie : guérison. *Bull. et Mém. Soc. de chirurgie*. Paris 1905, 6 juin.

Delagenière. De l'exploration intra-stomacale. *Bull. et Mem. Soc. de chirurgie*. Paris, Mars 1897, p. 200.

Dickson. *Edimb. Med. Journal*, 1876.

Dujardin-Beaumetz. Un cas de rétrécissement fibreux du pylore. *Bull. et Mém. de la Soc. méd. des Hôpitaux de Paris*, 1882. p. 10.

Ferraud. Présentation de l'estomac d'une femme morte trois mois après un empoisonnement par l'acide nitrique après avoir présenté la plupart des signes de la gastrite chronique. *Bull. et Mém. de la Soc. anatom.* Paris. 1857. p. 207.

Fevrier. Deux observations d'appendicites opérées à froid. Remarques sur l'anatomie pathol. et la pathogénie. *Archives provinciales de chirurgie*, 1896. p. 405,

FORGUE et JEANBRAU. Des plaies de l'estomac par armes à feu, *Revue de chirurgie*, Paris. 1903. p. 285. 488 et 790.

GEHLE. Ueber einen Fall von Vergiftung mit Salsäure. *Berliner klinische Wochenschrift*. 2 juin 1884. p. 337.

GOULL MACKENZIE. Cité par Guinard.

GRISOLLE. Présentation de pièce. In Procès-verbaux des séances de décembre. *Bull. et Mém. de la Soc. anatomique*. Paris, 1859, p. 325.

GUINARD. Traité de chirurgie clinique et opératoire, t. VII. art. Plaies de l'abdomen. Paris-Baillière.

JALAGUIER. « Plaies de l'abdomen. » dans Traité de Chirurgie de Duplay et Reclus, t. VI. Paris. Masson,

JALAGUIER. Plaie pénétrante de l'estomac par balle de revolver. *Bul. et Mém. Soc. de chirurgie*. Paris 1889, p. 739.

LABOULBÈNE. Œsophage; Estomac et intestin d'un homme ayant avalé de l'acide sulfurique. *Gazette méd. de Paris*, 1877. p. 110.

LANCEREAUX. Traité d'anatomie pathologique, Paris.

LE FÜR. Perforation traumatique de l'estomac gastrotomié. Guérison. *Presse médicale*, Paris 1899. p. 225.

LÖHE. Ueber die Senn'sche Wasserstoffprobe als diagnostisches Helfsmittel bei Bauchwünden. *Deut. militärärztliche Zeitschrift*, 1889, p. 527-530.

LÖHE. Zur Behandlung durchbohrender Bauchwünden. *Deut. militär. Zeitsch.* 1892. Heft. 4, 5 et 7. p. 145, 204 et 253.

MAC CORNAC. The War in South Africa. *The Lancet*. 31 mars 1900. p. 96.

MAKINS (Henry). Surgical experience in South Africa. (1899-1900). London. Smith, Elder et Cie 1901.

MÉCHIEU. Éraflures et contusions de l'estomac par coup de feu. Thèse de Montpelier. 1904.

ORTMANN. Contribution au traitement opératoire des sténoses cicatricielles du pylore. *Deut. med. Wochenschrift*. 1889, p. 172.

PETERS. Rétrécissement de l'œsophage par suite d'empoisonnement à l'aide de l'acide sulfurique. *Bull. et Mém. de la Soc. anatomique*. Paris, 1855, p. 152.

PILLIET. Rétrécissement cicatriciel du pylore à la suite d'ingestion d'acide nitrique. *Progrès médical*. Paris. 1888, p. 313-316.

POULET. Traité des corps étrangers. Paris 1879.

QUENU et PETIT. Des sténoses cicatricielles du pylore consécutives à l'ingestion de liquides caustiques. *Revue de chirurgie*. Paris, 1902. p. 51.

RECLUS. Conduite à suivre dans les plaies pénétrantes de l'abdomen. (Discussion). *Bul. et Mém. Soc. de chirurgie*. Paris, 1895, p. 89.

REHN. Comptes rendus du XXVᵉ Congrès allemand de chirurgie.

Rigaud. Empoisonnement par l'acide sulfurique. *Bul. et Mém. Soc. anat.* Paris, 1869, p. 73.

Robert. Empoisonnement par l'acide sulfurique. *Bull. et mém, Soc. anat.* Paris, 1828, p. 6.

Rose. Die combinirte Magenzerreissung. Berliner klin. Wochenschrift. 4 juillet 1892, p. 677. Analyse : in « *Revue des Sciences médicales* », Paris 1893, p. 645.

Sée. Lésions stomacales après ingestion de liquides corrosifs. *Bull. et Mém. Soc. anat.* Paris 1892. p. 404.

Shroeter. Sur les coups de feu de l'estomac. *Arch. für. klin. Chirur.* 1896. Bd. LI, p. 169-229.

Smith. Gunshot wound of the stomach with report of a case. *Journal of american medical association*, 21 mai 1892. p. 647.

Valliet, Plaies pénétrantes de l'abdomen. Thèse de Lausanne. 1897.

Vaquez. Empoisonnement par l'acide chlorhydrique, lésions pulmonaires et gastriques. *Bul. et Mém. Soc. anat.* Paris, 1888, p. 546.

Von Bramann. Corps étranger de l'estomac formé par des cheveux. 35° Congrès de la Soc. All. de chirurgie, analyse in *Semaine méd.* avril 1906, p. 173.

Warbasse. Tetany and foreign bodies in the stomach; tetany caused by a mass in the stomach, composed of forty metallic articles weighing one pound gastroomy: cured. *Ann. of Surgery Philadel.* décembre 1904. p. 909-915.

SEPTIÈME PARTIE

INFECTIONS

Ce chapitre comprendra *la tuberculose* et *la syphilis*; *l'ulcère, simple* et *ses complications*, en raison de son importance en pathologie gastrique formera le sujet d'un chapitre spécial.

TUBERCULOSE DE L'ESTOMAC

La tuberculose agit sur l'estomac de façons fort différentes. Tantôt elle détermine de *simples troubles fonctionnels* sans lésions gastriques, qui cachent une tuberculose pulmonaire commençante tantôt, au moment du ramollissement et de la suppuration des lésions pulmonaires, elle produit des altérations de la muqueuse gastrique qui ne sont d'ailleurs que des lésions de *gastrite banale*. Mais elle peut aussi déterminer dans l'estomac des *lésions tuberculeuses* vraiment spécifiques dont nous devons nous occuper ici, car elles sont dans certains cas du domaine de la chirurgie. La lésion tuberculeuse typique est l'*ulcération tuberculeuse* qui, suivant son siège, son étendue, son évolution, détermine deux formes cliniques différentes : l'*ulcération tuberculeuse* simple et *la sténose pylorique tuberculeuse*. C'est d'ailleurs une lésion rare, puisque LETULLE, sur 1 500 autopsies de tuberculeux chez lesquels l'estomac a été examiné, n'a trouvé que 2 ulcères tuberculeux.

1° Ulcère tuberculeux

Étiologie, pathogénie. — Jusqu'à ces dernières années les ulcérations tuberculeuses de l'estomac ont été considérées par les auteurs comme une rareté. On doit cependant revenir de cette opinion, car dans sa thèse, Arloing en a rapporté 140 observations auxquelles il a ajouté 7 cas inédits. — La maladie est plus fréquente chez l'*adulte* que chez l'enfant, chez l'*homme* que chez la femme. Les conditions étiologiques générales semblent n'avoir qu'une faible importance dans la production de ces lésions. Pourtant, toute proportion gardée, la *tuberculose miliaire* causerait des ulcérations gastriques plus souvent que la phtisie pulmonaire chronique. Le mode d'infection est discuté. On a admis successivement :

1° La pénétration directe du bacille de Koch à travers la muqueuse saine ou altérée ;

2° La propagation à l'estomac d'une tuberculose péritonéale ou ganglionnaire ;

3° L'infection par voie lymphatique ;

4° L'infection par voie sanguine.

D'après les nombreux documents qu'il a recueillis, et les nombreuses expériences auxquelles il s'est livré, Arloing pense que la voie sanguine répond seule au déterminisme des ulcérations. Cette opinion ne concorde guère avec les résultats des recherches récentes de Calmette sur la pénétration du bacille de Koch par les voies digestives.

Anatomie pathologique. — La *région prépylorique*, dans le voisinage de la petite courbure est le siège de prédilection de l'ulcère tuberculeux. Habituellement *unique*, l'ulcère tuberculeux typique de l'estomac se présente avec une forme *arrondie*, ou *ovalaire*, parfois aussi polycylique. Ses *dimensions* sont des plus variées, depuis l'ulcération punctiforme grosse comme la tête d'une épingle, jusqu'à celles atteignant les dimensions d'une pièce de cinq francs. Les *bords* sont épaissis « *en rem-*

parts » dentelés, décollés en dessous par le processus ulcératif. L'ulcération s'*enfonce* plus ou moins dans les tuniques de l'organe, qui peuvent être mises à nu à une plus ou moins grande profondeur. Il peut *s'accompagner de tubercules gris de la muqueuse*. Microscopiquement il a tous les caractères d'une ulcération creusée en plein tissu caséeux tuberculeux. Les oblitérations vasculaires par endartérite sont fréquentes au niveau de la lésion. Il est assez difficile de colorer les bacilles de Koch, qui sont rares au niveau même de la perte de substance. Au voisinage de l'ulcération, on note assez régulièrement une augmentation de volume des formations lymphoïdes de la muqueuse. Il existe toujours de la *tuberculisation des ganglions lymphatiques périgastriques.*

A côté de ces ulcères tuberculeux vrais, on peut d'ailleurs rencontrer chez les tuberculeux, de *petites ulcérations,* qui existent dans la *phtisie pulmonaire* comme dans les toxémies et qui sont vraisemblablement des ulcérations de nature toxique.

Symptomatologie. — Autant l'anatomie pathologique des ulcérations tuberculeuses est précisée, autant la clinique est incertaine. Les symptômes sont très souvent absents et quand ils existent ils n'ont aucun caractère défini. Il ne saurait d'ailleurs en être autrement, sur des malades le plus souvent tuberculeux avancés, et chez qui, par conséquent, le clinicien est habitué à observer des formes infiniment variées de troubles gastriques, cortège classique de la période ultime de la tuberculose pulmonaire. Sauf l'hématémèse, qui n'est pas très fréquent (04 fois sur 150 cas), rien ne vient mettre sur la voie du diagnostic.

Les signes physiques locaux sont à peu près nuls, et rarement aussi la perforation de l'estomac vient compliquer la maladie et causer une péritonite mortelle, de sorte que même à l'autopsie l'examen systématique de l'estomac n'est pas pratiqué.

La durée de la maladie est courte et la mort survient du fait de la cachexie tuberculeuse.

Le traitement de cette affection, sauf une tentative de Pétrus-
chky où la tuberculine a été employée n'a rien de spécifique.
Il est dirigé par l'état général du malade et les indications qui
se présentent.

2° STÉNOSES PYLORIQUES TUBERCULEUSES

Dans certains cas les ulcérations tuberculeuses sont assez
importantes pour déterminer des lésions de *sténose*. Les
observations de cette affection sont cependant très rares
et n'ont été réunies que récemment par Ricard et Chevrier.

Les lésions atteignent le plus souvent et à la fois le *pylore*
même, le *péritoine* qui l'entoure et les *ganglions voisins*. Le
pylore épaissi, cartonné, rarement élastique, est grisâtre, parfois strié de bandes blanchâtres, et l'induration *empiète assez
souvent sur le duodénum*, bien que cet envahissement ne soit
pas aussi fréquent que le veut Patella. Il existe presque toujours une grande ulcération pylorique, dont les caractères
sont différents des ulcérations multiples et superficielles de
la « *tuberculénose gastrique* ». L'ulcération a des tendances à s'en-
rouler autour du pylore ; elle est surélevée par l'épaississement de la sous-muqueuse des régions voisines ; ses bords
sont décollés et flottants ; sous le diaphragme membraneux
qu'ils forment, le tuberculome peut creuser des galeries en
surface, qui s'ouvrent parfois dans le duodénum (*fistule pyloro-
duodénale*, (Mathieu et Rémond) ou en profondeur, *ouvrant
l'estomac dans le côlon*, ou même dans le péritoine : cette perforation des parois pyloriques est d'ailleurs rare, et ceci est dû
en partie à la réaction de la séreuse.

Le *péritoine s'épaissit* (péritonite de blindage) ou réagit par
des adhérences, fixant l'estomac aux organes voisins : sa réaction peut d'ailleurs être une inflammation banale, irritation de
voisinage produite par la lésion tuberculeuse pariétale, ou ressortir directement à la tuberculose. Dans des cas exceptionnels, *la tuberculose péritonéale est même la lésion primitive*.

Les *ganglions voisins du pylore*, de la petite ou de la grande courbure, présentent des lésions tuberculeuses, et suffisent à trancher, d'après FORSTER, le diagnostic hésitant de certaines lésions pyloriques douteuses : l'adénopathie peut, d'ailleurs exister seule et suffit à elle seule à effacer par compression la lumière du pylore. (TUFFIER).

Les sténoses pyloriques tuberculeuses peuvent coexister avec *d'autres lésions tuberculeuses*, pulmonaires, intestinales, péritonéales, ganglionnaires, mais ce n'est point la règle absolue. et elles sont assez souvent primitives ou isolées, beaucoup plus souvent que la tuberculose gastrique.

La voie suivie par le bacille de Koch pour atteindre la région pylorique est variable. La voie *séreuse* ne peut être invoquée que dans les formes péritonéales primitives, exceptionnelles. La voie *sanguine*, adoptée par ARLOING pour la tuberculose gastrique, ne peut être empruntée que dans les sténoses avec lésions très étendues et diffuses : PATELLA qui admet le pouvoir sclérosant des toxines tuberculeuses, créant une lésion banale, sans tubercules, homologue de la tuberculose inflammatoire de PONCET, défend la *voie sanguine*. La voie *lymphatique* doit être incriminée dans les sténoses ganglionnaires. La *voie muqueuse* (tuberculose par ingestion) semble la plus probable dans la plupart des cas.

Étude clinique. — Ces sténoses rares s'observent également chez l'homme et chez la femme avec un grand maximum de fréquence entre vingt et trente ans.

Le tableau clinique est celui d'une *sténose pylorique*. (Voyez *ulcère simple*, sténose, du pylore). Dans les diverses observations, on ne trouve pas signalée d'ondulation péristaltique. La *diarrhée fréquente* est un bon signe de la nature tuberculeuse de la sténose, car les autres variétés s'acccompagnent presque toujours de constipation. *Des ganglions tuberculeux multiples, en des régions accessibles*, attireront aussi l'attention vers cette étiologie. Les lésions pulmonaires tuberculeuses ne sauraient être invoquées pour le diagnostic : car elles ne sont pas constantes dans l'affection, et elles peuvent, d'autre part, compliquer toutes les variétés de sténose pylorique.

Des complications assombrissent considérablement la marche de la maladie, lésions banales d'ulcération (hémorragie et perforation) et surtout extension locale et à distance de la tuberculose.

Le traitement ne saurait être que chirurgical. Mais, sauf dans certains cas rares, il ne semble pas rationnel, étant données l'étendue et la variété des lésions, de tenter une extirpation radicale, qui serait une opération très pénible sur un terrain précaire. Le traitement palliatif (gastro-entérostomie) semble devoir être préféré, mais si celle-ci met le malade à l'abri de l'inanition, elle laisse évoluer et se propager au péritoine les lésions tuberculeuses : *presque tous les malades sont morts dans la deuxième année.*

Le pronostic de cette variété de sténose est presque plus sombre que celui du cancer du pylore.

I

SYPHILIS DE L'ESTOMAC

Bien que la syphilis de l'estomac soit une affection rare et essentiellement médicale, je dois cependant en parler brièvement, car lorsqu'elle est méconnue elle peut donner lieu à des interventions chirurgicales inutiles ; et en raison des succès remarquables que donne le traitement spécifique, sa connaissance est du plus grand intérêt.

Historique. — L'étude de la syphilis gastrique n'est pas récente. ANDRAL dans ses cliniques en cite deux cas remarquables et CORNIL en donne en 1874, une observation qui ne laisse aucune place au doute. En 1886 GALLIARD réunit dans un mémoire la plupart des observations antérieures, et CHIARI en 1891, joint à ses observations personnelles les cas de KLEBS, WEICHSELBAUM, BERCH-HIRSCHFELD, DE WAGNER, etc... M. FOURNIER en 1898 en public plusieurs observations à l'Académie de

médecine. Dieulafoy, la même année, consacre à la question
une de ses cliniques, et enfin tout récemment Hayem en rapporte plusieurs cas remarquables, suivis deux fois de gastrectomie partielle, avec examen anatomo-pathologique complet
de la pièce.

Anatomie pathologique. — Chiari a examiné systématiquement l'estomac de 243 sujets syphilitiques. Il s'agissait
145 fois de syphilis héréditaire et 98 fois de syphilis acquise.
La proportion des lésions spécifiques était de 1,3 p. 100 dans
la syphilis héréditaire et de 1,02 dans la syphilis acquise.

Les lésions présentent les caractères ordinaires des lésions
syphilitiques viscérales, c'est-à-dire *ulcération, gomme circonscrite*, ou *syphilome diffus*.

L'*ulcération* peut avoir tous les caractères de l'ulcère rond,
et ce n'est que la constatation de lésions spécifiques de voisinage qui fait faire le diagnostic microscopique (cas de Murchison, de Fioupe).

Quelquefois au contraire, elle renferme encore de la matière
gommeuse, ou présente nettement le type de l'ulcération
gommeuse, avec les bords épaissis, surplombants, et le fond
recouvert d'une masse gélatineuse jaune molle.

Les dimensions de l'ulcère peuvent être considérables. Il
s'étendait du cardia au pylore dans un cas de Capozzi. On peut
trouver à la fois un ulcère syphilitique en évoluion à côté
d'une cicatrice ; le fait a été vu par Weichselbaum à l'autopsie
d'un homme de vingt-cinq ans, mort d'érysipèle de la face.
L'ulcération peut aboutir à la perforation (observation de
Frankel, de Küzmik [1]).

---

[1] Küzmik, récemment, a rapporté un cas curieux de fistule gastro-
pariétale spontanée, due à une lésion syphilitique de l'estomac
observée chez une femme de vingt et un ans qui au cours d'une
grossesse, vit se développer dans la moitié gauche de l'épigastre une
tumeur indolente, grossissant progressivement ; la peau rougit à ce
niveau. Au huitième mois la grossesse se termina par un accouche-
ment avant terme : l'enfant mourut au bout de quinze jours. Peu
après la tumeur épigastrique se perfora et il s'écoula au dehors un
peu de liquide aqueux ; rapidement la petite perforation primitive

Quant à l'étude histologique de l'ulcère syphilitique, elle est encore incomplète. Les auteurs semblent avoir trouvé dans tous les cas des ulcérations à base gommeuse, et on ne paraît pas avoir décrit d'ulcère stomacal dû simplement à une artérite étendue.

Les *gommes* forment des tuméfactions arrondies, circonscrites, sous-muqueuses, faisant saillie à l'intérieur de l'estomac ; ordinairement multiples, elles sont recouvertes d'une muqueuse épaissie, lisse et brillante ; elles siègent surtout le long de la petite courbure et dans la région pylorique. Il en était ainsi dans l'observation de Cornil, où trois gommes de la petite courbure, coïncidaient avec des gommes du foie à diverses périodes d'évolution ; les ganglions de la petite courbure étaient dans ce cas tuméfiés et indurés, adhéraient à l'estomac et au tissu conjonctif voisin.

La structure histologique de la gomme elle-même est celle des lésions syphilitiques de même ordre.

Le *syphilome* a été décrit récemment par M. Hayem d'une façon complète à propos de deux pièces opératoires qu'il a eu l'occasion d'observer. Dans un premier cas il s'agissait d'une infiltration plastique de la région pyloro-duodénale, ayant l'aspect de la linite, s'étendant de la face péritonéale vers la muqueuse. La partie externe de la pièce était fixée par des adhérences solides aux organes voisins, surtout à la vésicule biliaire. Au microscope on constatait une infiltration fibroïde ayant envahi surtout les couches externes de l'esto-

s'agrandit et atteignit les dimensions d'une pièce d'un mark, et les aliments commencèrent à sortir par cette perforation. Au moment de son entrée à la clinique chirurgicale de Buda-Pesth, on trouvait au niveau de l'épigastre une perte de substance grande comme la paume de la main, à bords durs, rougeâtres, à fond sanieux, verdâtre, déprimé en entonnoir : tout à fait au fond de l'entonnoir, on apercevait une fistule par où s'écoulait le suc gastrique et les aliments. Le doigt introduit dans l'estomac par la fistule ne permettait de sentir aucune ulcération, aucune tumeur. A cause de l'aspect de l'ulcération et des fausses couches de la malade, on commença le traitement mercuriel (frictions). Au bout de 45 frictions, l'ulcération était cicatrisée et la paroi abdominale souple à son niveau. La fistule persistait cependant.

mac et renfermant des nodules qui ne pouvaient être que de petites gommes. Dans une deuxième observation le chirurgien enleva une tumeur formant une sorte d'épaississement en pla- teau diffus occupant presque toute la région pylorique. La muqueuse soulevée par places par de larges mamelons et abra- sée dans une grande étendue présentait une sorte d'exulcéra- tion irrégulière à bords festonnés, à fond légèrement craquelé et occupant près de la moitié de la surface entière de la pièce. A la coupe le plateau d'épaississement était constitué par une infiltration plastique de la paroi musculaire d'où partaient des bandes fibreuses se dirigeant du côté pylorique et du côté sto- macal. L'examen histologique montrait un tissu conjonctif adulte, vasculaire, un peu œdémateux avec des nodules péri- vasculaires discrets. Dans le tissu musculaire il existait des traînées lymphatiques périvasculaires. Il n'y avait pas d'ar- térite. Un grand nombre de nodules semblait adhérer à la paroi externe des vaisseaux.

Birch Hirschfeld a rapporté plusieurs cas à peu près sem- blables d'infiltration gommeuse, notamment chez un nouveau- né atteint de syphilides cutanées et de nodules gommeux du foie.

Dans un cas qui m'est personnel il s'agissait d'un nègre syphilitique chez lequel l'obstruction pylorique était constituée par une infiltration cylindro-conique rappelant la linite mais plus élastique, plus volumineuse.

Symptômes. — En dehors des signes de dyspepsie qui accompagnent le début de la syphilis, et qui sont peut-être dus au traitement médicamenteux, autant qu'à la maladie, les signes de la syphilis gastrique sont quelquefois ceux d'une gastrite banale, mais bien plus souvent ceux de l'ulcère ou du cancer.

Le malade de Dieulafoy présentait au complet le syndrome de l'*ulcus simplex* : vives douleurs stomacales s'exagérant pen- dant la digestion. localisation des douleurs xyphoïdienne et rachidienne, intolérance gastrique, vomissements alimentaires, hématémèses, rien n'y manquait. Et ce n'est que devant l'échec d'une médication ordinaire bien conduite, et la constatation d'une cicatrice caractéristique, qu'on fit à l'Hôtel-Dieu le diagnostic, qui fut d'ailleurs confirmé par le traitement d'une façon éclatante.

Le malade de ROSANOW présentait depuis huit ans les symptômes de l'ulcère, même les crises gastralgiques et les hématémèses, quand il fut guéri par le traitement.

Quelquefois même sans signes prodromiques, c'est une *hématémèse* abondante qui ouvre la scène. Il en était ainsi chez les deux malades de FOURNIER et chez un malade de HAYEM. L'hémorragie peut même être foudroyante et entraîner la mort (MURCHISON).

Dans d'autres cas la maladie prend les *allures du cancer*. Les malades, atteints de troubles gastriques et d'anorexie, s'affaiblissent et pâlissent. La palpation de l'estomac ne révèle quelquefois aucune modification, ou au contraire on trouve une induration diffuse ou une tumeur localisée. Le syndrome pylorique peut exister au complet, et on croit au cancer. Le malade de DUBUC présentait à la région épigastrique une large plaque indurée avec saillie du volume d'un œuf de pigeon accompagnée d'une douleur vague de la région et de troubles digestifs marqués. Il guérit complètement avec le traitement. La malade de CORNIL avait perdu ses forces ; elle était pâle, sans appétit, digérait mal et vomissait souvent. Les malades de M. HAYEM présentaient si bien les signes de la sténose qu'il les fit opérer ; chez l'un on trouvait dans la région sous-hépatique une sorte de plastron répondant assez bien à la vésicule biliaire, et on avait fait le diagnostic de sténose d'origine hépatique ; chez l'autre on porta le diagnostic de sténose cancéreuse, on ne sentait rien à la palpation.

Diagnostic. — Comme on le voit la syphilis gastrique n'a pas de symptômes cliniques bien définis et peut simuler les autres gastropathies. Comme c'est en outre une maladie rare, le clinicien n'y pense presque jamais.

Aussi il est une notion qui doit toujours être présente à l'esprit, c'est *qu'en face d'un malade atteint d'une affection orga-*

nique, on ne doit jamais négliger de rechercher la syphilis. — Dans le cas particulier qui nous occupe, ce ne sera souvent qu'en raison des antécédents des malades, ou de concomitance de manifestations syphilitiques extra-stomacales que l'on pourra arriver à une conclusion. Car la maladie ne porte point en elle-même son diagnostic. Et il ne faudra pas oublier que la syphilis gastrique peut survenir longtemps après l'infection, alors que celle-ci est déjà oubliée du malade, puisque dans une observation de M. Hayem le syphilome *était survenu quarante ans après le chancre.*

Le diagnostic peut-il être posé par le chirurgien au moment de l'opération, lorsque l'estomac est déjà découvert, et que la syphilis a été méconnue? M. Hayem croit la chose possible dans certains cas. C'est en tous cas très problématique; peut-être le chirurgien verra-t-il qu'il a affaire à autre chose qu'un cancer, mais sans pouvoir préciser la nature de la lésion, et certainement en raison du peu de fréquence de la syphilis, sans trouver dans ses constatations une conviction suffisante, pour modifier sa ligne de conduite opératoire, et se borner à une laparotomie exploratrice. C'est ainsi que dans le cas qui m'est personnel je fis une gastro-entérostomie.

Pronostic. — Le pronostic découle d'un diagnostic précis, et il n'y a qu'à lire les observations des divers auteurs, pour voir comment des moribonds cachectiques, ont été transformés par le traitement spécifique.

Traitement. — Le traitement des accidents syphilitiques gastriques ne diffère pas de celui des autres accidents viscéraux. Il doit être à la fois mercuriel et ioduré; mais bien entendu il faut éviter de donner l'un et l'autre par la voie gastrique. L'iodure sera donné en lavement, et le mercure par la voie sous-cutanée. Ce traitement, on aura le devoir de le prescrire toute les fois que dans une affection gastrique la syphilis peut être en cause, et que l'on ne se trouve pas en face d'accidents si pressants que l'intervention chirurgicale immédiate soit la seule chance de salut.

BIBLIOGRAPHIE

DES AUTEURS CITÉS DANS CE CHAPITRE

ANDRAL. Leçons de clinique médicale, Paris 1834, t. II.

ARLOING. Des ulcérations tuberculeuses de l'estomac. (Étude clinique. expérimentale et anatomo-pathologique. Thèse de Lyon, 1902,

BIRCH HIRSCHFELD. Cité par *Chiari*, in *Ueber Magensyphilis*.

CHEVASSU. Sténose du pyloro par compression ganglionnaire. Société anatomique, Paris 1901. p. 637-639.

CHIARI. Ueber Magensyphilis. Internat Beitr. z. Wissensch. Med. Festschr. R. Virchow. Berlin 1891 ü. p. 295-321.

CORNIL. Note sur les lymphangites pulmonaires à propos d'une lymphangite du poumon observée dans la *syphilis viscérale. Soc. méd. des Hôp. de Paris.* 1874. p. 144.

DIEULAFOY. Clinique médicale de l'Hôtel-Dieu, 4ᵉ leçon, p. 63, Paris 1898. Masson et Cie.

DUBUC. Syphilis de l'estomac. *France médicale.* 18 juillet, 1898.

FIOUPE. Ulcère simple de l'estomac à marche foudroyante. Syphilis probable. *Progrès médical.* Paris 1874. p. 424.

FOURNIER. Syphilis de l'estomac. Académie de médecine, 18 janvier 1898.

GAILLARD. Syphilis gastrique et ulcère simple, *Arch. génér. de médec.* janvier 1886.

HAYEM. Syphilis de l'estomac. *Presse médicale*, 18 février 1905.

HAYEM. Sur un nouveau cas de syphilis stomacale, *Presse médicale.* 2 mai 1906.

KÜZMIK. Fistule cutanée gastro-pariétale d'origine syphilitique. *Beitr. zur Klinischen Chirurgie* 1906. Bd. 48. p. 386.

LETOREY. Contribution à l'étude des ulcérations tuberculeuses de l'estomac, Thèse de Paris. 1895.

MATHIEU et REMOND. Cités par Letorey.

MURCHISON. Two cases of fatal hematemesis from very minute ulcers perforating a small artery in the coats of the stomach Trans, of Pathological Society. 1870. p. 162.

PATELLA. Compte rend. Congrès contre la tuberculose. Naples. 1901 p. 353.

PETRUSCHKY. Zur Diagnose und Therapie des primären ulcus ventriculi tuberculosum. *Deut. mediz. Wochensch.* 15 juin 1899 n° 24, p. 394.

ROSANOW. Ulcère de l'estomac d'origine syphilitique. *Semaine médicale.* Paris, 1890 p. 368.

HUITIÈME PARTIE

ULCÈRE DE L'ESTOMAC

Définition. — **Historique**. — L'ulcère de l'estomac est caractérisé :

Cliniquement par la triade symptomatique suivante : douleur xypho-rachidienne, vomissements, hémorragies.

Anatomiquement par une perte de substance à point de départ dans la muqueuse, envahissant les autres tuniques de l'estomac, non creusée aux dépens d'un néoplasme et ne contenant pas dans ses parois de microorganisme spécifique.

Étiologiquement par l'absence de causes immédiates ou de causes générales.

Reprenons quelques parties de cette définition pour en préciser la signification : « A point de départ muqueux » élimine les affections qui perforent l'organe de dehors en dedans (Havem a décrit cependant l'ulcère perforant externe, creusant de dehors en dedans, variété rare), « Non creusée aux dépens d'un néoplasme » élimine toutes les tumeurs. « Étiologiquement par l'absence de causes immédiates évidentes ou de causes générales » élimine les ulcérations des brûlés, des nourrissons, la tuberculose, la syphilis, etc.

Chirurgicalement nous avons à combattre les saignements, la perforation, la rétraction cicatricielle, les sténoses, etc., toutes complications qui sont engendrées par l'ulcère tel que nous l'avons défini.

Un nom domine tous les autres dans l'histoire de cette affection, c'est celui de CRUVEILHIER qui, en 1830, en donne la description, la sépare du cancer, confirme ses premières publications en 1835, et en 1856 publie un mémoire définitif. Presque à côté de lui il faut placer ROKITANSKY qui n'a publié le résultat de ses observations qu'en 1839 et après eux BRINTON dont l'étude sur les causes, les symptômes et le traitement de l'ulcère, parue en 1857, est demeurée classique. Chirurgicalement, les noms de B'LLROTH, RYDYGIER, MICKULICZ doivent être inscrits au premier rang.

CRUVEILHIER décrivait cette affection sous le nom d'*ulcère simple*, ROKITANSKY sous celui d'*ulcère perforant*, NIEMEYER sous celui d'*ulcère rond*; on l'a appelé aussi ulcère chronique, ulcère peptique, etc. Aucun de ces caractères n'étant constant, il est préférable de s'en tenir simplement au terme d'ulcère de l'estomac qui ne préjuge rien ni de sa nature, ni de sa forme, ni des accidents qu'il provoque.

ANATOMIE PATHOLOGIQUE

L'ulcère n'est pas spécial à l'estomac, mais peut occuper aussi la partie inférieure de l'œsophage, la première partie du duodénum et du jéjunum, ce que les partisans de la théorie de l'auto-digestion ont résumé en disant : *la zone du tube digestif qui se trouve en contact avec le suc gastrique.*

Il peut se présenter sous deux formes. Tantôt il a eu une marche *aiguë*, a tué rapidement par hémorragie ou perforation : on peut dans ces conditions surprendre *l'ulcère à l'état jeune*. Le plus souvent le malade souffre *depuis plusieurs années;* des épisodes plus ou moins graves ont révélé son affection, et quand il meurt la lésion est constituée *depuis longtemps* ou même *cicatrisée* : c'est là ce qu'il est donné de voir le plus fréquemment.

A côté de ces deux formes, il convient de faire une place aux *érosions* et aux *exulcérations* d'origine parfois inconnue, de symptômes souvent légers ou nuls, mais qui peuvent se révéler par des hémorragies abondantes et même mortelles.

Leur évolution, leur avenir nous sont inconnus ; constituent-elles une lésion autonome, ne sont-elles que le début d'un ulcère vrai ? Nous l'ignorons, bien que des auteurs autorisés soutiennent cette vraisemblable hypothèse. Devons-nous les décrire avec l'ulcère ? Sans doute, en l'état actuel de nos connaissances, toute classification absolue risque d'être arbitraire et transitoire. Mais *chirurgicalement*, la division suivante peut être proposée : tantôt un individu qui semble jouir d'une santé excellente rend *brusquement* en peu d'heures ou en quelques jours, 300 grammes, 500 grammes, 1 litre de sang. On opère et au lieu de l'ulcère qu'on croyait rencontrer, on ne trouve qu'une *érosion gastrique* de profondeur insignifiante. Tantôt, au contraire, *les hématémèses ne sont qu'un épiphénomène*, au milieu de symptômes antérieurs et prédominants, telles sont les gastrorragies qu'on observe dans la phtisie, *dans l'urémie*, dans les *maladies infectieuses*, dans les brûlures étendues. Ainsi, tantôt l'*hémorragie constitue toute l'affection* et détermine à elle seule les indications thérapeutiques ; tantôt, au contraire, la connaissance certaine des conditions *étiologiques*, la coïncidence ou la préexistence d'un grave état morbide en relation manifeste avec les hématémèses qu'il détermine, dominent la scène, commandent le traitement; l'hémorragie reste au second plan. Conformément à notre définition, nous décrirons avec l'ulcère, l'érosion *idiopathique*, *essentielle* pourrait-on dire, en empruntant la langue chère aux anciens auteurs, puisque nous en ignorons la cause immédiate ou lointaine ; et nous laisserons de côté, les *érosions secondaires* à une maladie générale ou à un autre état pathologique. A vrai dire la distinction n'est pas toujours si nettement tranchée que l'exige une division nécessairement un peu schématique pour la commodité de l'étude; elle comprend cependant la majorité des faits observés, un certain nombre formant par leurs symptômes et leurs lésions, la transition, la chaîne entre les deux groupes moins nettement séparés dans la réalité. Le type du premier groupe est l'*exulcération simple* de Dieulafoy; c'est la seule même que nous connaissions bien.

Nous décrirons donc l'exulcération simple, l'ulcère aigu,
l'ulcère chronique.

I. — EXULCÉRATION SIMPLE

Elle peut *siéger* dans toutes les régions de l'estomac ;
cependant d'après les observations réunies par DIEULAFOY,
elle paraît plus rare sur la face antérieure, au voisinage du
pylore. Ses *dimensions*, qui l'emportent beaucoup sur celles des
érosions hémorragiques, sont souvent de la grandeur d'une
pièce de 50 centimes, peuvent atteindre presque celle d'une
pièce de 5 francs. Elle est *arrondie*, le plus souvent circulaire, parfois elliptique ; généralement *unique*, elle peut être
entourée de taches ecchymotiques. Les *bords* souples, non
exhaussés en sont nets. Dans presque tous les cas où elle a
déterminé la mort, on a trouvé en son centre, une érosion au
fond de laquelle s'ouvrait latéralement une artériole de la
sous-muqueuse. Mais ce qu'il faut mettre en relief, c'est que
non seulement elle ne s'accompagne d'aucun épaississement,
d'aucune altération extérieure de l'organe, mais qu'*après ouverture de l'estomac au cours d'une autopsie ou de l'opération, elle
peut échapper aux recherches*, ne se manifestant que sous forme
d'une tache qu'il faut déplisser, examiner avec le plus grand
soin pour apercevoir la perte de substance. Dans un cas qui
nous est personnel, non seulement pendant la vie du malade,
il fut impossible de préciser le siège de l'hémorragie, mais sur
la table d'autopsie, l'estomac ouvert, la muqueuse débarrassée
par le lavage du mucus de sa surface, *il était impossible de voir
une lésion appréciable*, ce n'est qu'en déplissant tout l'estomac
qu'on apercevait sur la paroi postérieure une petite perte de
substance du volume d'une lentille, absolument souple, d'ailleurs, et qui devait être le siège de l'hémorragie.

Histologiquement, elle comprend *toute la muqueuse*. C'est
une perte de substance à l'emporte-pièce, sans altération
notable des parties voisines. Autour de l'ulcération, on peut
voir dans les couches profondes de la muqueuse des abcès

miliaires dont l'un sans doute a été le début de l'exulcération.
Dans l'observation de Brault seulement, est notée une accumulation de cellules lymphatiques entre les glandes. Les veines
peuvent être dilatées ou thrombosées (observation I de
Dieulafoy). L'artère source de l'hémorragie est indemne de tout
processus d'artérite ; c'est une simple perte de substance dans
la paroi, sans réaction inflammatoire. Il n'est pas certain
d'ailleurs que l'exulcération aille toujours jusqu'à la sous-
muqueuse, ni que ces hémorragies si abondantes et parfois
mortelles proviennent constamment d'une artère de la sous-
muqueuse. Cazin, chez la malade qu'il a opérée sur le conseil
de Dieulafoy, signale simplement une hémorragie en nappe
venant d'une tache cruorique et non de ces vaisseaux qu'il faut
étreindre dans une pince. Les observations de Luys, de Lépine
et Bret mentionnent *qu'il n'y a pas d'orifice vasculaire visible*.
Nous avons nous-même été témoin d'une hémorragie mortelle
chez une malade qui refusa l'intervention, et à l'autopsie de
laquelle toute la lésion se trouva être deux petites taches ecchymotiques ponctuées, à peine apparentes, la muqueuse paraissant avoir conservé son velouté et ne présenter d'autre modification que ce changement de coloration.

Quoi qu'il en soit d'ailleurs, le fait important c'est que des
vaisseaux de minime dimension, ou microscopiques, au centre
d'altérations muqueuses si peu importantes qu'elles peuvent
échapper à un œil prévenu et attentif au cours d'une gastrotomie peuvent donner des hémorragies extrêmement abondantes et même mortelles. Il semble vraiment que, dans ces
cas, la perte si abondante de sang est sous la dépendance de
l'état général du malade, il semble que *la non-coagulation du
sang* soit ici le phénomène primordial.

Nous ne savons rien d'ailleurs de l'avenir de l'exulcération
simple. Mais il y a lieu de penser avec Dieulafoy, Hayem,
Mathieu, etc., qu'elle est le premier stade de l'ulcère, qu'elle
y aboutit, quand des hémorragies mortelles n'interrompent
pas brusquement son évolution.

II. — L'ULCÈRE SIMPLE

A. — Caractères généraux

Au point de vue chirurgical, et en se plaçant exclusivement au point de vue pratique, W. J. Mayo les divise en ulcères *indurés* et ulcères *non indurés*. Sur 231 ulcères, 80 faisaient partie de la variété non indurée (56 femmes et 24 hommes).

Siège. — L'ulcère peut occuper les différents points de l'estomac, mais il a cependant des sièges de prédilection. Brinton dont la statistique de 220 cas est partout citée a noté la présence de l'ulcération :

```
A la face postérieure. . . . . . . . . . .  43 p. 100
A la petite courbure . . . . . . . . . .   27  —
Au pylore même. . . . . . . . . . . .      16  —
A la face antérieure . . . . . . . . . .    4  —
A la grande courbure. . . . . . . . . .     2  —
Au cardia . . . . . . . . . . . . . . .     2  —
A la fois, à la face antérieure et à la face
    postérieure. . . . . . . . . . . . .    6  —
```

Ces chiffres varient d'ailleurs considérablement avec les auteurs ; ainsi Nolle donne des proportions fort différentes qu'il est intéressant de mettre en regard de celles de Brinton.

```
A la grande courbure . . . . . . . . . .   22 fois.
Au pylore . . . . . . . . . . . . . . .    13  —
A la paroi antérieure. . . . . . . . . .    3  —
A la paroi postérieure . . . . . . . . .    2  —
Au cardia. . . . . . . . . . . . . . .      1  —
```

Welch sur 793 ulcères qu'il a relevés, trouve :

```
Petite courbure . . . . . . . .  288    36,3 p. 100
Face postérieure. . . . . . . .  235    29,6  —
Pylore. . . . . . . . . . . . .   95    12   —
Face antérieure . . . . . . . .   69     8,7  —
```

Cardia. 50   6.3 p. 100.
Fond 29   3.7 —
Grande courbure. 27   3.4 —

Il est difficile d'expliquer ces divergences autrement que par une interprétation différente des limites de la grande courbure

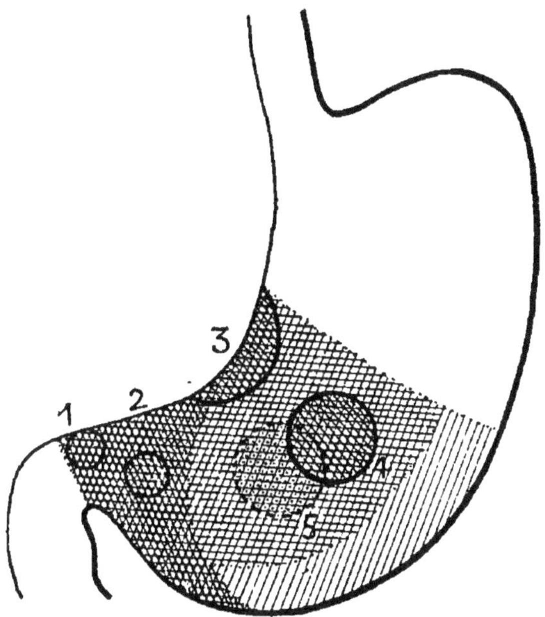

Fig. 30.

Schéma de la localisation des ulcères de l'estomac (Lambotte).

1. Ulcère pylorique. — 2. Ulcère prépylorique. — 3. Ulcère de la petite courbure. — 4. Ulcère de la face antérieure. — 5. Ulcère de la face postérieure.

et de la face postérieure. Les autres statistiques se rapprochent d'ailleurs des chiffres fournis par Brinton, en sorte qu'on peut admettre que c'est le segment *postérieur et droit* (paroi postérieure, petite courbure et pylore) qui est le plus souvent intéressé, le segment *antérieur et gauche* (paroi antérieure, grande courbure, cardia) l'étant quatre ou cinq fois moins. Qu'apprend d'ailleurs cette statistique générale au chirurgien qui intervient contre une hémorragie ou une perforation qu'il lui faut rechercher dans tous les points de l'organe ?

Nombre. Coïncidence d'ulcère duodénal. — L'ulcère est généralement *unique*. MAYO estime environ à 20 p. 100 les cas chirurgicaux dans lesquels il a rencontré « plus d'un ulcère ». Cependant dans le *cinquième* des cas, d'après BRINTON, il y en a deux ou même plus. Quand il y a deux ulcères, il n'est pas rare qu'ils soient symétriquement placés en regard l'un de l'autre sur les faces antérieure et postérieure. On peut trouver sur un seul estomac, 4, 5 ulcérations et même un nombre plus considérable ; mais les cas où on en a compté plus de 3 ne sont que des curiosités anatomiques. MAYO donne une statistique intéressante sur la *fréquence respective des ulcères de l'estomac et du duodénum*. Sur 231 cas, il a trouvé 158 ulcères purement gastriques, 60 ulcères duodénaux et 13 coïncidences d'ulcères gastriques et duodénaux. De ces 60 ulcères du duodénum 20 s'étendaient jusqu'au pylore. Cette simultanéité de lésions paraît plus fréquente chez l'homme (55 hommes, 19 femmes). De ces 74 ulcères duodénaux, 68 appartenaient à la variété *indurée*.

Dimensions. — L'ulcère aigu, celui qui tue par hémorragie ou par perforation est *rarement de grandes dimensions*, souvent de la grandeur d'une pièce de 50 centimes. Un ulcère de la taille d'une pièce de 5 francs est plus rare. Mais les dimensions des vieux ulcères, chroniques ou cicatrisés peuvent occuper une surface beaucoup plus grande, le processus ulcératif pouvant se rallumer d'un côté pendant qu'il s'éteint de l'autre, ou plusieurs ulcères pouvant se réunir. Nous en avons observé de grands comme la paume de la main ; celui que nous figurons avait ravagé le quart de l'estomac (fig. 31).

Forme. — Habituellement rond (ulcère rond), ou ovalaire, rarement polycyclique. Quand il siège au pylore et même à la région moyenne de l'estomac, il peut en faire (voy. fig. 32) plus ou moins complètement le tour. La cavité gastrique prenant la forme bilobée (voy. p. 275).

Aspect. — L'aspect varie suivant l'*évolution et l'âge de* *l'ulcère.* Tantôt la marche a été aiguë, et la perte de substance est faite avant que les tissus voisins et le péritoine aient le temps de réagir ; tantôt au contraire la marche plus lente permet des modifications importantes de structure. Il convient donc d'étudier séparément l'ulcère aigu et l'ulcère chronique.

1° Ulcère récent ou aigu

On n'a en général la possibilité de l'étudier qu'à la suite de l'hémorragie ou de la péritonite qui a emporté le malade ; très exceptionnellement à l'occasion d'une maladie intercurrente. Ses caractères peuvent se résumer d'un mot : c'est une *perte de substance nette*, comme *faite à l'instrument tranchant*, à l'emporte-pièce, creusée perpendiculairement en entonnoir, à *base* interne ou muqueuse, à *sommet* se dirigeant vers le péritoine ; plus rarement elle est oblique par rapport aux tuniques stomacales. *Celles-ci ont conservé leur aspect normal*, on peut les reconnaître tant sur les parois que sur le fond. Les *bords* ne sont pas toujours taillés à pic, ils peuvent être arrondis, ils peuvent aussi ne pas adhérer aux tissus sous-jacents, d'où formation d'une rigole ou d'un godet au-dessous d'eux (CRUVEILHIER). Le *fond* est formé par les fibres musculaires ou par la séreuse ; ou bien l'ulcère ayant détruit toute la paroi s'ouvre dans le ventre par un orifice généralement petit et qu'il faut quelquefois rechercher avec beaucoup de soin (fig. 33). Quand la mort a eu pour cause l'hémorragie, il n'est pas rare d'apercevoir l'orifice du vaisseau sectionné, qui est presque toujours une artère pariétale.

2° Ulcère chronique

Ce qui caractérise l'*ulcère aigu*, c'est l'*intégrité des tuniques* stomacales qui encadrent la perte de substance comme si elle était d'origine traumatique. *Ce qui caractérise l'ulcère chronique, c'est leur réaction, leur transformation fibreuse* qui en modifie considérablement l'aspect. Les *bords* épais, arrondis, comme ourlés (fig. 36), irréguliers, en relief, indurés, entourent un *fond* gris blanchâtre plus ou moins lisse, détergé, iné-

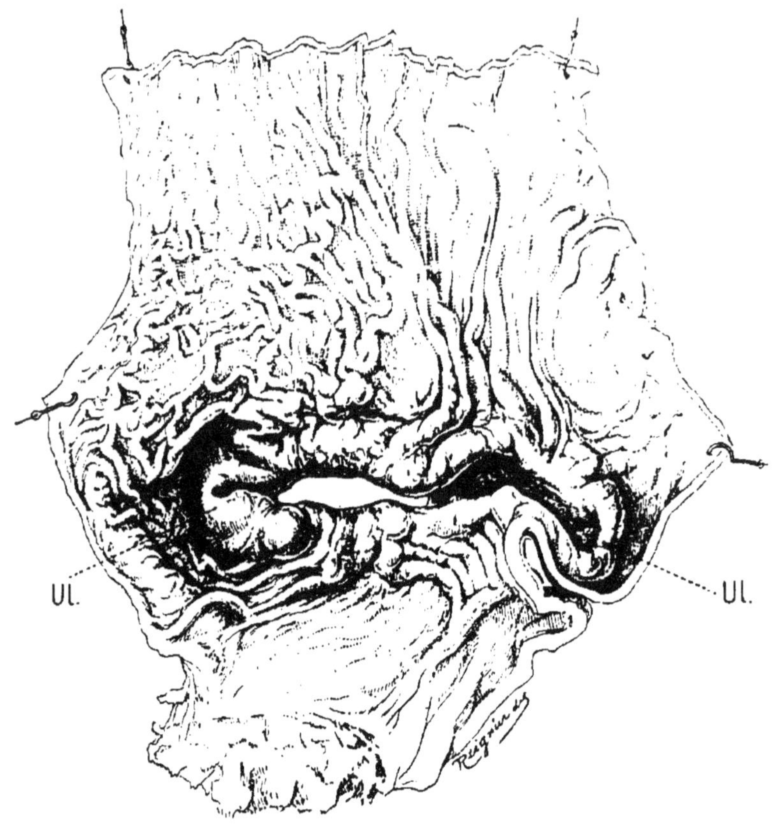

Fig. 31.

Ulcère allongé de proportions géantes occupant la région
prépylorique.

La muqueuse de l'estomac est éversée vers la cavité péritonéale, comblant presque la perte de substance. Le malade a succombé à une péritonite par perforation (Durocn, *Soc. anatomique*, 1091.) Dessin inédit d'après une pièce du musée Dupuytren.

gal ; la profondeur variable, peut être d'un centimètre en un point, de 2 ou 3 millimètres un peu plus loin. La *coupe*, dans ce tissu blanchâtre, dur, inextensible, de section difficile, criant sous le bistouri ne permet plus de reconnaître trace des éléments

normaux de l'estomac remplacés par cette trame fibreuse.
C'est là la disposition le plus souvent rencontrée.

Mais on observe *quelquefois* des dispositions qui sembleraient

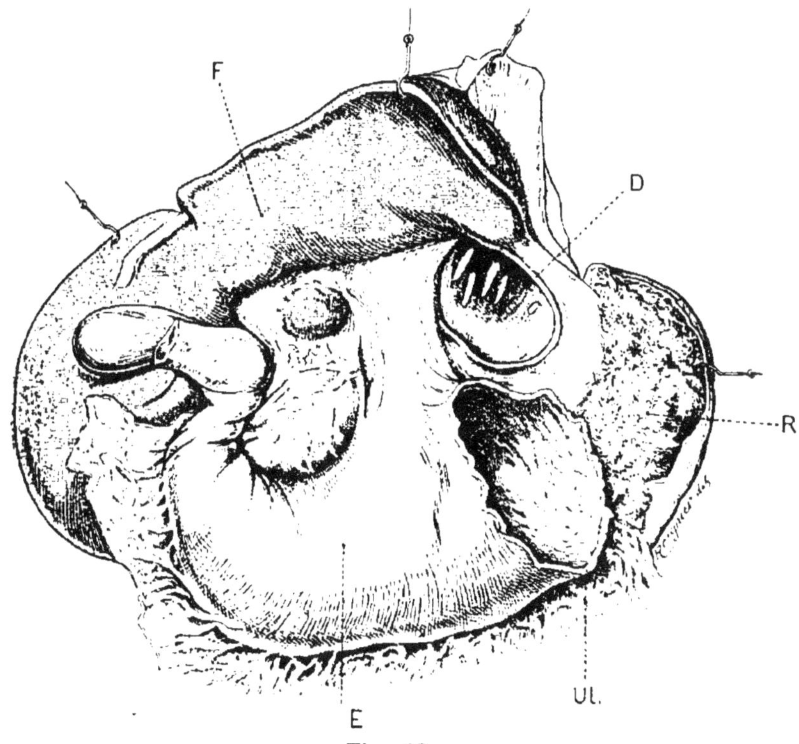

Fig. 32.

Vaste ulcère simple chronique de la grosse tubérosité de l'estomac
(d'après un modèle en cire du musée Dupuytren).

F. Foie récliné pour laisser voir la perforation dans toute son étendue. —
D, Diaphragme. — E, Estomac. — UL, Ulcère. — R. Rate. — L'extrémité
splénique de l'estomac présente une large ouverture (UL) d'environ 10 centimètres dans le sens vertical et 5 dans la direction de la grande courbure. Cette
énorme ouverture s'étend ainsi depuis le bord antérieur de la rate R, jusqu'au niveau
de l'orifice œsophagien. Une partie du diaphragme D adhérait à la perforation en
dénudé et présentait 4 fissures oblongues formant autant de communications avec
la cavité thoracique. La plus grande partie de la perte de substance était comblée
par la rate.

à priori être caractéristiques de l'ulcère aigu ; ainsi des bords
taillés en gradins, *la muqueuse et la sous-muqueuse* formant
la première assise de l'ulcération, *la musculeuse* la seconde ;

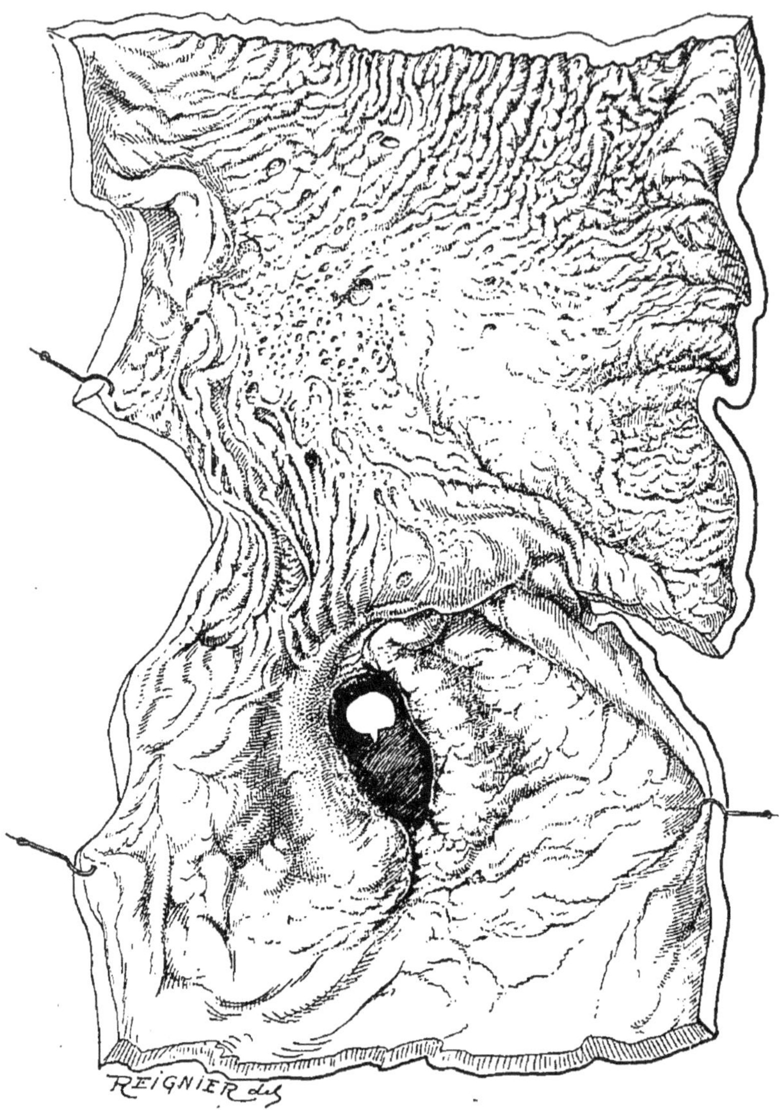

Fig. 33.

Ulcère du duodénum avec perforation (dessin inédit d'après
une pièce de M. le Dr Letulle).

des bords légèrement décollés, une rigole creusée sous eux. Il existe en même temps toujours des lésions des organes voisins ou tout au moins de la séreuse. Ces vieux ulcères qui se sont propagés à travers toute l'épaisseur de l'estomac ont souvent leur fond formé ou par le *foie* ou par le *pancréas*, ou même

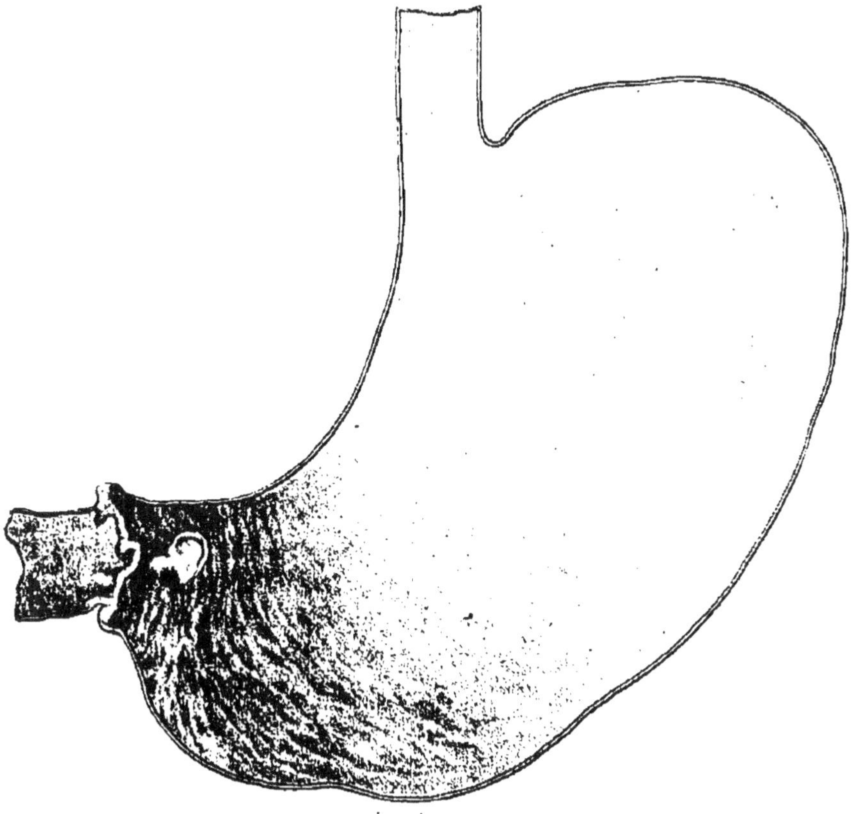

Fig. 34.

Ulcère calleux de la région pylorique.

L'estomac est figuré ouvert largement et montrant sa face interne postérieure.
(Pièce personnelle.)

par la *rate* (fig. 32 p. 199), et on voit ces organes envahis par des traînées fibreuses, soudés complètement à l'estomac si intimement qu'on ne peut les en séparer, qu'il faut faire un trou à l'estomac ou enlever le morceau de parenchyme hépatique ou pancréatique adhérent. Si l'ulcère siège en avant, le

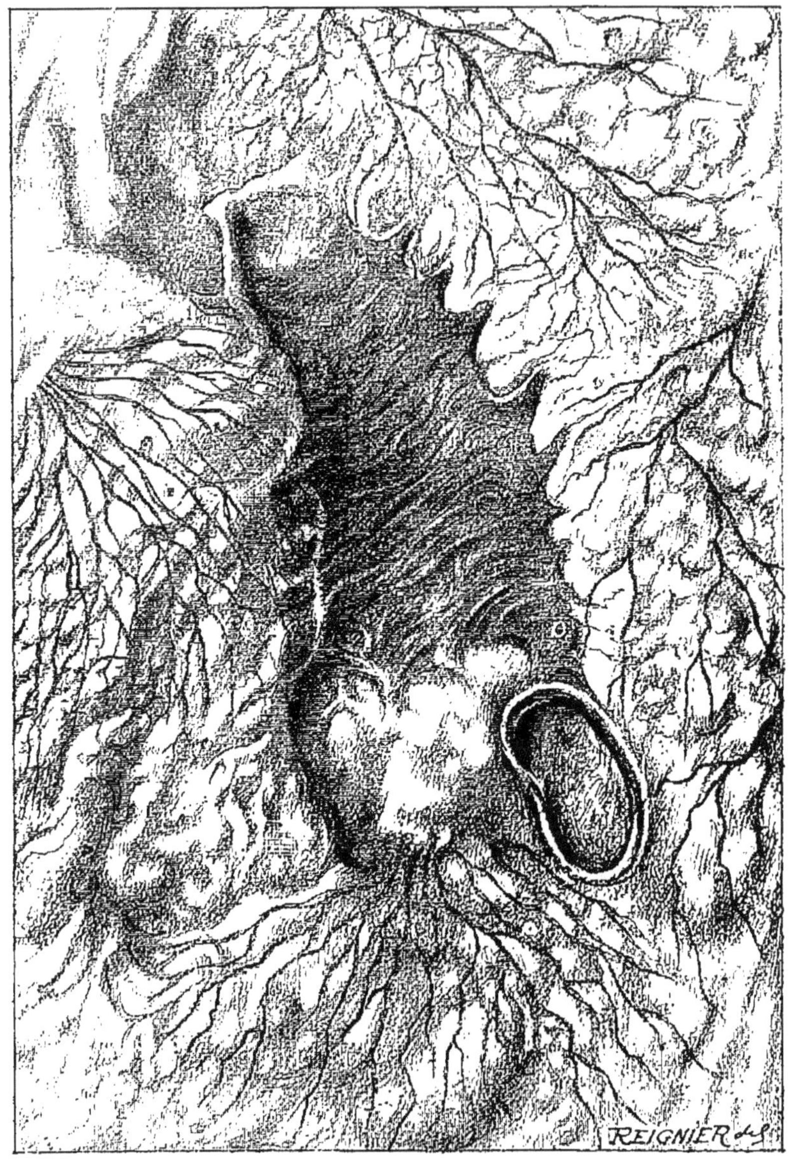

Fig. 35.

Ulcère simple chronique de l'estomac (d'après un modèle en cire
du musée Dupuytren).

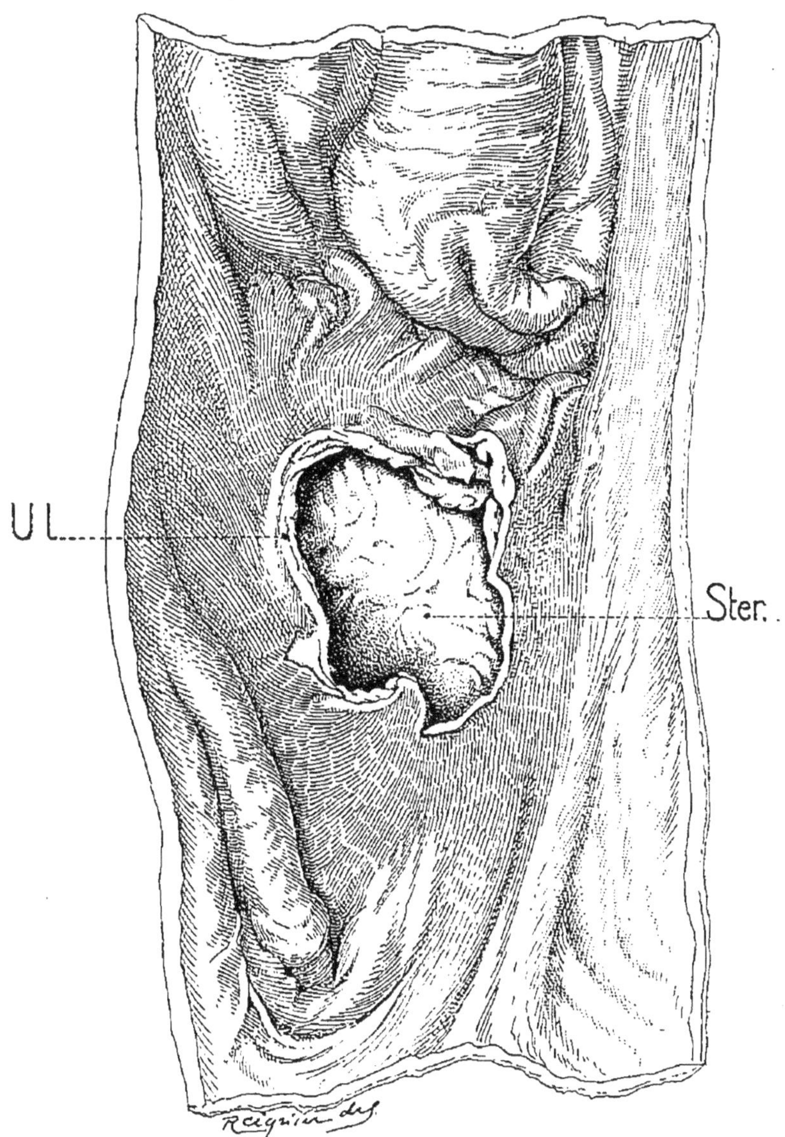

Fig. 36.

Ulcère simple chronique de l'estomac situé à la face antérieure dans
le voisinage de la grande courbure et à 4 travers de doigt du
pylore. Largeur de l'ulcère, 3 centimètres. Longueur 4 centimètres
cubes.

Ster. Sternum qui bouche la perforation; il est érodé et usé à sa face interne.
(Dessin d'après une pièce du musée Dupuytren).

fond peut être formé par l'*épiploon* qui a bouché la perforation imminente. Presque toujours d'ailleurs, des *plaques blanchâtres de péritonite plastique* indiquent extérieurement sur la séreuse la place où le travail ulcéreux évolue depuis si longtemps ; c'est l'amorce, le début de la *périgastrite* qui peut prendre un si grand développement qu'elle passe au premier plan du tableau anatomique et clinique. Nous reviendrons d'ailleurs sur ce sujet en étudiant la périgastrite Mais remarquons dès maintenant que, si pour les besoins de la description nous sommes forcés d'étudier séparément l'ulcère ancien, ses conséquences et complications viscérales ou péritonéales, bien souvent *les lésions différentes s'associent, se compliquent* ; et tel ulcère à la place même où il évolue est la cause d'hémorragies et de sténose intrinsèque, tout en provoquant autour de lui des adhérences pancréatiques ou péritonéales.

Adénopathie. — MAYO a insisté sur la présence d'un ganglion situé dans l'épiploon gastro-colique. Le ganglion est presque constant, il a 1 centimètre à 1 centimètre et demi de diamètre, sa structure est purement inflammatoire. Son siège dans l'épiploon gastro-colique est différent de celui des ganglions du cancer qui occupent généralement l'épiploon gastro-hépatique, mais on peut rencontrer cette même adénopathie gastro-colique dans les cholécystites ; il est vrai que dans ces cas on trouve des ganglions, tout le long des conduits biliaires.

Évolution. — L'ULCÈRE CICATRISÉ. — Aigu ou chronique, l'ulcère peut se guérir et se cicatriser en totalité et définitivement, et la cicatrice reproduit la forme arrondie de l'ulcération, *étoilée* ou circulaire, *blanche* et légèrement *déprimée*. Elle est assez mince, non indurée, peut même passer inaperçue *si le processus a été rapide*. Ainsi un malade de Chauffard présente des symptômes d'ulcère et en guérit : le tout dure trois mois au bout desquels il meurt d'une maladie intercurrente. A l'autopsie, cicatrice passant inaperçue à un examen superficiel, arrondie de la dimension d'une pièce de 50 centimes, c'est une simple petite dépression, dont les bords sont tapissés d'une muqueuse normale : dans le fond, au contraire elle est très amincie, de nouvelle formation, parcourue par une série de stries concentriques : un vaisseau la traverse. Au contraire, *dans les cas anciens*, la cicatrice est étendue, épaisse, *nettement différenciée* par l'absence de velouté, l'aspect lisse et la consistance parcheminée du reste de la muqueuse mamelonnée et souple ; quelquefois le tissu de cicatrice est proliféré d'une façon exubérante de façon à former une véritable tumeur fibreuse (ulcère calleux). A la coupe d'ailleurs, tandis qu'il est facile à l'état normal de mettre en évidence les différentes couches de l'estomac, et notamment de séparer la muqueuse, si lâchement unie à la musculeuse, il n'y a plus qu'*une plaque homogène, blanchâtre,* amorphe, où l'œil n'aperçoit pas trace de différenciation.

La *cicatrisation est souvent partielle*, l'ulcère continuant à évoluer en un point pendant qu'il s'arrête sur le reste de la surface qu'il a envahie.

Il peut *guérir* et *récidiver*, et une ulcération nouvelle se creuse au milieu d'une cicatrice parfaite. Il peut enfin se *cancériser*. (V. p. 307.)

A l'amphithéâtre, on rencontre *trois fois plus d'ulcères cicatrisés que d'ulcères en évolution* (MICKULICZ).

3° COMPLICATIONS

A. COMMUNES A L'ULCÈRE AIGU ET A L'ULCÈRE CHRONIQUE. — a. *L'hémorragie*. (V. p. 229.)

B. — COMPLICATIONS COMMUNES
A L'ULCÈRE ANCIEN ET A L'ULCÈRE CICATRISÉ

Nous avons vu que les ulcères chroniques présentaient un aspect fort différent des ulcères aigus ; les bords, le fond sont indurés, calleux, parce que le tissu fibreux a pris la place des tissus normaux. Cette transformation scléreuse s'étend à une distance plus ou moins grande des foyers ulcéreux et, à une paroi souple, élastique, se substituent des formations blanchâtres, dures, inextensibles, rétractiles ; il en est de même des ulcères cicatrisés. Quand cette sclérose occupe une grande étendue, la *capacité physiologique de l'organe diminue* parce qu'il devient incapable de se distendre ; mais de plus elle entraîne une déformation permanente, une diminution de la capacité anatomique de l'estomac. Si l'ulcère, par exemple, a intéressé la *petite courbure*, celle-ci, réduite de longueur, contractée, tiraille le pylore et tend à l'entrainer en haut ; s'il siège à la *grande courbure*, ce tissu inerte, immobile ne peut chasser les aliments, les évacuer dans l'intestin. Ainsi le retard dans l'évacuation gastrique, la diminution du pouvoir moteur de l'estomac, l'*insuffisance motrice*, comme on peut dire, peuvent apparaître. Mais c'est là une complication relativement peu importante, en comparaison des rétrécissements dus à la rétraction continue du tissu fibreux dont les conséquences dominent toute l'histoire des vieux ulcères.

En même temps que se poursuit ce travail de sclérose endo et intra-gastrique, ce même travail se traduit à l'extérieur par des épaississements péritonéaux, par de la péritonite plastique péristomacale, en un mot par de la *périgastrite*. Sclérose intérieure et pariétale et néoformations fibreuses à la surface de l'organe marchent plus ou moins de pair ; et les déformations, les coudures, les déviations, les rétrécissements avec les troubles fonctionnels de stase qui en résultent, reconnaissent presque toujours une double origine ; l'*endo et la périgastrite* s'associent pour les former ; le rôle de cette dernière peut être sans doute peu important, ainsi dans les rétrécissements du pylore ; mais parfois il est prépondérant, souvent il n'est pas négligeable. Dans tous les cas, si nous séparons leur étude pour la commodité de la description, rappelons que leur coexistence est fréquente,

I. — LES STÉNOSES

A. L'ESTOMAC BILOCULAIRE [1] (estomac en sablier). (V. p. 275.)
B. LA STÉNOSE PYLORIQUE. (V. p. 286.)

II. — LA PÉRIGASTRITE. — LES ADHÉRENCES
L'ULCÈRE PÉNÉTRANT — LES FISTULES (V. p. 265).

III. — ASSOCIATION DES DIVERSES COMPLICATIONS

Il convient de ne pas oublier que, rarement chacune des complications que nous venons d'étudier séparément existe seule ; elles s'ajoutent, s'associent au contraire, se combinent, d'où la complexité des lésions et les difficultés du traitement chirurgical. Un malade de MERKLEN présente à quelques mois de distance un *abcès sous-phrénique* et une *périgastrite intense* RABÉ et REY publient la relation d'une autopsie dont voici le titre explicite : « Double ulcère de l'estomac, ulcération du foie et du pancréas. Rétraction cicatricielle intense avec biloculation de l'estomac. Abcès sus-hépato-phrénique. Epanchement pleurétique double, purulent à gauche. » Nous-même avons observé à l'autopsie d'un homme qui souffrait depuis plus de dix ans et avait des hématémèses, les lésions suivantes, que nous relatons en détail comme type de *périgastrite*, de *sténose pylorique* et de *cancérisation secondaire* :

« Ce qui frappe à l'ouverture de l'abdomen, c'est d'une part la couleur blanche, l'épaisseur de la face antérieure de l'estomac et la fixité de cet organe qui se laisse très difficilement attirer et d'autre part la périhépatite. L'immobilisation de l'estomac est due, comme nous le verrons, à la soudure avec le

[1] Il nous paraît inutile de discuter la théorie de CHABRIÉ qui pense que l'ulcère serait souvent l'effet et non la cause de la déformation.

lobe gauche du foie. 1° *Périhépatite*. Alors qu'il n'existe ailleurs aucune trace de péritonite, toute la face convexe du foie est solidement unie au diaphragme par des adhérences fibreuses, courtes, résistantes. Ce processus est surtout marqué à gauche du ligament falciforme lui-même ratatiné, et en effet le lobe gauche du foie a complètement disparu sous un voile blanc, dense, une véritable toile qui descend du diaphragme sur la petite courbure et la face antérieure de l'estomac. Ce voile enlevé, le lobe gauche apparaît ne faisant qu'un avec la petite courbure ; 2° *Lésions stomacales proprement dites*. La face antérieure de l'estomac est d'un beau blanc mat, la petite courbure est ratatinée ; l'organe tout entier, mais beaucoup plus dans ses parties déclives, est considérablement augmenté d'épaisseur ; la paroi au lieu d'être flasque et souple est plus raide, comme empesée, se ploie au lieu de se plisser. Un autre caractère important est l'ascension du pylore ; 3° *Estomac ouvert suivant sa grande courbure*. Ce qui frappe d'abord, c'est une dépression cicatricielle pylorique ; c'est un petit fossé presque annulaire qui dans son milieu est presque large comme le petit doigt et se rétrécit graduellement par en bas et qui en haut, du côté du foie se termine par une excavation pouvant loger une noix. Le fond est lisse, fibreux, manifestement cicatriciel et les petits rebords du fossé sont en relief avec les mêmes caractères. A quelques millimètres de ce rebord commence, d'un côté par une ligne nette la muqueuse stomacale profondément modifiée et de l'autre côté pareillement la muqueuse duodénale.

« Cette *cicatrice* déprimée à la limite des deux muqueuses n'est que la partie visible d'un anneau épais et dur, véritable tumeur de tissu fibreux, les tuniques normales étant entièrement remplacées par ce tissu. Toute la petite courbure qui ne mesure plus d'ailleurs que 7 à 8 centimètres de longueur jusqu'à l'ulcération annulaire est absolument lisse, dépourvue de plis secondaires. La configuration normale de la muqueuse n'y est plus rappelée que par un très léger relief, vestige d'un pli principal. Cette atrophie et cette sclérose si prononcées de la muqueuse de la petite courbure et du pylore qui n'est plus

en somme qu'une vaste cicatrice, ne sont pas limitées à ces
régions, mais elles s'étendent de tous les côtés aux surfaces
voisines, diminuant peu à peu d'intensité jusqu'à ce que, aux
confins de l'organe, c'est-à-dire près de la grande courbure, la
muqueuse se rapproche de ses caractères normaux. Nous
disons « se rapproche, » parce que en réalité elle est certainement beaucoup plus épaisse, les plis principaux plus accentués et plus durs et le décollement d'avec la musculeuse ne se
faisant plus comme d'habitude.

« Trois petites *taches hémorragiques*, l'une beaucoup plus
développée que les deux autres sur la face postérieure de
l'estomac ; c'était celle-ci évidemment qui avait donné la dernière hématémèse avant la mort.

« Ces altérations ont modifié profondément la forme de l'organe. L'antre prépylorique, normalement au même niveau
que le pylore, est si fort développé au-dessous de lui que l'origine du duodénum est plus voisine du pôle supérieur que du
pôle inférieur de l'estomac qui a pris la forme d'un rein et
qu'elle en émerge comme l'uretère émerge du rein. Cette déformation est sans doute due à la fois et à l'ascension du pylore
produite par l'adhérence hépatique et la rétraction de la petite
courbure, et à la dilatation de l'antre prépylorique.

« Le lobe gauche formait le fond de la petite excavation
pylorique, et le tissu cicatriciel s'y continuait avec une masse
de la grosseur d'une noix, blanche, ferme, élastique, bien
limitée, presque énucléable. Autour de ce noyau principal,
mais isolés de lui quoique présentant les mêmes caractères à
l'œil nu, se trouvaient une quinzaine de petits îlots blanchâtres, à peine plus gros que des lentilles ou de grosses têtes
d'épingle. L'examen histologique ne montra que du tissu
fibreux avec des amas de cellules embryonnaires dans le noyau
principal ; les plus petits étaient infiltrés de cellules épithéliales. »

V. — Lésions d'autres organes

Nous avons étudié la fréquence des ulcères du duodénum
coexistant avec les ulcères de l'estomac. Cette association ou

mieux cette multiplicité est beaucoup plus connue qu'on ne
l'a dit si j'en crois les publications américaines, signalons
seulement la coexistence assez fréquente de la tuberculose
pulmonaire.

ÉTUDE HISTOLOGIQUE

EXAMEN MICROSCOPIQUE DE L'ULCÈRE RÉCENT

Bien que l'ulcère ne présente macroscopiquement du moins
à l'autopsie, aucune apparence de tuméfaction de ses bords,

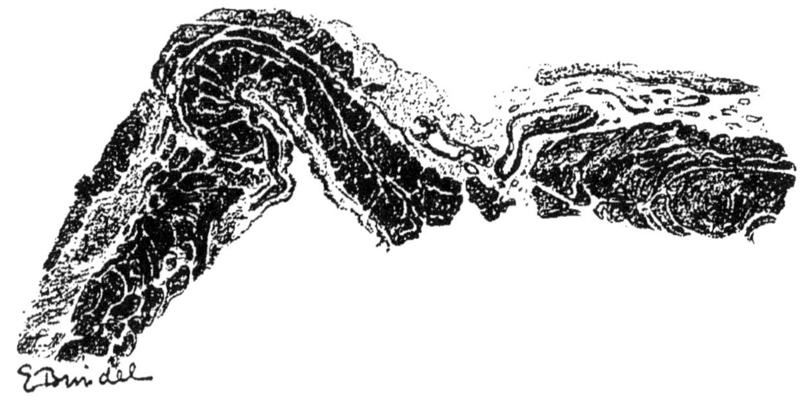

Fig. 37.

Coupe vue à un faible grossissement d'un ulcère simple assez récent
très étendu.

A gauche, la muqueuse s'arrête net et la tunique musculaire forme le fond de
l'ulcère, — à droite, dans la sous-muqueuse, on voit deux artères volumineuses qui
offrent un léger degré d'endartérite. Il existe peu de réaction inflammatoire.
Pièce d'autopsie, coll. TUFFIER).

l'examen histologique permet cependant de reconnaître que la
réaction inflammatoire n'y fait pas défaut.

L'épithélium de revêtement est intact jusqu'au bord, les
glandes marginales sont coupées plus ou moins loin de leur
origine, et leurs conduits excréteurs sont quelquefois orientés
de telle façon qu'elles semblent déverser leur produit, direc-

tement dans la cavité de l'ulcère. Le tissu interstitiel de la muqueuse est infiltré de cellules rondes, isolées ou en amas, s'infiltrant entre les culs-de-sac glandulaires, les faisceaux conjonctifs et les fibres musculaires, abondantes surtout au voisinage de l'ulcère.

Les vaisseaux sont toujours atteints; CORNIL et RANVIER, LETULLE, GALLIARD, dans deux cas d'ulcère dont il a fait l'étude microscopique, ont insisté sur les lésions plus ou moins marquées d'endartérite. Cependant HAYEM et LION, au moins dans certains cas, disent que les lésions vasculaires sont peu prononcées, et qu'il n'existe presque pas de modifications de parois artérielles. Elles existaient nettement dans le cas dont nous donnons la coupe histologique (fig. 37).

EXAMEN MICROSCOPIQUE DE L'ULCÈRE ANCIEN

A mesure que l'ulcère sera devenu plus ancien, les cellules conjonctives y ont fait place à un tissu fibreux plus dense, au milieu duquel on trouve les glandes plus ou moins détruites ; les tuniques artérielles présentent des lésions intenses, elles sont épaissies et souvent même oblitérées et on trouve des lésions de gastrite parenchymateuse dans les parois de l'estomac qui avoisinent l'ulcère.

De même qu'on trouve des dilatations glandulaires kystiques dans l'endométrite chronique, il n'est pas surprenant que dans ce tissu de sclérose qui a remplacé la muqueuse, on trouve des vestiges de glandes dont un certain nombre sont devenus kystiques, mais dont l'épithélium continue à proliférer. Ces adénomes ou polyadénomes seraient susceptibles de se transformer en épithélioma (HAUSER).

3° LÉSIONS DE LA MUQUEUSE A DISTANCE. — Les examens de COLOMBA, LAVERAN, GALLIARD avaient signalé la constance de la gastrite interstitielle. HAYEM et LYON, s'appuyant sur huit cas, ont confirmé en effet qu'elle était très fréquente, mais ils ont trouvé également de la gastrite parenchymateuse, et plus

souvent l'une et l'autre, de la gastrite mixte, et ils concluent
« qu'il n'y a pas de lésion de la muqueuse spéciale à l'ulcère.
On y peut rencontrer *toutes les formes de la gastrite parenchymateuse pure ou de la gastrite mixte.* »

PATHOGÉNIE

Bien que ce chapitre paraisse *essentiellement médical*, il
doit prendre place ici. Nous devons mettre tous les renseignements que comporte un cas chirurgical à la disposition de
ceux qui nous liront. Et il nous paraît vraiment indispensable
à un chirurgien de savoir les causes probables de la lésion
qu'il doit traiter; comment sans cela pourrait-il parler de traitement radical. Si on supprimait ces notions de pathologie
nous serions réduits au rôle peu enviable d'opérateurs.

Il est bien entendu d'abord que nous éliminons les ulcères
de la tuberculose et de la syphilis, ces deux maladies donnant
il est vrai des lésions capables de s'ulcérer mais que leur étiologie, leur spécificité séparent nettement de l'ulcère simple. La
genèse de ce dernier est encore obscure bien que nous ayions
fait quelques progrès depuis le moment où GALLIARD écrivait
sa thèse restée classique.

Voici les principales théories dans leur ordre de naissance :

1° THÉORIE DE LA GASTRITE. — Elle a l'illustre parrainage de
CRUVEILHIER qui considérait l'ulcère comme la conséquence de
l'inflammation ulcéreuse et l'aboutissant d'érosions follicu-
laires. Elle a reçu une confirmation nouvelle des examens de
LAVERAN et GALLIARD : dans le tissu muqueux sous-glandulaire
s'accumulent des cellules embryonnaires qui fusant entre les
glandes arrivent jusque sous l'épithélium de revêtement, le
détruisent, s'évacuent dans l'estomac, laissant à leur place une
petite cavité qui s'agrandira sous l'attaque du suc gastrique
jusqu'à devenir un véritable ulcère. Ainsi, gastrite interstitielle et ulcéreuse permettant l'auto-digestion, voilà selon
GALLIARD les deux grands facteurs de l'ulcère; mais on objecte

que la gastrite interstitielle n'est pas · constante puisque
HAYEM et LYON notent seulement deux fois sur huit de la gastrite, non pas interstitielle mais parenchymateuse.

2° THÉORIES DES TROUBLES VASCULAIRES. — On peut négliger
le rôle de la *stase veineuse* invoquée par ROKITANSKY et VIRCHOW
capable de produire des érosions banales mais non un véritable
ulcère. L'*embolie* et la *thrombose* auraient plus d'importance.
CORNIL et RANVIER n'ont-ils pas décrit d'ailleurs, dans un même
ordre d'idées, au voisinage des ulcères, du rétrécissement et de
l'athérome des artérioles. Les expériences de PANUM, de PAVY,
ont mis hors de doute l'influence de l'arrêt de la circulation
artérielle sur la production de lésions ulcéreuses. Seulement
il y a une différence considérable entre ces zones mortifiées
qu'on détermine expérimentalement en quelques heures ou
quelques jours et l'ulcère simple dont l'aspect et l'évolution
sont caractéristiques.

Il est inutile de discuter l'hypothèse du spasme des petites
artères (KLEBS).

3° THÉORIE DES DYSCRASIES SANGUINES. — Pas plus que les
lésions vasculaires inconstantes ou insuffisantes, les altérations
du sang ne suffisent à produire l'ulcère. PAVY invoque la
diminution de l'alcalinité du sang qui baigne normalement la
paroi digestive. VON SOHLERN, SILBERMAN, attribuent de l'importance à la constitution chimique du globule sanguin. QUINCKE
et DAETTWYLER, WILSON attirent l'attention sur l'influence de
l'anémie.

L'objection commune c'est que si intéressantes que soient
les relations de l'anémie et de l'ulcère, ces théories font état
de conditions trop rarement réalisées.

4° THÉORIES NERVEUSES. — Comme dans le poumon ou sur la
plèvre, les lésions du *système nerveux central* amènent des
hémorragies de la muqueuse gastrique (SCHIFF, BROWN-SEQUARD
CHARCOT), mais il ne s'agit pas là d'ulcères. Les lésions des
nerfs périphériques splanchnique et pneumogastrique ont
provoqué entre les mains de RICCARDO DELLA VEDOVA, de

W. Van Yjzeren des ulcérations à marche lente, sans tendance à la guérison. Malheureusement ces expériences récentes manquent du contrôle des années, et on ne peut porter sur elles un jugement définitif.

Cliniquement Gilles de la Tourette a rattaché l'ulcère simple de l'estomac à l'hystérie qui déterminerait sur cet organe comme ailleurs des lésions trophiques ; cette hypothèse acceptable en certains cas est évidemment impuissante à les expliquer tous.

5° Théorie de l'infection. — Émise il y a près de trente ans par Bottcher, elle a trouvé en Letulle un défenseur autorisé qui l'a reprise et transformée et elle a reçu dans ces dernières années la consécration clinique et expérimentale. Il est certain que des ulcérations stomacales ont été rencontrées au cours des affections les plus diverses : pemphigus, dysenterie, pyohémie, puerpéralité, scarlatine, purpura, abcès cervical, angine gangréneuse ou diphtérique, affections septiques des voies génitales, urinaires, biliaires, broncho-pulmonaires etc., etc. Letulle démontre que les microorganismes empruntent la voie vasculaire pour arriver jusqu'à la muqueuse et il reproduit expérimentalement, par inoculation de staphylocoques, des ecchymoses digestives. Des lésions semblables et plus étendues ont été obtenues d'une façon anologue par Chantemesse et Widal, par Charrin, par Wurtz et Leudet, par Enriquez et Hallion, par Besançon et Griffon. En somme l'infection spontanée ou expérimentale peut produire sur la muqueuse stomacale de simples ecchymoses ou érosions, plus rarement de grandes pertes de substance, et, notion du plus haut intérêt, l'hypoacidité du suc gastrique et la stase favorisent la production de ces lésions. Comment agissent les bactéries ? Parfois en oblitérant les vaisseaux ; bien plus souvent par action directe nécrosante de leurs toxines sur les éléments cellulaires ; en un mot, bien plus souvent par *toxihémie* que par *baccilhémie*.

Cette théorie, riche de tant de faits cliniques et expérimentaux explique bien les ulcérations stomacales aiguës, elle est impuissante à expliquer l'unicité, la chronicité, la localisation quasi exclusive à l'estomac, de l'ulcère ordinaire. Le rôle de l'infection, s'il ne manque pas d'importance n'est ni seul, ni peut-être prépondérant.

6° THÉORIE DE LA TOXHÉMIE. — Dans un travail critique que la méthode et l'abondance de la documentation mettent hors de pair GANDY a formulé la théorie de la toxhémie : tout poison, minéral, organique ou microbien, s'élinant par la muqueuse gastrique peut créer l'ulcère et MATHIEU et ROUX en ont publié un exemple d'origine urémique. Mais pas plus que l'infection la toxhémie ne peut expliquer ni tous les ulcères, ni toutes les allures de l'ulcère et GANDY lui-même est forcé d'avouer que « les modifications sécrétoires, l'hyperchlorhydrie, l'hypersécrétion, sont capables d'expliquer la localisation plus particulière des lésions ulcéreuses à la muqueuse gastrique. »

7° THÉORIE TRAUMATIQUE. — Émise par POTAIN elle s'appuie sur les observations d'individus pris d'hématémèses quelques jours après un violent traumatisme épigastrique (chute sur une marche d'escalier, sur le rebord d'une table, à la suite d'un coup de pied, etc.) et que présentent ensuite le tableau de l'ulcère. L'objection qui se présente naturellement, c'est que l'ulcère était antérieur au traumatisme dont le rôle s'est borné à faire apparaître les accidents. D'autre part la clinique montre que des corps étrangers vulnérants sont supportés sans dommage pendant de longues années et les expériences de RITTER et VANNI, de PAVY, de GRIFFINI et VASSALE et les nôtres propres ont établi avec quelle facilité, quelle promptitude, quelle perfection se réparent les plaies de la muqueuse : en quelques jours, des brèches de plusieurs centimètres se recouvrent d'une couche épithéliale continue.

La cicatrisation n'est cependant pas obtenue si l'animal a été saigné préalablement ; fait intéressant, l'association du traumatisme et de l'anémie crée un véritable ulcère.

8° THÉORIE DE L'AUTO-DIGESTION ET THÉORIE DE L'HYPERACIDITÉ. — Ce sont les théories les plus célèbres et qui s'appuient sur

ce fait capital, l'extraordinaire fréquence de l'ulcère de l'estomac et du duodénum comparée à sa rareté sur le reste du tube
digestif. A elle seule, l'hypothèse de l'auto-digestion est insuffisante, l'estomac sain ne pouvant pas plus être digéré par la
sécrétion qu'il produit que le sang ne peut se coaguler dans
les vaisseaux où il circule. L'hypothèse de l'hyperacidité ne
soulève pas la même objection. Elle est pour ainsi dire constante chez tous les ulcéreux et les rares fois où on ne l'a pas
décelée peuvent être mises sur le compte soit d'erreurs de diagnostic, soit d'examens hâtifs ou faits en temps inopportun,
soit de lésions très anciennes ou associées au cancer. En ces
dernières années, elle reçut une consécration puissante de la
pratique chirurgicale ; on sait que l'ulcère du jéjunum est fort
rare ; or la gastro-entérostomie a été suivie à plusieurs reprises
d'un ulcère de cette portion de l'intestin qui semble donc avoir
été provoqué par le contact anormal d'un suc gastrique acide
qui était primitivement neutralisé au cours de la traversée
duodénale. Les partisans du rôle de l'hyperacidité admettent
au reste qu'elle ne suffit pas à elle seule à créer l'ulcère ; son
action doit s'exercer sur une lésion banale de la muqueuse,
érosion ou ecchymose due elle-même à une des multiples
causes que nous avons déjà énumérées.

9° THÉORIE DE L'OBSTACLE PYLORIQUE ET DE LA STASE ALIMEN-
TAIRE. — Elle peut être ainsi formulée : tout rétrécissement
pylorique, organique ou spasmodique amène la stagnation des
aliments, le contact prolongé d'un contenu acide avec la muqueuse et finalement l'ulcère (BERG). Les expériences de VAN
YJZEREN citées plus haut qui corroborent cette conception théorique tout intéressantes qu'elles soient attendent encore leur
confirmation.

10° THÉORIE MIXTE. — La plupart des auteurs ont cherché à
réconcilier, à mélanger et en quelque sorte à doser en diverses
proportions les théories précédentes ; ils admettent notamment l'influence de l'hyperacidité sur une muqueuse déjà
malade ou affaiblie.

Pour nous, qui pensons que l'ulcère est une perte de substance banale plutôt qu'une entité morbide véritable, nous sommes frappés des différences énormes de symptômes et d'évolution des ulcères. Il nous paraît juste de croire que des causes fort diverses peuvent donner naissance à cette lésion, qu'elles agissent seules ou associées : ainsi, les troubles vasculaires, l'infection, les toxhémies surtout, le traumatisme peut-être. *Elle ne différerait pas alors des ulcères qu'on observe en d'autres organes*, mais c'est son contact avec le suc gastrique qui lui donnerait ses caractères spécifiques, d'où sa présence dans le duodénum et le jéjunum après la gastro-entérostomie. *Le plus grand nombre* doit sans doute ses *caractères*, tels que la localisation sur l'estomac, son extension, sa chronicité, à la gastrite si fréquente et à l'hyperacidité presque constante. Nous nous rallions ainsi aux théories éclectiques en y ajoutant cette conception de la pluralité d'origine et de la diversité des ulcères.

ÉTIOLOGIE

La fréquence absolue de l'ulcère est difficile à établir parce que cliniquement le diagnostic peut être insuffisant ou erroné et d'autre part parce que les autopsies ne donnent la proportion que de la mortalité et non de la morbidité. Aussi y a-t-il des différences considérables entre les diverses statistiques. D'après Lebert l'ulcère s'observerait une fois sur 200 malades ; d'après Brinton et Ewall 5 fois sur 100; d'après Grunfeld on le verrait à l'autopsie 20 fois sur 100 (chiffre établi sur 450 autopsies). Que conclure ? On s'accorde à penser que la proportion de Brinton est celle qui se rapproche le plus de la vérité. Au reste Payne prétend que la fréquence de l'ulcère augmente extraordinairement à Londres ; c'est ainsi qu'on en a observé 30 cas seulement à l'hôpital Saint-Thomas, de 1870 à 1875 et 216 de 1885 à 1900. Sur 10 841 autopsies faites dans 7 grandes villes d'Amérique, Howard trouve 1,32 p. 100 d'ulcères de l'estomac, tandis qu'à Londres on trouve 4,6 p. 100 et sur le continent 8 p. 100. Welch donne 5 p. 100 en se basant sur

32 052 autopsies faites à Prague, Berlin, Breslau, Dresde, Erlangen et Kiel.

L'ulcère à *marche aiguë* s'observe surtout chez les *femmes* jeunes entre vingt et trente ans, l'ulcère chronique se voit à un âge un peu plus avancé en proportions égales dans l'un et l'autre sexe, du moins au point de vue des indications chirurgicales.

Le traumatisme, l'alcoolisme (LEUDET, LANCEREAUX), l'hystérie jouent un rôle indéniable dans la production de l'ulcère. Toutefois le traumatisme est rarement relevé dans l'histoire des *ulcères du duodénum*. La fréquence comparée de ces deux variétés : ulcères de l'estomac et ulcères du duodénum, a été directement interprétée. Longtemps on a regardé ces derniers comme exceptionnels. Cette rareté n'est peut-être qu'apparente. Elle est due à ce qu'ils sont méconnus et à ce qu'ils coïncident assez souvent avec des ulcères gastriques. MAYO, se basant uniquement sur ses 384 opérations, arrive au pourcentage suivant : 78 p. 100 d'ulcères gastriques, 22 p. 100 d'ulcères du duodénum (dernière statistique).

SYMPTOMES

Les manifestations de l'ulcère de l'estomac sont *des plus variables* parce qu'elles résultent du siège et de la profondeur de la lésion plus que de la lésion elle-même et incontestablement aussi du terrain sur lequel elle évolue. Entre les ulcères latents et ceux qui s'imposent au diagnostic il existe tous les degrés.

A. — FORME COMMUNE

Il est classique de lui attribuer trois symptômes dont l'association serait caractéristique sinon pathognomonique : ce sont la *douleur*, les *vomissements* et les *gastrorragies*. Leur apparition n'est pas simultanée et presque toujours des troubles digestifs assez banals les précèdent, ce sont les accidents dont se plaignent les hyperchlorhydriques névropathes.

Cette triade symptomatique n'est pas toujours au complet; depuis que la chirurgie permet de vérifier l'exactitude du diagnostic et par conséquent la valeur des symptômes, il en est de la chirurgie gastrique, comme de la chirurgie du poumon et du foie. J'ai rencontré des ulcères que rien n'avait fait prévoir et j'ai ouvert des abdomens sans trouver l'ulcère dont tous les symptômes permettaient d'affirmer la présence.

Période d'état. Troubles fonctionnels. — a. *Douleur*. — Elle est nettement localisée au creux épigastrique au-dessous de l'appendice xyphoïde, plutôt à droite qu'à gauche de la ligne médiane et paraît due à la souffrance du plexus solaire (Leven, Roux). Elle n'a pas de tendances à s'irradier tant que l'ulcère n'a pas dépassé les limites de l'estomac; mais ce qui est habituel c'est qu'avec le *point xyphoïdien* coexiste le *point vertébral* à la hauteur de la 8e ou 9e vertèbre dorsale. Cette douleur transfixiante est vive, brûle, ronge et est sujette à des exacerbations fort pénibles, à des crises que provoquent les émotions, la menstruation et surtout le contact d'aliments grossiers ou acides ; elle se calme dans certaines positions ou lorsqu'un vomissement évacue l'estomac. Ces caractères universellement admis ne seraient ni exacts, ni propres à l'ulcère d'après Soupault qui les regarde comme l'expression de l'hyperesthésie névropathique qui accompagne fréquemment l'ulcère, ou ses complications, en tous cas ils sont la règle, et leur exacerbation très rapide par l'alimentation est un fait que nous avons bien souvent rencontré.

b. *Vomissement.* — Le vomissement, presque aussi fréquent que la douleur, fort variable par son contenu, son abondance, le moment de son apparition, tantôt simples gorgées de régurgitation acide, tantôt constitué par une grande quantité de matières alimentaires, paraît exclusivement lié à la localisation pylorique ou juxta-pylorique de l'affection. L'évacuation de l'estomac amène en général un grand soulagement, le moment de son apparition varie souvent avec le siège pylorique ou non de l'ulcère.

c. *Gastrorragie. Hématémèse et maléna.* — L'hémorragie,

symptôme capital pour le diagnostic est moins fréquente que les deux autres. Toutefois, si ANDERSON estime qu'elle ne survient qu'une fois sur trois, d'autres la signalent dans 50 et même 80 p. 100 des ulcères. Par son abondance ou sa répétition elle devient une complication que nous étudierons plus loin ; elle offre les allures les plus diverses, pouvant être unique ou répétée, minime ou abondante, courte ou tenace, etc. Le sang s'évacue soit par la bouche sous forme d'une *hématémèse* rutilante, soit par l'anus sous forme de selles noirâtres, poisseuses, fétides, comparables à du goudron, d'autres fois à de la suie, c'est le *maléna,* soit par les deux voies à la fois.

d. *Troubles accessoires.* — La *constipation* est habituelle comme il est de règle d'ailleurs chez les hyperchlorhydriques ; l'*aménorrhée* est fréquente, il n'est pas rare en outre que les malades souffrent d'une céphalalgie violente et tenace (DIEULAFOY).

EXAMEN. — Dans les cas récents l'examen le plus minutieux ne révèle que de la douleur à la pression *dans la région épigastrique,* accompagnée de *défense musculaire ;* mais c'est là un signe qu'on trouve tout aussi bien dans la dyspepsie nerveuse. Cette sensibilité est généralement moindre dans les cas invétérés ; il n'est pas exceptionnel alors de percevoir une tumeur dure et ligneuse comme le cancer due à l'infiltration de la région pylorique ou à la périgastrite (voir plus loin, formes de l'ulcère).

TROUBLES DE LA SÉCRÉTION GASTRIQUE. — L'hypersécrétion et l'hyperacidité du suc gastrique sont la règle chez les ulcéreux. « ROSENHEIM conclut de ses recherches que l'hyperchlorhydrie se rencontre au moins dans la moitié des cas, que l'acidité normale existe au moins aussi souvent, que la gastrosuchorrée est rare et que, quand elle existe, elle s'accompagne presque toujours de rétrécissement du pylore ; enfin que la gastrite avec hypo-acidité se rencontre dans les ulcères très anciens ». HAYEM et LYON examinant 26 cas par la méthode de Winter trouvent :

Dix cas d'hyperchlorhydrie d'emblée ;

Six cas d'hyperpepsie générale ;

Sept cas d'hyperpepsie chloro-organique ;

Trois cas de chimisme normal ou très voisin de la normale.

On n'est pas encore d'accord sur l'influence réciproque que peuvent avoir l'ulcère et l'hypersécrétion, voire même l'ulcère et l'hyperchlorhydrie. La tendance actuelle est d'admettre que l'hyperchlorhydrie précède l'ulcère, mais que celui-ci provoque et entretient la gastro-suchorrée.

Symptômes généraux. — L'ulcère peut évoluer chez des individus d'apparence robuste, mais en général les hémorragies, l'inanition volontaire, les douleurs, anémient et amaigrissent le patient, impriment sur son visage de la pâleur, un air d'inquiétude et de souffrance. Dans les cas graves, la maigreur et la cachexie peuvent être extrêmes. La forme hémorragique donne surtout l'aspect de la chlorose et parfois même un état subfébrile. Les vieux ulcéreux, sous l'influence de la stase permanente, atteints à la fois de sténose et de périgastrite finissent par prendre le teint des cancéreux.

B. — Formes cliniques

On peut décrire des ulcères avec prédominance d'un symptôme (*forme gastralgique, forme vomitive, forme hémorragique*), des ulcères où l'un des symptômes est discordant, anormal. Chirurgicalement leur localisation est des plus importantes, aussi nous décrirons à part l'ulcère de la *région pylorique,* que sa fréquence et ses complications mettent au premier rang ; l'ulcère du *cardia* est par contre extrêmement rare.

Une notion capitale, c'est que dans le cinquième des cas (Mayo Robson) l'ulcère est *latent,* pouvant évoluer et se cicatriser sans avoir jamais éveillé l'attention ; mais toute silencieuse qu'elle est la lésion au lieu de guérir peut se traduire brusquement par des complications formidables, hémorragie ou perforation. Les exemples n'en sont pas rares ; il n'y a pas d'année que les bulletins de la Société anatomique n'en relatent. Ils semblent tous calqués les uns sur les autres. Dans le cours d'une santé parfaite ou à peine troublée par une dyspepsie légère, une hématémèse ou une péritonite emportent le sujet dont l'ulcère se démasque au moment même où il tue.

ÉVOLUTION. — DURÉE. — TERMINAISON. — PRONOSTIC

L'évolution de l'ulcère de l'estomac est variable ; il y a des *ulcères aigus*, ceux-là même qui sont si redoutables par l'hémorragie ou la perforation, que ces accidents surviennent d'emblée, ou qu'ils soient précédés pendant « quelques jours ou quelques semaines de phénomènes analogues à ceux de la gastrite toxique, douleurs vives, vomissements incessants, prostration, fièvre vive » (HAYEM et LION). En général la marche de l'ulcère est *chronique*, mais fort irrégulière, car après des périodes bruyantes, il reste silencieux pendant des mois, des années et recommence à évoluer alors qu'il semblait guéri. D'après DIEULAFOY, la durée moyenne serait de deux ans, mais BRINTON en a vu qui duraient trente à trente-cinq ans avec de longues périodes de rémission. Nous-mêmes nous avons observé des ulcères vieux de plus de dix ans et dont le diagnostic ne peut être mis en doute, puisqu'il fut vérifié par l'autopsie. En définitive l'ulcère peut guérir et guérit souvent en effet, mais il peut tout aussi bien entraîner la mort soit par ses progrès même (hémorragie, perforation), soit qu'il aboutisse à une complication, soit qu'il prédispose le malade à une maladie intercurrente telle que la *tuberculose*.

LEUBE estime la mortalité à 5 p. 100 seulement, LEBERT à 8 p. 100, pour BRINTON, elle atteindrait 50 p. 100. C'est également ment l'avis de DEBOVE et RÉMOND qui apprécient ainsi qu'il suit l'avenir de 100 ulcères gastriques :

Cures parfaites, 50 ;

Perforations et péritonites, 13 ;

Hématémèses foudroyantes, 5 ;

Tuberculose pulmonaire, 20 ;

Inanition, 5 ;

Différentes complications, 7.

D'après GREENCAGH et JOSLIN, la mortalité générale serait de 30 p. 100 chez l'homme et seulement de 9 p. 100 chez la femme.

Malgré les divergences des statistiques, il est certain qu'une maladie qui tue le 1/4 ou le 1/3 de ceux qui en sont affectés, qui est sujette aux récidives, dont les terribles surprises déjouent les prévisions favorables comporte un pronostic très sérieux.

DIAGNOSTIC

DIAGNOSTIC DE LA FORME COMMUNE. — *Le cancer de l'estomac* survient sans prodromes à un âge plus avancé que l'ulcère. L'appétit est diminué, les douleurs sont peu vives, les vomissements sont abondants, les hémorragies sont peu considérables ; l'hypo ou l'achlorhydrie est de règle, la constatation d'une tumeur est fréquente, enfin la déchéance de l'état général et la cachexie apparaissent rapidement. *Toutefois, il n'y a pour ainsi dire pas un seul des signes considérés comme propres à l'une de ces affections qui ne puisse être à l'occasion la manifestation de l'autre* ; les erreurs de diagnostic sont donc possibles, mais elles sont rares. si d'une part on ne s'hypnotise pas sur un seul symptôme disparate et si on fait d'autre part une séméiologie rigoureuse de l'ensemble. Dans certains cas difficiles l'examen du sang pourra éclairer le diagnostic même sur les cas difficiles où le malade profondément anémié présente les apparences d'un cancéreux. Car si dans l'un et l'autre cas il peut exister une leucocytose moyenne accompagnée de diminution du nombre des globules rouges, il existe toutefois entre les deux affections un caractère différentiel important : la diminution de la valeur globulaire peu marquée dans le cancer est au contraire beaucoup plus considérable dans l'ulcère.

L'ulcère du duodénum a pour lui les hémorragies intestinales (mœléna fréquent, hématémèses rares) ; la douleur plus tardive et à siège plus bas, l'absence de tout phénomène gastrique, néanmoins les difficultés de diagnostic peuvent être très grandes d'autant plus que la coïncidence des deux sièges d'ulcération, ou leur prolongement d'un organe à l'autre ne seraient pas exceptionnels (MAYO), en tous cas il est plus silencieux que l'ulcère gastrique.

La forme commune peut encore être confondue avec les *érosions de l'estomac*, avec l'*urémie gastrique*, avec les *crises gastriques du tabes* ; elle peut être simulée aussi par l'*hystérie*. On trouvera dans tous les traités la description de ces diverses affections ou maladies.

2° PARMI LES FORMES FRUSTES la forme douloureuse est celle qui prête le plus à confusion, notamment avec la *colique hépatique*, avec l'*hyperchlorhydrie*, avec la *gastralgie nerveuse*.

3° Enfin il ne faut pas oublier que deux maladies, la *tuberculose* et surtout la *syphilis*, peuvent se localiser sur l'estomac par ulcération de leurs néo-formations, elles sont capables de simuler l'ulcère simple. (Voy. *Tuberculose de l'estomac* et *Syphilis de l'estomac*, p. 177 et 182.)

EXISTE-T-IL UN TRAITEMENT CHIRURGICAL DE L'ULCÈRE CHRONIQUE NON COMPLIQUÉ

Tout le monde est d'accord pour appliquer sans réserve le traitement médical aux ulcères aigus ; mais il n'en est pas de même des ulcères chroniques ; depuis quelques années, on a émis la prétention de les supprimer au moyen d'une intervention, on a prononcé le mot de *cure radicale* de l'ulcère, voulant sans doute faire entendre par là que nous étions en mesure d'agir contre cette lésion avec la même certitude que contre une vulgaire hernie. Au reste il n'y aurait même pas besoin de réséquer l'ulcère pour en obtenir la guérison, la gastro-entérostomie suffirait ; sa gravité étant moindre que celle de la gastrectomie, elle demeure l'opération de prédilection. Elle agit, dit-on, en mettant l'estomac au repos, ce qui permet à l'ulcération de guérir. FLEINER conseille de l'employer « à titre prophylactique, dans le but de prévenir l'hémorragie, la perforation ou la dilatation de l'estomac. »

Les arguments ne font pas défaut pour justifier ces audacieuses tentatives ; on peut les ramener aux deux suivants :

Le premier a été formulé par HEYDENREICH qui, comparant la gravité de l'ulcère à celle de la gastro-entérostomie, conclut ou peu s'en faut qu'entre deux maux, il faut choisir le moindre. La mortalité générale de l'ulcère étant de 25 ou 30 p. 100, celle de la gastro-entérostomie étant de 16,2 p. 100 « la comparaison de ces chiffres semble indiquer que l'ulcère de l'estomac fait courir au malade plus de danger que l'intervention chirurgicale ». Cet argument peut être repris aujourd'hui avec de nouveaux chiffres, puisque la mortalité de la gastro-entérostomie est tombée à 5 p. 100.

Ces jeux de la statistique qui réduisent l'indication chirurgicale à une simple soustraction entre deux pourcentages ne méritent pas d'être discutés scientifiquement. Il suffit de faire remarquer que la gravité de l'acte opératoire est parfois non pas substituée, mais *surajoutée* à celle de l'ulcère et que la gastro-entérostomie a tué des malades qui auraient guéri spontanément. A quoi peut servir, dans un cas particulier, la comparaison de la mortalité globale de l'intervention et de celle de la maladie ? Il ne s'agit pas de savoir si en bloc, l'une est plus grave que l'autre, mais si, dans tous les cas, l'une est applicable à l'autre, et pour cela il faut cousulter l'indication fournie par l'analyse des symptômes et de l'évolution individuelle.

Le second argument s'appuie sur les succès indéniables dé la gastro-entérostomie, après laquelle disparaissent si souvent les douleurs, les saignements, les vomissements ; on part de l'atténuation ou de la guérison des signes cliniques pour conclure à la *disparition anatomique de la lésion*. Malheureusement nous avons fait remarquer à plusieurs reprises déjà, au cours de cet ouvrage, que les faits infirment cette opinion.

13.

Qu'on enfouisse l'ulcère, qu'on le résèque, qu'on fasse l'anastomose stomaco-jéjunale, la récidive assez fréquente sans doute, mais non exceptionnelle ne s'en produit pas moins parfois sous forme de nouvelles gastrorragies, de perforations, d'ulcères du jéjunum, etc. En fait quelle est donc l'action de la gastro-entérostomie? La soi-disant mise au repos de l'estomac est illusoire, ce n'est pas un simple trou béant qui a été créé ; les fonctions de l'organe continuent : car si l'évacuation est facilitée, l'évolution digestive reste aussi longue et même plus longue, l'hyperacidité persiste souvent, la dilatation parfois. On ne peut donc pas même dire que le viscère est complètement ramené de l'état morbide à l'état physiologique ; non, les troubles moteurs seuls sont supprimés, ce qui est énorme d'ailleurs. Le seul effet indubitable, c'est de *raccourcir le cycle digestif* (HAYEM) qui était trop long. De ce chef, par la suppression de la stase, l'ulcère juxta-pylorique, placé dans de meilleures conditions, *peut guérir* plus facilement mais non sûrement. Pour les ulcères qui sont situés loin du pylore, sur quoi se base-t-on pour affirmer l'efficacité de l'opération qui les laisse subsister en pleine évolution. Nous voilà loin de la soi-disant cure radicale.

Au reste lorsqu'on consulte les observations d'ulcères non sténosants, guéris par la gastro-entérostomie, on voit qu'ils occupaient soit le pylore, soit la région juxta-pylorique, ou qu'ils étaient compliqués de périgastrite. Voyons par exemple la statistique de PIXATELLE qui comprend 50 cas ; 11 fois la lésion siégeait au pylore, ou au voisinage de cet orifice, 9 fois elle était accompagnée de périgastrite ; 2 fois les ulcères étaient multiples, 1 fois il s'agissait d'estomac en bissac. Dans les 27 autres cas, la localisation de l'ulcère n'est pas notée, mais bien souvent les douleurs tardives, l'hypersécrétion, indiquent qu'il était juxta-pylorique.

Enfin, ces guérisons dont on mène grand bruit sont-elles définitives? Non, pas toujours, car les résultats définitifs ne valent pas les résultats *rapprochés*, la plupart des guérisons étant publiées peu de temps après l'opération, sans souci des suites lointaines.

Pour nous, il est bien inutile de comparer, à grands renforts
de statistique la mortalité de l'ulcère traité médicalement et
la mortalité chirurgicale, les cas n'étant pas comparables. Les
ulcères bénins, la majorité en somme, guérissent à peu de
frais, par le traitement médical, dans l'espace de quelques
semaines à quelques mois. C'est uniquement à ceux qui lui
résistent qu'est appliqué le traitement chirurgical. Ce sont ces
derniers qui se traduisent par une des *complications* étudiées plus loin : *hémorragies* aiguës et chroniques, *perforation* suivie de péritonite aiguë ou d'*abcès sous-phrénique*, *périgastrite* avec ou sans tumeur, *estomac en bissac*, ou qui par
leur situation juxta-pylorique, entraînent à longue échéance la
sténose, et plus précocement la dyspepsie hyperchlorhydrique
à forme pylorique. L'indication opératoire se tire donc, non
du diagnostic sommaire d'ulcère de l'estomac sous lequel bien
des opérateurs étiquettent leurs observations, mais, comme
en toute autre région, de la connaissance aussi précise que
possible des lésions anatomiques, qu'on tire de l'analyse
rigoureuse des symptômes.

A dire le vrai, notre séméiologie n'est pas toujours assez
complète pour permettre un diagnostic anatomique ; quand il
est impossible ou incertain, l'intervention est légitimée par deux
conditions : l'*intensité d'un symptôme* d'une part, et de l'autre
la *déchéance de l'état général malgré un traitement interne sévère
et persévérant.*

Mais à y regarder d'un peu près, quels sont donc ces symptômes qui obligeraient ainsi à intervenir? L'ulcère en a trois
fondamentaux : nous allons longuement étudier le traitement
de l'hémorragie. Restent les deux autres. Eh bien, il faut se
méfier des *vomissements* tenaces ou répétés, s'ils ne présentent
pas les caractères des vomissements dus à l'ulcère juxta-pylorique, par sténose serrée, légère ou spasmodique, et selon nous,
comme ils peuvent être provoqués par l'hystérie, certaines
neurasthénies ou telle autre maladie, comme le tabes, il faut
se refuser à intervenir. Seule la déchéance de l'état général
autoriserait une laparotomie. Il faut se méfier aussi des *douleurs* si intenses qu'elles soient, quand elles existent seules,

parce qu'elles peuvent être la marque d'un état névropathique, et non d'une lésion véritable. Celles de l'ulcère, indépendamment du terrain sur lequel il évolue, sont toujours dues à sa localisation pylorique ou à la périgastrite: les premières ont une physionomie bien marquée; les secondes, quelquefois assez nettes, peuvent être plus difficiles à reconnaître. En raison de ces cas douteux, nous souscririons à une laparotomie exploratrice. si elles étaient persistantes, rebelles à la thérapeutique et accompagnées d'amaigrissement.

En somme, l'étiologie et la pathogénie de l'ulcère étant encore incertaines, les conditions de son développement étant sans doute diverses, le traitement radical vraiment scientifique reste à trouver. La gastro-entérostomie, excellente opération sans doute, merveilleuse contre les sténoses confirmées, ne doit être exécutée qu'avec prudence dans les autres circonstances ; elle n'est pas une panacée qu'on peut employer à l'aveuglette. La chirurgie de l'ulcère ne peut pas être systématique, mais doit être mise en œuvre sous les réserves suivantes.

1° Il n'y a pas, à l'heure actuelle, de traitement chirurgical de l'ulcère *simple* chronique *non sténosant* de l'estomac.

2° Cette lésion est justiciable du traitement chirurgical seulement par ses *complications* et *sa localisation pylorique ou juxta-pylorique.*

Kreuzer a étudié d'après 116 observations de Krönlein, l'étiologie, la symptomatologie et le traitement chirurgical de l'ulcère stomacal. Il note que la chirurgie gastrique gagne chaque année du terrain. A la clinique de Krönlein il constate comme opérations pour ulcère de l'estomac :

De 1887 à 1897. . . . .   15 cas avec 12 morts.
De 1898 à 1899. . . . .   20 cas avec 9 morts.
De 1900 à 1904. . . . .   81 cas avec 14 morts.

L'auteur considère que l'opération de choix est la gastro-entérostomie quand l'intervention est indiquée. Les indications opératoires sont absolues et relatives,

L'indication opératoire est absolue : 1° dans la sténose pylorique qu'elle soit minime ou très marquée; 2° dans l'ulcère avec sténose douteuse, mais rebelle au traitement médical bien conduit; 3° dans

les hémorragies récidivantes; 4° dans tous les cas où on soupçonne
un début de dégénérescence maligne; enfin 5° dans tous les cas de
perforation.

L'indication opératoire n'est que relative : 1° lorsqu'une très forte
hémorragie met gravement la vie du malade en danger et que le
traitement médical semble insuffisant; 2° dans l'ulcère qui reste
douloureux malgré le traitement médical longtemps prolongé;
3° Lorsque l'ulcère persiste et ne s'améliore pas par le traitement
médical.

LES COMPLICATIONS DE L'ULCÈRE

Les complications de l'ulcère de l'estomac sont nombreuses
et sérieuses; parfois elles surgissent à l'improviste, terrible
révélation d'une lésion jusqu'alors ignorée ; ou bien elles sont
le dernier anneau d'une longue chaîne de souffrances. A
toutes les périodes elles. doivent être une inquiétude et elles
sont une menace; nous allons les étudier suivant l'ordre
adopté au chapitre de l'anatomie pathologique. Le long développement que nous leur accordons est justifié, par ce fait
qu'elles constituent réellement la partie chirurgicale de l'ulcère.

GASTRORRAGIE

La gastrorragie, symptôme cardinal de l'ulcère devient
une complication lorsqu'elle compromet gravement l'état général ou lorsqu'elle met en danger la vie d'un malade ; elle
peut se manifester à tous les stades de l'affection.

Anatomie pathologique. —A l'autopsie d'un malade qui a
succombé à une hémorragie due à l'ulcère, on trouve l'*estomac
distendu*, plein de sang, la muqueuse rouge bleuâtre, comme
infiltrée par le pigment sanguin, l'intestin peut être aussi
rempli de caillots noirâtres. Dans la marche de dedans en
dehors, l'ulcère peut atteindre successivement *les capillaires* de
la surface muqueuse, et les *petites artérioles* interglandu-

laires de la couche profonde, les vaisseaux *sous-muqueux* pariétaux, les vaisseaux *des deux hiles* de l'estomac, hile de la petite courbure, hile de la grande, ou vaisseaux du cercle périgastrique ; enfin les vaisseaux *extrinsèques*, parfois notablement éloignés de l'organe.

Exceptionnellement c'est une veine qui fournit le sang : dans 4 cas relevés par SAVARIAUD, il s'agissait deux fois d'une branche de la veine coronaire, deux fois d'une veine indéterminée. Les hémorragies de la veine splénique ont été signalées par RIOLAN, par CAILLARD. par BRYANT. Non moins rares sont les cas où il n'y avait *pas de vaisseau appréciable*. Sans doute les vaisseaux qui donnent peuvent être fort petits et CRUVEILHIER avait déjà montré qu'une foule d'orifices vasculaires oblitérés ou non se voient d'habitude à la surface d'un ulcère examiné avec soin. Mais parfois, malgré l'observation la plus attentive, aucun vaisseau n'a pu être décelé. CRUVEILHIER lui-même en rapporte un exemple: l'ulcère mesurait 1 centimètre. Ces *hémorragies capillaires* paraissent d'ailleurs plutôt le fait de l'exulcération, comme nous l'avons vu; peu importe d'ailleurs, retenons seulement qu'il n'est pas besoin de vaisseaux appréciables à l'œil nu pour donner un saignement considérable.

En réalité l'*origine de l'hémorragie est presque toujours une artère*. Le plus souvent c'est un ulcère qui a dépassé les limites de l'estomac, un ulcère perforant, mais accompagné d'adhérences périgastriques, donc un ulcère ancien, qui atteint une des artères voisines. BRINTON attribue à l'*artère splénique* 55 p. 100 des hémorragies mortelles. La proportion donnée par SAVARIAUD est moindre. Sur 47 observations, la splénique était en cause 17 fois ; soit seulement 36 p. 100 des cas. Après elle, vient l'*artère coronaire stomachique*, si près de la petite courbure (6 fois sur 47 cas, SAVARIAUD). La pylorique et les artères de la grande courbure ne sont presque jamais atteintes. Mais fréquemment aussi, dans plus du 1/5 des cas terminés par la mort (10 sur 47) il s'agit d'*artères pariétales*, d'artérioles, notamment des artères de la sous-muqueuse, grosses comme les collatérales des doigts (MARION) et même plus, d'après

Savariaud. Elles sont intéressées par des ulcères de petites dimensions (il était gros comme une lentille dans l'observation de Fiouppe) et presque toujours peu profonds, la plupart n'entamant pas la musculeuse, circonstance intéressante à connaître pour la détermination opératoire. On peut donc dire, en résumé, que l'hémorragie provenant d'*artères de la paroi est le plus souvent due à un ulcère aigu; tandis que c'est l'ulcère ancien qui entame les artères extrinsèques.* Dans des cas *bien rares*, il est vrai, les ulcères anciens ont pu atteindre des vaisseaux éloignés, l'artère *hépatique* par exemple, l'*aorte* elle-même. Enfin, ce qui paraît plus invraisemblable, quatre observations mentionnent l'ouverture *du péricarde et du cœur.*

L'histologie, comme nous le verrons, donne la raison de cette différence.

Comment se fait l'*hémostase?* Théoriquement elle est possible par le mécanisme habituel de l'hémostase provisoire et de l'hémostase définitive bien étudié pour les artères des membres. Mais il faut remarquer qu'il rencontre plusieurs circonstances défavorables : dans ce viscère élastique, facile à distendre, la compression du vaisseau par l'abondance même du sang épanché ne peut être réalisée, comme elle est parfois en d'autres régions et ne peut favoriser la coagulation ; d'autre part la même cause qui a produit la lésion artérielle, continue à s'exercer sur le caillot nouvellement formé et peu résistant, le désagrège et le détruit avant que son organisation soit effectuée; enfin presque toujours, en raison même de la nature de l'agent ulcéreux, la *section est incomplète*, disposition qui en augmente la béance, par le retrait des fibres longitudinales et s'oppose à l'arrêt de l'écoulement sanguin. Savariaud admet d'ailleurs que cet arrêt n'est pas plus fréquent quand la section est complète et circulaire et qu'en réalité s'il n'est pas rare de trouver à l'autopsie des artères totalement rompues dont les bouts soient oblitérés, c'est que l'oblitéraration a précédé la section, et il conclut : « En résumé, la section latérale s'observe en général sur les sujets qui ont succombé à une hémorragie foudroyante, la section complète chez ceux qui ont survécu longtemps. »

Aussi l'hémostase spontanée serait de toute façon exceptionnelle. La clinique heureusement en appelle de ces notions anatomiques un peu théoriques en nous offrant des guérisons fréquentes. Il faut retenir cependant que l'hémostase est plus difficile et plus incertaine que pour les artères des membres.

Mais en dehors de la question mécanique, il existe peut-être des causes dyscratiques mal connues, mais qui méritent d'être étudiées. Cette non coagulation du sang a peut-être origine dans sa composition.

La *quantité de sang perdue n'est pas en rapport avec le calibre du vaisseau*, des ulcérations de l'aorte ou de la splénique ayant permis une survie de plusieurs jours, tandis que des hémorragies capillaires ont entraîné la mort à leur première apparition.

Savariaud a divisé logiquement comme nous le ferons, les graves hémorragies gastriques en trois formes, suivant leur évolution clinique et leurs indications opératoires.

Forme foudroyante. — Un individu ressent un malaise profond, une angoisse soudaine, une plénitude de l'estomac, il pâlit et tombe rendant des flots de sang ; la peau se décolore, elle se couvre de sueur, les yeux se voilent, le pouls ne bat plus, les battements du cœur se ralentissent, la respiration est suspirieuse, entrecoupée de longs arrêts ; le malade se refroidit et s'éteint.

Exceptionnellement l'hémorragie peut être si brusque et si considérable que le malade meurt avec les signes de l'hémorragie interne *sans expulser de sang par la bouche* ni par l'anus. Plus souvent une première hématémèse, qui a jeté le patient dans un état syncopal, s'arrête et une seconde ou une troisième le tue quelques instants plus tard. D'après Brinton c'est ainsi que succomberaient le 1/20 des porteurs d'ulcère. D'après notre expérience ces faits seraient beaucoup plus rares.

Forme aigue. — L'hémorragie quoique considérable n'est

pas immédiatement fatale, mais *elle se reproduit* et peut entraîner la mort. Si elle est unique ou ne se répète qu'après une
période assez longue, la guérison s'effectue ; aussi ce qui la différencie de la forme précédente, c'est *la fréquence de sa guérison spontanée*, c'est d'autre part qu'on a *le temps* et la possibilité de discuter l'intervention. Les saignements sont parfois
si rapprochés que la détermination doit être prise d'urgence ;
mais il arrive aussi souvent qu'ils sont séparés par un intervalle de deux ou trois jours, d'une semaine même.

La quantité de sang rendue en une fois peut atteindre un
litre et plus ; c'est du sang rutilant ne séjournant pas dans l'estomac quand il est en pareille abondance [1]. Le mélœna plus ou
moins considérable survient quelques heures après ou le
lendemain avec l'apparence classique de goudron, de cam-
bouis, etc.

Il est à peine besoin de dire à quel état sont réduits ces
malheureux d'une pâleur cireuse, quasi sans connaissance,
si près de s'évanouir qu'on n'ose les remuer. Faits curieux,
ces moribonds présentent une légère *élévation de température* qui évolue autour de 38 et dure deux ou trois jours;
d'après PIERACCINI elle aurait une certaine valeur diagnostique car elle ne suit par les hémorragies du cancer, ni les
hémorragies nerveuses. Lorsque les malades se rétablissent,
pendant des semaines et parfois des mois, la face reste molle et
blanche, les téguments pâles n'ont plus la fermeté souple,
l'élasticité, de ceux de l'individu bien portant, les patients accusent des bourdonnements d'oreilles, des vertiges ; enfin, « on
trouve du côté du cœur et des vaisseaux des souffles analogues
à ceux de l'anémie chlorotique. Ces souffles sont presque cons-

---

[1] Ce n'est pas là une loi absolue : nous avons opéré à Beaujon un
malade mourant et que M. TROISIER regardait comme devant succomber si on ne portait remède chirurgicalement à son hémorragie.
A l'ouverture de l'estomac, on trouva sa cavité très distendue et
remplie d'un caillot noir fétide formant un bloc du volume d'une
tête d'adulte. Ce caillot fut extrait, la muqueuse examinée n'était le
siège d'aucune ulcération *appréciable*, l'estomac fut refermé. Le
malade, guéri, fut présenté à la Société de chirurgie.

tants et c'est là un point important pour le diagnostic d'avec le cancer. » (HAYEM et LYON). Il y a d'ailleurs un autre élément de diagnostic, c'est, à la différence des cancéreux, *la rapidité relative avec laquelle ces malades assimilent la nourriture et réparent leurs forces et leurs couleurs.*

L'examen du sang montre une diminution considérable des globules rouges dont le nombre tombe à 2.000.000, 1.500.000 comme chez un de nos malades qui guérit néanmoins après intervention. L'hématologie de l'ulcère se confond avec celle des anémies par pertes sanguines abondantes.

FORME CHRONIQUE. — Elle est constituée par l'exagération de l'hématémèse habituelle à l'ulcère : les hémorragies peu abondantes ne deviennent graves que parce qu'elles se répètent et qu'on ne parvient pas à les arrêter ; c'est-à-dire que *la forme chronique de l'ulcère hémorragique est celle qui résiste obstinément au traitement médical;* elles ne sont pas d'ailleurs la seule cause de déchéance de l'organisme, sans doute elles compromettent l'état général, mais souvent aussi les douleurs ou les troubles de l'évacuation de l'estomac, la stase qui les accompagne, entravent la nutrition, la réparation des globules et entretiennent ainsi l'anémie.

Ces gastrorragies qui ne dépassent pas 100 ou 200 grammes peuvent être évacuées par la bouche dès leur émission dans la cavité gastrique, mais elles simulent souvent l'hémorragie du cancer parce qu'*elles séjournent dans l'estomac* et sont rejetées ensuite par un vomissement marc de café ; elles passent aussi dans l'intestin et sont expulsées sous forme de méléna: il n'est pas rare d'ailleurs que celui-ci soit le *seul signe révélateur du saignement de l'estomac,* l'hématémèse pouvant manquer complètement.

Cette division en forme aiguë et chronique est un peu arbitraire, car tel ulcère qui ne se révèle longtemps que par des suintements sanguins persistants, à travers une lézarde de la muqueuse, laisse un jour couler un flot de sang ; donc ces deux formes s'associent, se combinent, se succèdent pour une même lésion ; c'est qu'il y a loin de la diversité et de la com-

plexité des faits à la simplicité schématique de nos classifications. Cependant, telle qu'elle est, celle-ci est bonne, s'adapte à
la plupart des éventualités et aux indications du traitement
chirurgical.

PRONOSTIC. — D'après LEUBE dont l'estimation a été adoptée sans examen par beaucoup de chirurgiens (LENNANDER,
KÖRTE, M. ROBSON), l'hémorragie serait mortelle dans 8 p. 100
des cas où elle survient, d'après MULLER dans 11 p. 100, d'après
BRINTON, DEBOVE et RÉMOND dans 5 p. 100 seulement. JOY.
donne la même proportion que LEUBE. Celle de BRAMWELL,
basée sur 234 observations est la plus faible de toutes, la mortalité n'atteint que 1.28 sur 100 ulcéreux, chiffre un peu trop
faible suivant nous. Néanmoins si l'on met à part les petites
hémorragies de l'ulcère chronique où la perte de sang n'est
qu'un des éléments et non le plus considérable du pronostic, il
est évident que la mort est la conséquence tout à fait exceptionnelle des grandes hématémèses ; et la thérapeutique médicale actuelle a certainement diminué encore leur gravité. Cette
considération doit entrer en ligne de compte dans nos indications opératoires.

TRAITEMENT. — Le traitement ne peut être discuté et effectué que dans la forme *aiguë* et la forme *chronique*, l'hémorragie foudroyante ne laissant pas le temps d'agir. L'hémorragie aiguë qui tue le patient par anémie est souvent l'unique
indication, tandis que l'*hémorragie chronique*, est généralement *associée à d'autres symptômes*, tels que la douleur, le
vomissement ou la stase gastrique : elle n'est donc pas un
signe isolé, et bien qu'elle puisse être prédominante, c'est
souvent contre un ensemble morbide que le chirurgien doit
diriger son effort. Ainsi, en thérapeutique comme en clinique,
la distinction entre les deux formes s'impose.

Forme aiguë. — Jusqu'à ces dernières années le traitement
des grandes hématémèses était exclusivement médical. Pour
la première fois le 13 février 1887, MIKULICZ intervint pour
arrêter une gastrorragie ulcéreuse. Son malade mourut deux
jours après. Et ce n'est que cinq ans plus tard en 1893, que

Roux de Lausanne obtint le premier succès chirurgical. Mais l'opération se faisant en général dans de mauvaises conditions, les succès étant une rareté, les chirurgiens ne s'enhardirent guère et onze ans après la tentative de MICKULICZ, en 1898, SAVARIAUD ne pouvait encore réunir que 15 interventions pour hémorragie aiguë; elles deviennent cependant un peu plus fréquentes car récemment nous arrivons nous-même au chiffre de 52.

Les opinions sont très partagées sur l'utilité de l'intervention que la plupart réprouvent. En sa faveur on invoque les difficultés de l'hémostase spontanée dans ce viscère mou, élastique, contractile, sécrétant, d'autant plus que l'ouverture du vaisseau n'est généralement pas complète mais latérale. DIEULAFOY la préconise sans réserves dans les grandes hématémèses de l'exulceratio simplex si elles atteignent *d'emblée et d'un coup* un demi-litre ou un litre de sang et à plus forte raison si elles se répètent « une deuxième et une troisième fois à brève échéance il n'y a pas un instant à perdre, il faut opérer. Agir autrement, tergiverser, temporiser, c'est exposer le malade à la mort, c'est, pardonnez-moi l'expression, jouer sa vie à pile ou face. »

Mais les *objections ne manquent pas*. Les cas mortels ne sont *pas fréquents*; le traitement médical est généralement suffisant puisqu'il n'enraye pas moins de 93 p. 100 des hémorragies et le plus souvent dès les premiers essais. D'autre part chez ces moribonds qu'on ose à peine transporter, l'intervention est souvent pénible, longue et dangereuse ; il faut se représenter ces ulcères calleux de la paroi postérieure ou proches du cardia, haut situés ou *profonds, difficiles à aborder,* pénétrant dans les organes voisins, ulcérant de gros vaisseaux tels que la splénique, où les moyens réels d'hémostase sont inapplicables, où les autres sont illusoires ou infidèles. Qu'on ne croie pas d'ailleurs que les conditions inverses, ulcération n'intéressant que la muqueuse, vaisseau de petit calibre, estomac souple et non adhérent, soient un sûr garant du succès, car *l'ulcération peut être si minime qu'elle échappe à l'examen le plus minutieux d'un opérateur averti.* Il en était ainsi dans les cas de ALBE,

HARTMANN, HIRSCH, MICHAUX, PRINGLE, SALZER, et de nous-même; après incision de l'estomac et examen méthodique de la muqueuse on n'arriva pas à trouver le point qui venait de saigner. En somme une des grosses préoccupations du chirurgien n'est pas de savoir quel vaisseau il devra lier, c'est de savoir s'il trouvera ce vaisseau et il sera toujours pris entre deux dangers; *celui de ne pas voir la lésion, celui de ne pouvoir ni l'enlever ni en faire l'hémostase.*

Pour nous, tout en rappelant l'efficacité habituelle du traitement médical, tout en redoutant les déboires et les difficultés de l'intervention, nous croyons cependant que dans cette poignante incertitude, le chirurgien doit savoir se résigner à opérer si le traitement médical échoue. En effet, l'anémie des malades (qu'on peut évaluer d'une façon précise par la numération des globules et le dosage de l'hémoglobine), l'accélération du pouls, la quantité de sang rejetée une fois, ne sont pas, de nombreuses observations en font foi, de sûres indications opératoires. Le caractère ordinaire des hématémèses aiguës étant de n'entraîner la mort qu'au bout de plusieurs jours par leur répétition, *on peut instituer avec sécurité le traitement médical* et on ne doit procéder à l'intervention que si le retour des hémorragies atteste son impuissance. En pratique, d'accord avec KOCHER, RODMAN, M. ROBSON, nous pensons *qu'il faut opérer* après *la deuxième hémorragie* très abondante ou même pendant qu'elle se produit, *au plus tard après la troisième*, surtout si l'intervalle qui les sépare semble diminuer.

D'autre part, une anémie extrême entraînant par exemple un état syncopal, un outillage et une installation insuffisants sont deux contre-indications de la plus haute importance.

CONDUITE DU TRAITEMENT. — Il est bien entendu que *la première ou les deux premières gastrorragies relèvent dans tous les cas du traitement médical* : la glace sur l'épigastre, l'immobilisation absolue, l'absence de toute alimentation, les injections de solution saline sous-cutanées en sont les principaux agents et en auront raison dans le plus grand nombre des cas. Ce n'est donc que la répétition et *à brève échéance*, ou leur *augmenta-*

tion de quantité qui conduiraient à remédier chirurgicalement à ces hémorragies.

TRAITEMENT CHIRURGICAL. — 1° **Valeur des procédés d'hémostase**.

RODMANN ne compte pas moins de 12 procédés d'hémostase qui ont été mis en œuvre.

1. La gastrectomie ou la pylorectomie, suivant la localisation de l'ulcère :

2. La gastro-entérostomie ;

3. La gastrotomie ;

4. L'excision ;

5. L'excision avec ligature de l'artère ;

6. La ligature en masse de la muqueuse

7. La suture de l'ulcère ;

8. La cautérisation ;

9. La pyloroplastie ;

10. La gastrorraphie ;

11. La ligature de l'artère principale ;

12. Le curettage de l'ulcère avec ou sans cautérisation.

Il faut ajouter encore à ce tableau :

La jéjunostomie pratiquée d'emblée (EISELSBERG).

La jéjunostomie combinée à la gastro-entérostomie (BUNGE).

Parmi ces opérations, il en est plusieurs qui n'ont été qu'un pis-aller et ne doivent pas être conservées. Ainsi la *gastrorraphie*, aveu d'impuissance du chirurgien, la *gastrotomie*, temps préalable de l'exploration de la muqueuse. Nous avons noté cependant l'utilité de cette dernière lorsqu'elle *évacue* les caillots dont l'estomac ne pourrait que difficilement se débarrasser lui-même : mettant l'organe au repos, elle favorise l'hémostase spontanée. Le *curettage*, utile pour déceler la source de l'hémorragie quand elle n'apparaît pas nettement, est insuffisant à l'arrêter. La *pyloroplastie* est condamnable ici, comme chaque fois qu'elle a la prétention de guérir un ulcère en activité.

Selon nous, il n'y a de bonne opération que celle qui *supprime le point saignant* et elle peut le faire de deux façons, en *enlevant* l'ulcère, ce qui est vraiment le moyen de choix, ou en le *fermant*, quand il n'est pas possible de l'exciser. L'*excision* est réalisée par la gastrectomie qui sera souvent une pylorectomie; il est bien évident qu'elle ne peut convenir qu'aux ulcères non adhérents, mobilisables, situés de préférence sur la face antérieure, pas trop haut, à des malades dont l'état est encore assez bon. Si ces conditions ne sont pas réunies, on *ferme* cet ulcère qu'on est contraint de laisser en place, soit par la *ligature en masse de la muqueuse*, moyen particulièrement applicable à l'ulcération superficielle, soit en *enfouissant* le point saignant dans un pli de la muqueuse au moyen de quelques catguts passés au-dessous de lui, soit par *la suture* après résection et décollement des bords de la perte de substance poursuivis jusqu'en tissu sain, quand il s'agit d'un ulcère plus profond et plus étendu.

Il est à peine-besoin de dire qu'au cours de ces manœuvres *on liera* le vaisseau ouvert.

La *cautérisation* au thermocautère, bonne tout au plus contre les saignements capillaires, qui sont précisément le triomphe des moyens faciles, tels que la ligature ou la suture de la muqueuse, sera utilisée à défaut de ceux-ci quand ils seront difficiles à mettre en œuvre, par exemple si l'exulcération est très haut située. Illusoire contre les saignements artériels, elle n'est même pas sûrement inoffensive, car si l'escharre qui s'ensuit est profonde elle risque de déterminer par sa chute une perforation de l'estomac.

La *ligature de l'artère à distance* est inférieure à la ligature dans la plaie; elle trouve son application quand l'ulcère est difficilement accessible ou que la faiblesse du patient fait reculer devant la résection. Si on s'y décide, il ne faut pas se contenter d'une seule ligature placée entre la naissance de l'artère et l'ulcère, mais imiter l'exemple de Roux et lier aux deux extrémités pour éviter le retour de l'hémorragie par récurrence.

Enfin la *gastro-entérostomie* a été proposée et mise en pratique pour combattre les hémorragies aiguës. La première observation appartient à DOYEN; nous avons pu en réunir

20 autres cas dont les principaux appartiennent à PETERSEN, M. ROBSON et à nous-même. Un cas remarquable de ROBSON, ne permet pas de douter de la valeur hémostatique de ce procédé. Malheureusement son action n'est pas constante ; nous pouvons dire seulement que l'hémostase est souvent obtenue, non *par* la gastro-entérostomie, mais bien *après* la gastro-entérostomie. Pour nous, elle est manifestement inférieure aux procédés qui s'attaquent franchement et directement à l'ulcère saignant ; elle n'en reconnaît pas moins à notre avis trois indications importantes.

1° Quand l'ulcère malgré toutes les recherches est resté introuvable ;

2° Quand l'ulcère qui saigne cause en même temps un rétrécissement pylorique inextirpable, et que les adhérences rendent périlleuse la libération suivie de suture ;

3° Quand il existe des ulcères multiples et disséminés.

La jéjunostomie qui a la prétention théorique d'assurer la mise au repos *absolu* de l'estomac nous paraît justiciable des mêmes objections que la gastro-entérostomie ; elle est inférieure aux moyens directs.

Sans chercher à limiter le choix du chirurgien, nous pouvons conclure qu'en pratique on sera presque toujours amené à l'un des procédés suivants : *ligature en masse de la muqueuse* pour les ulcérations superficielles, *gastrectomie* (généralement pylorectomie annulaire ou segmentaire), ou *gastro-entérostomie* pour les autres, cette dernière opération s'adressant aux nombreux malades chez qui la faiblesse ou les difficultés techniques font rejeter la résection de l'ulcère.

2° Technique. — Résultats. — Deux préoccupations doivent inspirer la technique : *celle de ne pas apercevoir l'ulcère*, et celle plus légère *de ne pas infecter* le péritoine. Le lavage préalable de l'estomac nous paraît généralement impuissant, pénible, et même dangereux, à moins de distension de l'estomac, ou d'habitude de la sonde œsophagienne.

L'opération comprend les temps suivants :

a. *Incision de la paroi*, qui sera longue ;

b. *Évacuation du contenu stomacal,* à l'aide d'un trocart et d'un appareil aspirateur ;

c. *Exploration de la surface extérieure de l'estomac,* qui bien que rapide, doit se faire méthodiquement et par régions. L'exploration de la face postérieure se fait au moyen d'une ouverture dans le ligament gastro-colique, à gauche de la ligne médiane (SAVARIAUD) (Voy. Technique opératoire, exploration de l'estomac).

d. *Incision de l'estomac, assèchement de la muqueuse, inspection.* — L'incision de 8 à 10 centimètres parallèle aux courbures et loin d'elles, arrive à deux doigts de l'orifice pylorique. Si la source de l'hémorragie n'est pas immédiatement visible, l'assèchement complet est indispensable. Quand l'ulcère reste difficile à trouver, il faut *retourner l'estomac comme un bonnet, muqueuse en l'air,* avec l'extrémité des doigts, introduits en arrière de l'organe, dans l'arrière-cavité des épiploons : c'est le procédé de l'*éversion.* Le cardia et la grosse tubérosité, inaccessibles à ce moyen d'exploration, peuvent être mis en évidence avec de grandes valves à écartement.

e. *Hémostase et traitement de l'ulcération* par l'un des procédés d'hémostase étudiés plus haut.

f. *Suture de la brèche de l'épiploon gastro-colique* (s'il y a lieu). *Fermeture de l'abdomen, avec ou sans drainage.*

Les résultats ont été déplorables au début, puisque SAVARIAUD en 1898 relate 15 interventions avec 10 morts. La statistique de RODMAN déjà citée n'offre plus en 1901 sur un ensemble de 32 cas que 12 morts, soit une mortalité de 37,5 p. 100. Nous-même sur un total de 52 interventions trouvons une mortalité de 37 p. 100.

Il n'est guère utile de comparer entre eux les différents procédés opératoires, la gravité de l'état général, l'étendue des lésions, l'abondance de l'hémorragie différant suivant les malades ; c'est surtout à titre de curiosité que de notre statistique combinée à celle de RODMANN nous extrayons le tableau suivant :

MORTALITÉ

I. Excision avec ligature. Ligature en masse. Suture . .	14 cas : 11 succès. 3 morts.	21,4 p. 100.
II. Cautérisation au thermocautère	4 cas (dans 2 cas, on fit en même temps une pyloroplastie). 2 succès. 2 morts.	50 —
III. Pylorectomie ou gastrectomie	6 cas : 2 succès. 4 morts.	66 —
IV. Gastro-entérostomie simple.	17 cas : 10 succès. 7 morts.	41,17 —
V. Gastro-entérostomie combinée avec excision (Czerny), cautérisation (Kuster), ligature (Robson), jéjunostomie (Bunge)	5 cas : 5 succès. 0 mort.	0 —
VI. Ligature à distance	1 cas (Roux). 1 succès.	0 —
VII. Gastrotomie.	7 cas : 2 succès. 5 morts.	71,43 —

* * *

Forme chronique de la gastrorragie. — Si la conduite du
traitement des hémorragies aiguës que nous venons de préconiser est loin d'être adoptée par tous les chirurgiens, en
revanche tous sont d'accord pour intervenir contre ces petites
hémorragies chroniques, répétées, tenaces, rebelles, si fréquemment associées d'ailleurs à la sténose pylorique et à la
stase alimentaire. Au 26° Congrès allemand de chirurgie,
Leube, qui a traité plus de mille ulcères de l'estomac, a préconisé sans réserves l'opération. Au même Congrès, Mickulicz,
Körte se sont prononcés dans le même sens ; et depuis, tant
en France qu'à l'étranger, cette thérapeutique paraît définitivement adoptée.

Mais il est curieux de constater que l'opérateur n'a presque jamais touché à l'ulcère et a pratiqué la gastro-entérostomie ou la pyloroplastie. Mickulicz s'est fait le défenseur de cette dernière opération. Mais il n'a guère rencontré d'imitateurs. On voit, en étudiant la sténose, quelles sont les raisons qui justifient l'abandon de la pyloroplastie et tendent à lui faire substituer la gastro-entérostomie, chaque fois qu'elle est indiquée. Quoi qu'il en soit, celle-ci jouit de la faveur universelle, et il n'y a qu'une voix pour affirmer sa valeur dans le traitement des hémorragies chroniques, et les deux termes, hémorragies chroniques et gastro-entérostomie semblent indissolublement liés et s'appeler nécessairement. L'hémostase est-elle cependant constante et définitive? Non ; sur 27 opérations, recueillies dans une thèse récente deux fois la mort est survenue par retour des hémorragies (Krönlein). Mais il y a plus ; on a vu quelques jours après une gastro-entérostomie pratiquée contre un ulcère sténosant en activité, se produire une hémorragie. Porge perd ainsi un opéré au bout de cinq jours, Körte en perd deux, l'un le onzième jour après l'intervention, l'autre le douzième. Cette opération ne procure donc pas à coup sûr *une hémostase constante, rapide, définitive ;* il n'est donc pas possible, comme le conseillent quelques-uns de ses partisans, de résoudre en tous cas les difficultés thérapeutiques par cette équation : hémorragie chronique — gastro-entérostomie. Toutefois en raison de leur rareté, ces échecs ne doivent pas entrer en balance avec les nombreux succès qui lui sont dus. Ils démontrent seulement que comme pour les hémorragies aiguës, l'*intervention directe sur l'ulcère* (excision, ligature, suture), reste la méthode de choix, si elle est d'exécution facile et rapide. Dans tous les autres cas (ulcère d'accès difficile, ulcère pylorique surtout), on sera amené à pratiquer la *gastro-entérostomie,* moyen excellent, fréquemment efficace, *non absolument radical.*

La mortalité opératoire dans ces cas d'hémorragie chronique est relativement peu élevée, puisque, d'après la statistique de Pixatelle, citée plus haut, elle ne serait que de 12 p. 100.

II. — LES PERFORATIONS

Anatomie pathologique. — *Perforation.* — Tantôt
la perforation se fait en regard d'un organe qui *adhère
à l'estomac* tel que le foie ou le pancréas et après disparition
des parois stomacales *le travail ulcéreux se poursuit sans interruption dans le viscère voisin*, souvent sans qu'aucune modification soit imprimée au tableau clinique ; ce sont plutôt *des
ulcères pénétrants.* Nous les étudierons plus loin. Tantôt elle se
fait dans le péritoine : ce sont les *ulcères perforants*, à proprement parler.

La perforation occupe généralement le fond de l'ulcère ;
c'est un *orifice circulaire plus rarement elliptique*, parfois
minuscule, admettant à peine une tête d'épingle, presque
introuvable, ordinairement de la grandeur d'une pièce de
50 centimes, ne dépassant qu'exceptionnellement celle
d'une pièce de 2 francs. Il n'y a d'ailleurs *aucune relation
entre les dimensions de la perforation et celle de l'ulcère.* Nous
avons vu en effet que la profondeur de ce dernier n'était pas
uniforme, variant d'un point à un autre.

Malgré la prédilection de l'ulcère pour la face postérieure
la *perforation siège bien plus fréquemment* à la *face antérieure.*
85 fois sur 100, dit Brixton, ce qui tient sans doute à ce que
cette face est la plus libre, rarement adhérente à la paroi abdominale, tandis que la petite courbure est cachée sous le foie,
et que la face postérieure adhère fréquemment au pancréas et
au tissu cellulaire sous-péritonéal. Elle est assez fréquente
néanmoins à la petite courbure.

La perforation peut se faire *très vite*, dès l'apparition de l'ulcère, avant que la moindre adhérence protectrice ait eu le
temps de se former ; c'est ce qu'on observe dans l'ulcère
aigu, rarement dans l'ulcère ancien et elle est suivie d'une
péritonite généralisée. Ou bien auparavant, un lent travail
réactionnel a provoqué au voisinage de l'ulcère et parfois assez
loin de lui des fausses membranes qui cloisonnent la cavité

péritonéale, limiteront l'inflammation, et la perforation aboutit à de la péritonite partielle, à des abcès péritonéaux enkystés ; c'est le fait des ulcères chroniques.

Perforation dans un péritoine libre. Péritonite généralisée. — La mort peut être assez rapide pour que l'autopsie ne montre aucune trace de péritonite, mais seulement des aliments solides ou liquides librement répandus dans l'abdomen. Plus souvent, il se déclare une péritonite aiguë avec ses lésions classiques. — Tantôt, il n'y a encore qu'une vascularisation du péritoine, surtout des anses intestinales. quelques légers exsudats à leur surface, un liquide séreux trouble peu abondant ; tantôt si la marche a été plus lente, c'est la péritonite purulente, nettement inflammatoire. Mais la forme habituelle, c'est la péritonite *putride* (BUMM) qui ne donne pas d'exsudats fibrineux, où il n'y a aucune trace de cloisonnement, pas d'adhérences entre les anses intestinales dilatées, plus ternes ou comme lavées, baignant dans un liquide fétide, mal lié, mélangé de gaz, etc. BOURLOT a rapporté un cas de péritonite par perforation d'ulcère, où en raison de la disposition de fausses membranes interposées entre le foie et la face antérieure de l'estomac, il n'y avait ni gaz ni liquide stomacal.

Le moment de l'apparition et la gravité de l'infection péritonéale dépendent en grande partie, comme il est facile de le concevoir de la quantité du contenu stomacal. Il est bien évident, toutes choses égales, qu'un repas copieux diffusera l'infection bien plus sûrement que si le patient n'a rien avalé depuis la veille.

LENNANDER attribue à priori, mais semble-t-il avec raison, une certaine importance *à la position du corps* au moment où s'est produite la perforation. S'appuyant sur 15 cas qu'il a observés, et théoriquement sur la disposition anatomique des ligaments péritonéaux, il a cherché aussi à déterminer dans quelle direction s'échappait le contenu stomacal et se propageait la péritonite. Il y a lieu d'établir des distinctions suivant le *degré de réplétion de l'estomac.* Supposons *l'estomac plein*, et la perforation siégeant à la *paroi antérieure*, l'organe va se vider d'un coup au-devant du

côlon transverse et de l'épiploon jusque dans le petit bassin.
Si la perforation siège à la *paroi postérieure* le contenu se

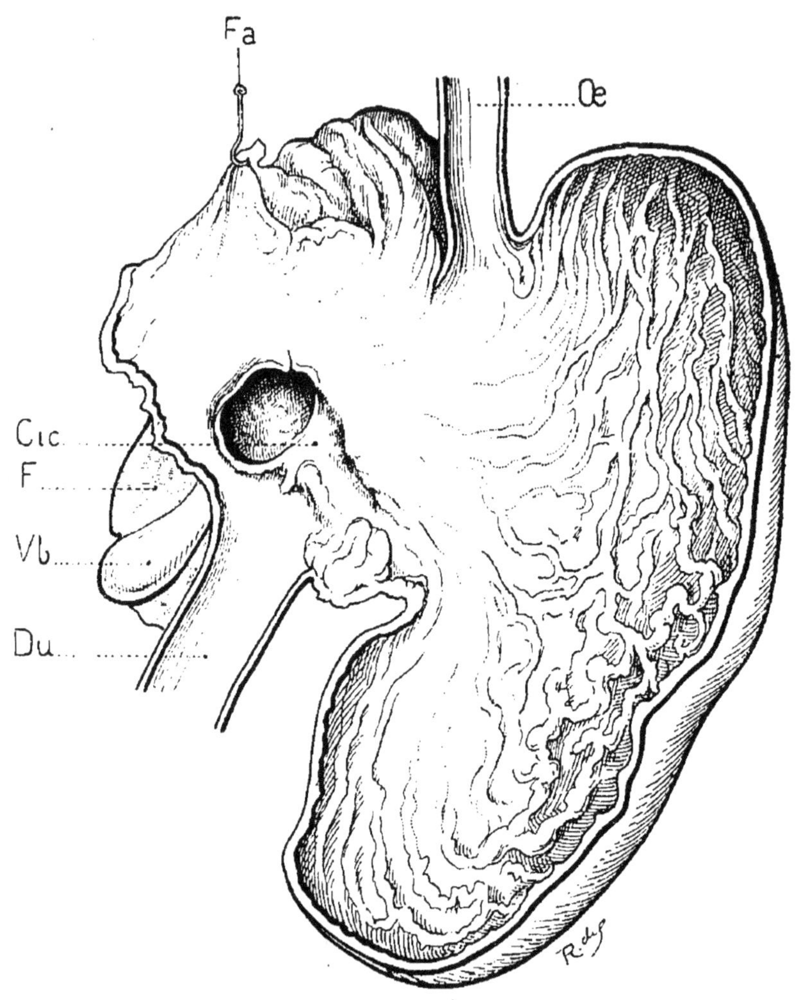

Fig. 38.

Ulcère de la petite courbure.

Cic, cicatrice. — Du, duodénum. — F, foie. — Fa, face antérieure.
Œ, œsophage. (Pièce du Musée Dupuytren.)

répand d'abord dans l'arrière-cavité des épiploons, et peut

passer à travers l'hiatus de Winlow dans la grande cavité. *Si l'estomac est presque vide ou que la perforation soit très petite*, les
liquides vont filer le long du côlon transverse ou de l'épiploon,
vers la droite si la perforation est près du pylore, vers la gauche
si elle est près du cardia, ou des deux côtés à la fois. A droite
ils peuvent envahir la région lombaire, passer au-devant du
rein droit, arriver à la fosse iliaque et finalement tomber dans
le petit bassin. Ainsi celui-ci peut être envahi suivant différentes voies. La péritonite, pour étendue qu'elle soit, peut
n'être pas totale, d'énormes poches enkystées en imposant
pour une suppuration généralisée. Elle peut occuper les
côtés de l'abdomen, ce que nous pourrions désigner sous le
nom de *péritonite périphérique*, ou siéger entre les anses grêles, ce que nous pourrions nommer par opposition, *péritonite
centrale*. Dans le sens vertical il faut distinguer suivant que
le pus se trouve au-dessus ou au-dessous du côlon transverse, les péritonites *sous et sus-coliques*. Dans cette dernière,
la plus grande partie de la séreuse où se meut l'intestin
grêle reste indemne. Ces *péritonites à grands enkystements*
forment transition entre la péritonite généralisée et les abcès
proprement dits, dont elles ne diffèrent que par l'étendue et la
situation habituelle.

*Perforation dans un péritoine déjà lésé (modifié, adhérent,
cloisonné). Abcès péri-stomacaux, ou sous-phréniques.* — Les
ulcères chroniques provoquent autour d'eux, comme nous
le verrons, la formation de fausses membranes qui englobent
et soudent les viscères voisins, et isolent ainsi le viscère
malade du reste de l'abdomen ; si l'ulcère s'ouvre, il s'ouvre
en espace clos ; et c'est ainsi qu'il détermine la grande majorité des abcès sous-phréniques. FENWICK pense que l'ulcération doit être minime et ne laisser passer à la fois que de
très faibles quantités de gaz ou de liquides. On a divisé les
abcès sous-phréniques en intra et extra-péritonéaux, en
simples et en gazeux, mais il paraît bien que les abcès d'origine stomacale sont toujours *intra-péritonéaux et gazeux*.

Il se font naturellement autour de l'estomac et méritent bien le titre de *périgastriques :* considérés par rapport au foie, ils se développent en général au-dessus de cet organe, dans l'espace virtuel sus-hépatique, parfois au-dessous, rarement à son extrémité gauche. Leur siège précis va dépendre naturellement du siège de l'ulcère et se déduit facilement des rapports anatomiques.

1º *L'ulcère siège à la face antérieure*, lieu d'élection des perforations. Représentons-nous la disposition du lobe gauche du foie masquant la petite courbure, son bord inférieur reposant sur l'estomac comme un couvercle, de telle sorte qu'il suffit d'un faible travail pathologique pour fixer ensemble ces deux organes dans leur position naturelle. D'autre part ils adhèrent vite à la paroi abdominale antérieure. Les liquides septiques ne peuvent que *fuser entre le foie et le diaphragme.* Mais l'espace sus-hépatique, inter-hépato-phrénique est normalement divisé, séparé en deux, par la cloison que forme le ligament suspenseur du foie. Dans la très grande majorité des cas, c'est dans *l'espace sus-hépatique gauche* (inter-hépato-phrénique gauche) que se fait l'abcès qui a ainsi pour limites : en haut et en avant, le diaphragme, à droite le ligament suspenseur, en arrière le ligament coronaire et le diaphragme, à gauche le diaphragme encore, en bas la face supérieure du lobe gauche du foie, une partie de la face antérieure de l'estomac, et au-dessous de ces organes, le côlon transverse, le grand épiploon. Il peut être accompagné d'un prolongement postérieur, au-devant de la paroi abdominale postérieure. C'est là le *type des abcès périgastriques dus à l'ulcère,* bien plus fréquent à lui seul que toutes les autres variétés. Si l'ulcère est proche du pylore, il pourrait se faire un abcès *sus-hépatique droit* (inter hépato-phrénique droit), dont voici les limites : en haut le diaphragme, à gauche le ligament suspenseur, en bas le côlon transverse et le repli phréno-colique. Mais cette variété, rarement d'origine stomacale, a été signalée presque exclusivement au cours d'une perforation duodénale ou d'un cancer pylorique. Si le ligament falciforme est perforé et détruit, il se produit un abcès de tout l'espace *sous-phrénique, sus-hépatique total,* inter-hépato-phrénique, ce qui est exceptionnel. Bien plus rarement la collection peut être simplement ante-gastrique, entre la paroi et l'estomac.

2° *L'ulcère siège à la paroi postérieure.* — Si la perforation a lieu au-dessous du pancréas généralement adhérent, il se fait un *abcès de l'arrière-cavité des épiploons.*

3° *L'ulcère siège à la petite courbure.* — (MARTINET, observ. de VON WAHL et NISSEN).

L'abcès va forcément se développer entre le lobe gauche du foie en haut et la petite courbure en bas. C'est l'abcès *sous-hépatique*, *inter-hépato-gastrique*, gastro-sous-hépatique de Dieulafoy. Le petit épiploon forme sa limite postérieure ; les adhérences gastro-hépatiques sa limite antérieure.

4° *L'ulcère siège près du cardia ou sur la paroi postérieure de la grosse tubérosité.* — Il se fait un abcès péri-splénique (gastro-splénique de Dieulafoy) qui occupe le nid séreux de la rate ; limites : en haut, en avant, en arrière, en dehors la coupole diaphragmatique, en dedans la grosse tubérosité et le pancréas, en bas le ligament phréno-colique gauche et l'angle gauche du côlon. Cet abcès péri-splénique est rarement observé comme complication de l'ulcère.

Toutefois le siège des abcès n'est pas constamment commandé par le siège de l'ulcère qui leur donne naissance ; *ils ne se développent pas toujours forcément d'après la disposition anatomique.* Ainsi LAUBRY trouve l'espace sous-diaphragmatique complètement occupé par deux poches pyo-gazeuses, séparées par le ligament suspenseur intact et dues à une perforation de la grande courbure, *près du cardia.*

Ces abcès d'ailleurs peuvent fort bien *ne pas être uniques*, et le chirurgien doit savoir qu'un prolongement de la cavité la plus accessible, ou même qu'un abcès complètement distinct du premier peut coexister avec lui. Chez un malade de COURTOIS-SUFFIT, LEJARS ouvrit une collection sus-hépatique gauche ; mais à l'autopsie on en découvrit une seconde aussi volumineuse dans l'hypochondre gauche, tout à fait indépendante, réalisant le type périsplénique, ayant réduit la rate en bouillie, et une autre dans le flanc droit, dépendance sans doute de la première, développée entre la paroi abdominale

et le côlon ascendant refoulé en dedans. Chez une malade
dont MARTINET rapporte l'observation, les interventions successives ouvrent un abcès inter-hépato-phrénique gauche, un abcès
périsplénique, et une collection dans le cul-de-sac de DOUGLAS.

CONSTITUTION. CONTENU. — Les abcès péri-stomacaux ne sont
pas directement au contact des organes voisins, mais sont
limités, comme il est de règle en pareil cas, par une paroi
formée de tissu conjonctif et de fausses membranes purulentes. Ils contiennent un pus plus ou moins séreux mal lié,
mélangé de débris alimentaires, plus rarement de boue splénique, très fétide, comme toutes les collections développées
au contact du tube digestif, et des gaz qui leur ont valu, de la
part des premiers observateurs, le nom de *pyopneumothorax
sous-phrénique* (LEYDEN). Ils sont ordinairement volumineux,
d'un litre environ, mais on en a vu qui n'étaient pas plus gros
qu'une pomme (MONASTERSKI), que le poing (BRISTOFF), d'autres
qui contenaient 3 litres et plus, refoulant le diaphragme jusqu'à la deuxième côte, et le foie jusqu'à l'ombilic (PUSINELLI).
On trouve fréquemment dans le pus du bactérium coli, hôte
habituel du tube digestif. DEBOVE et RÉMOND y ont décelé du
streptocoque et le bacille pyocyanique.

ÉVOLUTION. — La résorption graduelle peut peut-être se
faire, et c'est le mécanisme tout hypothétique qu'on invoque
pour expliquer les rares cas de guérisons spontanées. Habituellement le pus tend à se faire jour vers les organes voisins,
suivant trois directions : évolution thoracique, évolution intra-
abdominale, évolution cutanée, l'*évolution thoracique* étant de
beaucoup la plus fréquente.

α) *En haut*, il refoule le diaphragme jusqu'aux premières
côtes, le distend, le perfore et pénètre dans le thorax. Mais
alors même qu'il n'y a pas encore de perforation, la plèvre
diaphragmatique présente les lésions les plus variées ; *pleurésie sèche*, avec adhérences ; pleurésie *séreuse* plus ou
moins étendue, *pleurésie purulente* plus ou moins cloison-
née. Celles-ci résultent cependant bien plus souvent de la
perforation et STRUMPEL admet avec une certaine exagéra-

tion qu'un *empyème gauche doit faire rechercher l'ulcère sto-macal perforé*. Si le poumon est soudé au diaphragme, la perforation est suivie d'une *vomique ;* elle peut succéder aussi d'ailleurs à l'évacuation d'une collection intra-pleurale. Dans un cas que nous observons en ce moment, l'abcès sous-phré-nique ouvert chirurgicalement part laparotomie au-dessus et en avant du foie, ne s'ouvrit pas moins dans les bronches et la vomique fut suivie d'une suppuration chronique par voie pul-monaire.

Les lésions *péricardiques* sont de tous points comparables aux lésions pleurales par leur nature et leur mécanisme ; elles n'en diffèrent que par leur plus grande rareté ; c'est ainsi qu'on trouve des péricardites par propagation, sèches, séro-fibrineuses, purulentes ; la perforation du centre phré-nique est suivie d'un *pyo-pneumo-péricarde*. Et enfin s'il y a symphyse cardiaque, le cœur peut être ouvert.

β) *Évolution intra-abdominale*. — Beaucoup plus rare que l'évolution thoracique l'évolution intra-abdominale se fait dans la cavité péritonéale, d'où développement d'une *péritonite géné-ralisée*, ou vers un des organes creux du voisinage ; en raison de sa situation, c'est presque toujours dans le *côlon transverse que s'ouvre l'abcès ;* il en résulte une *fistule* bimuqueuse *gastro-colique*. Cette complication est déjà exceptionnelle ; à plus forte raison on ne voit pour ainsi dire jamais s'établir la com-munication avec une autre anse intestinale.

γ) *Évolution cutanée*. — L'abcès peut s'ouvrir à la peau ; il n'y a que quelques observations de cette terminaison éminem-ment favorable.

A. — Péritonites aiguës

La fréquence des perforations est estimée très différem-ment suivant les auteurs, la proportion étant d'après Brinton de 13,5 p. 100 des ulcères qu'il a observés, de 3 à 5 seulement d'après Lebert, de 15 p. 100 dit M. Robson. L'ulcère perforant affecte avec prédilection les jeunes femmes et survient tantôt au cours des manifestations habituelles de l'ulcère, tantôt au milieu d'une santé parfaite (ulcère latent). Quoi qu'il en soit il procède en deux étapes : la *phase de la perforation*, suivie de celle de la *péritonite*.

1º DÉBUT. — Les symptômes immédiats.

En pleine santé, parfois à la suite du repas, le patient (le plus souvent une jeune femme) est saisi d'une *douleur terrible* dans la partie supérieure de l'abdomen. DIEULAFOY a insisté avec raison sur l'intensité, la soudaineté avec laquelle se révèle la perforation, sur « le coup de poignard péritonéal ». Le ventre est dur, rigide, parfois même rétracté, creusé. Cette *tension de la paroi* a son maximum au niveau de la région de la perforation, au-dessus de l'ombilic, *vers le creux épigastrique* ou à côté de la ligne médiane ; c'est en ces points que la pression exagère ou réveille *la souffrance*. La palpation, même légère, est pénible, les téguments sont sensibles ; l'hyperexcitabilité superficielle est compagne de la douleur profonde. Symptôme de valeur, celle-ci prend une acuité nouvelle, si le malade avale un liquide quelconque. Le *schock*, plus ou moins considérable, se révèle par de la petitesse du pouls, de la pâleur, de la dépression, de la faiblesse, manifestations assez banales de toute lésion sérieuse de l'abdomen.

A côté de ces signes qui sont les plus importants, et qui suffisent à porter le diagnostic, il en est d'autres accessoires qui peuvent y aider. Les *vomissements* ne sont pas exceptionnels comme on s'est plu à le répéter ; sur 38 observations que nous avons compulsées, nous trouvons : 3 fois des nausées, 1 fois un hoquet continu, 8 fois des vomissements de date indéterminée, 1 fois des vomissements le lendemain, 15 fois des vomissements immédiats : en ne tenant compte que de ceux-ci, on voit en somme qu'ils surviennent dans plus du tiers des cas.

Si l'on pense à *percuter le foie* il arrive qu'on trouve que de la sonorité remplace la matité normale attestant l'issue des gaz dans l'abdomen à travers l'ouverture gastrique. Mais ce symptôme est provoqué plus souvent encore par la péritonite consécutive auquel cas il n'existe pas dans les toutes

premières heures ; il manque naturellement si la perforation
siège à la face postérieure ou si des adhérences ferment l'accès de l'espace hépato-phrénique ; il n'est même pas pathognomonique puisqu'on peut voir une anse d'intestin, notamment le côlon transverse refouler le foie, s'insinuer même en
avant de lui. Ainsi c'est bien un symptôme précieux, mais il
n'est ni constant ni toujours précoce, ni toujours significatif.

2º Période. — Symptômes secondaires. Phase péritonéale.
— Au bout de quelques heures le facies s'altère, le teint se
plombe, les traits se tirent, les yeux se cernent, le nez s'effile ;
c'est l'empreinte de « la griffe péritonéale ». Nous ne décrirons pas les manifestations bien connues de la péritonite,
rappelons seulement que le diagnostic ne doit compter *ni sur*
les vomissements qui manquent le plus souvent, *ni sur une*
forte élévation de température, la règle étant que le pouls
s'accélère considérablement, tandis que la température varie
peu. Néanmoins, elle atteint 37,6, 37,8, 38, et Michaux demande qu'on prenne la température rectale toutes les heures
pour en tirer un élément de diagnostic et une indication
opératoire.

Évolution. — 1º Dans de rares cas, la mort survient dans
les premiers instants, subitement avec l'appareil du collapsus
le plus complet.

2º Généralement elle survient plus tard, soit avant que les
symptômes de la péritonite soient apparus, soit, et c'est la
majorité des cas, en pleine péritonite. La durée est toujours
très courte, de quelques heures, d'un jour, deux jours. *Exceptionnellement*, parce qu'il y a des adhérences préalables, que
le contenu de l'estomac est peu virulent, peu abondant, les
patients vivent une semaine, dix-sept jours comme dans l'une
de nos observations. La péritonite forme alors de grandes
poches purulentes plus ou moins espacées et isolées.

3º La perforation, au lieu de déterminer une péritonite généralisée, peut déterminer seulement un abcès sous-phrénique.

4º Enfin la guérison peut survenir, sans doute parce que

l'estomac était vide au moment de la perforation ; mais malgré les exemples indiscutables rapportés par HAWKINS, KINGSTON, FOWLER, SYDNEY PHILIPS cette éventualité est tellement rare qu'il n'en faut pas tenir compte en pratique.

Pronostic.—Diagnostic. — Le pronostic est donc *de la plus haute gravité*; il varie évidemment avec des dispositions anatomiques impossibles à deviner telles que la situation et l'étendue de la perforation et aussi avec la quantité du contenu stomacal, son plus ou moins de virulence et la position du corps au moment de la perforation. Les péritonites centrales méso-cœliaques sont plus graves que les péritonites périphériques qui suivent le gros intestin, le long des flancs et des fosses iliaques.

Le diagnostic doit être fait à la première période, autant que possible avant l'apparition de la péritonite puisqu'il y va du salut du malade. L'analyse rigoureuse des symptômes, douleur et tension de la paroi distingueront la perforation de l'*empoisonnement* (CRUVEILHIER, BROUARDEL), de simples accès cardialgiques, des diverses *coliques néphrétiques*, *hépatiques*, *saturnines*, de la *rupture d'une grossesse extra-utérine* ou d'un *pyo-salpynx* ou d'une *cholécystite suppurée*, enfin et surtout de l'*appendicite*. La confusion avec *la perforation de l'ulcère duodénal* est bien difficile à éviter, mais le traitement est le même. Les plus grandes surprises du diagnostic viennent surtout de ce que les symptômes du début n'ont pas toujours la netteté et l'intensité que nous leur avons attribuées et que l'infection péritonéale s'installe sournoisement.

Traitement. — Il n'y a pas de traitement médical de la perforation de l'ulcère de l'estomac ; les guérisons spontanées ne sont rapportées que parce qu'elles constituent précisément des exceptions. Il faut intervenir dès que le diagnostic est posé ; les seules raisons de s'abstenir seraient l'état misérable d'un patient moribond, froid et sans pouls ou l'insuffisance du local, du matériel, des aides, conditions qui ne permettraient pas de mener à bien une opération fréquemment laborieuse et tou-

jours aléatoire. Si la température et le pouls indiquent un
état de schock qui contre-indique toute opération, il faut par
des injections d'huile camphrée et de sérum s'assurer qu'il est
susceptible de quelque réaction, au cas contraire l'opération
ne ferait qu'accélérer le dénouement total.

Opération. — L'opération comprend les temps suivants :
1º incision; 2º recherche de la perforation; 3º traitement de
la perforation; 4º traitement de la péritonite; 5º fermeture de
l'abdomen.

1º INCISION. — Parfois *le diagnostic seul de la péritonite est fait*;
sa cause, le siège de la perforation, restent inconnus ou douteux. La laparotomie est pratiquée alors au-dessous de l'ombilic
ou dans la fosse iliaque droite, puisqu'il est de règle dans l'incertitude, de chercher d'abord du côté de l'appendice; mais
chemin faisant, des indices mettent le chirurgien sur la piste
de la perforation gastrique, les gaz répandus dans l'abdomen
n'ont pas d'odeur ou ont seulement une odeur acide bien différente de l'odeur fécaloïde des gaz intestinaux; des fragments
alimentaires peuvent se voir sous l'épiploon ou entre des
anses d'intestin grêle; enfin les lésions de la séreuse qui se
sont faites en coulée, vont en s'accentuant de bas en haut; la
nappe de péritonite s'épaissit et s'élargit; fausses membranes,
rougeur, aspect dépoli, deviennent de plus en plus considérables
à mesure qu'on s'élève. *Si le diagnostic a été porté préalablement,*
l'incision médiane va d'emblée de l'appendice xyphoïde à l'ombilic ou même au-dessous.

2º RECHERCHE DE LA PERFORATION. — Tantôt on *la voit* de suite
laissant échapper les aliments, surtout à chaque inspiration;
c'est l'éventualité la plus commune; tantôt sans qu'on l'aperçoive immédiatement *on est guidé* vers elle par des traînées
de péritonite et une fusée de liquide alimentaire inonde sou-
dain le champ opératoire quand on détache une adhérence ou
quand on soulève le foie; tantôt enfin il faut *la chercher*; on
se souviendra qu'elle siège presque toujours à la face antérieure, souvent haut, au-dessous du foie. Si les recherches

faites en avant restent vaines, nous savons qu'on peut explorer la face postérieure de l'estomac à travers une brèche dans le ligament gastro-colique. Dans quelques cas heureusement très rares il existait à la fois *deux perforations*, l'une sur la face antérieure, l'autre sur la postérieure.

3° TRAITEMENT DE LA PERFORATION. — La *friabilité des bords* de la perforation ne permet pas de pratiquer à coup sûr la suture simple; il faut d'abord les réséquer de manière que les *fils portent sur le tissu sain*. Il est bien entendu qu'il faut faire deux étages de sutures, le deuxième non perforant. Quand l'ulcère est épais ou adhérent on peut l'enfouir dans un pli de l'estomac (MICHAUX).

Quand l'ulcère est difficilement accessible on peut greffer sur la perforation un morceau d'épiploon, soit qu'on le transplante à distance (BENNET) soit qu'on laisse ce *bouchon épiploïque* en continuité avec le reste de l'épiploon (BRAUN). On a fait la *gastro-entérostomie* en utilisant l'orifice accidentel, méthode à rejeter parce qu'elle prolonge une intervention dont une des principales chances de succès est la rapidité.

LEE DICKINSON, PERSONS ont suturé la perforation à l'ouverture abdominale établissant ainsi une *gastrostomie* temporaire. Mais ou bien la perforation est *facilement accessible*, et alors pourquoi ne pas la fermer, ou bien elle est haut située et adhérente et alors il est préférable encore de prendre au-dessous d'elle une région saine et mobile de l'estomac, pour la suturer au péritoine pariétal. On cloisonne ainsi l'abdomen en deux loges, la supérieure infectée dans le fond de laquelle s'ouvre la perforation *largement drainée* au dehors ; la loge inférieure qu'on a cherché à garantir, où sont les anses d'intestin grêle. VILLARD de Lyon a obtenu ainsi un succès. Cette pratique est recommandable mais elle ne dispense pas du drainage au moyen d'une mèche traversant un drain métallique, comme nous le faisons toujours, qui permet à lui seul d'obtenir plus simplement le même résultat. On draine au-dessus de lui avec de gros tubes.

4° TRAITEMENT DE LA PÉRITONITE. — C'est la partie la plus

délicate de l'opération car *il faut nettoyer ce qui est infecté, sans infecter ce qui ne l'est pas.*

Si la péritonite est nettement généralisée, s'il n'y a que des ébauches d'adhérences, il faut la traiter comme toutes les péritonites par perforation, par l'essorage méthodique de tout l'abdomen ; on pratique des incisions sous-ombilicales, latérales et médianes. Nous avons même drainé le Douglas et avec succès. Ces incisions permettent au liquide de sortir et serviront tout à l'heure au drainage. La difficulté de désinfecter une séreuse si riche de loges et de replis a engagé quelques chirurgiens à faire le lavage et le nettoyage avec la gaze sèche ou humide. Nous ne sommes pas partisans des grands lavages.

C'est en tous cas par le nettoyage à la compresse qu'il faut agir si la péritonite est limitée à l'étage supérieur de la cavité abdominale, au-dessus du côlon transverse pour ne pas diffuser l'infection au-dessous de lui ; on essuie et on assèche avec des tampons région par région, surtout l'espace sus-hépatique à droite et à gauche du ligament suspenseur région où se font assez fréquemment des abcès consécutifs ; puis le nid séreux de la rate, les fosses lombaires au-devant du rein.

5° TAMPONNEMENT, DRAINAGE, SUTURE. — Un tamponnement est laissé au-dessous du foyer infecté ; toutes les régions infectées sont drainées ; si la péritonite est diffuse il faut drainer systématiquement les deux fosses iliaques et le bassin comme il est d'usage.

6° SOINS CONSÉCUTIFS. — Ce sont les soins habituels après toute grave laparotomie : sérum, éther, caféine, huile camphrée, etc. Si la perforation n'est pas oblitérée, la diète sera absolue pendant plusieurs jours, drainage et tamponnement sont maintenus en place près d'une semaine et souvent plus longtemps, je ne puis à cet égard donner aucune règle précise.

LES SUITES OPÉRATOIRES. — RÉSULTATS. — AVENIR DES OPÉRÉS. — La mortalité est considérable.

M. Robson l'évalue à plus de 50 p. 100 quand l'intervention est faite dans les vingt-quatre premières heures.

D'après Heaton :

Dans les 12 premières heures, la mortalité = 28,5 p. 100.
De 12 à 24 heures,   —   = 63,5   —
De 24 à 36   —   —   = 87,5   —
De 36 à 48   —   —   = 100   —
Au delà de 48 heures.   —   = 51,5   —

Cette proportion est comparable à celle de Weir et Foote [1] ; elle montre en outre que les sujets qui ont résisté plus de quarante-huit heures guérissent en proportion assez forte, sans doute parce que la virulence ou la diffusion de l'infection ont été moins considérables.

Pour nous, en joignant aux statistiques rectifiées des thèses de Chapt et de Brux 26 autres cas que nous avons pu recueillir [2] nous avons rassemblé ainsi 63 interventions avec 38 morts, soit une proportion de 60 p. 100.

Le principal élément de la guérison est *la précocité de l'intervention*. [3] La vacuité de l'estomac est aussi une cause importante de succès. Quand la mort survient c'est dans les vingt-quatre heures, d'autres fois au bout de trois ou quatre jours par la continuation de la péritonite. Mais elle survient aussi quinze jours, un mois après parce qu'une collection suppurée a été méconnue dans le bassin ou qu'un abcès sous-phrénique

---

[1] Weir et Foote ont rassemblé 79 cas avec 71 p. 100 de mortalité et concluent que :

La mortalité est de 39 p. 100 pour les opérés dans les premières heures.
La mortalité est de 75 p. 100 pour les opérés entre la douzième et la quatorzième heure.
La mortalité est de 87 p. 100 pour les opérés plus tardivement.

[2] Ce sont ceux de Hawkins : 1 cas ; Walls : 1 cas ; Heaton : 4 cas ; Bennet : 5 cas ; Cabot : 1 cas ; Jones : 2 cas ; Myles : 1 cas ; Martin : 1 cas ; Barling et Carter : 1 cas ; Hartley : 1 cas ; Shreman : 1 cas ; Lennander : 7 cas.

[3] M. Robson au 1er Congrès international de chirurgie (Bruxelles, 18 au 22 septembre 1905), cite 11 cas. dus à Kink, dont 10 furent opérés d'un quart d'heure à dix heures après la perforation et qui guérirent tous.

s'est développé, capable lui-même de donner naissance à une pleurésie purulente, à un abcès du poumon, à une péricardite, etc. Méfions-nous donc du petit bassin et surtout de l'espace sous-phrénique, *des deux pôles de la cavité abdominale.* Surveillons avec soin nos opérés, ne nous hâtons pas de porter un pronostic rassurant. Aussi bien l'ulcère n'en continue pas moins à évoluer et prépare peut-être en silence d'autres complications. Une hématémèse foudroyante tue un opéré de WALLIS pleinement guéri trente-deux jours après l'intervention ; un régime sévère est donc le complément nécessaire du traitement chirurgical.

B. — LES SUPPURATIONS PÉRIGASTRIQUES

Nous n'insisterons pas longuement sur cette complication qui n'appartient pas en propre à l'ulcère de l'estomac, mais succède aussi aux affections les plus diverses : à celles du foie, de l'appendice, de la rate, des reins, des organes génitaux de la femme, de la plèvre, du poumon, etc. ; toutefois l'ulcère en est la cause la plus fréquente (32 fois sur 80 d'après la statistique de Nowack ; 55 fois sur 130 d'après MARTINET). Les abcès qu'il détermine occupent le plus souvent la *loge sus-hépatique gauche*; mais on les trouve aussi sous le foie, *sous-hépatiques*, autour de la rate, *péri-spléniques* et enfin dans l'arrière-cavité des épiploons, chacune de ces variétés de siège étant naturellement en rapport avec la situation de l'ulcère. Quant à la suppuration de l'espace *sus-hépatique droit*, elle n'a presque jamais été produite par un ulcère de l'estomac mais par un *ulcère duodénal*.

SYMPTÔMES. — Le début de l'abcès périgastrique se confond avec les symptômes dramatiques de la perforation ; mais parfois le début est insidieux, enfin il arrive que ce sont les phénomènes généraux qui attirent d'abord l'attention : frissons, fièvre, dépression des forces.

A la *période d'état*, l'état général est *constamment grave* : la fièvre qui dépasse rarement 39, mais est souvent moins élevée, offre l'allure qu'on observe habituellement en cas de suppuration ; elle est à grandes oscillations et ascensions vespérales ; ce qui est plus significatif encore, c'est la petitesse et la rapidité du pouls, l'altération profonde du visage, la pâleur grisâtre de la face, l'excavation des yeux, la sécheresse de la langue, etc. L'anorexie est complète.

Les symptômes locaux, tantôt prédominants du côté de l'abdomen, tantôt simulant un épanchement pleural, doivent faire décrire une forme *abdominale* et une *forme thoracique, cette dernière étant la plus fréquente.*

a. *Forme abdominale.* — Le ventre est tendu, mais pas uniformément, car tandis que l'étage sous-ombilical reste *relativement* souple, la tuméfaction domine à l'épigastre, pouvant même former *voussure.* Elle donne une sensation de résistance d'empâtement, de *plastron inflammatoire*, très douloureux, mais, fait qui surprend, elle est *sonore* et cette sonorité peut être assez étendue pour se substituer à la matité hépatique. Les changements de position du malade font parfois varier les zones de matité et de sonorité. La succussion peut même donner un bruit de flot.

b. *Forme thoracique.* — Elle est incontestablement *plus fréquente que la précédente,* elle peut lui succéder ou bien survenir d'emblée, simulant ainsi *dès son début un pyo-pneumothorax vrai.* Point de côté violent, dyspnée énorme, son tympanique, respiration amphorique, bruit d'airain, succussion hypocratique, voire même tintement métallique, tous ces signes peuvent se trouver isolés ou réunis, et rien ne différencie ces collections situées au-dessous du diaphragme de celles qu'on observe bien plus fréquemment au-dessus, rien, sinon l'*évolution des accidents* et aussi les renseignements de la ponction exploratrice. De là le nom de *pyo-pneumothorax sous-phrénique* que leur avait donné LEYDEN.

ÉVOLUTION ET COMPLICATIONS. — A son voisinage, l'abcès périgastrique détermine fréquemment des *pleurésies* séreuses ou purulentes (dans près du 1/3 des cas d'après LANG), moins souvent de la *péricardite* (16 fois sur 176, LANG), parfois, de graves altérations des organes voisins, par exemple *la gangrène de la rate*; d'autres fois encore, mais rarement des *abcès à distance*. Ils ne se résorbent jamais et évoluent soit vers la *peau*, soit *vers l'abdomen*, se rompant dans le péritoine ou dans l'intestin, soit, et c'est le chemin le plus habituel, vers la *cavité thoracique* par perforation du diaphragme. On peut observer l'issue sous-pleurale, intra-pleurale, terminaisons exceptionnelles, la règle étant que l'ouverture se fasse dans le *poumon* adhérent : le patient rejette par *vomique* le contenu de la poche et par la fistule *broncho-péritonéale* les vomiques continuent les jours suivants. La guérison s'obtient de cette manière en quelques jours ou quelques semaines. Mais d'autres fois aussi la suppuration ne tarit pas, les oscillations de la température persistent, le teint devient terreux, les jambes s'œdématient et la mort survient soit par les progrès de la cachexie, soit par broncho-pneumonie suppurée ou gangréneuse.

On a observé aussi l'ouverture de la collection dans le *péricarde*, terminaison rapidement suivie de mort. On connaît même quelques exemples d'ouverture du cœur, complication heureusement tout à fait exceptionnelle.

L'ouverture de l'abcès au dehors par la paroi abdominale est généralement suivie de guérison; toutefois, on a vu persister une *fistule gastro-cutanée*.

La durée est ordinairement de trois ou quatre semaines. Elle peut être plus courte ou plus longue : dans un cas de LEYDEN elle fut de quinze mois.

PRONOSTIC. — Le pronostic de l'abcès périgastrique est évidemment *des plus graves* ; lorsqu'il n'est pas reconnu et traité à temps, il amène ordinairement la mort. En effet la guérison spontanée qui ne peut se faire que par évacuation dans un organe voisin ne s'observerait d'après JAFFÉ que dans 12 à 16 p. 100 des cas. La proportion donnée par LAUENSTEIN est encore plus faible (104 cas non opérés, 6 guérisons).

DIAGNOSTIC. — Le diagnostic de l'abcès sous-phrénique est difficile parce que, si les signes de cette affection peuvent être nombreux, il faut savoir qu'en pratique ils sont *rarement réunis*, souvent inconstants, d'observation ou d'interprétation difficile.

La forme abdominale a donné lieu à des erreurs bien diverses ; on l'a confondue avec une appendicite, avec les suppurations des organes voisins, du foie, de la rate, de la vésicule. Dans un cas, COURTOIS-SUFFIT a pensé successivement à la colique de plomb, à la péritonite aiguë, à l'occlusion intestinale avant d'arriver au diagnostic véritable.

Quant à la forme thoraciques l'erreur classique est de la confondre avec le *pyo-pneumothorax vrai*.

TRAITEMENT. — L'intervention précoce et souvent même d'urgence s'impose, mais il faut discuter le *choix de la voie opératoire*. Tout d'abord il y a des localisations qui à cause de leur rareté sont peu intéressantes.

Les *abcès rétro-stomacaux* de l'arrière-cavité des épiploons sont trop rares pour que le traitement soit définitivement fixé. Sur 6 cas rassemblés par MARTINET, un seul succès a été obtenu par SENN au moyen d'une laparotomie médiane.

Les *abcès sous-hépatiques* (inter-hépato-gastriques) n'ont jamais été reconnus qu'au cours d'une intervention pour une collection plus importante.

Les *variétés communes*, les seules vraiment intéressantes par leur fréquence, presque toujours développées au-dessous du foie, quelquefois autour de la rate, prédominent nous le savons, tantôt du côté de l'abdomen, tantôt du côté du thorax, tantôt des deux côtés à la fois (forme mixte).

La forme *abdominale* est justiciable de l'incision simple ou de la laparotomie au niveau du centre sonore de la tuméfaction.

Pour la forme *thoracique*, si l'abcès est tout entier sous-costal, analogue au kyste hydatique du foie postéro-supérieur, il n'y a semble-t-il qu'une voie pour le chirurgien, c'est la voie *transpleurale*, chemin court, direct, mais dangereux lorsque la plèvre est saine, puisqu'il expose à deux dangers, l'ouverture et l'infection de cette séreuse. Aussi quelques opérateurs proposent l'évacuation par voie abdominale antérieure, *transpéri-tonéale* ; c'est-à-dire par la laparotomie. Mais le chemin est long et étroit, périlleux aussi, puisqu'il expose à la contamination du péritoine. Sans parti pris, on peut dire que les collections à siège élevé qui prêtent à confusion avec les collections pleurales ou coexistent avec elle sont le lot incontesté de l'*incision transpleurale*; à celles qui affleurent le rebord costal convient l'*incision sous-thoracique* parallèle à ce bord. Malgré les cas heureux de MACKENSÉE et ABBOT, de MONOD, qui ont opéré par voie transcostale, nous pensons que la forme *mixte* est justiciable de l'incision abdominale complétée au besoin par une incision transpleurale pour l'établissement d'un drainage complémentaire. Nous n'insisterons pas sur la *technique* de la laparotomie pour évacuer les abcès à siège abdominal. Tout le souci de l'opérateur doit être de protéger le péritoine s'il n'y a pas d'adhérences à la paroi.

Les interventions dirigées contre *les abcès à forme thoracique* se partagent en deux classes : celles qui se font par voie *basse, abdominale, transpéritonéale*, celles qui se font par voie *haute, thoracique, transpleurale.*

La première peut être une simple incision sous-jacente et parallèle au rebord costal ; on peut agrandir l'ouverture à la manière de LANNELONGUE en *réséquant ce rebord thoracique* au-dessous du cul-de-sac pleural : c'est une *laparotomie para-pleurale.* Si le chirurgien est contraint d'adopter *la voie haute,* son grand souci doit être la traversée pleurale. Si les adhérences comblent le cul-de-sac pleural, nul danger. Quand elles manquent il faut les *créer* par suture des deux feuillets séreux ou s'*en passer* en cheminant au-dessous du cul-de-sac (SI-RAUD), procédé très recommandable quand il est d'application facile.

Nous ne citerons que pour mémoire, les manœuvres destinées à ouvrir la plèvre sans provoquer de pneumothorax et applicables dans ces cas (Voy. TUFFIER, *Presse médicale*, février 1906 : L'ouverture de la plèvre sans pneumothorax).

L'abcès trouvé et évacué, l'opération est terminée ; il suffit d'assurer *un bon drainage*. Sans doute, si la perforation de l'ulcère est proche il convient de la fermer. Lennander donne même le conseil de la rechercher systématiquement pour en faire la suture, même au prix de la rupture des adhérences, mais c'est là une pratique qui peut être dangereuse et qui la plupart du temps n'est d'aucune utilité, la lecture des observations montrant que presque toujours les abcès traités par l'incision simple *guérissent sans fistule* et que la perforation abandonnée à elle-même se ferme toute seule par bourgeonnement.

Les écueils et les résultats du traitement. — Ce n'est pas tout que d'avoir reconnu et traité convenablement un abcès sous-phrénique ; pour être efficace. l'intervention doit être complète ; en effet les malades ne sont pas exceptionnels chez lesquels un *prolongement* de la cavité principale est resté inexploré, ou un *autre abcès a été méconnu* (Scheurlen, Lejars, Vallas, etc.). La règle pratique qu'il faut tirer de ces cas est que l'examen clinique doit être pratiqué scrupuleusement et que pendant l'opération. les moindres prolongements ou anfractuosités de la cavité suppurée doivent être explorés scrupuleusement. En particulier, l'attention doit toujours être portée sur la *région sous-hépatique* ; les jours suivants, s'il n'y a pas une franche détente dans l'état général et local il faut refaire minutieusement l'examen de *tout* le ventre sans oublier les régions les plus éloignées du foyer primitif. La mortalité après l'opération reste encore considérable, elle atteint 50 p. 100. La statistitique de Laueustein donne 39 guérisons sur 76 opérés. Martinet, classant les interventions d'après le siège du mal trouve :

a. 37 abcès inter-hépato-phréniques droits opérés avec une mortalité globale de 15 morts; mais il faut remarquer que sur ce chiffre les évacuations timides (une ouverture à la pâte de Vienne, 4 ponctions) n'ont pas sauvé les patients, tandis que le chiffre des succès par une ouverture vraiment chirurgicale est considérable : 13 laparotomies, 10 guérisons, 12 incisions transpleurales, 8 guérisons.

b. 7 abcès inter-hépato-phréniques gauches opérés par voie haute et par voie basse se terminent 4 fois par la mort.

c. 11 abcès péri-spléniques opérés donnent en bloc 5 morts.

d. 6 abcès rétro-stomacaux opérés donnent une énorme mortalité : une seule guérison.

La conclusion de l'étude précédente, c'est que la diminution de l'extrême gravité des suppurations sous-phréniques marche de pair avec la *précision du diagnostic*, la *précocité et la perfection* de l'intervention.

LA PÉRIGASTRITE ULCÉREUSE

ADHÉRENCES, TUMEURS INFLAMMATOIRES, ULCÈRES PÉNÉTRANTS

Anatomie pathologique. — Nous savons avec quelle facilité le péritoine réagit aux causes d'irritation ; son épithélium tombe, un exsudat fibrineux se forme et s'organise en tissu conjonctif, la fausse membrane est créée, d'autant plus étendue et solide que les causes provocatrices en sont plus anciennes. Au voisinage de l'ulcère on en voit tous les degrés ; depuis le léger dépoli de la séreuse, la tache opaline, indice discret de la lésion intérieure, jusqu'aux adhérences épaisses et généralisées.

Rappelons que Nicaise (Adhérences péritonéales douloureuses, *Revue de Chirurgie*, 1894) a divisé fort justement les adhérences de la cavité abdominale en : a) *celluleuses, minces, lâches,* peu importantes ou même latentes; b) *fibreuses* ou *membraneuses allongées,* capables de comprimer ou d'étrangler les organes abdominaux; c) *intimes.*

Brinton les a vues dans 40 p. 100 des cas ; elles sont bien plus fréquentes à la région pylorique, à la face postérieure et à la petite courbure; elles peuvent être lâches et *celluleuses* et sans importance chirurgicale, ou *membraneuses*, fibreuses, résistantes, formant bride ou ligament; elles peuvent être *courtes et solides,* accolant deux organes voisins, les unissant de façon si intime, que toute tentative de séparation est impos-

sible, même sur la table de l'amphithéâtre, les pièces entièrement en main, et qu'il faut nécessairement enlever un mor-

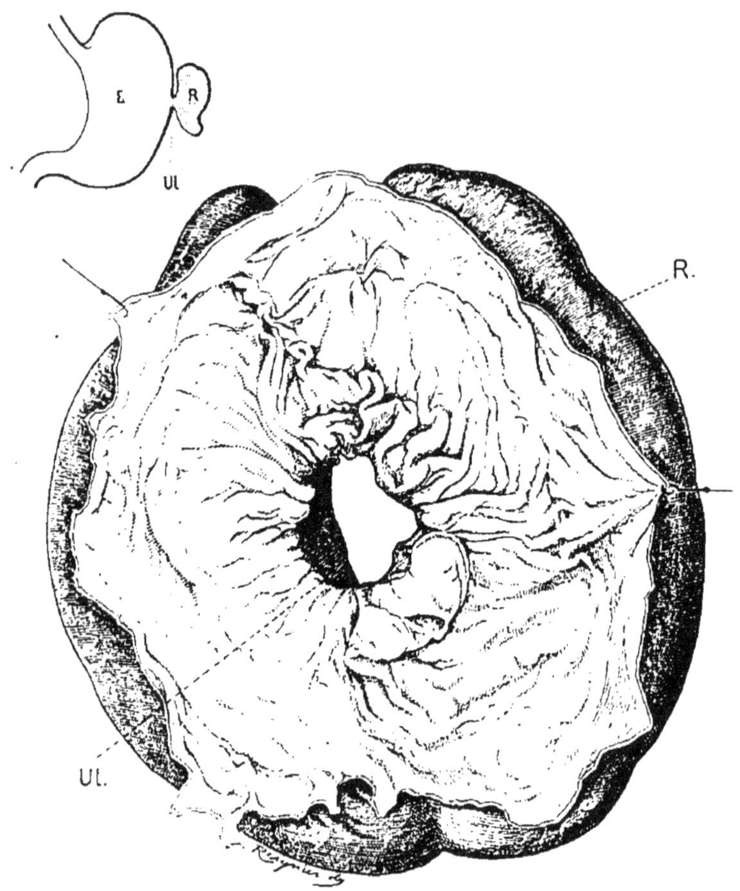

Fig. 39.

Ulcère simple chronique de la grosse tubérosité.

L'ulcération qui a environ 3 centimètres de diamètre dans tous les sens. a détruit
toute l'épaisseur des parois de l'estomac, les bords en sont cicatrisés et la perte
de substance était bouchée par la rate qui était devenue adhérente. La rate a été
incisée et écartée pour montrer l'ulcère. (Dessin d'après une pièce du musée
Dupuytren). — R. rate. — Ul, ulcère.
En haut de la planche l'estomac E et la rate adhérente R. (Schéma de cette
pièce).

ceau du tissu voisin, foie ou pancréas pour ne pas ouvrir l'estomac. Elles forment parfois de véritables *masses dures et ligneuses*, qui en imposent pour une tumeur à travers la paroi abdominale ou même après la laparotomie. Elles tiraillent, déforment, coudent, rétrécissent l'estomac et le pylore ; et ainsi les sténoses et les ectasies reconnaissent parfois aussi une origine extérieure quoique plus souvent elles soient dues à l'ulcère lui-même. Elles entravent le péristaltisme normal de l'estomac, et s'opposent ainsi à son évacuation ; elles le fixent et créent une dilatation mécanique ; elles peuvent être généralisées au point de l'immobiliser, de créer une véritable symphyse stomacale ; la dilatation et l'immobilisation ont pour résultat la rétention alimentaire. Enfin, rarement il est vrai, on les a vues assez étendues pour cloisonner la cavité abdominale par un pseudo-diaphragme capable d'en imposer au chirurgien (TUFFIER).

Parmi les *organes fixés à l'estomac* par la périgastrite, il faut mettre en première ligne le *pancréas*, et nous avons vu que cet organe formait fréquemment le fond des vieux ulcères, puis le *foie*. Mais on observe, quoique plus rarement, l'accolement à la *rate*, au *mésentère*, au *diaphragme*, à la paroi abdominale antérieure et même aux organes du petit bassin. Et c'est à tort que BRINTON a prétendu que les adhérences à cette paroi étaient toujours réduites à de simples filaments longs et friables. Le *côlon transverse* qui suit la grande courbure peut aussi lui être accolé ; il se fait une symphyse gastro-colique ou partielle et siégeant au pylore, ou généralisée.

Sur 22 observations, BRINTON relate :

Adhérence avec le mésentère	1	cas.
— la rate	1	—
— le foie	5	—
— le pancréas	15	—

proportions comparables à la statistique de HALE WHITE qui note :

Adhérences avec le pancréas	40	p. 100.
— avec le foie	28	—

Adhérences avec les deux organes à la fois. . .   8   p. 100.
—   avec le côlon . . . .   5 à 6   —
—   avec la rate. . . . .   1 à 2   —
—   avec le mésentère. . . . .   2 à 3   —
—   avec plusieurs organes à la fois . .   12 à 13 —

Cette *périgastrite antérieure* forme parfois au contraire un *tel plastron* que l'estomac et la paroi abdominale ne font plus qu'un seul et même bloc; l'opérateur croit enlever un cancer adhérent et il entre tout à coup dans l'estomac sans avoir pu reconnaître les différentes couches qu'il a traversées; elles sont fusionnées et méconnaissables. C'est cette périgastrite antérieure qui a causé le plus de méprises avec les tumeurs malignes.

Quand l'ulcère a détruit toutes les couches de l'estomac, il trouve ainsi devant lui un organe adhérent grâce au processus inflammatoire qu'il a déterminé, il l'attaque à son tour, et cette nouvelle phase qui n'est que la suite naturelle de sa progression diffère de la perforation proprement dite en ce que l'ulcère ne s'ouvre pas dans le péritoine ou dans un espace péritonéal déjà clos, mais *pénètre dans le viscère voisin;* il vaut mieux en pareil cas l'appeler *ulcère « pénétrant »* qu'ulcère perforant. Quel que soit le mécanisme de cette propagation, qu'il s'agisse d'une sorte d'auto-digestion des tissus en contact avec l'ulcère, ou bien plutôt de l'accroissement ordinaire d'une ulcération en contact avec les liquides septiques de l'estomac, subissant de minimes mais incessantes réinoculations, l'ulcère se creuse ainsi dans le foie, dans le pancréas, rarement dans la paroi postérieure de l'abdomen, dans la rate, des cavités de volume notable. Des fragments du viscère atteint, digérés ou gangrenés, peuvent tomber dans l'estomac.

Du côté de la paroi antérieure, le travail d'adhérence et d'envahissement peut aller *jusqu'à la peau;* celle-ci même peut s'ulcérer et s'ouvrir, donnant passage aux liquides gastriques, et en définitive cette lente et insidieuse extension aboutit à une *fistule gastro-cutanée,* et souvent sans qu'un abcès cliniquement appréciable ait précédé la fistulisation. Il n'y a là rien de surprenant. Cette périgastrite est loin de former constamment un bloc homogène : ces adhérences s'enchevêtrent et s'unissent, mais elles laissent entre elles des mailles, de *petites cavités renfermant quelques gouttes de pus*, de petits trajets en communication avec l'estomac, véritables fistules borgnes internes. Ces abcès en miniature, insoupçonnés, simple découverte à l'opération, peu virulents sans doute, entretiennent néanmoins au sein du tissu fibreux qui les emprisonne, une infection légère, finalement suffisante pour amener l'ouverture à la peau. Mais nous devons ajouter que cette éventualité est exceptionnelle. D'abord les fistules gastro-cutanées consécutives à l'ulcère sont rares; et quand elles se produisent c'est le plus souvent à la suite de l'évacuation d'un grand abcès périgastrique. Si l'ulcération intéresse le côlon, il se fait une fistule *gastro-colique*. Dans quelques cas rares, elle a ouvert le *diaphragme*, puis le *péricarde* et même le *cœur*. Ces complications, d'importance pratique négligeable, sont plus souvent le fait de l'ouverture d'un abcès périgastrique que de la propagation directe de l'ulcère.

La périgastrite peut enfin *gêner le fonctionnement d'organes voisins*. BOUVERET a rassemblé cinq cas d'*occlusion intestinale par bride*. HAINEBACH a publié un cas de *compression du canal cholédoque* et de la *veine porte*.

La périgastrite peut être le reliquat cicatriciel d'une *perforation brusque* de l'ulcère ayant abouti à l'abcès localisé, voire même à la péritonite : quand ces accidents n'emportent pas le patient, la guérison est obtenue après une période de suppuration qui laisse des *adhérences* entre l'estomac et la paroi. Plus souvent la périgastrite témoigne de l'activité et surtout de l'*ancienneté de l'ulcère*, de la *perforation lente*, de la *pénétration* dans les organes voisins ou encore de la simple *propagation* du processus de sclérose péri-ulcéreux *au delà des limites de l'estomac*, sans que celui-ci soit perforé.

Symptômes. — Les manifestations de la périgastrite sont variables parce qu'elles dépendent de l'étendue, du siège, de la longueur et de la laxité des adhérences. Au reste il est un peu artificiel de séparer l'ulcère de la périgastrite et de déduire quasi théoriquement les symptômes qu'elle provoquerait si elle existait seule : *sa description n'a en bien des cas qu'une valeur schématique* puisqu'elle est *associée* presque toujours soit à un ulcus floride, soit à un rétrécissement du pylore, soit à un estomac biloculaire.

Elle peut survenir *d'emblée*, mais succède le plus souvent aux manifestations classiques de l'ulcère dont la douleur et les vomissements changent de caractère.

La douleur, signe le plus important siégeant au creux épigastrique, de préférence sous le rebord costal gauche, est réveillée ou *exagérée* parfois de la façon la plus cruelle par l'ingestion des aliments et le changement de position : tel malade qui digère à peu près bien couché éprouve de pénibles malaises s'il se met debout. Ainsi la douleur ne relève plus de l'action du suc gastrique sur une muqueuse ulcérée, mais paraît avoir une origine *toute mécanique* par tiraillement des adhérences. Au reste elle est *soulagée* par l'attitude contraire à celle qui la provoque, c'est-à-dire par le *repos* au lit et par le *vomissement* qui libère l'estomac. KARL SCHWARZ dénie toute importance aux adhérences périgastriques et se fondant sur ce que leur libération a été maintes fois suivie d'insuccès croit que les douleurs intolérables sont dues à la *pénétration* de l'ulcère dans les organes voisins (foie, pancréas, rate). Les *irradiations* de la douleur sont fréquentes et naturellement en rapport avec le siège des adhérences ; mais qu'elles remontent derrière le sternum ou qu'elles suivent le nerf phrénique, ou qu'elles se propagent jusque dans les bras, elles ont ce caractère commun de rester *sus-diaphragmatiques*.

Les *vomissements* moins importants que la douleur sont fort irréguliers dans leur moment d'apparition dans leur fréquence, dans leur contenu.

L'état du *chimisme gastrique* est habituellement le même que celui de l'ulcère.

L'exploration qui peut être gênée par la *défense de la paroi* provoque une sensation pénible au niveau de la zone épigastrique et surtout sous le rebord costal gauche et là se bornent le plus souvent ses renseignements; mais d'autres fois elle permet de sentir une résistance, une *induration* parfois même une sorte de *plastron ligneux*. Dans les cas les plus nets, ce n'est plus seulement une nappe dure qu'on perçoit mais une véritable *tumeur* du volume d'une noix, d'une pomme, du poing même, souvent bosselée, immobile, ne suivant pas les mouvements respiratoires; il en était ainsi dans les cas de BILLROTH, de MICKULICZ, de KORTEWEG, de TERRIER, etc. etc.; comme la douleur provoquée elle siège de préférence dans la région épigastrique gauche, près du rebord costal.

La *dilatation* est loin d'être fréquente et paraît bien plus en rapport avec une sténose pylorique concomitante qu'avec la périgastrite elle-même. Celle-ci produit au contraire de la *stase gastrique sans dilatation* ; après douze et quatorze heures de jeûne le cathétérisme peut ramener une certaine quantité de liquide chargé de débris alimentaires. Il n'y a pas non plus d'ondulations péristaltiques soulevant la paroi.

Outre la perception de la tumeur, un signe physique qui a une très grande importance, c'est l'*immobilisation de l'estomac*; malgré l'insufflation la grande courbure ne se déplace plus.

Formes. — La périgastrite peut être *latente* ou peut être *fruste*.

Une distinction plus importante s'impose de par la situation des adhérences, tantôt en avant, tantôt en arrière de l'estomac. La *périgastrite postérieure*, presque toujours gastro-pancréatique, n'a pas de symptômes propres, sauf si elle forme tumeur. La *périgastrite antérieure* peut être subdivisée en *périgastrite précardiaque* qui a servi de type à notre description et en *périgastrite pylorique* bien difficile à différencier des sténoses simples.

L'accolement entre l'estomac et le côlon transverse est rare ; presque toujours latent, il peut cependant entraîner deux complications ; la fistule *gastro-colique* et l'occlusion du gros intestin.

Évolution. — Pronostic. — Diagnostic. — La marche

de la périgastrite est *irrégulière* : à des périodes d'accalmie relative, succèdent des paroxysmes dus à des écarts de régime ou à une extension de la péritonite adhésive que révèlent des poussées de fièvre et une intensité nouvelle des douleurs.

Son pronostic *est celui des vieux ulcères.* A un faible degré elle n'a guère d'importance ; dans les cas moyens elle constitue une infirmité pénible à cause du dépérissement et de l'asthénie qu'elle entraîne ; dans les cas graves elle peut entraîner la mort, simulant le cancer par l'anorexie, la teinte jaune paille, l'œdème des membres inférieurs et même la tumeur, etc.

Les éléments du diagnostic sont : les commémoratifs, la lente évolution, la présence quasi-constante d'acide chlorhydrique libre dans l'estomac et l'examen du sang.

Traitement. — Le diagnostic de la périgastrite restant souvent en suspens, elle ne peut être soumise à un traitement chirurgical systématique : c'est bien plus souvent le dépérissement ou l'intensité d'un symptôme qui commandent l'intervention et non la lésion anatomique méconnue ou incertaine.

Le *traitement médical* qui consiste essentiellement dans le repos au lit, l'application de glace sur l'épigastre, le régime lacté exclusif ou même la diète, guérit les poussées légères, atténue les paroxysmes. Il faut *débuter* par lui, y *persévérer* même, mais ne pas s'y *obstiner* s'il est impuissant ou si l'état général s'aggrave.

Théoriquement le *traitement chirurgical* des adhérences devrait être leur destruction et la libération de l'estomac ; mais au cours de cette intervention on a été amené de proche en proche à réséquer la partie adhérente du viscère lui-même, d'autre part, lors d'adhérences juxta-pyloriques ou fort étendues on a pratiqué la gastro-entérostomie de sorte que la périgastrite est justiciable suivant les cas de trois modes d'intervention qu'on peut d'ailleurs combiner : la *gastrolyse* ou libération de l'organe, la *résection de l'ulcère* et la *gastro-entérosto-mie*.

Le principal inconvénient de la gastrolyse, lorsqu'elle est praticable, c'est la reproduction des adhérences après l'opération. Sans doute cela n'est pas fatal et MARION a pu réunir 11 cas de gastrolyse avec 9 guérisons complètes. Mais HALE WHITE, WESTPHALEN et FICK insistent sur ces récidives post-opératoires. Pour les prévenir il faut faire une *hémostase* et un *assé-chement* parfait des surfaces séparées (M. ROBSON), mieux encore les *péritoniser*, soit par *gastroplication*, soit en *interposant* le petit ou le grand épiploon. Nous pensons qu'on pourrait utiliser le côlon transverse pour l'appliquer à une partie dénudée de l'estomac. Enfin il serait logique, à l'imitation de GUELLIOT de remettre en place et de fixer un organe prolabé tel que le foie de manière à l'éloigner de l'estomac. La physiologie-pathologique, d'accord avec l'expérience, doit nous faire regarder ces moyens comme un peu illusoires, et avant tout l'asepsie rigoureuse et la péritonisation parfaite sont les bases de la gastrolyse. Il ne faut guère compter sur les onctions de vaseline iodoformée ou sur la séparation au moyen du thermo-cautère.

L'exposé de *ces considérations générales* nous amène à *leur application* dans chaque cas particulier; nous n'envisagerons que les périgastrites *simples* et non associées à d'autres lésions telles que la sténose.

Les adhérences *postérieures* sont difficiles à traiter en raison de leur situation profonde sauf si elles sont lâches et celluleuses; heureusement elles sont bien souvent latentes. Si on est amené à opérer, on pourrait imiter l'exemple de BRENNER qui décolla complètement l'estomac, l'attira hors du ventre, réséqua les bords de l'ulcère, les sutura et draina l'ulcération pancréatique. Son malade guérit. Ainsi *la résection* est un traitement de la périgastrite postérieure; mais elle sera très rarement applicable en raison de ses difficultés et de ses dangers et on se trouvera bien plus souvent amené ou à refermer le ventre sans rien faire, ou à pratiquer une gastro-entérostomie, opération facile et bénigne.

Bien plus intéressante est la *périgastrite antérieure* qui amène des troubles graves et se prête mieux à l'intervention ; elle se subdivise nous le savons en deux variétés : la *périgastrite pylorique* et celle du reste de la face antérieure ou *périgastrite précardiaque*. La première, toujours associée à un ulcère ou une sténose sera traitée par la gastro-entérostomie. On pourra y adjoindre la gastrolyse si les adhérences ne sont ni très étendues, ni très intimes.

Le traitement de la périgastrite *antérieure gauche* ou précardiaque varie avec l'étendue et l'importance des lésions. S'agit-il de *membranes minces*, voire même de simples brides, leur section, suivie d'une hémostase soignée et de l'enfouissement des surfaces cruantées donne des succès faciles et durables. S'agit-il de ces *néoplasmes inflammatoires* qui siègent sous le rebord costal gauche, il faut enlever sans hésiter tout ce tissu infiltré, y compris la paroi gastrique. Au reste, dans 13 cas rassemblés par Schwarz, sauf au cours d'une intervention de Mickulicz, on ne fit pas la résection systématique mais parce qu'on crut avoir à faire à un néoplasme. Faute de pouvoir faire une résection complète on traitera les ulcères pénétrants stomaco-hépatiques par la *séparation des deux organes*, suivie de l'aplanissement, du retournement et enfin de la suture des bords de la perte de substance. Ici pas de règle absolue.

Enfin les cas de *symphyse extrêmement étendue* qui défient toute libération ne sont justiciables que de la *gastro-entérostomie*. Mais cette opération n'est dans ces conditions qu'un pis-aller à conseiller toutefois parce que nous n'avons pas d'autre traitement.

L'association de la périgastrite a d'autres lésions, parfois ses ressemblances avec le néoplasme qui rend hésitant l'opérateur le plus rompu à la chirurgie gastrique, font que l'intervention se présente rarement avec la simplicité idéale des classifications.

Les *résultats opératoires* sont généralement bons, la mortalité est faible pour les opérateurs prudents qui ne s'entêtent pas à extirper des ulcères adhérents d'accès difficile ou dangereux. Le pronostic de la *gastrolyse* est celui d'une laparotomie. Celui de la *gastro-entérostomie* n'est pas beaucoup plus chargé. Dans 13 cas de résection pour périgastrite antérieure rassemblés par SCHWARZ, le succès a été constant malgré la gravité apparente de l'intervention. Les *résultats thérapeutiques*, excellents après résection, excellents aussi après la gastrolyse mais **non** constants en raison des récidives sont loin d'être aussi bons et sont assez souvent nuls après la gastro-entérostomie seule. Cela se conçoit d'ailleurs, puisque sauf en cas d'adhérences pyloriques, elle est la suprême ressource lorsque les deux autres interventions sont impraticables. Elle devient alors une opération de nécessité.

Fait curieux, quand la périgastrite forme tumeur au point de simuler le cancer, il est fréquent de voir cette *tumeur disparaître après une simple gastro-entérostomie*, soit rapidement parce que l'estomac n'étant plus dilaté elle remonte avec lui sous le foie, soit plus lentement par régression vraie du tissu inflammatoire.

STÉNOSE MÉDIO-GASTRIQUE OU ESTOMAC BILOCULAIRE

Anatomie pathologique. — Quand le rétrécissement cicatriciel siège au niveau du corps de l'organe et provoque une déformation connue sous le nom d'estomac biloculaire ou en bissac ou *en sablier*[1], dénomination qui indique bien son aspect. L'organe en effet est comme étranglé sur une zone de sa surface plus ou moins près des orifices, et formé alors de deux poches, l'une supérieure ou cardiaque, l'autre inférieure ou pylorique. *Le rétrécissement siège en général à la partie moyenne, plus près du pylore que du cardia*, de sorte que le plus souvent la *poche cardiaque est déjà plus grande* au début de l'affection ; mais en outre elle ne tarde pas à prendre des.

---

[1] Voy p. 122 la même lésion estomac biloculaire congénital (Malformation).

dimensions plus considérables encore ; comme tout viscère
musculeux dont le fonctionnement est entravé par un rétrécissement, elle s'hypertrophie et se dilate, tandis que la poche
pylorique peut n'être guère plus grosse que l'intestin grêle
cylindrique comme lui au point d'en imposer d'abord pour

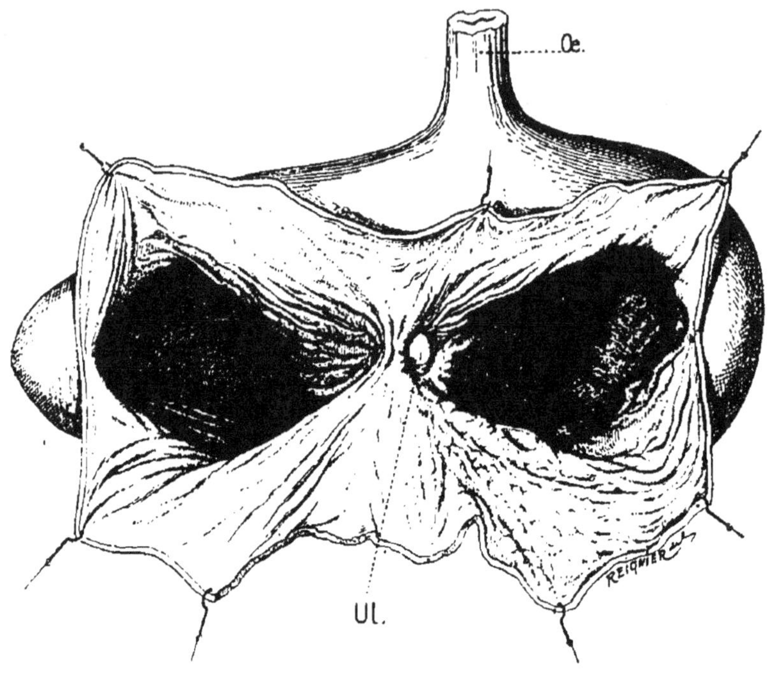

Fig. 40.

Estomac bilobé en sablier ouvert suivant sa grande courbure.

UL., Ulcère simple chronique de la petite courbure, de la grandeur d'une pièce
de 50 centimes et dont le fond déprimé est en voie de cicatrisation. Il repose sur
la cicatrice sclérosante (d'après une pièce du musée Dupuytren).

la première portion du duodénum. La proportion inverse
entre le volume des poches a été rarement observée ; elle peut
être due à une sténose pylorique concomitante. Les deux poches
ne sont pas nécessairement dans le prolongement l'une de
l'autre, mais sont souvent *coudées* ; c'est l'exagération de la
disposition anatomique normale, la poche pylorique étant horizontale, la poche cardiaque n'étant pas sensiblement modifiée

dans sa direction verticale. La coudure ne se fait pas d'ailleurs toujours dans le même plan transversal, car la poche pylorique peut fuir en arrière (torsion en arrière et en bas) ou se porter en avant [(torsion en avant et en haut) : cas de Carle et Fantino].

Le rétrécissement peut être *annulaire*, quand il fait le tour de l'organe ou n'occuper qu'une partie de la circonférence (rétrécissement *partiel, segmentaire*). Mais le degré de stricture ne s'apprécie bien qu'après ouverture de l'estomac; il varie depuis l'oblitération quasi totale (cas de James Stewen) jusqu'à un large canal, admettant plusieurs doigts. Les rétrécissements moyens laissent passer deux ou plusieurs doigts. *La muqueuse est détruite à ce niveau et remplacée par du tissu fibreux*, c'est le tissu de l'ulcère ancien ou cicatrisé. Des parties de l'ulcère ou des ulcères voisins peuvent être en évolution. La *périgastrite est habituelle*, l'organe surtout au niveau du rétrécissement n'est presque jamais libre.

Il existe deux classes d'estomac biloculaire l'une *congénitale*, l'autre *acquise*. La première a été décrite plus haut, la seconde est le plus souvent due à l'ulcère. Grünfeld estime que la cicatrisation de l'ulcère provoque une constriction modérée dans 30 p. 100 des cas et bien accentuée dans 5 p. 100. Ce sont évidemment les grands et vieux ulcères qui prédisposent à cette complication et surtout ceux des courbures. Sans être très fréquent, l'estomac biloculaire ne serait pas très rare : Eiselsberg l'a rencontré sept fois au cours de 150 interventions sur l'estomac.

La périgastrite coexiste fréquemment avec cette déformation et suffit à elle seule à la déterminer. Enfin, fait capital au point de vue du traitement, on a vu coïncider la sténose médio-gastrique avec une sténose pylorique ou sous-pylorique.

Symptômes. — L'estomac biloculaire peut être latent, mais il s'agit alors vraisemblablement de la variété congénitale.

Cette affection peut se manifester d'emblée par des *signes de sténose*, mais presque toujours elle est précédée par une

phase de troubles gastriques dus à l'*ulcère* : douleur caractéristique, hématémèses, vomissements ; puis peu à peu, après
des alternatives de guérison apparente et de recrudescence,
l'affection passe à sa seconde phase, celle de la *stase gastrique*.
Et dès lors les symptômes fonctionnels rappellent exactement
ceux des sténoses pyloriques confirmées : même douleur
sourde, mêmes vomissements de liquide grisâtre abondants,
chargés de débris alimentaires mélangés de bulles de gaz.
Les deux affections ne diffèrent en effet que par le siège et ce
n'est pas étonnant qu'elles donnent lieu aux mêmes signes.
L'état général s'altère, les patients maigrissent, deviennent
jaune et se cachectisent.

Les *signes physiques* ressemblent aussi singulièrement à ceux
de la sténose pylorique, mais quelques différences peuvent
donner l'éveil. On peut *voir* se dessiner sous la peau les ondulations péristaltiques ou la tension intermittente de la poche
cardiaque : *la palpation* peut déceler une induration *à gauche*
de la ligne médiane. Si l'on pense *à ausculter* il serait possible
de trouver les bruits de glouglou signalés par Betz, Jaboulay
et Bouveret, dus à ce que le contenu de l'estomac passe d'une
poche dans l'autre, notamment sous l'influence des mouvements respiratoires. La *percussion* qui réveille d'ailleurs les
contractions péristaltiques, montre la dilatation de l'estomac
avec le clapotage habituel ; mais comme on ne perçoit généralement que la poche cardiaque on est surpris que *cette dilatation reste confinée à l'hypocondre gauche* tandis qu'en cas de
sténose pylorique, la dilatation dépasse la ligne médiane.

Mais c'est surtout l'exploration par la sonde qui nous four-
nira des éléments de diagnostic.

L'évacuation du contenu gastrique par la sonde pratiquée
après le repas ou le matin à jeun amène la constatation d'un
symptôme décrit par Jaworski sous le nom d'*ectasie paradoxale :* une fois l'estomac en apparence vide, quand la sonde ne
ramène plus rien, le bruit de clapotage est encore obtenu avec
la plus grande facilité.

En outre après évacuation complète de l'estomac si on vient
à pratiquer le lavage, la quantité d'eau introduite ne ressort

qu'en partie : le reste est retenu dans la poche inférieure.

Une autre conséquence de la biloculation c'est qu'il arrive que l'eau du lavage d'abord grisâtre et chargée de débris alimentaires, finisse par ressortir claire : quand brusquement le liquide redevient trouble et chargé d'une notable quantité de débris alimentaires. Aucune de ces particularités comme le fait remarquer BOUVERET n'est ni constante, ni pathognomonique et peuvent se rencontrer dans la dilatation simple.

L'insufflation fournit des signes plus importants. Elle a permis à BOUVERET de distinguer deux variétés de sténose médiogastrique, l'une où l'insufflation amène le gonflement simultané des deux poches, l'autre où par suite d'une disposition particulière du rétrécissement, elle supprime plus ou moins complètement l'orifice de communication et ne distend que la poche supérieure.

Dans le premier cas, on peut voir à travers une paroi mince la déformation de l'organe, qui apparaît bilobé, avec un sillon plus ou moins prononcé séparant les deux lobes, à moins que la poche pylorique ne soit cachée par le foie.

Dans le second cas on se trouve en présence du syndrome découvert par BOUVERET et qui est constitué par la contradiction qui existe entre les résultats fournis par la recherche du bruit de clapotage et ceux que donne l'insufflation. En effet tandis que la recherche du bruit de clapotage fait reconnaître un grand estomac dépassant beaucoup l'ombilic, l'insufflation n'arrive à distendre qu'une cavité siégeant dans l'hypocondre gauche et tout entière située au-dessus de l'ombilic.

Dans certains cas l'insufflation de la poche pylorique est possible, mais la distension des deux poches a lieu successivement, la poche cardiaque étant d'abord plus volumineuse et au bout d'un temps assez long, la poche pylorique devenant prédominante.

La *gastrodiaphanie* peut rendre dans certains cas des services; elle permet d'observer une première zone claire limitée en bas par une zone opaque, ou inversement si la lampe peut arriver à franchir l'orifice.

La *radiocospie* ou la radiographie peut également donner

des résultats concluants, et dans un cas rapporté par Lion la radiographie après ingestion d'un lait de 25 grammes de bismuth, a dessiné l'estomac biloculaire avec netteté sous forme de deux poches séparées par une large incisure allant de la grandeà la petite courbure. L'opération pratiquée par M. Terrier permit de vérifier le diagnostic.

Diagnostic. — Le diagnostic reste assez souvent en suspens; on pense à une sténose pylorique et c'est l'intervention qui montre que le rétrécissement siège sur la partie moyenne de l'estomac. D'ailleurs il n'est pas très rare de trouver une sténose pylorique concomitante.

On peut même penser à une tumeur extra-stomacale. Il en est ainsi lorsque par suite de la distension, par les aliments ou les liquides l'occlusion de l'orifice médio-gastrique est complète et que la poche cardiaque vient former une tumeur mate de l'hypocondre gauche, refoulant les côtes et le diaphragme en haut, et pouvant atteindre en bas l'épine iliaque. C'est ainsi que dans un cas de Bouveret, la tumeur fut d'abord prise pour un kyste hydatique et ponctionnée, les caractères du liquide évacué en firent seuls reconnaître la provenance gastrique. Il en fut de même dans un cas de Delagenière, où à la suite d'examen clinique et radioscopique on fit le diagnostic *du kyste hydatique* du lobe gauche du foie.

Formes cliniques. — Les divers cas de sténose médio-gastrique se différencient souvent assez nettement les uns des autres pour que Lion à propos d'un cas très soigneusement observé, présenté au commencement de l'année à la Société Médicale des hôpitaux, ait pu en décrire plusieurs formes cliniques.

On peut ainsi distinguer :

1° Les *sténoses médio-gastriques avec libre passage de l'air insufflé d'une poche dans l'autre* qui présentent les signes suivants: Distension totale de l'organe déformé à la suite de l'insufflation; ectasie paradoxale; retour incomplet de l'eau de lavage; reflux de liquide trouble à la fin de l'opération : résultats positifs des examens par la gastrodiaphanie et la radioscopie.

2º Sténoses médio-gastriques avec occlusion complète de l'orifice médio-gastrique pendant l'*insufflation*; Syndrome de Bouveret constant ; L'ectasie paradoxale peut se rencontrer ; Toute l'eau de lavage restant dans la poche supérieure revient entièrement pendant le lavage ; Le reflux d'un liquide trouble à la fin du lavage est rare.

3º Les *sténoses médio-gastriques avec occlusion incomplète ou inconstante de l'orifice médio-gastrique;* L'insufflation se fait en deux temps ; Le syndrome de Bouveret est inconstant.

4º Les *sténoses médio-gastriques* très serrées ou *avec production de l'occlusion de l'orifice médio-gastrique par la distension due à l'ingestion des aliments en dehors de toute insufflation.*

La poche cardiaque distendue forme une tumeur de l'hypocondre gauche, qui disparaît quand on évacue le contenu gastrique à l'aide de la sonde, et reparaît après insufflation.

Évolution. — Pronostic. — La marche de la sténose médiogastrique est subordonnée à celle de l'ulcère lui-même qui procède on le sait par périodes d'accalmie et de recrudescence, elle est essentiellement chronique et lente le rétrécissement n'étant définitivement constitué qu'au bout de dix, quinze et vingt ans. Ainsi une malade dont l'observation est rapportée par Rabé et Rey vomissait depuis l'âge de trente ans du sang et des aliments ; elle mourut à cinquante-quatre ans.

Abandonnée à elle-même, la biloculation a une terminaison fatale.

Traitement. — Le traitement médical, utile pour soulager les troubles qui sont sous la dépendance de l'ulcère lui-même doit faire place au traitement chirurgical dès que la sténose est confirmée. Celui-ci consiste à *lever* ou à *tourner* l'obstacle. Lever l'obstacle, cela s'exécute par la résection du rétrécissement ou par la gastroplastie ; tourner l'obstacle cela se fait au moyen de la gastro-anastomose ou de la gastro-entérostomie.

16.

GASTRECTOMIE PARTIELLE. — La *résection du rétrécissement* et de l'ulcère sous-jacent ne serait à conseiller que s'il était facilement abordable et peu étendu, conditions assez rarement réalisées avec l'estomac en sablier. Les indications et la technique sont les mêmes que pour la résection de l'ulcère en général (KRAUSE l'a fait avec succès).

GASTROPLASTIE. — BARDELEBEN, chirurgien américain, a préconisé le premier en 1889 la *gastroplastie*. Il fut suivi dans cette

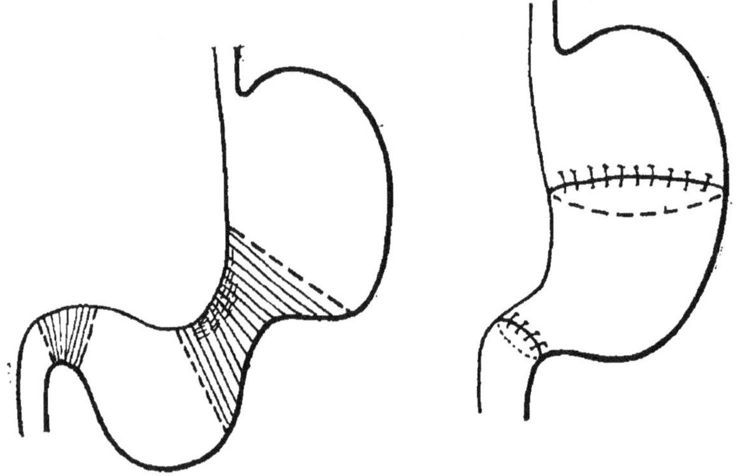

Fig. 41.

Résection double verticale de l'estomac (LAMBOTTE).

A gauche, schéma de l'estomac avant l'opération ; Tracé des résections.
A droite, aspect des sutures.

voie par KRUKENBERG en 1892. Cette opération consiste à inciser le rétrécissement suivant le grand axe de l'estomac, parallèlement aux courbures et à suturer ensuite la plaie produite perpendiculairement à sa direction (Voy. p. 442, Technique). Cette opération a donné des succès et peut encore être conservée pour les sténoses peu serrées et peu indurées ; mais on tend de plus en plus à l'abandonner comme on a fait d'ailleurs de la pyloroplastie. En effet lorsque l'incision qui doit dépasser largement la zone cicatricielle est longue, la suture transversale devient impossible parce que les extrémités de la plaie longitudinale ne peuvent être mises en contact ; les sutures tendues coupent les tissus sclérosés, la récidive survient comme Eiselsberg l'a observé.

Gastro-gastrostomie. — La *gastro-anastomose* (Wolfler) ou *gastro-gastrostomie* consiste à établir une communication entre les deux poches à une certaine distance du rétrécissement en tissu sain. Parfois la biloculation s'est faite aux dépens de la petite courbure creusée en forme d'U, la grande courbure restant normale ; il en était ainsi dans un cas de Schwarz. L'opérateur profita de cette disposition pour faire une incision de chaque côté des branches de l'U et suturer ensuite par un double plan les lèvres postérieures, puis les lèvres antérieures. Il avait créé ainsi une bouche entre les deux dilatations gastriques au-dessus du goulot rétréci. Le résultat définitif fut bon. Malgré ce succès il est évident qu'en pareil cas l'anastomose n'étant pas établie au point déclive; l'estomac risque de s'évacuer insuffisamment et nous pensons que quelle que soit la disposition de la biloculation il faut pratiquer la gastro-anastomose le plus près possible de la grande courbure. Cette opération s'exécute exactement comme la gastro-entérostomie ; il est bon toutefois que l'orifice de communication soit plus large que pour cette dernière et qu'il admette au moins deux ou trois doigts s'il est possible (Voy. Technique, p. 445).

Simple et bénigne elle donne des résultats fonctionnels excellents. On lui reproche toutefois de ne pas mettre l'organe à un repos aussi complet que la gastro-entérostomie, d'être inutile s'il existe en même temps une sténose pylorique ou duodénale, d'être impraticable si l'organe est fixé ou englobé par de larges adhérences. En pareil cas, les deux poches ne s'accolant pas facilement, il est difficile d'établir une anastomose suffisamment large et déclive.

D'après Schmidt, cité par Monprofit, cette opération est indiquée :

1° Quand la partie cardiaque est beaucoup plus petite que la partie pylorique, c'est-à-dire quand la sténose siège au voisinage du cardia.

2° Quand les deux poches sont également grandes et qu'elles n'ont pas contracté d'adhérences, surtout au niveau de la grande courbure et qu'il n'y a pas d'éperon.

3° Quand le pont cicatriciel entre les deux poches n'est pas étendu et que font défaut les signes d'un ulcère au niveau de la cicatrice ou à un autre endroit de l'estomac.

Monprofit compte dans les observations qu'il a colligées, 17 gastro-anastomoses simples avec 2 morts, 5 gastro-anastomoses avec 1 mort.

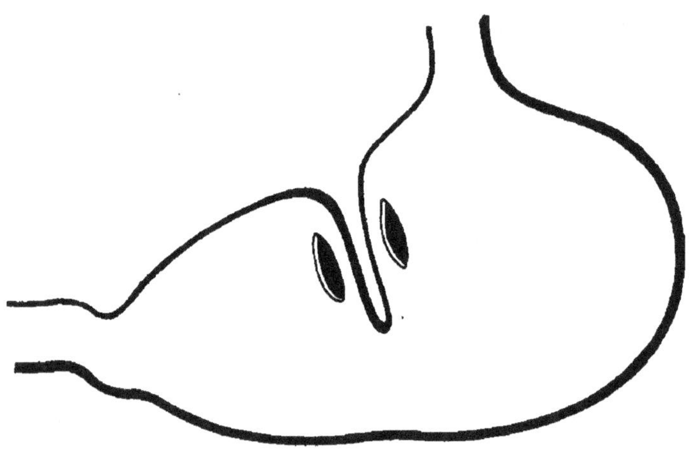

Fig. 42.
Gastro-Gastrostomie.

Gastro-entérostomie. — On a été amené à pratiquer la *gastro-entérostomie sur la poche cardiaque* en excluant ainsi la poche pylorique ; mais il faut se souvenir que la biloculation a pu être méconnue, la poche supérieure étant cachée sous la coupole diaphragmatique ou masquée par des adhérences; l'abouchement est pratiqué alors sur la poche inférieure, faute qui entraîne la mort en quelques jours. Pareil accident n'est pas très rare ; plusieurs chirurgiens ont commis cette méprise ; Pinatelle[1] la relève 4 fois sur 28 gastro-entérostomies pratiquées pour estomac biloculaire. Cela n'empêche pas cette opération d'être tout aussi bénigne que la gastro-anastomose car dans les 24 autres cas de cette stastistique où elle a été pratiquée correctement

la guérison a été pour ainsi dire constante (23 succès). D'autre
part les résultats fonctionnels sont excellents et définitifs. Une
cause d'insuccès chez un malade de CARLE et FANTINO mérite
d'être signalée ; il succomba quarante-cinq jours après l'intervention dans le coma après une diarrhée profuse et fétide
L'autopsie montra que la bouche avait été placée correcte-

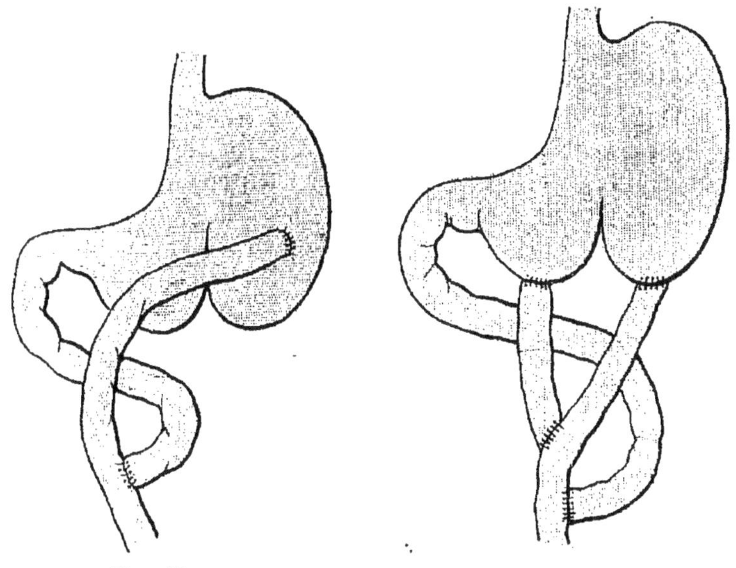

<table>
<tr><td style="text-align:center">Fig. 43.
Gastro-entérostomie en Y anté-
rieure (CLÉMENT, de Fribourg).</td><td style="text-align:center">Fig. 44.
Gastro-entérostomie en Y double
(MONPROFIT).</td></tr>
</table>

ment, mais il existait néanmoins une distension de la poche
inférieure par un liquide putride et l'opéré avait succombé intoxi-
qué par les fermentations développées dans ce liquide stagnant.

En résumé la *gastro-entérostomie* est l'opération de choix
parce qu'elle répond à toutes les indications, qu'elle remédie en même temps à la sténose pylorique lorsque
celle-ci existe et exerce une action favorable sur l'ulcère. Si
l'on craignait la stagnation dans la poche inférieure, il serait
prudent d'établir en outre une gastro-entérostomie sur cette
poche, débouchant dans l'intestin au-dessous de la gastro-
entérostomie cardiaque. Ou bien on pourrait faire la gastro-

entérostomie pylorique en même temps qu'une gastro-anastomose ; mais presque toujours la gastro-entérostomie sera pratiquée isolément [1].

Lorsque la sténose est haut située, la poche cardiaque étant petite, la gastro-entérostomie exclut la plus grande partie de l'estomac ; cet inconvénient est peu considérable sans doute et les faits manquent d'ailleurs pour en apprécier l'importance ; il paraît logique cependant de réserver à ces cas la gastro-anastomose.

STÉNOSE DU PYLORE

Anatomie pathologique. — La sténose pylorique est la complication que sa fréquence et son importance mettent de bien loin au premier rang. Elle est la *conséquence d'un ulcère pylorique ou prépylorique.*

Elle peut être limitée à une partie du pylore ou au contraire en faire le tour, disposition *annulaire* fréquemment observée. Quoi qu'il en soit, au lieu d'un canal souple, dilatable, admettant facilement l'index qui l'explore à travers toute l'épaisseur des tuniques stomacales refoulées, on trouve un orifice *dur, résistant,* où le doigt ne peut s'engager. La coupe de ce défilé fibreux mesure un tiers de centimètre, un demi-centimètre même, il s'arrête en général nettement à la muqueuse duodé-

[1] M. Clément (de Fribourg) préconise un procédé spécial de gastro-entérostomie pour estomac biloculaire, ce procédé dérive de la gastro-entérostomie en Y de Roux. Après avoir obturé le bout intestinal inférieur, il l'a rapproché de la face antérieure de l'estomac et il a pratiqué un abouchement latéral de l'intestin successivement avec chacune des poches stomacales. Il a fait en somme une *gastro-entérostomie en Y antérieure avec· abouchement latéral double au niveau de l'estomac* (fig. 43).

Monprofit propose une gastro-entérostomie en Y double par implantation, la figure ci-jointe indique suffisamment la nature de cette intervention. (A. Monprofit, *Chirurgie de l'estomac biloculaire* (fig. 44). *Annales internationales de chirurgie gastro-intestinale,* 1906, septembre, t. I, n° 1, p. 5).

nale. Même dans les cas extrêmes, l'oblitération complète n'a jamais été observée ; le canal admet encore généralement un crayon ; il est vrai que les inégalités de la surface, les saillies réduisent encore ce calibre. Cliniquement les effets sont identiques à ceux qui suivraient l'oblitération complète, puisque les liquides même n'arrivent plus à passer dans l'intestin. Un rétrécissement du pylore, à moins que les parois de l'organe ne soient envahies elles-mêmes par la sclérose, amène toujours une hypertrophie de la tunique musculaire de l'estomac puis une dilatation plus ou moins considérable. La portion cardiaque distendue, occupée par les gaz refoule en haut le diaphragme, mais les conséquences de la dilatation se font surtout sentir sur la portion pylorique. Normalement (voy. les fig. 5 et 6 : situation et rapports normaux de l'estomac), le sujet étant à jeun, l'orifice pylorique n'est pas plus élevé que la cavité pylorique qui le précède et la dernière partie de la grande courbure est sensiblement horizontale, à peine un peu ascendante. Mais dès que l'organe se remplit, l'orifice pylorique restant en place, la grande courbure où porte le poids des ingesta s'abaisse au-dessous du niveau du pylore, *une poche se forme donc* par distension de l'antre prépylorique et subsiste jusqu'à l'évacuation dans l'intestin. (Voy. sur la distension physiologique de l'estomac. p. 44.) Cette distension physiologique et temporaire, qui disparaît jusqu'au repas suivant pour se reproduire et disparaître de la même façon à chaque période de réplétion et de vacuité de l'estomac, persiste dans l'intervalle du repas, devient permanente quand le pylore est rétréci et sclérosé ; la dilatation est constituée. Il se fait donc un *bas-fond stomacal,* comme il se fait un bas-fond vésical derrière une hypertrophie prostatique ; là comme ici, l'évacuation est insuffisante et incomplète, et on observe de la stase alimentaire comme dans le réservoir vésical de la stagnation urinaire. Cette dilatation de l'estomac peut être considérable, excessive, au point qu'il se présente seul à la vue, quand on ouvre l'abdomen, recouvrant tout l'intestin grêle, la grande courbure est proche du pubis et contient un liquide abondant en fermentation, d'odeur écœurante, grisâtre ou noirâtre, avec des bulles de gaz à sa surface, mélangé de détritus alimentaires plus ou moins reconnaissables.

Moins fréquemment, le siège de la cicatrice peut amener d'autres modifications : c'est ainsi qu'un ulcère de la petite courbure peut amener le rapprochement des deux orifices de l'organe, ou former soit aux dépens de l'ulcère. soit aux dépens des parois de l'estomac de véritables poches ou *diverticules* de l'organe (CRUVEILHIER, BRINTON, FENWICK).

A toutes les périodes ces ulcères peuvent provoquer une sténose, qu'il s'agisse de spasme temporaire ou de stricture organisée, de déviation et de déformation ou de rétrécissement intrinsèque. Au reste ces mécanismes, loin de s'exclure, s'associent et se combinent dans la genèse des troubles fonctionnels ; *le spasme notamment aggrave d'ordinaire la lésion anatomique.*

Symptomatologie du rétrécissement pylorique. — Il est indispensable avant d'aborder l'ulcère pylorique d'étudier ses rapports avec un syndrome décrit par REICHMANN sur la pathogénie duquel vingt ans de discussions et de travaux n'ont pas fait la lumière définitive. On distingue à ce syndrome deux formes : *la forme grave* caractérisée parce que le cathétérisme de l'estomac effectuée le matin à jeun ramène **un** liquide abondant, acide, contenant des débris alimentaires reconnaissables; *la forme atténuée* où l'hypersécrétion hyperchlorhydrique **ne** s'accompagne pas de stase alimentaire. BOUVERET considérait ce syndrome comme une maladie autonome, antérieure à l'ulcère et capable de lui donner naissance ; des travaux plus récents, et en première ligne ceux de HAYEM ont démontré que la gastrosuccorrhée avec stase (forme grave) n'est que l'expression d'une sténose pylorique *moyennement* serrée (HAYEM); elle ne se distingue que par le degré du rétrécissement de la sténose *fortement* serrée, dont les signes connus depuis longtemps sont une grande dilatation et une stase alimentaire abondante : en fait on observe le passage de la première à la seconde.

La *gastrosuccorrhée sans persistance de débris alimentaires,* forme atténuée du REICHMANN, ne peut pas non plus être con-

sidérée comme un'trouble primitif de la sécrétion gastrique.
Les autopsies de Mathieu, de Hayem, de Soupault, les opérations faites par moi-même ont montré qu'elle correspon-
dait toujours à une lésion : sténose sous-pylorique incomplète, dit Hayem, les liquides résiduels n'étant pas le fait de
l'hypersécrétion, mais de la rétention ; ulcère juxta-pylorique
en activité ou cicatrisé, sténosant ou non, disent Mathieu et
Soupault. Ce dernier notamment, en de nombreuses publications a mis hors de doute la coexistence extrèmement fréquente de l'ulcère et de la gastrosuccorrhée sans stase. Cette
relation est-elle constante et cette affection n'ayant plus dès
lors d'existence autonome ne serait-elle que l'expression symptomatique de l'ulcération gastrique ? On est tenté de l'affirmer
puisque dans 30 cas qu'il a fait opérer, Soupault a constamment trouvé l'ulcère. Nous voilà loin de l'hypersécrétion
primitive, loin aussi de l'hypersécrétion due à un spasme du
pylore. Toutefois celui-ci, incapable de produire le syndrome
à lui seul, peut l'exagèrer, l'entretenir alors même qu'il n'existe
qu'une ulcération petite et non sténosante. En somme, bien
que la pathogénie du syndrome de Reichmann ne soit pas complètement élucidée, nous pouvons au point de vue chirurgical
admettre l'équivalence suivante : *gastrosuccorrhée = ulcère
juxta-pylorique sténosant ou non accompagné de spasme à un
moment quelconque de son évolution.*
Mais on a été plus loin encore : *l'hyperchlorhydrie seule,
sans hypersécrétion suffirait à déceler l'ulcère du pylore* si
elle s'accompagne en même temps du *syndrome pylorique*
(Soupault). Bien plus, ce syndrome pylorique seul doit éveiller
l'attention sur l'existence possible d'un ulcère dont il peut
être l'unique manifestation ; il consiste essentiellement en une
douleur épigastrique vive dont les caractères principaux sont
d'être *tardive* et *prolongée*. Débutant au plus tôt deux ou trois
heures après le repas, elle dure fréquemment encore à la cinquième heure et elle se termine soit spontanément quand l'estomac a enfin expulsé son contenu dans l'intestin, soit par un
vomissement, quelquefois par l'ingestion de nouveaux aliments.
A vrai dire, de l'aveu même de Soupault, un simple spasme,

sans lésion anatomique peut aussi provoquer cette même douleur ; mais il n'en faut pas moins retenir que le retard dans l'évolution digestive qui se manifeste en clinique par cette douleur tardive peut être en certains cas occasionné par une ulcération ou seulement une érosion juxta-pylorique.

En résumé, l'ulcère du pylore se manifeste sous les aspects suivants :

1° Lorsqu'il est cicatrisé, sténose cicatricielle (sténose serrée de Hayem) ;

2° Cicatrisé ou encore en activité, suivant les auteurs : gastrosuccorrhée avec ou sans stase alimentaire, ce qui correspond aux sténoses moyenne et légère de Hayem ;

3° En activité, compliqué ou non de spasme : hyperchlorhydrie et syndrome pylorique.

Description. — *A.* Sténose cicatricielle. Sténose serrée. — Elle est connue depuis longtemps et elle est plus fréquemment déterminée par un néoplasme que par une cicatrice (Hayem). Sa symptomatologie peut se résumer en disant que c'est une *grande dilatation avec stase alimentaire* abondante. On en trouvera la description dans une autre partie de ce volume ; nous ne signalons ici que quelques-uns de ses caractères. (Voy. *cancer du pylore*, p. 358).

Les malades qui en sont atteints ont souvent présenté auparavant les symptômes propres à l'ulcère ; mais fait important, elle peut aussi se constituer insidieusement sans manifestation douloureuse préalable. Le *palper* permet parfois de reconnaître une véritable tumeur, même en l'absence totale de périgastrite, par simple infiltration des tuniques de l'estomac. Ce sont ces pseudo-cancers pyloriques que Cruveilhier connaissait déjà et que presque tous les chirurgiens ont rencontrés ; ils sont une source d'erreur avec le néoplasme et disparaissent admirablement après la gastro-entérostomie [1].

[1] Voir entre bien d'autres, les faits de Mauclaire, Schwartz, Demoulin. Tuffier. *Bulletin de la Société de chirurgie*, 1899, p. 481, 520, etc.

Voir aussi Gérard-Marchand et Demoulin sur les tumeurs et les rétrécissements inflammatoires de la région pylorique de l'estomac

L'analyse du suc gastrique révèle des différences importantes
si on la compare au chimisme de la sténose cancéreuse : « Tantôt,
dans les ulcères récents, l'acidité est assez élevée et est due à
l'acide chlorhydrique dont les réactions sont très marquées,
tandis que la réaction lactique manque ; tantôt, dans les
ulcères anciens, l'acidité est peu prononcée, mais toujours
due à l'acide chlorhydrique avec très peu d'acides de fermentation. Mais caractère important, dans les deux cas, le chlore
total est abondant, dépassant d'ordinaire 4 p. 1000, et le chlore
fixe est à un taux plus faible : la chlorhydrie élevée indique
l'intensité de la sécrétion stomacale... Cependant il faut savoir
que lorsque l'ulcère est de date ancienne, la sécrétion chlorhydrique peut être retardée, comme l'a fort bien montré
M. HAYEM, et que le suc gastrique, au lieu d'atteindre son maximum d'acidité au bout d'une heure, ne l'atteint qu'au bout
d'une heure et demie ou deux heures. Il est alors nécessaire
de faire des examens successifs en série. Toutefois, on peut
soupçonner ces cas de sécrétion retardée, quand le repas
d'épreuve, extrait au bout d'une heure fournit une acidité
faible, coïncidant avec la présence d'une quantité élevée de
chlore total ».

Évolution. — Pronostic. — Diagnostic. — L'évolution de
ces sténoses fibreuses est progressive et fatale et la mort survient par affaiblissement progressif et inanition, d'autres fois
par tuberculose.

Les complications de la stase gastrique sont rares, il en est
deux cependant dont le pronostic est rapidement grave : l'une
est le *coma dyspeptique* provoqué surtout par les sténoses cancéreuses ; l'autre est la *tétanie* due le plus souvent à une sténose ulcéreuse. Elle consiste en des phénomènes convulsifs
qui tantôt se bornent à une contracture des extrémités, tantôt
se généralisent de façon à simuler le tétanos, plus rarement
l'épilepsie. Ce qui fait l'intérêt chirurgical de cette complica-

et du segment iléo-cæcal de l'intestin. *Rev. de gynécologie,* 1899,
p. 849.

tion, c'est que ce n'est pas toujours à la période ultime des
sténoses qu'elle survient ; elle peut même en être un symptôme initial (GARGAUD) ; et enfin on l'observe aussi dans les
sténoses moyennement serrées avec hypersécrétion : ce sont là
des conditions qui permettent l'intervention (Voy. Sténose du
pylore, p. 358).

Ces sténoses serrées étant évidentes, c'est *le diagnostic de
leur cause* qu'il faut faire. On en trouvera les éléments ailleurs.
Si elles s'accompagnent de tumeur, la confusion ne peut guère
être faite qu'avec le cancer et une affection de la vésicule biliaire. S'il n'y a pas tumeur, le diagnostic doit être posé surtout
avec la sténose cancéreuse et parmi les sténoses bénignes avec
la sténose d'origine biliaire. Les autres causes moins importantes sont dues ou à une compression, ou à l'ingestion de substances caustiques, ou à un corps étranger, ou à certaines
tumeurs exceptionnelles.

B. STÉNOSE MOYENNE. — La sténose moyenne se traduit par
le syndrome de REICHMANN ; nous rappelons que l'ulcère qui la
provoque est cicatrisé d'après HAYEM, tandis que pour d'autres
il est encore en évolution. Ces sténoses moyennes, plus fréquentes que les sténoses serrées se caractérisent subjective-
ment par des troubles *dyspeptiques particuliers* et objectivement
par la *présence de liquide acide* le matin à jeun dans l'estomac.

1° *Troubles dyspeptiques.* — *La douleur* ne manque presque
jamais, mais son intensité et sa nature sont variables ; elle
affecte surtout la forme de crampes ou de brûlures de la région
épigastrique. Parfois précoce, elle est beaucoup plus souvent
tardive et dans tous les cas elle atteint son maximum trois ou
quatre heures après les repas ; nous avons déjà dit que c'est
ce long intervalle entre l'ingestion et le paroxysme douloureux
qui est l'élément fondamental du syndrome pylorique.

L'intolérance de l'estomac se traduit par des *éructations* des
régurgitations et des *vomissements* de 2 ou 300 grammes de
liquide chaud, acide, grisâtre ou teinté en vert, souvent mous-
seux, d'odeur aigrelette comme celle du vin nouveau : c'est
le vomissement typique de la gastrosuccorrhée.

2° *Exploration de l'estomac*. — La dilatation. loin d'être constante n'est même pas très fréquente ; au reste elle n'est pas très importante car ce qui doit dominer les préoccupations du médecin ce *n'est pas l'ectasie, mais bien l'insuffisance de l'évacuation* et la stase qui en résulte. Assez souvent on voit les *contractions péristaltiques* de l'estomac.

Le *cathétérisme du matin* ramène un liquide semblable au liquide des vomissements, parfois en quantité très considérable, un litre par exemple, tantôt peu abondant, 70 ou 80 centimètres cubes. Ma première gastro-entérostomie, faite il y a treize ans, avait trait à une de ces sténoses donnant 1 litre et demi de liquide clair le matin à jeun ; ce malade guérit, il est toujours bien portant. Tantôt ce liquide est pur, tantôt il est mélangé de débris alimentaires reconnaissables, constatation très importante, car l'hypersécrétion peut être si faible qu'elle n'attire guère l'attention, tandis que la présence de résidus alimentaires, constatée à plusieurs reprises après le jeûne de la nuit indique d'une façon certaine la sténose.

Évolution. — Pronostic. — Le propre de ces sténoses ulcéreuses qui ne déterminent pas une stase alimentaire abondante, c'est l'*irrégularité de leurs manifestations*. Une hygiène alimentaire sévère, jointe au repos physique et moral *améliore* parfois ces malades de façon surprenante au point qu'ils se croient guéris et cette amélioration peut durer plusieurs mois, entrecoupée parfois de crises au moment d'un écart de régime. Puis on assiste à des périodes d'*intolérance* presque absolue pendant lesquelles les douleurs et les vomissements compromettent gravement l'état général. A travers ces alternatives *d'accalmie et d'exacerbation*, la marche de l'affection est en général assez lente et il n'est pas rare de rencontrer des malades qui souffrent depuis dix, quinze et vingt ans. Outre qu'ils mènent une vie précaire, ils sont toujours sous la menace d'une hémorragie grave ou d'une perforation, accidents qui sont en effet fréquents dans ces formes douloureuses avec hyperchlorhydrie. Quand la sténose s'aggrave, les périodes de bien-être relatif deviennent plus rares et l'aspect clinique devient celui des sténoses fortement serrées.

C. Formes frustes de l'ulcère pylorique. — Certains ulcères du pylore ne déterminent ni vomissements, ni stase, ni dilatation et le cathétérisme à jeun montre que l'estomac est vide. Toutefois le sondage après le repas d'épreuve dénote une *chlorhydrie* élevée et les malades présentent en somme les symptômes de la dyspepsie hyperchlorhydrique. On doit songer à l'ulcère en pareille circonstance, si les douleurs sont tardives, par exemple trois heures après le repas, ou si elles présentent leur maximum tardivement, attestant ainsi le fonctionnement défectueux de l'orifice pylorique. Même lorsqu'elle est le symptôme univoque, cette *douleur tardive* doit faire soupçonner l'ulcère dont elle est alors l'unique manifestation ; c'est dans ces cas surtout qu'il est utile de faire ingérer au patient des aliments d'évacuation difficile tels que les pruneaux cuits : il arrive en effet que l'estomac se débarrasse de son contenu pendant la nuit et que le cathétérisme du matin ne ramène rien ; mais si l'on pratique un lavage, on trouve dans le liquide des débris de ces fruits, ce qui montre que le pylore quoique perméable ne l'est plus suffisamment pour laisser passer des résidus volumineux non digérés.

Ces troubles fonctionnels sont rapportés par certains auteurs, le professeur Robin par exemple, à un spasme du pylore, et en fait la *dyspepsie à forme pylorique* ne permet pas à l'heure actuelle d'affirmer sûrement l'ulcère ; mais qu'importe, qu'il y ait, spasme ou lésion véritable, elle devient justiciable du traitement chirurgical si elle ne cède pas à un traitement médical persévérant et répété. Il est évident qu'en pareille circonstance *on ne saurait être trop prudent avant de décider une intervention.* Il faut éliminer d'abord les simples *dilatations atoniques,* les gastroptoses, il faut se méfier surtout des *névropathes,* neurasthéniques, hystériques et psychopathes de toutes nuances qui arrivent à simuler toutes les affections gastro-intestinales, depuis la vulgaire dyspepsie jusqu'à la tumeur maligne en passant par l'ulcère rond avec ou sans hématémèse. J'ai insisté sur ces faits dans mes diverses publications sur *une maladie générale caractérisée par une inferiorité physio-logique*.des tissus. Cette distinction est d'autant plus impor-tante que l'intervention chez ces malades est parfaitement inutile, si même elle n'est nuisible. Bourget donne le conseil d'apprécier le travail digestif sous l'influence du repos prolongé au lit ou après l'ingestion quotidienne de 4 à 5 gram-mes de bromure de potassium. Si après ces épreuves, le spasme du pylore ne cède pas, l'évacuation du repas d'épreuve étant constamment retardée, c'est qu'il est devenu permanent. D'une façon générale, on peut dire que tant que l'état du malade est satisfaisant, il faut le soumettre à plusieurs reprises, et chaque fois pendant plusieurs semaines, à une diététique rigoureuse.

Comme les ulcères des autres régions, celui du pylore peut être complètement *latent* jusqu'au jour où il se révèle par un accident grave.

Traitement. — Ici encore il convient de séparer les ulcères pyloriques en deux grands groupes : d'une part ceux qui déterminent de la rétention alimentaire le matin à jeun ; d'autre part les formes *frustes* qui se traduisent par des troubles de dyspepsie hyperchlorhydrique avec ou sans hypersécrétion. Les premiers se caractérisent parce que les troubles *mécaniques* existent seuls ou prédominent, les seconds par la prédominance des troubles *spasmodiques ;* les premiers commandent sans réserve une intervention chirurgicale précoce, les seconds sont justiciables d'abord du traitement médical.

A. Traitement des sténoses confirmées. — L'intervention s'impose immédiatement chez les malades qui présentent les signes *des sténoses serrées* avec grande dilatation, suite d'ulcères anciens ou guéris. Chez ceux qui sont atteints de *gastrosuc-corrhée avec stase*, l'indication opératoire est fournie, comme nous l'avons dit déjà, si le cathétérisme fait après le jeûne de la nuit ramène d'une façon constante, des détritus alimen-taires reconnaissables. En pareil cas, l'opération bien qu'éga-lement inévitable, peut être différée quelque temps, mais la déchéance de l'état général et l'amaigrissement ne permettent pas un retard prolongé.

Les soins pré-opératoires consistent à essayer de venir en aide au malade au moyen de lavements alimentaires, sur l'efficacité desquels il convient d'ailleurs de ne pas se faire trop d'illusions et surtout au moyen d'injections sous-cutanées de sérum. Il faut être sobre des lavages de l'estomac, pénibles et déprimants pour les patients qui n'y sont pas habitués; toutefois la veille ou l'avant-veille de l'intervention, il est bon d'en pratiquer un ou deux avec ménagement.

Le choix de l'intervention. — Parmi les interventions proposées contre l'ulcère pylorique trois grands procédés en présence : la *pylorectomie* qui supprime le rétrécissement, la *pyloroplastie* qui l'élargit, la *gastro-entérostomie* qui le tourne en créant un nouvel orifice.

PYLORECTOMIE. — RYDYGIER a pratiqué le premier la *pylorectomie* pour un ulcère adhérent du pylore. Il peut sembler excessif d'appliquer cette grave opération à une sténose bénigne. Toutefois depuis quelques années la mortalité opératoire s'est abaissée. En 1895 en effet, elle était de 43,4 p. 100 ; depuis lors une statistique de RODMAN mentionne seulement 6 morts sur 40 cas et en 1901 M. ROBSON affirmait que depuis six ans tous ses opérés avaient guéri. Il n'en est pas moins vrai qu'elle reste notablement plus grave qu'une simple anastomose. Son exécution réclame deux conditions : d'une part que les malades aient encore quelque résistance et d'autre part que les lésions soient limitées et le pylore mobile pour que la résection se fasse hors du ventre avec un minimum de danger. Sous ces réserves, RYDYGIER déclare qu'elle est l'opération de choix dans l'ulcère. BAKES, HINTERSTOISSER, EISELSBERG, SCHNITZLER la préconisent contre les ulcères calleux. En France, SOUPAULT, se fondant sur la *disparition de l'hyperacidité gastrique après la pylorectomie* la croit préférable à la gastro-entérostomie. Mais outre le danger auquel elle expose, ses adversaires lui reprochent d'être *illusoire* quand il existe d'autres ulcères, d'être *impuissante* quand la dilatation est considérable parce qu'elle laisse subsister un bas-fond pré-pylorique non drainé, de *ne pas toujours assurer un fonctionnement parfait* de l'estomac (rétraction cicatricielle du duodénum chez un opéré de CZERNY). Selon nous elle reconnaît une contre-indication formelle, c'est l'impossibilité d'attirer en avant les parties malades et d'une façon plus générale la difficulté d'exécution ; elle reconnaît une indication formelle, la dégénérescence cancéreuse avérée ou soupçonnée. Entre ces extrèmes, le chirurgien l'adoptera ou la rejettera suivant son tempérament ou son habileté. Il faut reconnaître qu'en France surtout, la majorité des chirurgiens, confiants dans la bénignité et l'efficacité de la gastro-entérostomie, répugnent à pratiquer la résection des sténoses fibreuses.

PYLOROPLASTIE. — *La pyloroplastie* imaginée en 1886 par HEINECKE et adoptée l'année suivante par MICKULICZ, consiste à inciser le pylore longitudinalement, à égale distance des courbures sur une longueur de 5 à 7 centimètres et à réunir la plaie transversalement. Cette opération qui semble si simple n'est cependant pas sans danger. M. ROBSON dans ses « Lectures huntériennes » en a rassemblé 318 cas avec une mortalité de 15.4 p. 100. Toutefois il estime qu'elle ne dépasserait pas 5 p. 100 si l'opération n'avait été appliquée qu'aux lésions qui en étaient rigoureusement justiciables. Et en fait CARLE et FANTINO n'ont perdu qu'un opéré sur 14. Elle est inapplicable quand la région pylorique est indurée sur une trop grande étendue ou qu'elle forme tumeur, où qu'elle est adhérente ; elle est impuissante contre les sténoses sous-pyloriques, impuissante encore quand l'estomac est très dilaté, le pylore quoique élargi restant notablement au-dessus de la limite inférieure de l'organe. Elle est inefficace et même dangereuse si l'ulcère est en activité. Elle triomphe dans *les petits* rétrécissements minces, limités, mobiles, *simples brides* ou sillons, quand le tissu cicatriciel est définitivement constitué, *l'ulcère étant éteint* depuis longtemps et enfin quand *l'estasie de l'estomac est nulle ou médiocre.* Si l'on sort de ces indications précises, la gravité de l'opération augmente et la récidive est à craindre

17.

même si la guérison fonctionnelle a été momentanément obtenue. Aussi ses détracteurs prétendent que ses succès sont dus
à ce qu'elle a presque toujours été pratiquée sur des pylores
anatomiquement sains, atteints seulement de contracture.
Sous les conditions strictes que nous venons d'énumérer, la
pyloroplastie donne des résultats durables. CARLE et FANTINO,
MORISON en ont cité qui se maintenaient, depuis quatre, cinq
et sept ans. Le retour à la santé s'observe comme après la
gastro-entérostomie. En somme c'est une opération à conserver, mais son emploi justifié est très restreint. (Voy. p. 541.
Technique).

GASTRO-ENTÉROSTOMIE. — *La gastro-entérostomie* exécutée
d'abord par WOLFLER en 1881 pour remédier à une sténose cancéreuse, fut appliquée pour la première fois aux sténoses bénignes par RYDYGIER. On ne discute plus guère à l'heure actuelle
sur le meilleur mode opératoire. Tous les chirurgiens se sont
ralliés à la gastro-entérostomie postérieure transmésocolique
mais les uns font l'anastomose latérale d'exécution facile et
rapide, les autres, en plus petit nombre, font la gastro-entérostomie par implantation ou en **Y**, plus longue et plus compliquée,
qui a par contre l'avantage de donner des résultats fonctionnels
peut-être meilleurs. Le *manuel opératoire* de cette opération
sera étudié ailleurs. Il nous suffit de dire ici que l'accident
immédiat tant redouté, le *circulus viciosus* doit être évité par
une bonne technique qu'il faut faire bon marché des nombreux
procédés qui par crainte de l'infection cherchent à obtenir
l'anastomose sans ouverture immédiate des cavités viscérales,
enfin que la suture doit être préférée au bouton de Murphy
ou aux appareils analogues (plaque d'os décalcifié de SENN,
bobine d'os décalcifié de ROBSON, etc.). (Voy. p. 501. Technique).

La *gravité* de la gastro-entérostomie est faible. Au début,
comme celle de toute intervention nouvelle, sa mortalité a été
considérable. Mais en 1895 DOYEN estime qu'elle est seulement
de 18,7 p. 100. Très rapidement cette proportion diminue. Dès
1898, je note un seul décès sur 8 interventions person-

nelles. A l'heure actuelle cette opération peut être classée parmi les plus bénignes de la chirurgie abdominale; les insuccès dus à des fautes de techniques deviennent exceptionnels et on peut dire que le pronostic opératoire est quasi exclusivement surbordonné à l'état du malade avant l'opération. Depuis deux ans je n'ai que des succès.

Les causes de mort sont assez nombreuses mais la plupart peuvent être évitées. Ce sont les suivantes : l'infection, la faiblesse de l'opéré qui a tué jusqu'à présent tant de malades en pitoyable état, *la pneumonie, l'hémorragie post-opératoire* et secondairement la persistance des fermentations qui se traduit par des vomissements et surtout par une diarrhée fétide incoercible, le circulus viciosus.

Les *suites* immédiates sont généralement des plus simples si l'opéré est résistant; sinon il faut le soutenir par les moyens habituellement usités (injections d'éther, de caféine, de sérum, lavements alimentaires). L'alimentation se fait, comme après toute autre opération, dès que les vomissements chloroformiques, d'ailleurs souvent nuls ou peu considérables ont cessé. S'ils persistent ou s'il subsiste seulement de la sécheresse de la langue avec de l'inappétence, il ne faut pas hésiter à pratiquer un ou plusieurs *lavages de l'estomac.*

Les résultats étudiés par nombre d'auteurs et notamment en France par Hayem, Mathieu, Hartmann et Soupault par nous-même s'expriment d'un mot : c'est une résurrection ; la douleur et les vomissements cessent, l'appétit renaît et grâce à une alimentation normale, le poids augmente rapidement et la santé redevient excellente au point de permettre une vie active et fatigante.

Ce ne sont pas seulement les accidents de rétention gastrique qui sont supprimés, ce sont aussi les saignements et les douleurs aiguës, indices de l'activité de l'ulcère qui dès lors peut guérir et guérit souvent en effet; toutefois bien que possible, *sa cicatrisation n'est pas constamment obtenue.* Ce qu'il y a de remarquable, *c'est que cette transformation si heureuse de l'état général nest pas toujours suivie d'une pareille amélioration des troubles moteurs et du chimisme*. La stagnation disparaît ou diminue au point d'être insignifiante, mais la dilatation ne suit pas toujours la même marche régressive : tantôt elle cède complètement et l'estomac revient à ses dimensions normales, tantôt elle persiste bien qu'atténuée. Les modifications du *chimisme* stomacal sont encore plus variables que celles de la distension du viscère. Il y a tout d'abord une différence dans les liquides stomacaux suivant le procédé employé. Chez les malades soumis à la gastro-entérostomie en Y, il n'y a pas de reflux de bile dans l'estomac tandis que c'est la règle après anastomose latéro-latérale. La présence de la bile ne semble pas d'ailleurs avoir beaucoup d'importance et SOUPAULT pense même qu'elle peut modifier avantageusement l'hyperacidité gastrique ; cependant, d'après HAYEM, elle entretient parfois une excitation glandulaire et les digestions sont plus pénibles. L'*hyperchlorhydrie* et l'*hypersécrétion* diminuent rapidement et peuvent même disparaître ; mais ce résultat n'est pas constant : la sécrétion n'est jamais si radicalement modifiée qu'après la pylorectomie et souvent l'hyperacidité persiste, fait important pour les suites et le traitement. Malgré cela, si l'évacuation se fait bien, la santé et le bien-être du malade ne s'en ressentent pas. Il y a quelques ombres à ce tableau. Tout d'abord quelques opérés, en très petit nombre il est vrai, ne sont pas complètement guéris. Ils ont encore des douleurs, des pesanteurs, soit à cause du fonctionnement défectueux de la nouvelle bouche, soit à cause de la complexité des lésions traitées (périgastrite notamment).

Ce qui est plus grave, ce sont les *récidives* stomacales de l'ulcère momentanément guéri ; c'est aussi le développement d'*ulcères peptiques du jéjunum* au seuil ou au voisinage de l'orifice anastomotique. Cette dernière complication, signalée pour la première fois par BRAUN est sans doute peu fréquente puisque MICKULICZ n'en relève que 2 sur 160 gastro-entérostomies, mais elle est particulièrement redoutable en raison de la tendance de cet ulcère à la perforation. BRODNITZ pense qu'il se produit quelle que soit l'acidité du contenu stomacal ; cependant il est rationnel de le redouter davantage

quand il persiste de l'*hyperacidité* et en conséquence surveiller soigneusement le régime des opérés [1].

Si l'on compare la gastro-entérostomie aux autres interventions dirigées contre la sténose, on peut dire qu'elle est
toujours applicable, simple, bénigne et suivie presque toujours du retour à la santé. Son champ d'application est
des plus vastes, à la différence des opérations précédemment
étudiées, toutes deux d'usage restreint : si elle n'est pas toujours le procédé idéal, du moins elle ne donne pas de
mécomptes graves et si elle a parfois des inconvénients, elle
n'a presque jamais de contre-indications. Les crises de
tétanie, bien loin d'empêcher l'intervention en sont au contraire justiciables. Sur 11 cas réunis par JONNESCO et GROSS-
MANN, où elle fut pratiquée, il y eut 8 guérisons et 3 morts,
non à cause de la gravité de l'état général, mais par complications post-opératoires.

Les opérations suivantes ne méritent pas de retenir longtemps l'attention. La *dilatation du pylore* ou *pylorodiasis*, consiste à élargir le sphincter pylorique en y introduisant le doigt
ou des instruments. Faite d'abord par HAHN, elle a été préco-

---

A. GOSSET a fait une bonne étude de l'ulcère peptique du jéjunum
dans la *Presse Médicale* du 18 août 1906. Dans son travail GOSSET a
pu réunir 34 cas d'ulcère peptique du jéjunum après gastro-entérostomie. dont une observation personnelle.

L'ulcère peptique du jéjunum est identique à celui de l'estomac
et du duodénum il est le plus souvent unique, il peut siéger soit au
niveau de l'anastomose elle-même, soit le plus souvent sur la branche
descendante du jéjunum. Il s'observe presque toujours chez des
malades dont le suc gastrique présente de l'hyperchlorhydrie.
GOSSET fait remarquer que dans les observations publiées il s'agit non
seulement d'*hyperacides* mais encore de *rétrécis très serrés avec
grande dilatation*; GOSSET pense qu'il faut tenir compte au cours de
l'opération de cette grande dilatation ; car l'antre du pylore se trouve
très dilatée, très abaissée et si la bouche est faite à ce niveau elle
se trouvera dans une région gastrique où l'hyperacidité est au maximum. GOSSET conseille donc de reporter l'anastomose sur l'estomac
le plus loin possible de la région pylorique. Je ne partage pas son
opinion car cette localisation du nouveau pylore a beaucoup d'autres
inconvénients.

nisée surtout par LORÉTA. Malgré sa simplicité apparente, elle n'est pas sans danger puisque HABERKANT estime la mortalité à 38,7 p. 100. L'un perd son opéré d'hémorragie, l'autre de rupture et de péritonite. La récidive d'ailleurs a été notée maintes fois.

L'*exclusion du pylore* est de date récente. Pratiquée par DOYEN en 1893, bien réglée par EISELSBERG, elle n'a été employée qu'un petit nombre de fois. Elle consiste à sectionner l'estomac à quelque distance de la lésion pylorique, à fermer séparément en culs-de-sac chacun des segments et à établir ensuite une gastro-entérostomie sur le segment supérieur. De cette façon le bout pylorique garde sa continuité avec le duodénum, mais est définitivement séparé du reste de l'estomac. EISELSBERG y voit l'avantage que le suc gastrique et la bouillie alimentaire ne viennent plus offenser la région malade qui, mise au repos complet peut guérir plus facilement qu'après une simple gastro-entérostomie. Mais en fait celle-ci procure dans l'immense majorité des cas les mêmes résultats à moins de frais ; l'exclusion en effet offre presque les mêmes dangers et les mêmes difficultés techniques que la résection sans en avoir les avantages. On peut craindre de plus, si le pylore est fortement rétréci, que la sécrétion de la portion juxta-pylorique exclue n'arrive pas à passer dans le duodénum. En définitive, n'étant pas meilleure que la gastro-entérostomie, étant moins efficace que la résection, l'exclusion, procédé intermédiaire à ces deux opérations, hybride, n'a guère réussi jusqu'à présent à se faire jour entre elles.

La *jéjunostomie* créée par SURMAY en 1878 est d'application toute récente à l'ulcère. Elle est indiquée quand il existe une sténose cardiaque en même temps qu'une sténose pylorique, ou si des nappes de périgastrite diffuse, des déformations cicatricielles généralisées de l'estomac empêchent de pratiquer une gastro-entérostomie régulière. Hormis ces cas exceptionnels elle est peut-être à utiliser contre certains ulcères en activité, particulièrement douloureux, ou compliqués d'une intolérance absolue. Une jéjunostomie *temporaire*, mettant au repos complet l'estomac malade, permettrait la cicatrisation des lésions. Les faits sont encore trop peu nombreux pour permettre de se prononcer, mais on peut croire que les indications de la jéjunostomie sont rares. Et l'infirmité qu'elle entraîne fera pencher presque toujours l'opérateur vers la solution précieuse de la gastro-entérostomie.

B. TRAITEMENT DES STÉNOSES LÉGÈRES ET DES FORMES FRUSTES DE L'ULCÈRE PYLORIQUE. — (Gastro-succorrhée pure, dyspepsie hyperchlorhydrique avec syndrome pylorique.)

Ces formes sont d'abord exclusivement justiciables du *traitement médical*, dont les éléments sont le repos complet, le régime lacté ou même la diète absolue pendant quelques jours, l'emploi du sous-nitrate de bismuth et des alcalins, etc., et qui suffit souvent pour procurer la guérison. On n'est autorisé à intervenir que lorsque l'ulcère est nettement rebelle à un traitement rigoureusement conduit et persévérant. Pour être certain de rester dans les limites des indications opératoires fixées par les médecins, nous souscrivons pleinement aux conclusions de SOUPAULT qui conseille l'opération :

« 1° Lorsque pendant un ou deux mois le traitement médical, un régime alimentaire sévère et l'hygiène générale n'ont produit aucune amélioration ou des effets notoirement insuffisants ;

« 2° Lorsque après une amélioration sérieuse obtenue par les moyens précédents, les symptômes reparaissent dès que les malades reprennent leurs occupations ou reviennent à un régime moins rigoureux ;

« 3° Lorsque les crises douloureuses, quoique assez faciles à juguler par le traitement se renouvellent trop souvent.

« 4° Enfin lorsque les périodes dyspeptiques ont présenté des complications graves, telles qu'hémorragies, crises d'intolérance gastrique, etc. »

La *gastro-entérostomie* qui a été l'opération le plus souvent pratiquée donne des résultats des plus remarquables amenant la guérison complète des troubles dyspeptiques. D'après SOUPAULT, la *pylorectomie* serait préférable, parce qu'elle ramène à l'état normal le chimisme de l'estomac ; mais, chirurgicale-

ment, il faut bien faire entrer en ligne de compte qu'elle est
plus dangereuse et plus longue qu'une simple anastomose. Le
choix entre ces deux opérations mériterait discussion serrée.
Notre élève Bréchot en fait le sujet de sa thèse inaugurale où
il tend à regarder la pylorectomie dans les sténoses bénignes
du pylore comme l'opération d'avenir sous la condition que
l'opération soit facile, complète et que l'état général du sujet
la permette.

TRANSFORMATION DE L'ULCÈRE EN CANCER

Anatomie pathologique. — Le développement d'un cancer
sur un ulcère n'est pas rare. CRUVEILHIER, ROKITANSKY le
savaient déjà, et depuis eux nombre d'auteurs n'ont cessé
de l'admettre. LEBERT estime que cette transformation se produit dans 9 p. 100 des cas. Elle se fait soit sur des ulcères en
évolution, soit sur des ulcères cicatrisés, la cicatrice semblant
être un point d'appel et de fixation pour l'épithélioma, comme
en toute autre région ; on a vu enfin sur un même estomac la
coexistence d'un ulcère et d'un cancer séparés par du tissu
sain. Elle affecte avec une prédilection si marquée le pylore, et
la région pylorique que HAYEM la décrit sous le nom d'*ulcéro-
cancer prépylorique*. Elle paraît bien débuter par les bords
(DITTRICH) au niveau de certains points épaissis. Elle est parfois
si discrète qu'il faut un examen histologique attentif pour y
déceler les cellules épithéliales ; plus rarement elle est assez
accusée pour qu'on se demande s'il ne s'agit pas simplement de
cancer ulcéré. Ainsi on trouve en général une perte de substance
adhérente aux organes voisins, à cheval sur la petite courbure,
à fond lisse, formé de tissu fibreux dense ; mais les bords
n'ont pas partout le même aspect ; ils conservent sur une certaine étendue les caractères propres à l'ulcère, tandis qu'ailleurs, ils sont cancérisés. Dans une observation typique de
DIEULAFOY, une figure montre un ulcère dont le bord droit
est induré, plat, taillé à pic, grisâtre, tandis que le gauche
cancéreux est surélevé, végétant, mou, friable, rosé. Les gan-

glions voisins peuvent être envahis par la dégénérescence néoplasique.

L'étude clinique de la maladie où l'on voit les signes du cancer succéder à ceux de l'ulcère, l'analyse du suc gastrique qui montre une hyperacidité anormale chez un cancéreux venaient à l'appui de ces observations anatomo-pathologiques, et la transformation de l'ulcère en cancer était universellement admise quand TRIPIER et DUPLANT cherchèrent à établir qu'il ne s'agissait que de *cancers ulcérés*. D'après ces auteurs, cliniquement, la longue évolution ne signifie rien, un cancer pouvant rester latent pendant six ans; chimiquement, il n'est pas exceptionnel de voir l'hyperchlorhydrie coexister avec un néoplasme ; histologiquement enfin, les faits précédemment publiés sont incomplets, inexacts, ou susceptibles de la même interprétation que leurs 8 observations personnelles; ils ont constamment trouvé qu'il s'agissait d'épithéliomas cylindriques, de polyadénomes devenus cancéreux, de linite plastique, toujours, en un mot, de néoplasmes incontestables et ulcérés. Bien mieux, la dégénérescence de l'ulcère en cancer ne serait pas possible par ce que les conditions nécessaires au développement de ces affections sont dissemblables et opposées, le premier exigeant une oblitération vasculaire, donc une diminution de la vitalité des tissus irrigués, le second nécessitant une vascularisation considérable. Mais HAYEM revenant sur cette question a publié un cas démonstratif où sur un vaste ulcère chronique à fond épiploïque, la dégénérescence cancéreuse s'est faite en des points si limités qu'il a fallu une fixation parfaite de la pièce et des examens répétés pour découvrir l'infiltration au début. D'autre part HOCHE signale un cancer gastrique secondaire à un cancer de l'œsophage évoluant sur un ancien ulcère stomacal. Il ne pouvait s'agir d'un cancer ulcéré, puisque la tumeur était un épithélioma pavimenteux, reproduisant fidèlement l'épithélioma œsophagien primitif, et d'ailleurs, il y avait une endartérite oblitérante très intense des artérioles stomacales, condition que TRIPIER et DUPLANT regardent comme si défavorable à la genèse du cancer. Il nous faut donc conclure que des examens histologiques bien faits et décisifs établissent sans conteste, d'accord avec l'opinion classique, que *la cancérisation de l'ulcère est une complication possible incontestable, assez fréquente pour assombrir le pronostic de cette affection* (HAYEM seul en a réuni 9 cas). « L'ulcère est le plus grand et le plus fertile terrain du cancer » GRAHAM).

Pour nous, depuis longtemps nous avons été convaincus de cette transformation par la clinique. En 1897 lors de nos premières opérations sur l'estomac, nous avions été frappés de ce fait, que nombre de malades dont les accidents gastriques remontaient à plusieurs années et qui, comme tels. étaient regardés comme atteints d'ulcères, étaient cependant atteints de cancers. La longue durée des accidents ne pouvait s'expliquer que par la transformation d'une maladie bénigne en néoplasme malin : c'est ainsi que chez un de nos opérés la maladie datait de quatre ans, l'ouverture de l'estomac montra une ulcération dont la nature, les pièces en mains, ne put être précisée. La gastro-entérostomie est faite et nous attendons une année avant de porter une opinion. A cette époque l'état du malade est si florissant, son amélioration a été si progressive et si régulière, ses forces sont telles qu'il est présenté à la Société de Chirurgie comme un bel exemple de diagnostic différentiel difficile et d'ulcère bien net de l'estomac guéri dans ses symptômes par l'anastomose gastro-intestinale. Un an après cette présentation, le malade présentait des signes de néoplasme gastrique et allait quelques mois après mourir d'un cancer de l'estomac dans le service de M. HAYEM.

L'anatomie pathologique met hors de doute l'association de l'ulcère et du cancer de l'estomac ; les statistiques démontrent que cette association est assez fréquente. Sur 100 ulcères DITTRICH note 8 fois la dégénérescence cancéreuse, LEBERT 9 fois sur 100 ; MICKULICZ donne une proportion un peu moins forte : 6 fois sur 100. Par contre celle de SONIKSEN atteint 14 p. 100. Nos opérations nous avaient prouvé depuis huit ans l'existence certaine de cette association. Nombre de malades nous étaient envoyés avec le diagnostic ulcère chronique, l'affection nettement caractérisée par sa triade symptomatique datait de plusieurs années, il n'y avait donc pas à songer à un cancer et cependant la laparotomie nous mettait en face d'un cancer gastrique, quelquefois même inopérable. Le néoplasme s'était certainement greffé sur une néoplasie chronique.

Cette dégénérescence frappe surtout les hommes à partir de quarante ans, l'hérédité y prédispose.

Symptômes. — Les manifestations de l'ulcère et du cancer de l'estomac étant fort variables, il est naturel que leur association le soit également, l'une de ces affections pouvant masquer l'autre et imprimer sa marque à l'ensemble, de sorte qu'on peut décrire les types suivants :

1° ULCÈRE LATENT. FORME CANCÉREUSE D'EMBLÉE. — Les symptômes de l'ulcère sont nuls ou peu accentués, se réduisant à des troubles dyspeptiques pendant plusieurs mois. Puis dans une seconde phase, apparaissent les signes d'un cancer à marche rapide, vomissements de sang noirâtre, anorexie complète, anémie considérable, déchéance profonde de l'état général, etc. HAYEM, comme nous l'avons dit, a fait remarquer que l'ulcéro-cancer siégeait en général au voisinage du pylore ; et aux manifestations propres au cancer s'ajoutent les signes de la sténose, régurgitations, vomissements alimentaires grisâtres, à début tardif, ectasie gastrique.

2° FORMES A CANCÉRISATION LATENTE.—Les malades conservent jusqu'au bout l'apparence d'ulcéreux ; ils ont des douleurs intenses, des hématémèses rutilantes qui les tuent par anémie avant que le cancer se soit démasqué. C'est ainsi qu'ont succombé des malades de HANOT, TAPRET. Dans ces cas, d'ailleurs assez rares, ce n'est pas sur une cicatrice que se développe le cancer, c'est sur un ulcère en pleine activité.

3° FORME NORMALE. ULCÈRE, PUIS CANCER. — Pendant deux, trois, quatre ans et parfois pendant de nombreuses années, l'ulcère indiscutable se montre sous son aspect classique : douleurs, vomissements, hémorragie. Puis l'appétit conservé jusqu'alors diminue, l'inappétence devient complète, les douleurs se transforment, deviennent continues et plus sourdes,

les hématémèses rouges et espacées font place aux vomissements fréquents de sang noir, le teint change, l'épuisement,
la perte rapide des forces, suffiraient souvent à eux seuls
à faire soupçonner la transformation qui s'opère.

Diagnostic. — Le diagnostic est toujours difficile, et ne
s'appuie que sur des *signes de présomption*. Mais l'analyse
rigoureuse de chaque symptôme, l'étude de l'évolution arrivent
à rassembler un faisceau d'indices qui par leur réunion valent
une certitude. Les grandes douleurs, les grandes hématémèses
sont l'apanage de l'ulcère, mais cela mène tout juste à affirmer, quand un cancer est évident, qu'il a été précédé d'un
ulcère ; il est bien plus difficile de dire qu'un ulcère évident
est suivi d'un cancer. Pour sortir d'embarras, peut-on s'appuyer sur la présence d'une *tumeur* ? Oui, avec quelque vrai-
semblance si elle apparaît en même temps que les autres
symptômes de cancérisation, non si elle les a précédés, puis
que la périgastrite simule si bien la néoplasie épithéliale.

L'apparition de *ganglions sus-claviculaires* est un signe classique mais dont la valeur est bien exagérée ; elle est assez
rare et non pathognomonique.

L'*examen du sang* qui à priori paraît si précieux est insuffisant d'après HAYEM. Le même auteur n'attache qu'une valeur
médiocre au *chimisme stomacal*. La constatation d'un certain
type chimique, ana =: hypo = ou hyper-chlorhydrique est en
effet peu importante. Mais ce qui est plus décisif, c'est la
diminution ou la suppression *rapide et régulière* d'une acidité
élevée. Lorsqu'à quelques jours ou quelques semaines de
distance, l'hyperchlorhydrie fait place à une anchlorhydrie
définitive, on peut presque affirmer que le cancer apparaît.
Du reste la diminution de l'acidité n'entraîne pas toujours
celle de la sécrétion ; il y a des cancers qui s'accompagnent
de gastro-succorrhée hypochlorhydrique. SOUPAULT déclare
que ce sont des cancers greffés sur d'anciens ulcères cicatrisés.

Pronostic et traitement. — L'ulcéro-cancer de l'estomac
conduit infailliblement à la mort. Il faut mettre en relief sa

malignité et sa rapidité d'évolution bien plus considérable que celles du cancer ordinaire (HAYEM) ; il tue en quatre ou cinq mois, voire même en quelques semaines après ses premières manifestations. Nous avons vu un malade dont l'évolution cancéreuse s'accompagnait d'un état fébrile oscillant entre 38º,5 et 39º; ces accidents duraient depuis six semaines. En même temps, une tumeur épigastrique apparaissait, occupant rapidement toute la région et se développant avec une telle allure que je pensai à quelque périgastrite subaiguë, l'intolérance gastrique était absolue. La laparotomie nous fit constater un énorme cancer envahissant toute la cavité stomacale sans laisser même l'espace suffisant pour une gastro-entérostomie.

Le traitement ne souffre aucune discussion. La gastrectomie s'impose, dès que le diagnostic est fait, *si elle est possible*. Les adhérences, l'envahissement des organes voisins, les dégénérescences ganglionnaires conduisent à se rabattre sur la gastro-entérostomie, lorsqu'on ne peut faire mieux, ce qui est malheureusement une éventualité fréquente.

BIBLIOGRAPHIE
DES AUTEURS CITÉS DANS CE CHAPITRE

ANDRÉ. Ulcère perforé du pylore. Péritonite simulant l'occlusion. *Soc. de méd. de Nancy*, 13 juillet 1898.

BAKER. Traitement chirurgical des ulcères calleux. *Soc. de méd. Int. de Vienne*, Discussion. In *Semaine méd*. 15 mars 1905.

BECLÈRE. Ectopie du côlon transverse prise à l'examen radioscopique pour un abcès gazeux sous-phrénique. *Soc. méd. des Hôpitaux*, 26 mai 1899, p. 509.

BEC. De la fistule gastro-colique. Thèse de Lyon, 1897.

BECK. Subphrenicus Abcès. *New York med. Rec.* 1896, nº 217.

BERG. Etiologie de l'ulcère gastrique et indications thérapeutiques. *Méd. Record*. 30 juillet 1898.

BESANÇON et GRIFFON. Ulcération gastrique au cours de la septicémie pneumococcique chez le cobaye. *Société anatom.*, 1899, p. 409.

BLOCH (C.-E.). Contribution à l'étude de la pathogénie de l'ulcère chronique de l'estomac. Analyse in *Semaine médicale*, 26 avril 1905.

BOTTCHER. *Dorpater med. Zeitschr.*, 1874, p. 148.

BOUQUET DE JOLIMER. Les adhérences péritonéales considérées comme cause des phénomènes douloureux. Thèse de Lyon, 1896.

BOURQUIN. Un cas de gastrosuccorrhée de Reichmann, suite d'ulcère et de sténose partielle du pylore. *Revue médicale suisse*, novembre 1903.

BOUVERET. Sur le diagnostic de l'estomac biloculaire par l'insufflation. *Lyon médical*, 1896.

— La symphyse gastro-colique. *Revue de médecine*, 1899, p. 323.

— Estomac biloculaire; tension extrême de la poche cardiaque, ponction. *Lyon médical*, 16 mars 1902.

BOUVERET et DEVIC. La dyspepsie par hypersécrétion gastrique Maladie de Reichmann. Paris, 1891.

BRAMWELL. An analysis of 156 cases of gastric ulcer with special reference to the frequency and fatality of hemorrage in gastric ulcer Clinical Studies. Vol. I, p. III. Avril 1903.

BRODNITZ. Ulcère peptique après gastroentelérostomie. *XXXIIIe Congrès de la Soc. Allem. de Chirurgie*. Juin 1905. Berlin.

BRUAUDET. Ulcère symétrique de l'estomac. Abcès gazeux sousphrénique. Péritonite généralisée. *Société Anatomique*, Paris, 22 décembre 1899.

BRUN. Traitement chirurgical de la péritonite aigüe généralisée consécutive à l'ulcère de l'estomac. Thèse de Lyon, 1901.

CABOT. Un cas d'ulcère gastrique perforé. Opération. Guérison. *Boston med. and Surgical Journ.*, 11 août 1898.

CARDINAL et CECCHERELLI. Les indications de l'intervention chirurgicale dans les maladies de l'estomac. *XIVe Congrès Internat. de méd.* Madrid, 1903.

CARTEZ et BARLING. Ulcère stomacal perforé. Obération. Guérison. *Brit. Méd. Journ.* 1899, p. 475.

CHABRIÉ. De l'estomac biloculaire. Thèse de Toulouse, 1894.

CHAPUT. Gastroentérostomie et entéroanastomose secondaire. Guérison. *Société de chirurgie*, 8 février 1898, p. 126.

CHAUFFARD. Rétrécissement pylorique. *Journ. de méd. interne*, 15 février 1901, p. 841.

CHAUVEL. De l'exclusion du pylore. Thèse de Paris, 1898.

COLLIN. Etude sur l'ulcère simple du duodénum. Thèse de Paris, 1894.

CORNIL et RANVIER. Histologie pathologique.

DEHINGER et GIRAULT. De la valeur séméiologique des hémorrhagies dans les affections de l'estomac. *Semaine Médicale*, 1906, p. 325.

DELAGENIÈRE. Du pneumothorax chirurgical. *Arch. provinc. de chirurgie*, 1er décembre 1904.

DELORE. Péritonite par perforation d'un ulcère latent de l'estomac. *Soc. des Sciences méd. de Lyon*, 1899, no 22, p. 125.

DEGEORGE. Indications et résultats de la gastroentérostomie dans la gastrosuccorrhée. Thèse de Paris, 1902.

Deguy. Hématémèse foudroyante dans un cas de cirrhose hépatique latente, *Soc. Anat.* 25 déc. 1898.

Dieulafoy. Gastrite ulcéreuse pneumococcique. Grandes hématémèses. *Presse Médicale*, 11 novembre 1899, g. 281.

— Transformation de l'ulcère stomacal en cancer. *Presse Médicale*, 10 novembre 1897, p. 289.

— L'intervention chirurgicale dans les hématémèses foudroyantes consécutives à l'ulcération simple de l'estomac. *Presse Médicale*, 19 janvier 1898, p. 29.

— Perforation de l'ulcère simple de l'estomac. Péritonite suraiguë. *Clin. de l'Hôtel-Dieu*, 1897-98, Vᵉ leçon. nº 81.

Donati. Chirurgie de l'ulcère de l'estomac et de ses complications. In-8º 348 pages. Turin, 1905.

Dufour. Hématémèses infectieuses. Thèse de Paris, 1898.

— De la périgastrite adhésive par ulcère de l'estomac. Thèse de Paris, 1898.

Duplant. De la prétendue transformation de l'ulcère rond en cancer. Thèse de Lyon, 1898.

— Les périgastrites adhésives antérieures d'un ulcère de l'estomac. *Revue de médecine*, 10 août 1903.

Florand. Ulcère méconnu de l'estomac. *Soc. méd. des hôpitaux*, 3 mars 1899.

Frémont. Traitement de l'ulcère de l'estomac. *Bull. de la Soc. Thérap.* 1898, p. 909.

Gaillard. Essai sur la pathologie de l'ulcère simple. Thèse de Paris, 1882.

Galliard. Un cas d'abcès gazeux sous-phrénique. Opération. Guérison. *Soc. méd. des hôpitaux*, 29 juillet 1898.

Gargand. Contribution à l'étude de la tétanie gastrique. Thèse de Paris, 1904.

Gaudy. La nécrose hémorrhagique des toxémies et l'ulcère simple. Thèse de Paris, 1899.

Gaudermet. De l'intervention chirurgicale dans l'ulcère perforé de l'estomac. Thèse de Paris, 1906.

Gilbert et Lereboullet. Pseudo-ulcère stomacal d'origine biliaire. *Soc. méd. des hôpitaux*, 25 juillet 1902.

Gilles de la Tourette. L'ulcère rond dans les Hôpitaux de Paris. Pathogénie et statistique. *Bull. et Mém. de la Soc. méd. des hôpitaux*, 8 juin 1894. p. 393.

— L'ulcère rond de l'estomac dans ses rapports avec l'hystérie. *Semaine médicale*, 1899. p. 377.

Gouet. L'ulcère peptique du jéjunum après gastroentérostomie. *Revue de Chirurgie*, 1906. Janvier, nº 1, p. 54-76.

Gouget. Cirrhose hépatique et ulcère gastrique latent. *Soc. Anat.* Paris, 19 janvier 1900.

Greencagh et Joslin. L'ulcère gastrique à l'hôpital général de Massachusset. *Amer. Journ. of the med. scienc.* 1899. Cité par Linossier in *Arch. gén. de méd.* 1900, p. 611.

GRIFFON. Grandes ulcérations de l'estomac et du duodénum au cours d'une pneumonie suppurée. *Soc. Anat.*, 25 juin 1899.

GROSS. Perforation de l'estomac par ulcère. *Revue de Chirurgie*, 10 février 1904.

HADRA. *New York med. Journal.* 2 juin 1894, p. 673.

HARHE (W.-B.). L'origine septique des ulcères de l'estomac et du duodénum. The *Lancet*, 11 février 1905.

HARTLEY. Ulcère gastrique perforé, péritonite diffuse. Opération. Guérison. *Med. Record.* 11 février 1899.

HARTMANN. Ulcère du pylore formant tumeur, gastroentérostomie postérieure. *Soc. de Chir.* 3 mai 1899, p. 481.

— Les indications des interventions chirurgicales dans les maladies de l'estomac. *XIV⁰ Congrès Intern. de méd.* Madrid, 1903.

HARTMANN et SOUPAULT. Gastrosuccorrhée traitée par la gastroentérostomie. *Presse méd.* 10 août 1898, p. 73.

HARTMANN. Résultats et indications du traitement chirurgical dans les affections non néoplasiques de l'estomac. *Congrès franç. de chirur.* Paris, octobre 1902, p. 435.

HAYEM. L'ulcéro-cancer prépylorique. *Presse méd.* 1901, p. 249 et 317.

— Ulcère stomacal d'origine externe. *Acad. de Méd.* 27 octobre 1903.

— Traitement chirurgical de l'ulcère non compliqué de l'estomac. *Arch. génér. de medecine*, 24 février 1905, p. 467.

— Sténose pylorique. *Presse Médic.* 1897, p. 321.

— Sur un travail de M. Tuffier intitulé « De la gastroentérostomie dans les rétrécissements non cancéreux du pylore ». *Acad. de Méd.* 12 avril 1898.

HEATON. Cinq cas de perforation stomacale par ulcus, traités par la laparotomie et la suture. *Brislish med. Journ.* 12 juillet 1902, p. 96.

HERCZEL. Beitrage zur operativen Behandlung der Manurbigen Pylorusstricturen. *Wiener Med. Wochen.* 10 sept. 1899.

HEYDENREICH. De l'intervention chirurgicale dans l'ulcère de l'estomac. *Semaine Méd.* 1898, p. 49.

HINTERSTOISSEN. Traitement des ulcères gastriques calleux. Disc. *Soc. de méd. de Vienne*, 2 déc. 1904. Analyse in *Semaine Méd.* 7 déc. 1904.

HOCHE. Note sur la cancérisation des bords de l'ulcère chronique de l'estomac. *Bull. et Mém. de la Soc. Anatomique.* Juillet 1903, p. 603.

HOCHENEG. Traitement chirurgical de l'ulcère gastrique. *Soc. des Méd. de Vienne.* Octobre 1906.

HOFFMANN. Relation de 12 cas d'ulcère de l'estomac traités chirurgicalement. *Beitr. zur Klin. Chirurgie*, L. 3, 1906.

JACQUES et DE MANOUSSI. Tabès à forme gastrique. *Soc. méd. des hôpitaux*, 3 juin 1899.

JANOWSKI. Ueber die diagnostische und prognostische Bedeutung des Brhutbrechens. *Zeitsch. fur klin. Med. XLVI° Band.* Berlin 1902.

JEANNE. Pathogénie de l'ulcère de l'estomac. *Normandie Médicale*, 15 janvier et 15 février 1903.

JOHN SOUTTAR MAC KENDRICK. Un cas de tétanie avec dilatation de l'estomac. Mort. The *Lancet*. 1898. 24 sept., p. 794.

JONEC. Ulcère perforé de l'estomac. *Brit. Med. Journ.* 14 janv. 1899, p. 87.

JOURDAN. Ulcère invétéré de l'estomac. Gastroentérostomie. Guérison. *Congrès fr. de chirurgie*, 1899, p. 40.

KLEYMAN. De la périgastrite adhésive et de son traitement chirurgical. Thèse de Paris, 1904.

KOCHER. Traitement chirurgical du cancer et de l'ulcère simple de l'estomac. *Corresp. Bl. fur Schweizer Aerzt.* 15 octob. 1898.

— De l'ulcère peptique du jéjunum après la gastroentérostomie. *XXXI° Congrès de la Soc. All. de Chir.* Berlin, Avril 1902.

KÖRTE. Abcès sous-phrénique. *XXXI° Congrès de la Soc. All. de Chir.* Avril 1902.

KÖRTE et HERZFELD. Traitement chirurgical de l'ulcère stomacal et de ses conséquences. *Arch. fur Klin. Chir.* Berlin, 1901.

KREUZER. Le traitement chirurgical de l'ulcère de l'estomac à la clinique de Krönlein de 1887 à 1904. *Beitr. zur Klin. Chirurgie.* 1906. Bd 49, p. 580.

KROKICEWICZ. Absence d'acide chlorhydrique libre dans un cas d'ulcères multiples de l'estomac. *Wien. Klin. Wochenschr.*, 1898, 5 Déc. n° 48, p. 1101.

— Magenkrebs in Folge von ulcus rotundeum. *Wien. Klin. Wochenschr.*, 1901. p. 180, no 8.

KRÖNLEIN. La chirurgie des ulcères de l'estomac. *XXXI° Congrès de la Soc. all. de chirurgie.* Berlin, avril 1906. (*Rydygier, Kummel, Kocher, Körte, Heidenhain, Katzenstein. Ibid. Disc.*)

— Ulcère de l'estomac d'origine traumatique. *XXVIII° Congrès all. de chirurg.* Berlin, 1899.

LANCEREAUX. Pylorospasme avec hypersécrétion et tétanie. *Acad. de méd.*, 14 février 1905.

LANGLAIS. De la périgastrite adhésive dans l'ulcère de l'estomac. Thèse de Lyon, 1901-1902.

LEBAR. Ulcère de la région juxtapylorique de l'estomac. Hématémèse mortelle par ulcération de l'artère coronaire stomachique. *Soc. anatom.*, juillet 1904, p. 575.

LEFORE. Traitement de la péritonite. *I° Congrès de la Soc. Intern. de chirurgie.* Bruxelles, sept. 1905.

LEMPP. Sur la valeur de la jéjunostomie. *Arch. für. Klin. chirurgie.* LXXVI, 1-2.

Lereboullet. Le pseudo-ulcère stomacal d'origine biliaire. *Soc. méd. des Hôp.*, 25 juillet 1902.

Letulle. Rétrécissement acquis prépylorique. *Soc. anat.*, 23 décembre 1898.

— Varices de l'estomac. *Presse méd.*, 26 nov. 1898, p. 515.

— Histologie et pathogénie des ulcérations variqueuses de l'estomac dans la cirrhose, *Soc. anat.*, 21 octobre 1898.

Lindner et Sonnenburg. Chirurgie du tube digestif. *Réunion libre de chirurgiens de Berlin*, 14 février 1898, in *Gaz. Hebd.*, 1898, p. 256.

Linossier. Le cancer de l'estomac succédant à l'ulcère : analyse des travaux de Hayem. *Arch. gén. de méd.*, 1902, p. 87.

Lorensi. Difficultés du diagnostic entre l'ulcère et le cancer de l'estomac. Thèse de Paris 1895.

Lorenz. Traitement chirurgical des ulcères calleux. *Disc. Soc. de méd. Interne de Vienne* (In *Semaine méd.*, 15 mars 1905).

Loyal. Contribution à l'étude de la jéjunostomie. *Beitr. zur. Klin. Chirurgie*, 1906. LI. 3.

Lyon. Traitement de l'ulcère de l'estomac. *Soc. de thérapeut.*, 24 mars 1898.

Mallet et Surrel. Abcès sous-phrénique ouvert dans le péricarde et consécutif à un ulcère perforant de l'estomac. *Société anat.*, 10 mars 1899.

Marchand (Gérard) et Demoulin. Sur les tumeurs et rétrécissements inflammatoires de la région pylorique de l'estomac. *Revue de gynécologie et de chirurgie abdominale.* septembre et octobre 1899.

Marcille. Ulcère gastrique. *Soc. anat.*, 10 juin 1898.

Martin. Opération pour un ulcère gastrique perforé. *Brit. med. Journal*, 28 juillet 1899, p. 216.

Martinet. Des variétés anatomiques des abcès sous-phréniques. Thèse de Paris, 1898.

Mathieu et Roux. Des indications opératoires dans les hémorrhagies de l'ulcère gastrique. *Revue franç. de méd. et de chir.*, 1903. n° 48, p. 1149.

Mathieu et Rome. A propos du diagnostic et du traitement de l'ulcère chronique de l'estomac. *Gaz. des hôpitaux*, 26 févr. 1905, p. 233.

— Traitement de l'ulcère et de l'estomac à évolution aiguë. *Gaz. hôp.*, 25 déc. 1902, p. 1425.

— L'hystérie gastrique et les stigmates psychiques. *Gaz. hôp.*, 1906, p. 147.

Mathieu et Roux. Sur un cas d'ulcérations urémiques de l'estomac et de l'intestin grêle. *Arch. gén. de méd.*, janv. 1902.

Maylord. Étroitesse congénitale de l'orifice pylorique comme cause d'affections gastriques chroniques chez l'adulte. *British. med. Journ.*, 20 février 1904, p. 416.

Mayo Robson. A clinical Lecture on the complications of gastric ulcer and their treatment. London 1901.

Merckel. Un cas d'ulcère chronique de l'estomac ayant entraîné la mort par ulcération de la veine cave. *Wirchow's Archives.* Bd 175, p. 204.

Merklen-Hagem. Périgastrite douloureuse par ulcère de l'estomac. *Soc. méd. des hôpitaux.*, 2 janvier 1898.

Mickulicz. Die chirurgische Behandlung der chronischen Magengeschwüre. *Berlin. Klin. Wochens.*, 1897, p. 488.

Miliau. Erosions hémorrhagiques de l'estomac. *Société anatom.*, 21 juillet 1898.

Moulin. Suites éloignées de 18 opérations pour affections gastriques. *Brit. med. Journ.*, 1904, p. 419.

Moynihan. Report upon the surgical treatment of the non malignant diseases of the stomach. *Section chirurg. de la Brit. med. assoc. à Leicester* (juillet 1905).

Noisieu. Ulcère perforé de l'estomac. *Soc. anat.*, mai 1899.

OEttinger. Des sténoses méconnues du pylore dans l'ulcère gastrique. *Semaine méd.*, n° 38, 20 sept. 1905.

Pacheromendes. Sur un procédé pour aborder les abcès sous-diaphragmatiques du foie. *Revue de chirurgie.* juin 1903.

Patel et Leriche. Des fistules gastrocutanées consécutives à l'ulcère de l'estomac *Revue de chirurgie*, juillet 1906.

Patel et Grange. Les sténoses duodénales. *Gaz. des hôp.*, 8 septembre 1900, p. 1135.

Paton. The surgical treatment of perigastric adhesions. *Lancet*, 6 fév. 1907. p. 357.

Paul Carnot. Les abcès sous-phréniques. *Semaine méd.*, 1906, p. 85.

Quenu. Jéjunostomie en Y pour gastrite ulcéreuse. *Soc. de chirurgie*, 1904, p. 194.

— Ulcère perforant de l'estomac adhérent à la vésicule biliaire gastrorraphie : guérison. *Soc. de chirurgie.* mai 1902.

Rabé. Abcès gazeux sous-diaphragmatique par perforation d'ulcère stomacal. *Presse médicale*, 1897. p. 189.

Remon. Des adhérences gastropancréatiques consécutives à l'ulcère de l'estomac. Thèse de Paris, 1902.

Rendu. *Journal de méd. Interne*, 1899, p. 374.

Ricard et Cherrier. De la tuberculose et des sténoses tuberculeuses du pylore. *Revue de chirurgie*, mai, juin, juillet 1905.

Richardson. Remarques sur le diagnostic et le traitement chirurgical de l'ulcère perforant. *Philadelp. med. Journ.*, 3 février 1900.

Rindfleisch. Lehrbuch der pathol. Gewebelchre, 1871.

Rokitansky. Lehrbuch der pathol. Anat. III.

Rousset. Des fistules gastrocutanées consécutives à l'ulcère de l'estomac. Thèse de Lyon, 1905.

ROUTIER. Sténose pylorique simulant un néoplasme et due à une cholecystite calculeuse. Gastroenterostéroanastomose. *Soc. de chirurg.* 12 avril 1899.

ROUX. Le syndrome de Reichmann. *Gaz. hôp. de Paris*, 1897, p. 609.

RUBOW. Contribution à la pathogénie et à la thérapeutique de l'ulcère de l'estomac. (Analyse in *Semaine méd.*, mai 1906.)

SCHLESINGER. Traitement chirurgical de l'ulcère gastrique. *Soc. de méd. de Vienne*, oct. 1906.

SCHMITYLEN. Traitement des ulcères gastriques calleux. *Soc. des méd. de Vienne*, 2 déc. 1904. (*Semaine méd.*, 7 déc. 1904.)

SCHNITYLER. Traitement chirurgical de l'ulcère gastrique. *Soc. de méd. de Vienne*, oct. 1906.

SELENKOFF. Du traitement opératoire de la sténose pylorique. *Petersb. med. Wochens*, 1898, p. 112.

SHERMAN. Opération pour ulcère gastrique perforé. drainage : guérison. *Boston med. and Surg. Journ.*, 23 février 1899.

SINCLAIR WHITE. Cinq cas d'ulcère de l'estomac traités par l'excision. *Brit. med. Journ.* 1904, p. 491.

SLATINEANO. Ulcération gastrique exépérimentale. *Soc. anat.*, 20 déc. 1901.

SOUPAULT. Traitement de la stase gastrique. *Soc. de thérap.*, 6 novembre 1901.

— Ulcères multiples du pylore et gastrosucchorée sans stase. *Soc. méd. des hôp.*, janv. 1903. Analyse dans *Revue franç. de méd. et de chir.*, 1903, p. 340.

SYME. Indications opératoires dans l'ulcère de l'estomac. *Assoc. méd. de New-York*, 20 mars 1899.

TERRIER. De l'intervention chirurgicale dans certains cas de lésions bénignes de l'estomac simulant le cancer. *Soc. de chirurgie*, 1894, p. 424.

THAON. Les sténoses pyloriques. *Gaz. des hôp.*, nos 132 et 135, p. 1293 et 1325.

TRICOMI. Sur le traitement radical des ulcérations simples de l'estomac. *XIII° Congrès italien de chirurgie*, 1898. Analyse in *Revue de chirurgie*, 1899, p. 269.

TUFFIER et JEANNE. Les gastrorrhagies dans l'ulcère simple de l'estomac. *Revue de Chirurgie*, 1905, p. 195, 342 et 474.

— Existe-t-il un traitement chirurgical de l'ulcère chronique de l'estomac non compliqué ? *Journ. des Praticiens*, 1906, p. 244.

TURLAIN. Ulcère simple de l'estomac. Traitement chirurgical. Thèse de Paris, 1901-1902.

UNRICH. Anastomose gastro-colique. *Deutsche. med. Wochensch.*, 20 avril 1899.

VAN IZEREN. Pathogénie de l'ulcère chronique de l'estomac. In *Semaine médic.*, 8 janv. 1902.

Von Eisselberg. Traitement des ulcères gastriques calleux. *Soc. des méd. de Vienne*, 2 déc. 1904. (*Semaine méd.*, 7 déc. 1904.)
— Traitement chirurgical des affections de l'estomac et de l'œsophage. *Soc. des méd. de Vienne*, 22 avril 1904.

Von Franke. Le traitement chirurgical de l'ulcère de l'estomac. *Volkmann's. Sam. Klin. Wochensch*, n° 270, 1900-1901.

Wallet (Hawkins. Kingston, etc.). *Clinical Society of London.* Séance du 25 novembre 1898.

Waterhouse (Herbert). Remarques sur l'ulcère chronique de l'estomac et la sténose pylorique et leur traitement par la gastro-entérostomie. *Brit. med. Journal*, 16 juillet 1904.

Watt. Un cas d'ulcère simple du jéjunum produit expérimentalement par gastrosuccorrhée chez le chien. *John Hopkins Hosp. Bul.*, 1903. p. 191.

William Bennett. Six cas de perforation de l'estomac. Suture. Guérison. *Lancet*, 1898, p. 565.

Wilson. The causal relation of blood poverty to gastric ulcer. *Journ. of amer. med. assoc.*, 20 sept. 1902, p. 695.

Wirchow. W. *Arch.*, Bd V, p. 363.

Ziegler. Sténose du pylore. Perforation. Laparotomie. Guérison. *Berlin. Klin. Wochens.*, 1899, p. 114.

NEUVIÈME PARTIE

CANCER DE L'ESTOMAC

Étiologie. — Nous ignorons encore la vraie raison d'être du cancer de l'estomac. Notre connaissance à ce sujet ne va pas au delà de certaines conditions d'âge, de sexe, etc., qui jouent simplement le rôle de causes prédisposantes. On sait, par exemple, que l'*hérédité* intervient pour une certaine part dans son apparition, mais il faut se garder d'exagérer son importance, soit qu'on trouve dans les antécédents du malade un cancer de l'estomac, soit qu'il s'agisse d'un cancer d'un autre organe. L'*âge* est un facteur étiologique des plus importants. C'est ainsi que, rare avant trente ans, exceptionnel même, puisque les tumeurs de cette période ne sont signalées que dans la proportion de 1 sur 100 (Lebert, M. Mathieu), le cancer de l'estomac s'observe surtout de quarante à soixante ans et devient exceptionnel après soixante-dix ans. Il est aussi plus fréquent chez l'*homme* que chez la femme. Le rôle d'autres conditions, invoquées souvent comme favorisant l'évolution du cancer, est à mettre en doute : telles la situation géographique de l'habitat, les conditions sociales, l'hygiène alimentaire, les influences morales, les traumatismes.

Dans quelle mesure *les affections préexistantes de l'estomac* favorisent-elles la survenue du cancer ? C'est là un problème délicat à résoudre, étant donnée la fréquence des troubles gastriques. Il est certain qu'en étudiant le passé des sujets atteints de carcinome de l'estomac, on y trouve souvent le

souvenir de désordres de la digestion d'importance variable.
MM. HAYEM et LION ne doutent pas que le cancer se développe
souvent dans le cours de *gastrites chroniques* et plus spécialement de gastrites chroniques avec transformation muqueuse.
L'*ulcère de l'estomac* tient une place à part dans l'étiologie du
cancer. Des faits cliniques nettement établis, des observations
histologiques patentes, prouvent que le cancer se développe
assez souvent, soit sur la cicatrice d'un ulcère guéri, et guéri
parfois depuis de longues années, soit sur un ulcère en pleine
évolution. Suivant les statistiques le néoplasme succéderait à
l'ulcère dans des proportions variant de 5 à 22 p. 100 des cas.
Pour ZENKER même, l'ulcère reconnu ou méconnu cliniquement,
précéderait toujours le cancer. Inutile de dire que cet auteur
est seul de son avis (Voy. chapitre précédent : *ulcère cancérisé*).

Si médecins et chirurgiens ne sont guère fixés sur les conditions étiologiques du cancer gastrique, une vérité est évidente pour tout le monde, c'est celle de la *fréquence très
grande* de cette affection. Des chiffres empruntés à MM. HAYEM
et LION, il résulte que l'estomac est avec l'utérus et le sein un
des organes que le cancer atteint le plus souvent. Il en serait
même le siège le plus fréquent d'après d'ESPINE, VIRCHOW et
WYSS. Relativement aux différentes affections chroniques de
l'estomac, la proportion du cancer est de 35,6 p. 100 (WYSS),
et le cancer de l'estomac entre dans la mortalité générale pour
2,64 p. 100 (d'ESPINE), 1 p. 100 (BRINTON), 1,9 p. 100 (WYSS),
1 p. 2.500 (HÄBERLIN).

On voit par là quel intérêt s'attache à l'étude de cette grave
et fréquente affection et combien il importe de savoir la dépis-
ter à temps, c'est-à-dire lorsqu'il est possible d'arrêter ou de
retarder sa marche par une thérapeutique raisonnée.

ANATOMIE PATHOLOGIQUE CHIRURGICALE
DU CANCER DE L'ESTOMAC

Trois questions préoccupent le chirurgien : 1º le *siège* du
cancer de l'estomac; 2º son *évolution*, c'est-à-dire l'envahisse-

ment périphérique des parois stomacales ; 3° sa *propagation à distance*, c'est-à-dire l'adénopathie cancéreuse.

1° Siège. — Les différentes statistiques (Lebert, Hahn, Mathieu, Cunéo) concordent à peu près pour faire admettre une

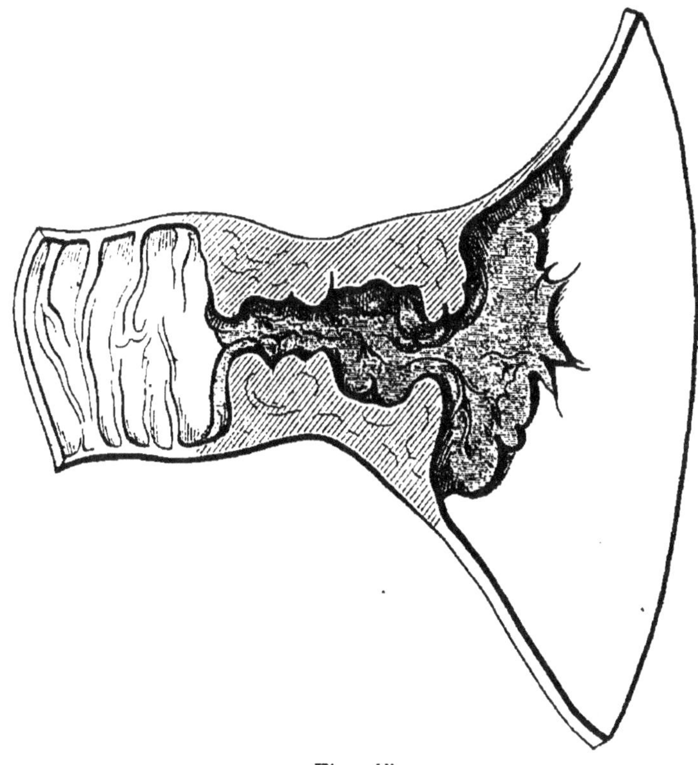

Fig. 45.
Cancer annulaire du pylore.
L'estomac, le pylore et le duodénum sont sectionnés sur la ligne médiane
(pièce personnelle).

prépondérance énorme à la *région pylorique*. Brinton la chiffre par 60 p. 100, Lebert par 51 p. 100, Hahn par 35 p. 100 seulement. Cette constatation a une grande importance pratique : nous verrons, en effet, qu'au point de vue symptomatique, l'épithélioma des faces et des courbures reste longtemps sans se manifester cliniquement. Il en résulte que la lésion peut prendre un développement très considérable et dépasser les limites accessibles à la chirurgie avant que le malade ne soit amené à consulter. Dans la région pylorique, au contraire, les

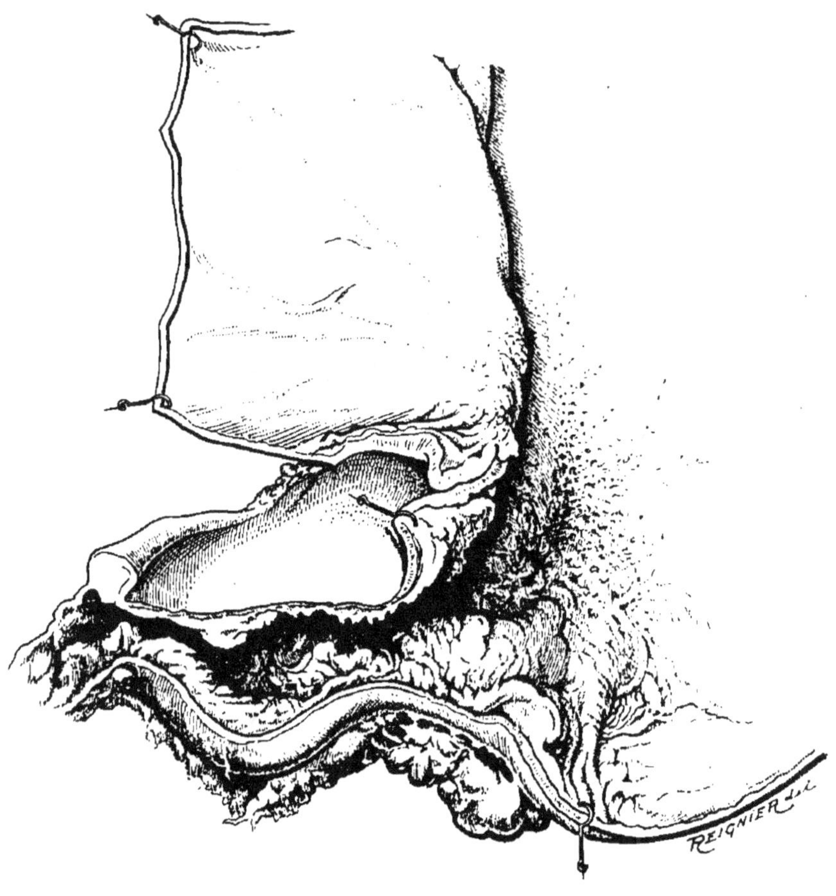

Fig. 46.

Rétrécissement cancéreux du pylore. Envahissement de ganglions sous-pyloriques. (Pièce due à l'obligeance du Dr BRAULT.)

symptômes sont précoces, et, par conséquent, l'intervention pourra être hâtive. En général, la forme qu'affecte le cancer dans cette région pylorique est la forme *annulaire* : c'est un anneau plus ou moins complet, dont la partie la plus épaisse, véritable chaton, correspond au bord supérieur, c'est-à-dire à *la petite courbure*. Il est curieux de voir combien cet envahissement de la petite courbure est fréquent et étendu. Il est exceptionnel de rencontrer une simple ulcération cancéreuse au niveau d'une des faces du pylore ; dans ce cas encore, c'est *du côté de la petite courbure* qu'elle est la plus fréquente.

Dès ma première communication sur cette question, j'ai insisté sur le mode de propagation du néoplasme ; *Il s'arrête le plus souvent et brusquement à hauteur de la portion tout initiale du duodénum* qu'il n'envahit pour ainsi dire qu'à regret, tandis qu'au contraire du côté de la paroi stomacale il se propage en nappe plus ou moins étendue dans l'épaisseur de cette paroi. Les examens microscopiques ont confirmé pleinement cette variation dans le mode de propagation du cancer gastrique.

L'aspect macroscopique est presque toujours le même. Il est utile de bien le connaître. *La surface externe* de l'estomac est souvent adhérente ; elle est dure, ligneuse, presque noueuse. Le péritoine ne présente pas cet aspect cicatriciel étoilé qu'on rencontre quelquefois dans les ulcères. A la coupe, on sent les parois *infiltrées* d'une véritable tumeur et non pas amincies par une simple ulcération. Du côté de la muqueuse, il est exceptionnel de voir de très volumineux bourgeons : le plus souvent on aperçoit une ulcération plus ou moins étendue dont le fond repose sur la tumeur.

On rencontre parfois au niveau du pylore une forme spéciale de cancer, lésion longtemps méconnue et qui, en apparence, s'éloigne tellement du cancer classique qu'on lui a donné le nom de *linite plastique* (Brixton). Elle se caractérise essentiellement par un épaississement scléreux des tuniques de l'estomac. Généralement la lésion frappe l'estomac tout entier qui, rétréci et rendu inextensible, peut ne plus contenir que 150 à 200 grammes de liquide et se présente comme un segment de gros intestin rigide dont les parois, dures et épaissies, crient sous le couteau ; à la coupe, l'organe sectionné reste béant, comme l'aorte. La linite plastique peut se localiser exclusivement au niveau *du pylore;* elle se présente alors sous forme d'un *anneau rigide*, débutant brusquement à hauteur de la frontière pyloro-duodénale et se fondant ensuite, par une transition insensible, avec les parties saines de l'estomac. Dans d'autres cas, au contraire, l'épaississement et l'induration dépassent les limites

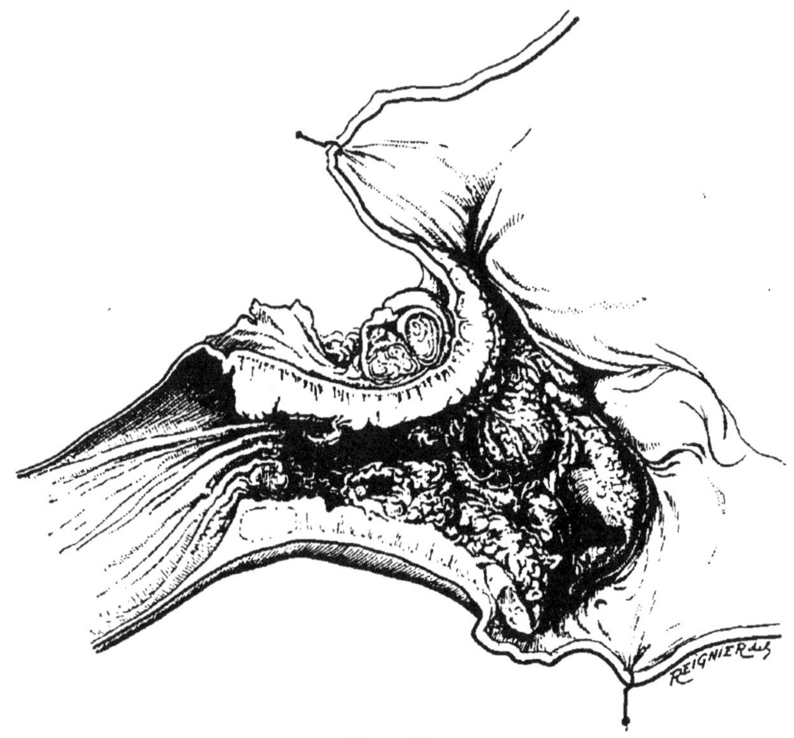

Fig. 47.

Cancer végétant du pylore (d'après une pièce de Brault).
Au niveau de la petite courbure on voit la coupe d'un ganglion envahi par la néoplasie.

de l'estomac et gagnent le péritoine avoisinant : parfois les lésions existent jusque dans le petit bassin et la cavité péritonéale contient du liquide ascitique.

Les avis ont été longtemps partagés au sujet de la nature de la linite plastique. Se basant sur leurs examens microscopiques, sur l'absence de ganglions en dégénérescence carcinomateuse, Hanot, Gombault, Bouveret, ont prétendu que la

linite plastique n'était qu'une variété de gastrite chronique.
Aujourd'hui l'immense majorité des anatomo-pathologistes
pensent au contraire qu'il ne s'agit que d'une forme particulière

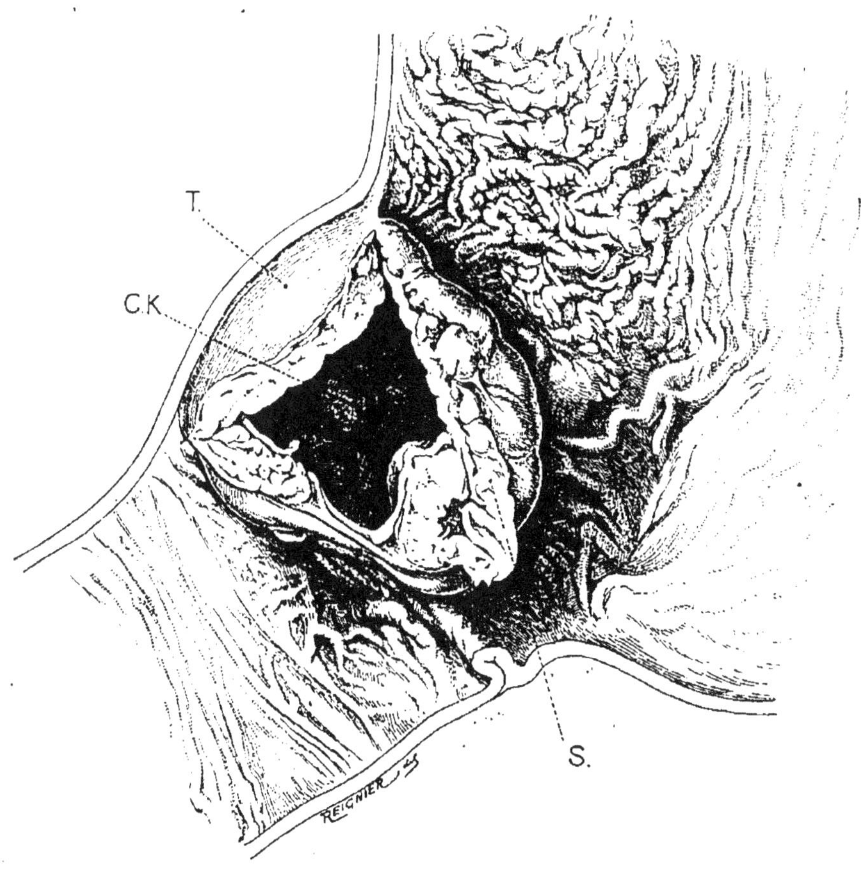

Fig. 48.

Tumeur cancéreuse du pyloro n'occupant qu'une partie
du diamètre de cet orifice.

CK, Vaste cavité kystique située au centre (Dessin d'après une pièce du musée
Dupuytren).

de *cancer squirrheux*, avec un développement extrême du
tissu scléreux.

Après la région pylorique, la région le plus souvent envahie
est la *petite courbure*. Il est vrai que la statistique de Hahn

donne ce siège comme moins fréquent que le cardia, mais tous les faits que nous avons vus plaident contre son interprétation. A ce niveau, le cancer est remarquable, non pas par son extension aux deux faces, qui existe bien, mais surtout par sa

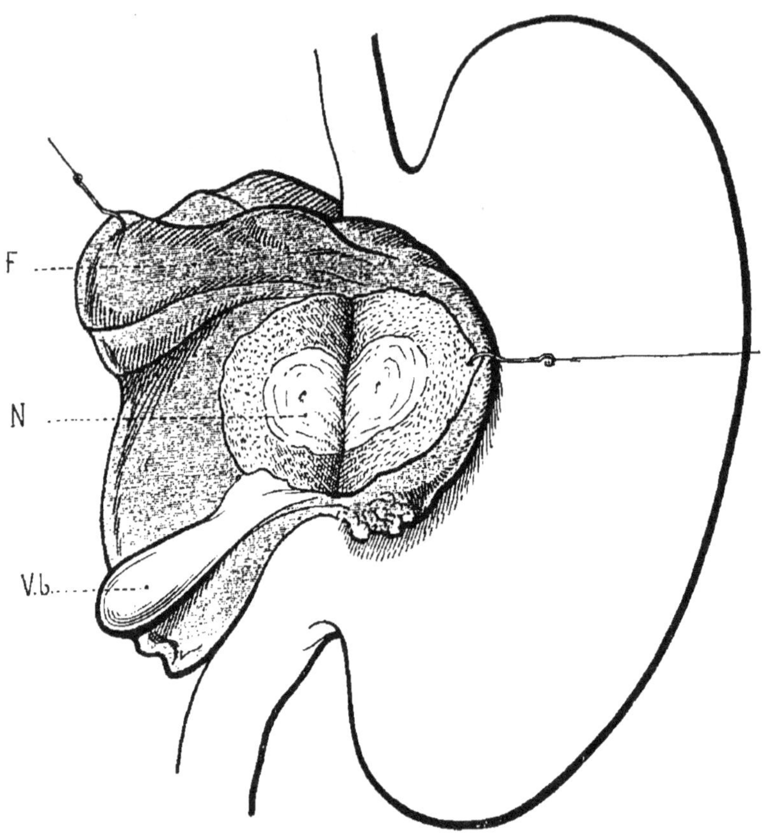

Fig. 49.

Cancer de la petite courbure.

F, Foie. N. Néoplasme. Vb. Vésicule biliaire.

propagation par en haut. L'épithélioma, né sur la petite courbure, a une tendance à suivre cette petite courbure jusqu'au cardia et à descendre vers le pylore, bien avant d'avoir encerclé l'estomac. Le deuxième fait qui nous a frappés dans nos observations est la fréquence et le grand nombre de *ganglions* envahis dans le petit épiploon jusqu'au hile du foie. Au point de vue pratique, ces épithéliomas de la petite courbure ont une importance considérable, parce qu'ils sont *rapidement inopérables*.

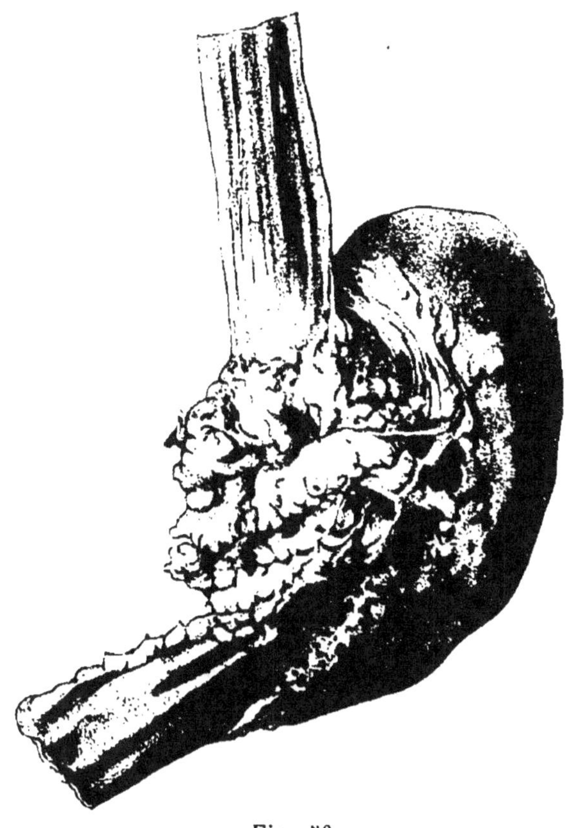

Fig. 50.

Cancer en masse. (Pièce d'autopsie communiquée par M. Desfosses).
La surface de l'estomac presque tout entière est envahie par le cancer.
L'estomac est ratatiné.

Je n'ai rien de spécial à signaler pour le cancer localisé à la *paroi antérieure* ou à la *paroi postérieure* : il est exceptionnel qu'on les rencontre seuls dans les interventions chirurgicales.

Il en est de même de ces *infiltrations générales* de l'organe. qui ne sont pas rares et qui semblent d'emblée se développer

sur les deux faces de l'estomac. Rien ne les caractérise mieux
que le terme d' « infiltration »; il semble vraiment qu'on ait
poussé dans l'épaisseur de la paroi stomacale une injection de

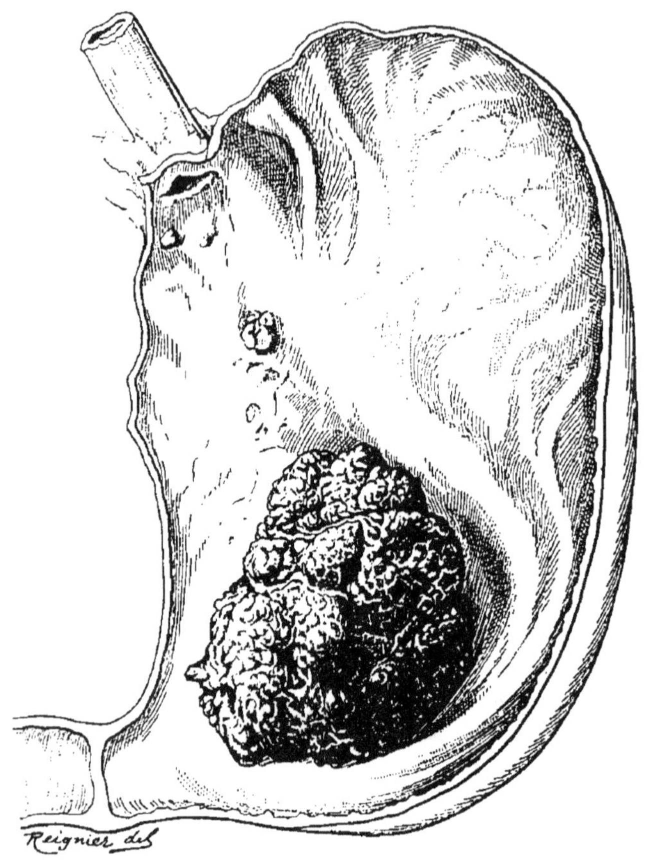

Fig. 51.

Tumeur cancéreuse de la grosseur du poing située à la face postérieure de l'estomac. Cette tumeur était arrondie, parfaitement
délimitée, et légèrement pédiculée. (D'après un modèle en cire
du musée Dupuytren.)

substance granuleuse. Le cancer colloïde affecte spécialement
cette forme (fig. 55, p. 334). La résection totale de l'estomac
est la seule opération logique dans ces cas, d'autant plus que

cette forme de cancer ne paraît pas s'accompagner plus rapidement d'adénopathie secondaire que les autres formes.

Plus importants, au point de vue chirurgical, sont les cancers siégeant au niveau de la *grande courbure*. Ils sont de diagnostic

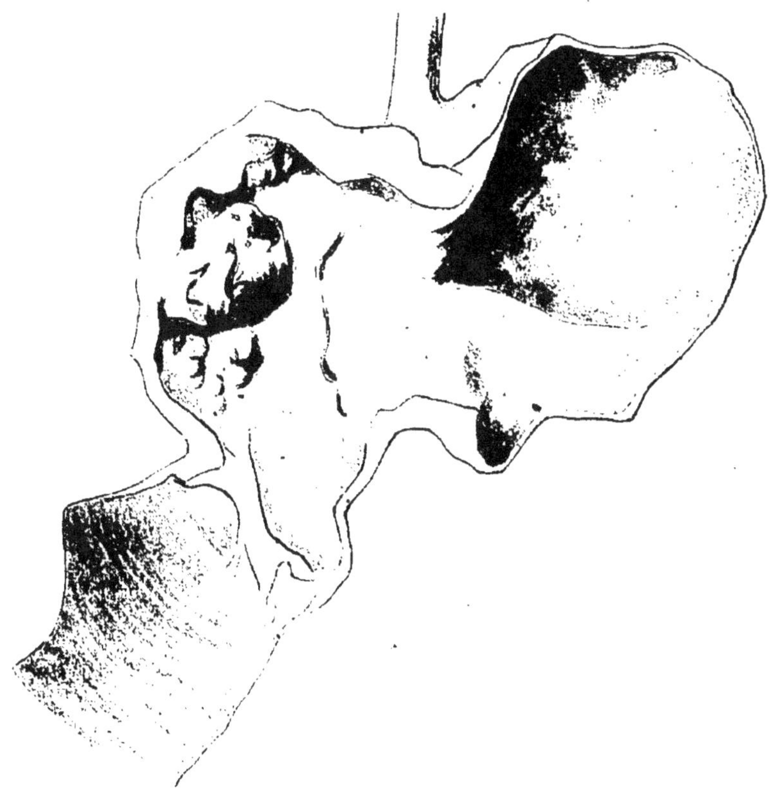

Fig. 52.

Cancer de l'estomac ayant envahi l'estomac et n'ayant respecté que la grande courbure. (Hôpital de la Pitié, pièce personnelle.)

précoce, car ils se présentent sous forme d'une tumeur abdominale mobile, facilement accessible. Malheureusement leur fréquence n'est guère que de 7 p. 100.

Au niveau du *cardia*, le cancer revêt deux formes : la forme *primitive*, localisée exactement à l'anneau œsophago-gastrique et se présentant sous l'aspect d'une véritable bague indurée, analogue à celle du pylore, variété qui revêt une forme clinique spéciale parce qu'elle donne lieu rapidement aux signes de la sténose œsophagienne; la forme *secondaire* n'est pas rare; elle succède généralement à un épithélioma de la petite courbure qui, ayant gagné le cardia, l'entoure et l'enserre, provoquant rapidement des signes de sténose. J'ai vu plusieurs fois cette forme secondaire prise pour un épithélioma de l'œsophage et traitée comme telle. Cette localisation au cardia présente un intérêt tout spécial. Nous avons vu, en effet, que c'est la région *essentiellement fixe* de l'ampoule gastrique. Il est impossible de l'abaisser dans les opérations, et, si nous ajoutons qu'il est profondément situé en haut du dôme diaphragmatique et entouré d'organes particulièrement dangereux à côtoyer, on comprend qu'il soit rapidement au-dessus de nos tentatives chirurgicales. Dans un cas de ce genre, je n'ai pas hésité à abandonner la voie abdominale pour aller attaquer le néoplasme par voie thoracique transpleurale, et, dans une série de recherches faites en commun avec M. Dujarier, j'ai pu voir combien il était facile de remonter par cette voie le grand cul-de-sac de l'estomac, alors qu'il était si difficile de l'abaisser dans l'abdomen.

En résumé, *siège* plus fréquent au niveau du pylore : c'est le vrai cancer chirurgical; siège plus rare au niveau de la petite courbure : déjà le néoplasme est difficilement extirpable en totalité ; au niveau du cardia, rareté du néoplasme et difficulté considérable d'extirpation; enfin néoplasme de la grande courbure facilement accessible, mais malheureusement presque exceptionnel.

2° Structure. — Quel que soit d'ailleurs son siège, le cancer de l'estomac se présente sous des *formes microscopiques* très différentes des formes histologiques. L'étude de ces formes est du ressort de l'anatomie pathologique pure ; nous ne pouvons les décrire que sommairement, en renvoyant pour plus de détails à l'excellent traité de Mathieu.

On peut distinguer *trois grandes variétés* du cancer de l'estomac ; le cancer mou, *encéphaloïde* (p. 337) ; le cancer dur, ou *squirrhe* (p. 337) ; enfin le cancer colloïde, *gélatineux* (fig. 56, p. 335), qui est un produit de transformation des deux variétés précédentes. Ces trois variétés ne répondent d'ailleurs, comme nous le verrons plus loin, qu'à une même espèce anatomique, le plus ou moins de dureté ou de mollesse de la néoplasie tenant avant tout au développement relatif des cellules du cancer et du stroma conjonctif qui les soutient.

Ceci dit, le *cancer mou*, encéphaloïde, revêt l'apparence d'une tumeur saillante dans la cavité gastrique. C'est en général, une *tumeur sessile* à base très large, et dont les bords descendent obliquement pour se confondre avec la muqueuse environnante. Quelquefois, la tumeur est nettement *pédiculée*, s'élevant comme un champignon dans la cavité de l'estomac ; dans ce cas la tumeur est le plus souvent *villeuse*, sa surface se couvrant de végétations allongées qui prennent l'aspect de véritables villosités. Parfois ces masses prennent un développement extraordinaire jnsqu'à occuper une notable partie de la cavité gastrique ; mais beaucoup plus souvent ce développement est arrêté par l'apparition d'une *ulcération* qui, débutant, en général, au centre de la tumeur, s'étend rapidement et peut atteindre toute la surface du cancer. Ses bords, très saillants et évasés en dehors, sont inégaux, souvent ramollis ; son fond est couvert de détritus, de débris alimentaires et, lorsqu'on l'a nettoyé, il présente souvent une surface teintée en noir par de petites hémorragies.

Ces ulcérations du cancer de l'estomac se distinguent en général assez facilement, pour un examinateur attentif, des *ulcères ronds cancérisés* (Voy. à ce sujet : Audistère. De la dégénérescence cancéreuse de l'ulcère rond de l'estomac. Thèse de Paris, 1902, p. 43). Dans l'ulcère cancérisé, une première constatation s'impose tout d'abord : la lésion siège presque toujours au voisinage immédiat du *pylore*, c'est-à-dire au lieu d'élection de l'ulcère simple (plus de 50 p. 100 des cas d'après Lebert). Cette ulcération est généralement *à cheval sur la petite courbure*, en forme de grande selle allongée dans le sens antéro-

postérieur, sa plus grande largeur répondant à la petite courbure. *Unique*, quoique de dimensions variables, la lésion

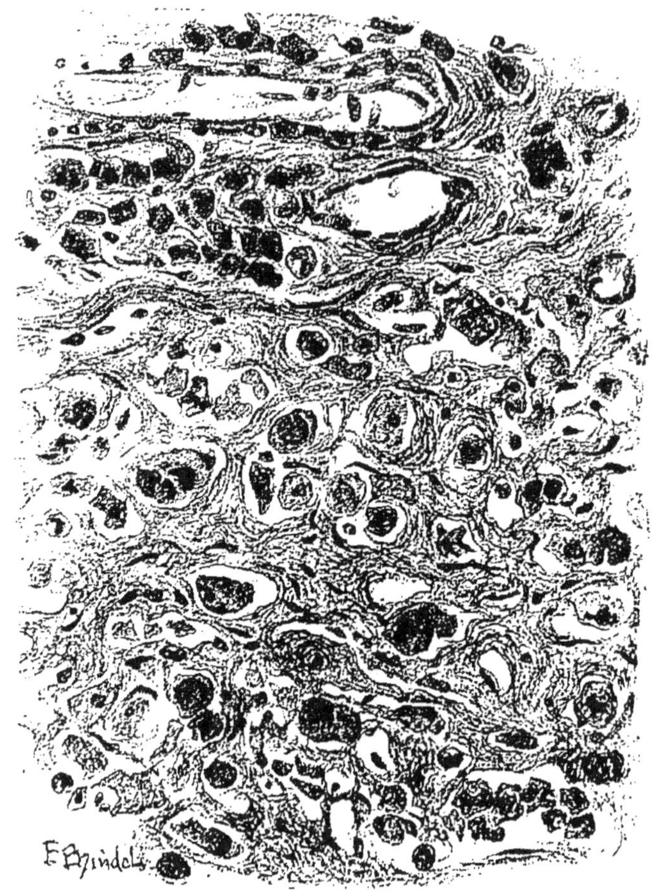

Fig. 53.

Epithélioma atypique de l'estomac ayant envahi la totalité de l'organe. Coupe au niveau de la sous-muqueuse.

On voit que les cellules ont perdu toute apparence glandulaire aussi bien dans
leur forme que dans leur ordination. Elles présentent la disposition dite carcinomateuse. Grossissement : 460 diamètres (coll. TUFFIER).

rappelle, au premier examen, l'ulcère simple, mais l'ulcère
ancien, ayant détruit toute l'épaisseur des parois stomacales,
à fond épiploïque, à bords épaissis et calleux, avec infiltration

des parties voisines. Le fond, ici, est généralement formé par
l'un des organes voisins de l'estomac (pancréas, duodénum,
foie). Ce *fond* est ordinairement *lisse et dur*, comme dans
l'ulcère chronique, au moins *quand l'évolution néoplasique*

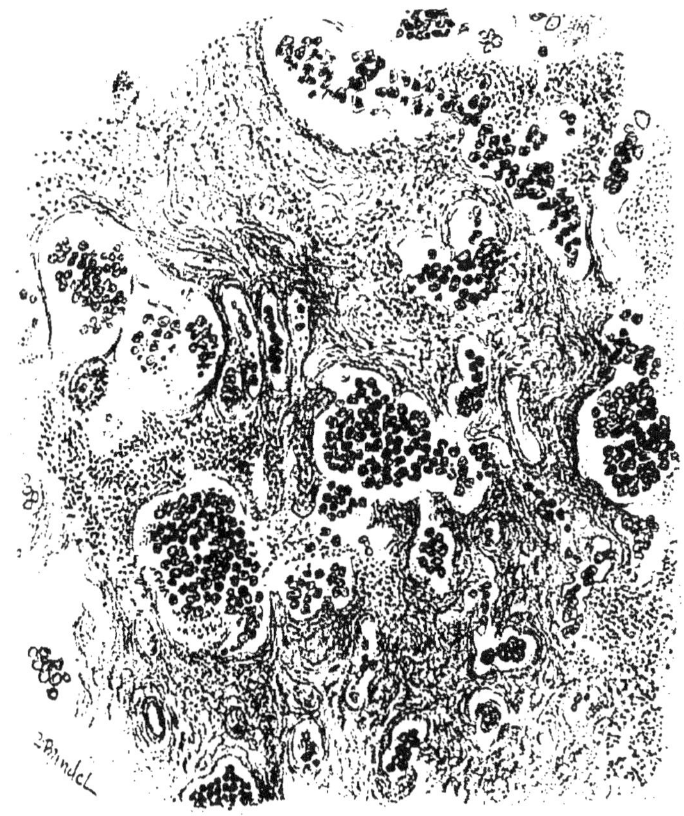

Fig. 54.

Envahissement cancéreux d'un ganglion de la petite courbure.
Même cas que celui de la figure précédente.
Grossissement : 105 diamètres.

est peu ancienne. Dans d'autres cas, on y trouve des inégalités, des bosselures plus ou moins volumineuses développées
sur cette face et formant des nodules résistants enclavés
dans le tissu fibreux ; quand le cancer a envahi largement le

19.

fond, ces nodules sont plus gros, plus abondants. mais jamais

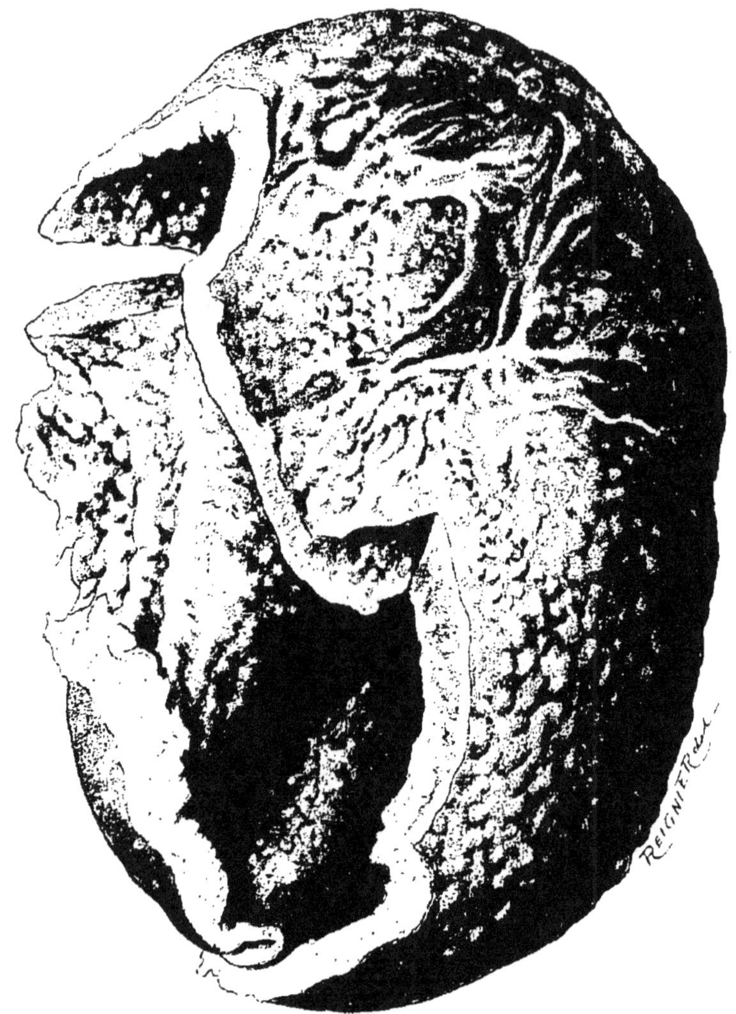

Fig. 55.

Cancer colloïde de l'estomac ayant envahi la presque totalité de
l'organe (pièce opératoire personnelle).

Les parois sont épaissies d'une façon uniforme de sorte que l'estomac ouvert
reste béant. On voit à la surface section des blocs colloïdes qui font hernie,
d'autres apparaissent par transparence comme des grains de riz cuit.

on ne voit de bourgeons néoplasiques analogues à ceux d'un

carcinome primitif ulcéré : l'aspect est, au contraire, tout
différent. Mais ce sont surtout les *bords de l'ulcération* qui
sont caractéristiques. Régulièrement arrondis, d'une épaisseur

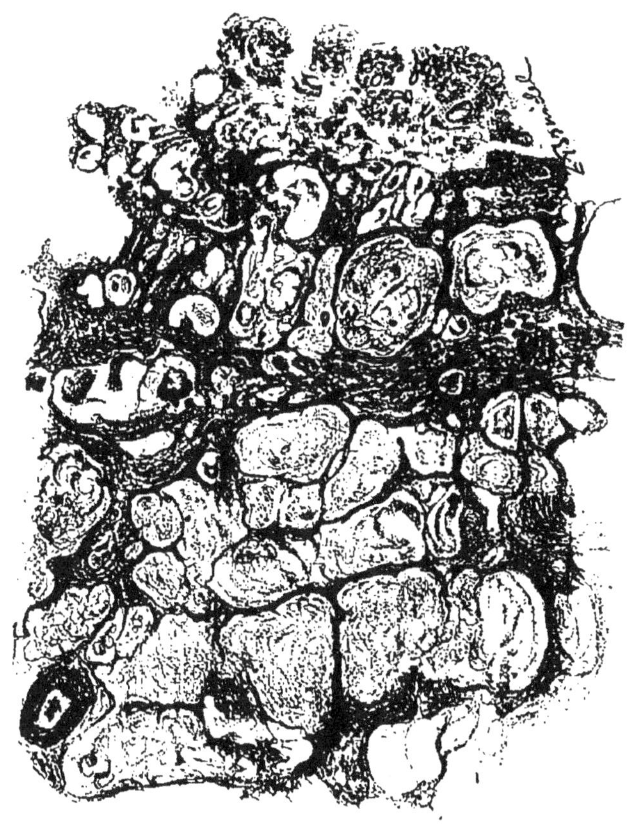

Fig. 56.

Epithélioma colloïde de l'estomac. Coupe de la pièce
représentée figure 55.

Dans les cavités situées en haut de la figure, on aperçoit outre la substance
colloïde qui les remplit, de nombreux lambeaux d'épithélium. Au contraire dans les
grandes cavités situées au-dessous les épithéliums ont presque complètement disparu, et c'est à peine si on trouve dans quelques-unes d'entre elles, une ou deux
cellules à peine reconnaissables. Grossissement : 60 diamètres (coll. Tuffier).

considérable, ils sont taillés à pic du côté de l'ulcère ; du côté
de la muqueuse, au contraire, ils sont en pente douce jusqu'au
niveau de la muqueuse des parties saines. Leur hauteur et

leur épaisseur varient souvent suivant les différents points de l'ulcération. La muqueuse qui les recouvre est boursoufflée, inégale, tomenteuse, ulcérée par places : certains points sont durs, d'autres friables. Quand on voit ces bords hauts et épais, véritable bourrelet de consistance dure, cartilagineuse, avec un aspect calleux, lardacé, reposant sur une base indurée, l'idée de cancer s'éveille aussitôt. A la vérité, il est possible de voir, sur des ulcères simples anciens, non cancérisés, des bords épais, durs et calleux, conséquence d'une réaction inflammatoire prolongée ; mais, dans ce cas, les bords sont plus réguliers, d'une consistance plus égale et moins lardacés ; quelquefois l'examen macroscopique est insuffisant pour prouver la dégénérescence cancéreuse, et il faut alors recourir au microscope.

Le *cancer dur*, ou squirrhe ne se présente pas sous forme d'une tumeur saillante, mais d'un épaississement, d'une infiltration de la paroi stomocale. Cette infiltration peut être plus ou moins étendue, gagner parfois tout l'estomac, mais le plus souvent elle se limite, sous forme d'*anneau plus ou moins parfait, au niveau du pylore* ou du cardia. Dans cette forme de cancer, la muqueuse paraît souvent intacte. Ajoutons que le cancer dur s'associe fréquemment au cancer mou dans un même estomac. A la coupe, le squirrhe, au lieu de se laisser aisément diviser comme l'encéphaloïde, crie sous le couteau et c'est à peine, au contraire du précédent, si on peut, par la pression, faire sourdre quelques gouttes de suc cancéreux.

Le *cancer colloïde* n'est pas autre chose qu'une dégénérescence des deux autres variétés de cancer : il peut donc se présenter sous forme de tumeur ou sous forme d'*infiltration*. A la coupe, on le reconnaît à la matière molle, gélatineuse, colloïde, qui remplit les aréoles du tissu conjonctif. Dans plusieurs pièces nous avons vu la totalité de l'estomac infiltré par un tissu pathologiqué, dur, sclérosé restant béant à la coupe (fig. 55, p. 334).

Histologiquement, les cancers de l'estomac, — encéphaloïde ou squirrhe — sont des épithéliomas : *épithéliomas cylindriques et épithéliomas atypiques ou carcinomes.*

L'*épithélioma cylindrique* est le plus commun. Il se recon-

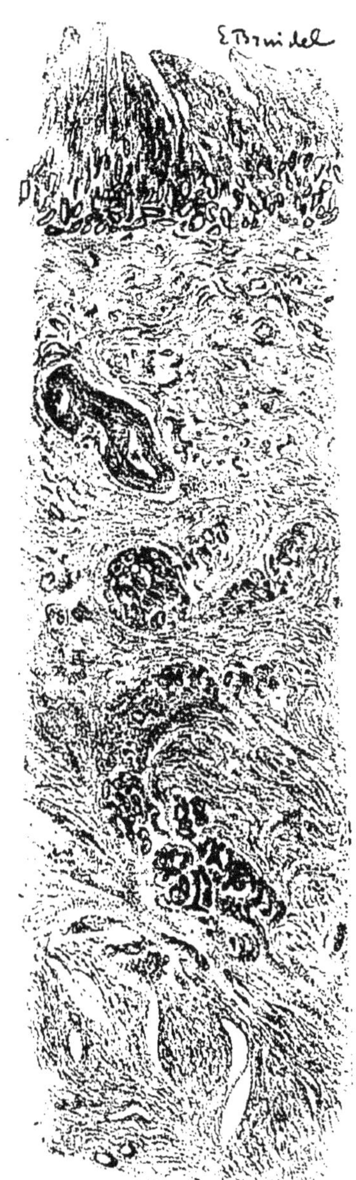

Fig. 57.

Epithélioma cylindrique de l'estomac. Coupe comprenant toute
l'épaisseur de la paroi de la
région pylorique, pour montrer l'envahissement des diverses tuniques par le tissu
cancéreux. (Coll. Tuffier.)

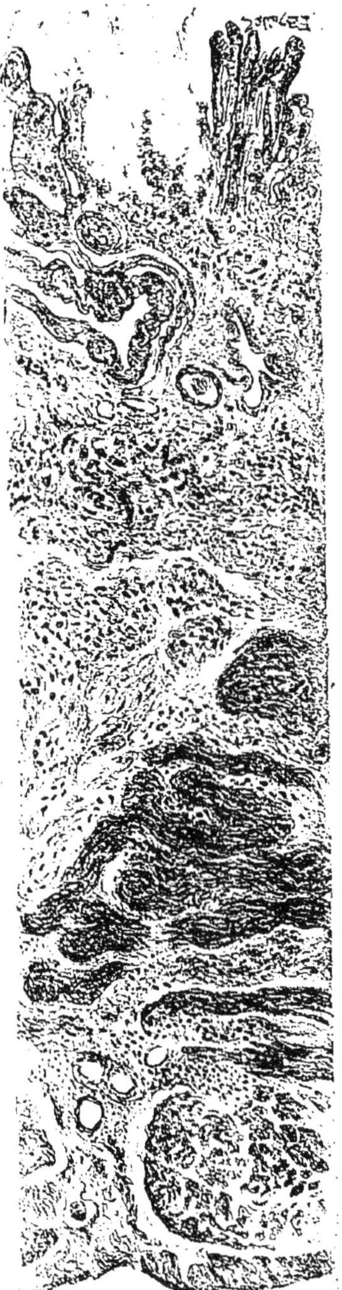

Fig. 58.

Carcinome de l'estomac ayant
envahi toutes les tuniques de
l'organe. Coupe au niveau de
la grande tubérosité.

Les cellules épithéliales apparaissent
disséminées, sans aucun groupement et
séparées par un stroma abondant. Grossissement : 105 diamètres. (Coll. Tuffier.)

naît à un stroma conjonctif plus ou moins dense, enserrant
des cavités de forme variable tapissées de cellules cylindriques
de même forme que celles de la muqueuse gastrique. Suivant
la forme des cavités, les anatomo-pathologistes distinguent

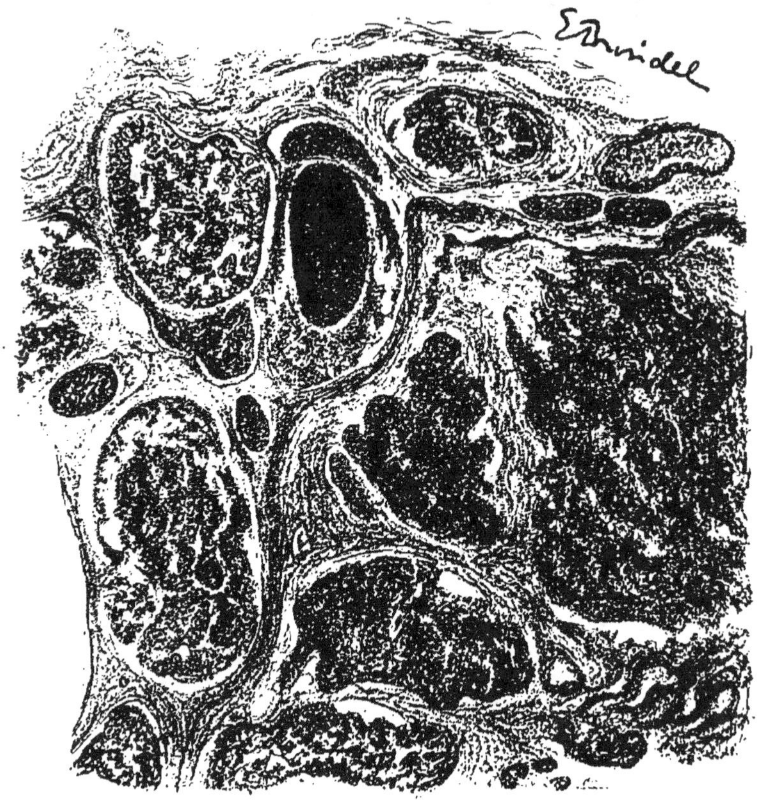

Fig. 59.
Epithélioma alvéolaire à cellules cylindriques modifiées.
Grossissement : 57 diamètres. (Coll. Tuffier.)

plusieurs variétés d'épithélioma cylindrique : épithélioma
alvéolaire (fi. 59), épithélioma tubulé (fig. 60), lobulé, poly-
kystique.

Dans l'épithélioma (fig. 60) *atypique ou carcinome*, le stroma
conjonctif, plus ou moins lâche, plus ou moins dense, ménage
des cavités très irrégulières où sont entassées sans ordre des

cellules à noyau volumineux et irrégulier et qui présentent les formes et les dimensions les plus variables (fig. 53, p. 332).

Dans les tumeurs colloïdes, le tissu de la tumeur, stroma et cellules est transformé en une substance *colloïde*, dont la nature et l'origine sont encore incomplètement élucidées (fig. 56, p. 335).

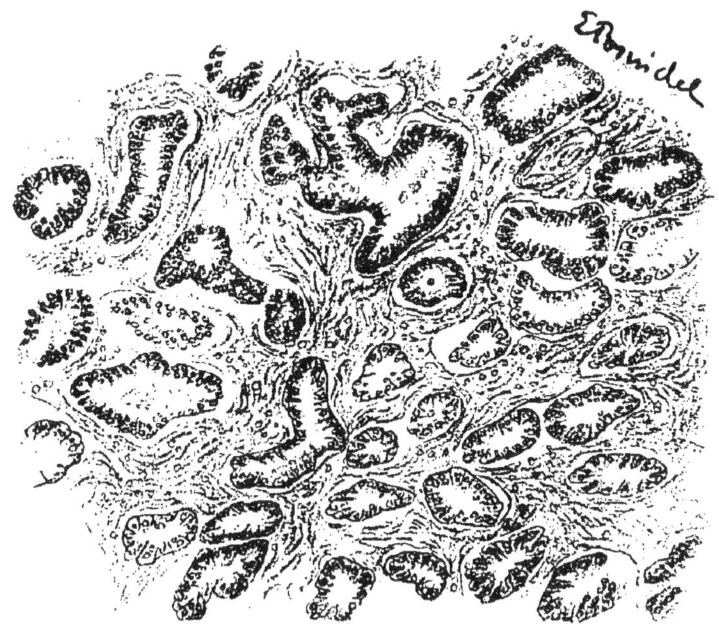

Fig. 60.
Epithélioma tubulé à cellules cylindriques.
Coupe portant sur la sous-muqueuse. — Région pylorique. — Pièce opératoire.
Grossissement : 400 diamètres. (Coll. Tuffier.)

Dans le *cancer secondaire* de l'estomac, qui succède, comme c'est la règle, à un épithélioma pavimenteux de la bouche, du pharynx ou de l'œsophage, il y a toujours, au point de vue histologique, reproduction du type anatomique primitif. (De Castro). Quant à la *linite plastique*, nous ne pouvons que répéter ce que nous avons déjà dit plus haut, à savoir que microscopiquement elle n'est aux yeux de nombreux anatomo-pathologistes qu'une variété de squirrhe; il suffit de chercher pour trouver, en un ou en plusieurs points donnés de la paroi gastrique, des cellules carcinomateuses. La nature cancéreuse de la limite est d'ailleurs confirmée par la clinique.

3° Histogenèse et propagation du cancer de l'estomac. — Tout le monde s'accorde aujourd'hui pour considérer les cancers de l'estomac comme naissant aux dépens de la muqueuse normale de l'estomac ou de ses glandes par prolifération et modifications de ses éléments cellulaires épithéliaux. Ce qui reste inconnu, c'est la cause qui crée ou favorise cette hypergenèse cellulaire spéciale.

Nous sommes mieux fixés sur son mode de propagation — sur place et à distance — (Voy. à ce sujet la *Thèse de* Cunéo).

4° Extension locale du cancer de l'estomac. — Comme tout épithélioma, le cancer de l'estomac s'étend de deux manières : 1° par transformation néoplasique graduelle des éléments homologues de ceux qui ont été le point de départ de la tumeur ; 2° par infiltration des parties voisines.

L'extension du cancer gastrique par transformation néoplasique graduelle des régions adjacentes obéit à des règles qui sont encore mal connues. Ce mode de propagation est d'ailleurs assez restreint. En général, on trouve au niveau de la zone d'extension, toute une série de modifications qui conduisent des lésions de la gastrite à celles de l'épithélioma, en passant par les lésions intermédiaires du polyadénome.

Quant à l'*extension par infiltration néoplasique des régions adjacentes*, elle suit des règles assez fixes que nous devons étudier, en raison de leur importance pratique considérable.

Tout d'abord, les cancers de l'estomac *envahissent progressivement les différentes tuniques*. De plus (ceci s'applique surtout aux cancers du pylore), en dépit de l'uniformité de structure que présente l'estomac, ces néoplasmes de l'estomac ne progressent point d'une façon régulièrement excentrique, mais ils se portent de préférence vers une région déterminée de l'organe, *la petite courbure*, et semblent, au contraire, rencontrer au niveau de la jonction du pylore et du duodénum une barrière qui leur oppose une notable résistance. Passons rapidement en revue ces différents points.

En ce qui concerne le *mode d'envahissement des différentes tuniques de l'estomac*, nous voyons que la *muqueuse* est ordinairement envahie sur une étendue en rapport avec l'âge du néoplasme ; mais il existe, à cet égard, de grandes variétés suivant les différents épithéliomas. Il est souvent d'ailleurs très difficile de préciser *les limites de la muqueuse dégénérée*, les modifications macroscopiques qui traduisent l'envahissement de la muqueuse n'étant pas toujours évidentes. D'une façon générale, cependant, on peut dire que celle-ci est légèrement surélevée et que sa consistance est augmentée ; de plus, elle est de coloration tantôt plus pâle, tantôt, au contraire, plus foncée que celle de la muqueuse saine. — L'envahissement de la *sous-muqueuse* est extrêmement précoce. Les éléments néoplasiques trouvent là toutes les conditions anatomiques pouvant favoriser au maximum leur progression. Aussi cette couche est-elle presque toujours *envahie sur une étendue plus considérable que la muqueuse*. Cet envahissement de la sous-muqueuse se traduit ordinairement par une augmentation de consistance de la surface interne de l'estomac, par l'adhérence de la muqueuse au plan sous-jacent et, à la coupe, par un aspect blanc et comme squirrheux de la zone envahie. Il faut ajouter cependant qu'il est des cas où toute modification macroscopique fait défaut. L'*infiltration est alors réellement larvée*.

La *tunique musculaire* oppose à l'infiltration épithéliale une notable résistance et, dans les cas au début, elle peut présenter une complète intégrité. — L'envahissement de la *séreuse* ou, plus exactement de la *sous-séreuse* se traduit assez vite par des modifications macroscopiques caractéristiques et qui ont une grande importance diagnostique au cours d'une laparotomie exploratrice. Ces lésions de la séreuse affectent d'ailleurs des aspects variés : dans les formes squirrheuses, on aperçoit sous le péritoine des *taches blanchâtres*, bien limitées, de consistance ferme et dont la surface est lisse et légèrement déprimée ; de ces taches peuvent partir des tractus d'aspect analogue creusant plus ou moins la surface de l'organe ; — dans les épithéliomas à dégénérescence muqueuse, les amas sous-péritonéaux ont un aspect *colloïde* tout à fait caractéristique ; enfin les traînées peuvent prendre l'aspect typique *de la lymphangite cancéreuse.*

Ce dernier fait montrer le rôle important que jouent les lymphatiques dans la propagation sur place du cancer de l'estomac, c'est-à-dire dans l'envahissement successif des différentes tuniques ; cependant il est incontestable que cet envahissement se fait surtout par les espaces conjonctifs.

La *progression des cancers du pylore vers la petite courbure* présente une fréquence et une précocité remarquable : tous les chirurgiens, familiarisés avec la chirurgie gastrique, ont attiré l'attention sur ce point. Pour citer des chiffres : sur 11 pièces de cancer du pylore au début, CUNÉO a rencontré 9 fois l'envahissement de la petite courbure. Cet envahissement se reconnaît extérieurement par la présence d'une plaque blanche, nacrée, avec des saillies, dures, et d'où descendent des traînées d'aspect scléreux et des cordons arrondis et bosselés qui ne sont autres que des lymphatiques injectés par le néoplasme ; d'autres tractus montent dans l'épaisseur *du petit épiploon* dont l'insertion stomacale est transformée en une masse scléro-lipomateuse. L'ouverture de l'estomac complète et explique les données de l'examen extérieur : dans certains cas, on voit l'ulcération primitivement pylorique, s'étendre vers le bord supérieur de la cavité gastrique. Cette tendance du cancer de l'estomac à évoluer vers la petite courbure s'explique aisément *par l'envahissement du système lymphatique* dont les troncs collecteurs se dirigent pour la plupart vers les ganglions de la petite courbure ; au surplus, les graves lésions de ces collecteurs sont toujours visibles à l'œil nu.

Les anatomo-pathologistes ont signalé, il y a longtemps, l'*obstacle que la valvule pylorique* semble opposer à la marche du cancer du pylore vers le duodénum ; le fait a été confirmé

depuis par nos opérations. Cependant l'*intégrité du duodénum*
n'est souvent qu'apparente : sur 8 pièces de gastrectomie, en
laissant de côté l'une de ces pièces qui, même à l'examen macroscopique, présentait un envahissement manifeste du duodénum, Cunéo en a trouvé en outre 3 autres qui, avec une intégrité
macroscopique apparente du duodénum, ont montré microscopiquement l'existence de traînées néoplasiques dans la sous-
muqueuse duodénale. Ce désaccord entre les résultats de l'examen macroscopique et l'étude microscopique a été confirmé
par Carle et Fantino dans 3 cas sur 15. Cependant pratiquement, à cause du peu d'étendue des traînées épithéliales
(quelques millimètres), on peut regarder le duodénum comme
restant généralement indemne dans le cancer de l'estomac.

Quelle est la raison de cette indemnité? Elle tiendrait surtout, d'après Cunéo, à ce qu'il n'y a pas continuité, du moins
pas communication facile, entre la sous-muqueuse gastrique
et la sous-muqueuse duodénale : absence de continuité qui
serait le fait de la condensation du tissu cellulaire au niveau de
l'orifice pylorique. Or, on sait que c'est cette sous-muqueuse
qui constitue la voie principale que suit le carcinome gastrique
dans son extension en surface. Mais ce n'est pas la seule, et les
vaisseaux lymphatiques se chargent de fournir aux cellules
néoplasiques, ainsi arrêtées, une voie pour tourner cet obstacle
et envahir le duodénum. D'ailleurs les deux réseaux lymphatiques, du duodénum et de l'estomac, étant tributaires du
même groupe ganglionnaire (groupe rétro-pylorique), l'infection rétrograde des afférents duodénaux est toujours une éventualité possible.

3° Propagation à distance du cancer de l'estomac. — La
propagation du cancer hors des parois stomacales peut se faire :
par la voie lymphatique ; par la voie sanguine ; par envahissement de proche en proche ; enfin par métastases péritonéales.

α. Propagation du cancer de l'estomac par la voie lymphatique. — Cette propagation qui aboutit à des adénopathies parastomacales ou lointaines a été bien décrite dans ses différentes étapes par Cunéo.

Dans une première étape, les cellules néoplasiques détachées
de la tumeur et qui ont pénétré dans les voies lymphatiques
gastriques, gagnent les ganglions qui sont les aboutissants
directs de ces lymphatiques (*adénopathies parastomacales*). Dans
une deuxième étape, les cellules néoplasiques parties de ce
premier relais ganglionnaire envahissent les lymphatiques effé-
rents et gagnent, par cette voie, des groupes ganglionnaires
plus éloignés, plus profonds ou, au contraire, plus superficiels
(*adénopathie à distance*). Nous allons étudier brièvement ces
deux étapes de l'infection ganglionnaire dont l'importance, au
point de vue chirurgical, est considérable : en effet, tant que
le premier relais n'est pas encore franchi, l'intervention chirurgicale curative est encore possible. Cet obstacle forcé, la
dissémination des éléments cancéreux dans le système lymphatique rend impossible toute opération radicale.

L'*infection des ganglions parastomacaux* est excessivement
fréquente et précoce (85 p. 100 des cas, d'après Cunéo).
Rappelons que ces ganglions forment 4 groupes principaux :
groupe *rétro-pylorique*, groupe *sous-pylorique*, groupe de la
petite courbure, groupe *splénique*. Laissant de côté ce dernier groupe, tout à fait accessoire en l'espèce — les cancers
de la grosse tubérosité, qui en constitue le territoire tribu-
taire, étant exceptionnels — on peut dire que l'ordre de fréquence dans l'envahissement des autres groupes est le suivant : *groupe rétro-pylorique* (il faut ajouter que les ganglions
de ce groupe, appliqués contre le pancréas dont ils ont la consistance et la couleur, doivent souvent passer inaperçus, au
cours d'une gastrectomie, lorsque l'augmentation de leur
volume n'attire pas l'attention du chirurgien), groupe *sous-
pylorique* (66 p. 100), groupe de la *petite courbure* (88 p. 100).
Cette tendance du cancer à envahir de préférence les ganglions de la petite courbure s'explique parfois par le siège initial de la tumeur à ce niveau. Mais, en dehors de ces cas
d'ailleurs rares, c'est *surtout dans les cancers du pylore que la
chaîne ganglionnaire de la petite courbure est prise*. Cela n'a
rien d'étonnant, car nous savons que les collecteurs tributaires
de ces ganglions représentent la voie lymphatique principale

de l'estomac. Ce sont presque toujours *les ganglions placés sur le trajet des branches descendantes ou droites de la coronaire que sont atteints les premiers;* ils sont, en effet, les aboutissants directs des lymphatiques pyloriques. Les ganglions appendus aux branches ascendantes ou gauches et les ganglions de la faux constituent déjà un deuxième relais et ne se montrent atteints que plus tardivement.

Pratiquement, il ressort de ce qui précède que, au cours d'une intervention chirurgicale, il est impossible d'affirmer l'intégrité de l'appareil ganglionnaire de l'estomac sans avoir exploré les différents groupes, l'intégrité de l'un n'expliquant en aucune façon l'intégrité de l'autre. *L'examen des ganglions de la petite courbure* a une importance majeure à cause de la fréquence de leur envahissement. Il est vrai que cette recherche n'est pas toujours facile, particulièrement pour ces derniers qui peuvent être englobés par la sclérose péri-néoplasique et il faut alors se livrer à une dissection parfois très pénible.

Certaines variétés histologiques prédisposent-elles plus que d'autres à l'affection ganglionnaire? Sur ce point, des recherches sont encore à faire. Les examens de CUNÉO confirment cependant une notion classique, à savoir que ce sont les formes squirrheuses qui présentent à ce point de vue la moins grande malignité.

Les adénopathies à distance, dans le cancer de l'estomac, sont forcément secondaires à la dégénérescence des ganglions parastomacaux et marquent une étape plus avancée dans l'infection cancéreuse de l'organisme. Contrairement aux adénopathies immédiates, leur intérêt est surtout d'ordre diagnostique et, au point de vue opératoire, elles n'importent qu'en tant que contre-indications. Nous allons les passer rapidement en revue, suivant leur ordre habituel d'apparition.

Le premier groupe atteint est ordinairement celui des *ganglions sus-pancréatiques* qui, nous le savons, se continue directement avec les chaînes parastomacales. L'envahissement des *ganglions du hile du foie* est fréquemment noté aux autopsies, et c'est à cette adénopathie qu'il faut ordinairement attribuer l'ictère présenté par les malades. Elle implique généralement des lésions étendues, contre-indiquant toute tentative de curage ganglionnaire, préconisé cependant par certains chirurgiens mais que je récuse.

L'envahissement des *ganglions du mésocôlon transverse*, également assez fréquemment rencontré aux autopsies, indique souvent une participation du côlon transverse et de son méso au processus néoplasique, c'est-à-dire des lésions qui rendent inutile l'extirpation des ganglions atteints. Certains chirurgiens ont cependant tenté l'ablation de ces ganglions, mais leur tentative a été le plus souvent suivie de lésions des vaisseaux coliques et de gangrène du côlon. L'envahissement des *ganglions mésentériques, lombo-aortiques, iliaques* est rare. L'englobement des troncs veineux (veine cave inférieure, veines mésentériques, veines spermatiques) et leur compression expliquent l'œdème des membres inférieurs, l'ascite, le varicocèle, etc. Les *adénopathies intra-thoraciques* [1], rares d'après GUSSENBAUER et von WINIWATER, ont été signalées, au contraire, comme assez fréquentes par CUNÉO.

De tous les cancers abdominaux, l'épithélioma de l'estomac est celui qui provoque le plus souvent des *adénopathies externes* (22 fois sur 47 cas d'après BELIN) : sus-claviculaires, inguinales axillaires. Sans entrer dans des détails concernant le mécanisme de ces engorgements ganglionnaires externes (envahissement de proche en proche, infection rétrograde, par le canal thoracique), notons seulement que ce sont les *ganglions sus-claviculaires*, et principalement les *gauches*, qui sont le plus

---

[1] RENNER, chez quinze sujets morts de cancer de l'estomac, a procédé à une recherche et à un examen minutieux, au point de vue des métastases, des ganglions abdominaux et thoraciques. Il a trouvé ainsi que les ganglions sous-pyloriques étaient pris dans 60 p. 100 des cas, les rétro-pyloriques dans 42 p. 100, ceux de la petite courbure dans 45 p. 100, ceux du cardia dans 26 p. 100, les sus-pancréatiques dans 49 p. 100, les mésentériques dans 22 p. 100, les lombo-sacrés dans 58 p. 100, les bronchiques enfin dans 41 p. 100 des cas. Conclusion : il faut, au cours des interventions pour cancer de l'estomac, enlever autant que possible tous les ganglions accessibles.

souvent atteints (Troisier); les ganglions axillaires et inguinaux sont beaucoup plus rarement atteints. Il ne faut d'ailleurs pas attacher à ces adénopathies externes une valeur diagnostique aussi considérable que celle que lui accordent encore un grand nombre de cliniciens. Soupault et Labbé ont montré, en effet, que ces adénopathies ne sont pas toujours de nature cancéreuse, mais souvent de nature simplement inflammatoire et parfois tuberculeuse.

Une propagation plus rare est constituée par le *cancer secondaire du canal thoracique*; il se rencontre exceptionnellement et, dans aucun cas, ne se manifeste extérieurement.

β. Propagation du cancer de l'estomac par envahissement de proche en proche. — Le cancer de l'estomac peut envahir progressivement, par contiguïté, tous les organes au contact desquels il arrive : c'est ainsi qu'il peut atteindre *le foie, la rate, le pancréas, le côlon, l'intestin grêle, l'épiploon, la paroi abdominale*. Le péritoine joue ici un rôle important, par les *adhérences* qu'il crée entre la région infectée de l'estomac et les organes voisins. C'est également par des *ensemencements péritonéaux* que se fait en général la propagation sur l'intestin. La tumeur gastrique, après avoir détruit, mangé la séreuse, sème ses cellules en plein péritoine. Ces débris sont ainsi promenés dans tout l'abdomen par le brassement des viscères, il se forme des colonies épithéliales en différents points de la séreuse, qui pénètrent ensuite dans la couche musculaire et enfin atteignent la muqueuse de l'intestin qu'elles ulcèrent (Letulle). La carcinose péritonéale se présente sous forme de petits noyaux, ayant la grosseur d'une tête d'épingle ou d'une lentille et une couleur blanc-nacré ; il y a presque toujours de l'ascite concomitante. Au point de vue chirurgical, les propagations au mésocôlon transverse et au pancréas sont seules intéressantes, car elles rendent l'exérèse très discutable malgré quelques succès opératoires.

Nous ne ferons qu'indiquer le *cancer secondaire de l'ombilic* consécutif au cancer de l'estomac : c'est une propagation qu'on rencontre assez souvent.

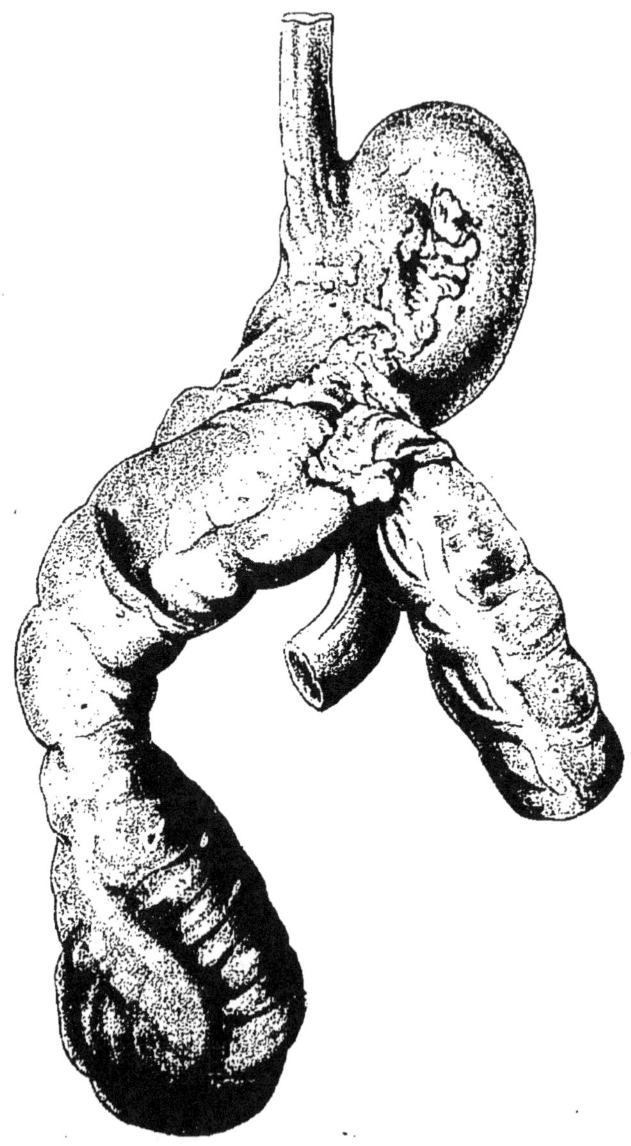

Fig. 61.

Propagation de voisinage du cancer de l'estomac.

Le gros intestin est englobé dans la masse cancéreuse. Le calibre du méso-côlon
est rétréci, le cæcum est extraordinairement dilaté (Pièce d'autopsie).

γ. Propagation du cancer de l'estomac par la voie sanguine.
— C'est là le mode de propagation le plus habituel du cancer de
l'estomac *au foie*. Il se fait par l'entremise de la veine porte : des
bourgeonnements cancéreux, après avoir pénétré dans la cavité des veines stomacales, sont détachés et entraînés par le courant sanguin ; ces embolies vont donner naissance à des
noyaux cancéreux secondaires dans le foie. Cet organe, ainsi
envahi par voie sanguine, est augmenté de volume, souvent
même énorme, et sa surface, irrégulière, présente des nodo-
sités néoplasiques, blanches ou jaunes, de volume variable,
dont la nature cancéreuse apparaît au premier coup d'œil.

SYMPTOMATOLOGIE DU CANCER DE L'ESTOMAC

On peut, à l'exemple des classiques, essayer de donner du
cancer de l'estomac *un tableau clinique prétendant s'appliquer
à la plupart des cas*. Mais l'inconvénient de cette manière de
faire est de laisser souvent le médecin dans l'embarras, car
deux malades peuvent simultanément se présenter à lui porteurs l'un et l'autre d'un cancer stomacal, et affligés cependant de troubles entièrement dissemblables. Les causes sont
nombreuses, en effet, qui modifient l'aspect de la maladie :
siège de la tumeur, structure histologique, extension plus ou
moins grande aux parois de l'organe, âge du sujet, etc., de
sorte qu'une description d'ensemble de cette affection, outre
qu'elle serait diffuse, désordonnée, fastidieuse, présenterait
surtout le gros désavantage de n'être applicable à aucun
malade et se bornerait à dire *Dyspepsie, hematémèse noire,
tumeurs, amaigrissement progressif, teinte jaune paille*.

Il est plus conforme à la réalité des faits de décrire des
formes cliniques du cancer de l'estomac qui sont, comme l'écrit
justement M. Bard, « des subdivisions d'une maladie unitaire
en groupements de cas similaires, assez rapprochés par leurs
caractères symptomatiques essentiels et par leur évolution pour
constituer de véritables unités en possession d'une certaine
autonomie ». Quant à l'établissement de ces formes cliniques,

il doit être fait sur des bases solides et non conventionnelles, qu'on peut diviser en trois classes : 1° caractères macroscopiques de la tumeur surtout, visant son siège, sa topographie stomacale ; 2° caractères histologiques de la tumeur, ces derniers ayant une importance moindre que les précédents ; 3° existence d'un symptôme ou d'un groupe de symptômes tellement marqués et saillants qu'ils donnent à la maladie une physionomie particulière.

M. Bard, dont nous avons adopté la classification, admet trois formes cliniques principales basées sur le siège du néoplasme : 1° des *formes pyloriques,* dans lesquelles prédominent les troubles de sténose pylorique ; 2° des formes *extra-pyloriques,* caractérisées surtout par les perversions glandulaires, les troubles des actes digestifs ; 3° des formes *sous-péritonéales,* plus rares et moins nettement accusées au point de vue clinique.

Des subdivisions doivent être établies, dans les deux premiers groupes surtout, les plus intéressants pour le chirurgien, et il faut y distinguer des *formes typiques,* des *formes frustes,* des *formes larvées.* « Les formes typiques sont celles qui reproduisent dans leur ensemble, et assez au complet pour être facilement reconnaissables, les symptômes cardinaux de la maladie. Les formes frustes sont celles où l'absence de l'un des termes habituels du syndrome enlève à celui-ci quelque chose de sa netteté ordinaire. Les formes larvées sont celles où un symptôme, étranger au type habituel, occupe le premier plan du tableau morbide et met un masque sur la physionomie habituelle de ce dernier » (Bard).

Au point de vue chirurgical, on devrait décrire : un *cancer des orifices* et un cancer des *faces* ou *courbures* formes les moins intéressantes au point de vue chirurgical.

I. — Formes extra-pyloriques

A. Forme typique. — Cette forme est celle que les classiques décrivent comme la plus commune.

Le début en est lent et insidieux, trahi par des troubles dyspeptiques simulant la gastrite chronique : appétit diminué ou
aboli ; digestion ralentie et accompagnée de renvois, de pyrosis ; douleurs vagues à l'épigastre. Peu à peu, le malade s'affai-
blit, il maigrit et entre dans la période d'état de son mal.

Période d'état. — Elle se caractérise par des troubles fonctionnels variés et par l'existence d'une tumeur, qui n'est d'ailleurs ni constante, ni toujours perceptible.

Les troubles fonctionnels sont : douleur, vomissements,
troubles digestifs.

La douleur est un signe très fréquent, mais non absolument
constant. Elle siège en général à l'épigastre, mais peut irradier
à la région vertébrale, à la région costale, etc. Elle peut simuler
la douleur en broche de l'ulcère. Variable dans ses caractères,
depuis la simple pesanteur jusqu'à l'acuité térébrante de
l'ulcère, elle est exagérée par l'ingestion des aliments ou sans
rapport avec elle. La pression sur l'hypogastre la réveille, ou
l'accroît, ou est sans effet, selon le cas. La sédation des phénomènes douloureux, que détermine en général la gastro-entérostomie, montre qu'ils sont dus à l'irritation causée par le suc
gastrique ou par les aliments.

Les vomissements sont inconstants dans cette forme de cancer ;
ils font en général défaut tant que manque la sténose des orifices et l'on voit des malades, arrivés au dernier terme de la
cachexie, porteurs d'une volumineuse tumeur stomacale, et
n'ayant jamais ou presque jamais présenté de vomissements.
Lorsque ces derniers existent, ils n'offrent ni le degré d'abondance, ni la fréquence qui sont de règle dans les cancers sténosants. Les matières vomies sont formées de liquide glaireux
sans caractères bien nets, d'aliments ingérés depuis peu, de
parcelles néoplasiques qui ont servi maintes fois à élucider ou
à corroborer un diagnostic hésitant. *Les vomissements de sang*
sont fréquents : le sang vomi est le plus souvent noirâtre,
comparé à du marc de café parce qu'il a été altéré par un
long séjour dans l'estomac ; lorsqu'il est rendu dès son écoulement et en abondance, il est rutilant, comme dans l'ulcère,
mais cette dernière circonstance est assez rare. L'hématémèse

peut être parfois assez grave pour provoquer la mort. Les hématémèses se reproduisent à des intervalles variables, surviennent sans cause apparente et contribuent pour une large part à l'affaiblissement du sujet. Elles sont suivies souvent de *mélœna*; celui-ci peut d'ailleurs exister sans hématémèse et n'être découvert que par hasard.

Les troubles digestifs occupent une place prépondérante dans la symptomatologie de cette forme de cancer. Ils ne font jamais défaut, tandis que la douleur et les vomissements manquent parfois. L'*anorexie* est constante, portant surtout sur la viande et les matières grasses. La conservation de l'appétit, son exagération même, existent, mais exceptionnellement. La digestion est pénible, lente, accompagnée d'éructations fétides, de vomissements aigres. La bouche est amère, pâteuse, la langue saburrale; la constipation est de règle.

L'interrogatoire qui révèle ces renseignements doit être suivi d'une série de manœuvres méthodiques qui contribuent à étayer le diagnostic.

La recherche d'*une tumeur gastrique* se fait par la palpation. Il résulte de la situation de l'estomac et de ses rapports avec la paroi thoraco-abdominale antérieure que la possibilité de sentir une tumeur stomacale dépend de son siège sur la paroi de l'organe. Perceptible lorsqu'elle occupe une des faces du corps de l'estomac, ou la grande courbure, elle est inaccessible lorsqu'elle avoisine le cardia ou intéresse la grosse tubérosité; elle se cache alors sous les côtes, comme une tumeur de la petite courbure est couverte par le foie.

La tumeur siège en général *à l'épigastre*, à moins que son poids ou l'ectasie gastrique ne l'entraîne plus ou moins vers le pubis. Elle est de volume variable, de consistance dure, peu mobile ou immobile dans le sens vertical, *mobile transversalement* lorsque des adhérences ne l'ont pas fixée aux organes voisins ou à la paroi, indolente au palper en général. C'est une saillie régulière, ou plus souvent bosselée, bien délimitée ou bien *étalée et diffuse;* dans ce dernier cas on doit penser ou bien qu'il s'agit d'un cancer étendu à une large surface de l'estomac, ou bien que l'épiploon est infiltré. Cette sensation de diffusion est très importante car elle indique le plus souvent une tumeur qui n'est plus justiciable d'une intervention radicale. La tumeur se déplace avec les parois de l'estomac, suivant son état de vacuité ou de réplétion, ce qui explique qu'elle puisse tantôt être sensible, tantôt disparaître. L'*insufflation d'air* dans la cavité stomacale exagère la saillie de la tumeur, lorsqu'elle siège à la face antérieure, la masque au contraire quand elle occupe la face postérieure.

La *percussion* montre en général que l'estomac est peu ou pas dilaté ; la dilatation, lorsqu'elle existe, reste modérée et n'atteint jamais les dimensions qui sont de règle dans les sténoses d'orifices. Elle doit être attribuée soit aux troubles dyspeptiques accompagnant le cancer, soit à l'entraînement des parois par le poids de la tumeur.

L'examen doit se compléter par l'*exploration du foie* qui est augmenté de volume, bosselé, en cas de métastase cancéreuse ; de l'*épiploon*, du *péritoine* dont l'atteinte se traduit en général par la sensibilité du ventre et surtout par l'ascite ; des ganglions, surtout des ganglions sus-claviculaires gauches, dont TROISIER a signalé la fréquente augmentation de volume dans les cancers abdominaux en général.

D'autres procédés d'investigation peuvent être employés. L'*insufflation* de l'estomac, dont il vient d'être parlé, peut se réaliser, soit à l'aide de poudres effervescentes (bicarbonate de soude et acide tartrique), soit en insufflant de l'air dans l'estomac avec une pompe d'appareil Potain et une sonde œsophagienne. L'estomac distendu laisse mieux apprécier ses limites ; il met mieux en évidence une tumeur de sa face antérieure ; au contraire une tumeur postérieure devient imperceptible. Si la distension ne se fait pas, on doit penser que les parois sont inextensibles, soit du fait d'une infiltration en masse, du fait d'adhérences étendues, ou par l'existence d'une linite plastique. Cette dilatation artificielle de l'estomac doit être pratiquée avec prudence, car divers auteurs, entre autres MOSES BEHREND, en ont révélé les dangers : hémorragies graves, perforation. (Voy. Exploration de l'estomac p. 431.)

20.

La *gastrodiaphanie* trouvera peu de partisans à cause de l'instrumentation qu'elle exige. *La digastroscopie* ou méthode de Cavazzani sert surtout à diagnostiquer le degré de gastroptose ou de gastrectasie. Le malade étant couché horizontalement sur un lit dur, l'observateur se place à droite du sujet et exerce avec le côté radial de la main gauche une compression modérée, portant sur la région épigastrique et étranglant l'estomac comme un clepsydre; puis il pose la paume de la main droite sur la paroi du ventre. Ceci fait, il invite le malade à faire d'amples et profondes inspirations diaphragmatiques, de façon à provoquer le passage de l'air d'un étage à l'autre de la cavité stomacale à travers le rétrécissement artificiel créé par la main gauche. La rumeur hydropneupatique, le frémissement tactile et le soulèvement de la tumeur gastrique au cours des mouvements respiratoires permettent de déterminer rigoureusement les limites de l'estomac et plus particulièrement la limite inférieure. Les résultats négatifs n'ont aucune signification.

Plus importants sont l'examen du chimisme stomacal et l'examen du sang.

L'*analyse du suc gastrique* donne des renseignements d'une importance capitale qui occupent le premier rang dans l'établissement du diagnostic de cancer. Sur une statistique de 56 cas, MM. Hayem et Lion comptent : 1 cas d'hyperpepsie qui se transforma en moins d'un mois en hypopepsie avec disparition de l'acide chlorhydrique libre; 19 cas d'hypopepsie du premier degré; 29 cas d'hypopepsie dont 13 avec hypopepsie très intense ; 6 cas d'apepsie. 48 fois l'acide chlorhydrique libre faisait complètement défaut; 7 fois il existait à des doses extrèmement minimes. L'acidité était due le plus souvent à l'acide lactique, quelquefois à l'acide acétique, parfois à la coexistence de ces deux acides. *La disparition de l'acide chlorhydrique libre* est donc une des caractéristiques les plus importantes du cancer de l'estomac, elle doit toujours être recherchée et sa constatation, quoique n'ayant pas une valeur pathognomonique, doit faire pencher la balance en faveur du cancer. Cette hypopepsie doit être attribuée à l'atrophie des éléments

glandulaires de la muqueuse gastrique. Or, cette atrophie peut
exister en dehors du cancer, entraînant par suite l'hypopepsie ;
elle peut, par contre, ne pas se rencontrer dans le cancer.
D'où cette conclusion de M. Urbain GUINARD : « nous croyons
donc ne pas nous éloigner beaucoup de la vérité en estimant,
d'après les chiffres précédents empruntés à différents auteurs,
à 20 p. 100 environ la proportion des cancéreux qui présentent peu ou beaucoup d'acide chlorhydrique libre ; il n'en reste
pas moins que les autres, c'est-à-dire 80 p. 100, n'en présentent pas trace ». Inversement la présence d'acide lactique est
un signe d'une grande valeur, mais atténuée par ce fait que
ROSENHEIM, sur six cancéreux, l'a vu disparaître après suppression de la sténose sans toucher au cancer lui-même.

La présence de *longs bacilles* dans le suc gastrique n'a pas
davantage une valeur absolue en faveur du cancer. Il facilite
notablement leur développement, mais toutes les conditions de
stase, toutes les sténoses avec production d'acide lactique le
favorisent également.

L'examen du sang montre des modifications qualitatives et
quantitatives des éléments figurés du sang. Le processus de
coagulation n'est guère modifié. Mais il existe une anémie
prononcée qui tient à l'inanition résultant des troubles dyspeptiques et aux hémorragies. Le nombre des hématies s'abaisse,
quelquefois d'une façon très considérable, jusqu'à un million
et même au dessous. Les *globules rouges* ne sont pas seulement diminués de nombre, mais encore déformés, dentelés,
déchiquetés ; certains constituent ces pseudo-parasistes de
M. HAYEM, formés d'une partie renflée et d'un prolongement
aminci, animé de mouvements d'oscillation et de reptation.
On trouve également des globules nains, des globules géants
et des globules rouges à noyau. La richesse globulaire diminue en même temps, non seulement parce que le nombre des
globules diminue, mais encore parce que chacun d'eux renferme moins d'hémoglobine qu'un globule sain. Les *globules
blancs* augmentent de nombre et de dimension : leur nombre
atteint 15 et 20.000 : les globules à noyaux multiples prédominent (Voy. TUFFIER, Valeur séméiologique de l'examen du

sang en chirurgie, *Ass. franç. de chirurgie*, 1904. Paris). En somme l'hématologie du cancer de l'estomac se caractérise par une anémie prononcée et par une hyper-leucocytose. C'est là, comme nous le verrons, un élément de diagnostic important avec d'autres affections de l'estomac, notamment avec l'ulcère.

Ces modifications du sang entraînent des changements du côté de l'appareil vasculaire : le pouls est généralement petit ; il n'existe pas de souffle anémique du côté du cœur, et, du côté des vaisseaux du cou. on n'observe ni frémissement cataire, ni bruit de diable, ce qui parait dû à la diminution de la masse totale du sang; la constatation de ce fait est importante pour le diagnostic avec l'ulcère.

Du côté des urines on observe une diminution de toutes leurs parties constitutives, surtout de l'urée, ce qu'il faut mettre sur le compte de la dénutrition profonde des malades.

PÉRIODE TERMINALE. — CACHEXIE CANCÉREUSE. — COMPLICATIONS. — Après un temps variable, dont la durée est difficilement appréciable en raison de l'obscurité qui règne sur l'époque où a débuté le cancer, le malade arrive à la période de cachexie, dernier terme de la maladie, peu intéressant pour le chirurgien, car à ce moment le traitement médical est seul de mise. Le malade, profondément amaigri et affaibli, présente une coloration des téguments *jaune sale* qui est assez caractéristique. Il peut succomber par les progrès de la cachexie ou du fait d'une complication : extension du cancer au foie ; extension au côlon transverse avec formation d'une fistule gastro-colique suivie de lientérie ; *envahissement de la colonne vertébrale* ; propagation du péritoine, à la plèvre et au poumon ; propagation à l'ombilic et ouverture à la peau, etc. [1].

[1] M. PINCHART, dans une thèse récente (Lille 1906), signale des cas où le cancer de l'estomac s'accompagne de fièvre.

En dehors des cas, les plus nombreux d'ailleurs, où la fièvre, passagère ou continue, est due à une infection intercurrente survenant chez un malade atteint de cancer de l'estomac (phlébite, périhépatite, péritonite, complications pulmonaires), il y aurait des cas de cancer de l'estomac qui s'accompagnent d'une fièvre de longue durée.

La *perforation de l'estomac* est suivie soit d'une péritonite généralisée, soit d'une péritonite enkystée et d'un pyopneumothorax sous-phrénique, selon qu'il ne s'est pas ou qu'il s'est formé des adhérences autour de la tumeur. Enfin l'infection à distance produit la phlegmasia alba dolens.

Le coma, le tétanie peuvent également mettre fin aux jours du malade ; ce sont des troubles d'origine toxique.

B. FORMES FRUSTES ET FORMES LARVÉES. — Parmi leurs variétés il convient de citer celles qui ont une physionomie clinique plus caractérisée :

La forme cachectique, dans laquelle les symptômes gastriques sont nuls : seule se manifeste une cachexie progressive dont la cause peut rester ignorée jusqu'à la fin. J'ai vu un exemple très remarquable de cette forme qui, en des mains médicales, peut devenir chirurgicale. M. HAYEM m'a fait opérer un homme qui n'avait d'autres symptômes que cette cachexie progressive, mais la formule hématologique indiquait une anémie cancéreuse. Aucun organe ne paraissait atteint. M. Hayem diagnostiqua un cancer de l'estomac que la laparotomie démontra et que je pus extirper.

La forme simulant l'*anémie pernicieuse protopathique*, caractérisée par des hémorragies, la teinte spéciale de la peau, l'absence de souffles cardio-vasculaires, l'abondance des hématoblastes, la rétractilité du caillot ;

La forme cardiaque sténosante qui simule le cancer de l'œsophage et dont la vraie nature n'est décelée que par le cathété-

---

Cette fièvre du cancer de l'estomac est le plus souvent continue et sans baisse sensible de la température le matin. Cependant, dans certains cas très rares, mais aussi très importants, la fièvre peut revêtir le type franchement intermittent, et par ce caractère même, les accès fébriles attirent l'attention du malade et du médecin. Les troubles digestifs sont alors relégués au second plan et le malade vient à l'hôpital en se plaignant uniquement de sa fièvre.

J'ai vu avec MM. Chanffard et Ducamp un malade dont l'état fébrile était si élevé et si continu avec développement d'une tumeur épigastrique si rapide que j'ai pensé à une périgastrite suppurée ; il s'agissait d'un cancer à marche aiguë.

risme de l'œsophage montrant que l'obstacle siège au cardia ou
au-dessous ;

La forme gastro-colique ou *intestinale*, due à l'envahissement
du côlon par le cancer, à la formation de fistules gastro-coliques, d'où l'apparition de troubles intestinaux divers (de lientérie notamment) qui peuvent masquer les phénomènes gastriques. La propagation au côlon peut encore donner lieu à des
troubles d'occlusion intestinale (voy. fig. 61, p. 348).

Enfin il faut citer quelques formes que caractérisent des
métastases précoces, le point de départ gastrique étant seulement soupçonné ou totalement méconnu : métastase dans le
foie, faisant croire à un cancer primitif de cet organe ; métastase péritonéale, d'où ascite qu'on attribue à une cirrhose porte,
à une péritonite tuberculeuse, etc. ; métastase vertébrale ;
métastase pleuro-pulmonaire, simulant un cancer primitif du
poumon, une tuberculose pulmonaire, une pleurésie simple,
volumineuse, adénopathie inguinale paraissant primitive.
Dans tous ces cas, la véritable origine du mal n'est souvent
reconnue qu'à l'autopsie.

II. — FORMES PYLORIQUES

Ce sont les vraies formes chirurgicales.

A. FORMES TYPIQUES. — M. BARD distingue trois formes typiques :

1º Cancer annulaire sténosant du pylore ;

2º Cancer juxta-pylorique avec sténose secondaire ;

3º Ulcéro-cancer prépylorique.

Pour nous ces trois variétés constituent un seul type, le
type pylorique.

1º Cancer annulaire sténosant du pylore. — Cette forme
de cancer est la plus fréquente, comme on l'a vu plus haut,
puisqu'elle représente, à elle seule, *la moitié de tous les cas de
cancers de l'estomac.*

Aux signes du cancer extra-pylorique s'ajoutent les troubles
dus à la sténose, celle-ci étant à la fois mécanique, c'est-à-dire

due à la *tumeur*, et *fonctionnelle*, liée à la contracture du
sphincter.

La sténose entraîne peu à peu la *dilatation de l'estomac ;* et
celle-ci peut être telle que l'estomac occupe entièrement la
cavité abdominale. On a cité il est vrai quelques cas de *sténose
sans dilatation* ou avec une dilatation légère : il s'agit alors
d'une sténose au début et modérée, l'estomac pouvant encore
lutter contre elle par une véritable hypertrophie de ses parois ;
ou bien des crises gastriques douloureuses, accompagnées de
vomissements incessants, amènent l'évacuation constante de
l'estomac ; ou bien encore le pylore est sténosé mais inconti-
nent, d'où il résulte que les aliments ne séjournent pas dans
l'estomac. Enfin l'infiltration en masse de l'estomac peut amener
sa rétraction et réduire sa capacité à des dimensions très
faibles (un gros citron, une orange).

La sténose cancéreuse provoque une *dilatation en général
lente et progressive* sans hypertrophie des tuniques de l'estomac
et même avec atonie de ces parois, ce qui explique l'absence
presque constante des ondes péristaltiques. Les *vomissements*
sont alors espacés, se produisent à d'assez longs intervalles,
constituant une sorte de regorgement par lequel la cavité se
vide partiellement. Si l'on pratique le cathétérisme gastrique
on peut extraire une quantité variable de liquide ; l'atonie
peut même être telle, à un stade avancé de la maladie, que
l'évacuation de l'estomac n'est possible qu'à l'aide de l'aspirateur. Il s'est produit une véritable *asystolie gastrique* analogue à l'asystolie vésicale des grands distendus. Dans les
matières vomies ou retirées par l'aspirateur on reconnaît des
aliments ingérés depuis plusieurs jours et peu modifiés par les
actes digestifs. Il s'y rencontre du sang en quantité variable.

L'analyse chimique du suc gastrique ou des matières bonnes
montre l'existence parfois, au début, de l'hyperchlorhydrie.
qui s'explique par l'excitation de la muqueuse gastrique sous
l'influence des aliments amassés dans l'estomac. Mais. à un
stade plus avancé, *l'apepsie* est de règle, par atrophie des éléments sécréteurs de l'organe.

Les matières vomies, qu'elles soient constituées par des

aliments déglutis depuis un temps variable, ou par des matières glaireuses et filantes, « eaux du cancer », présentent en général une *odeur* fade et écœurante ou bien une odeur répugnante de putréfaction qu'elles doivent aux fermentations

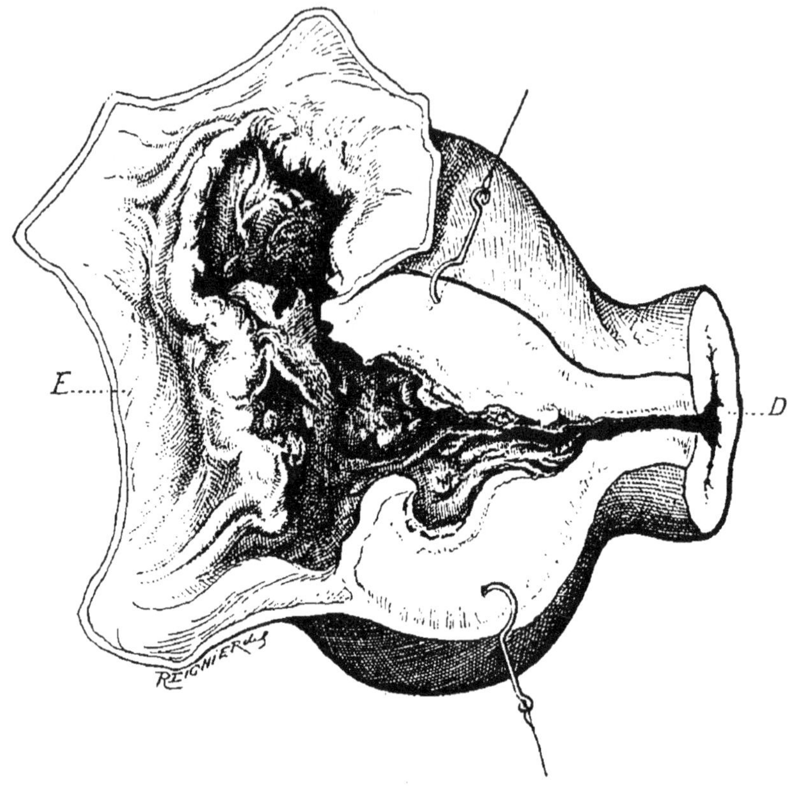

Fig. 62.

Cancer annulaire du pylore.

Pièce opératoire, hôpital Beaujon, observation personnelle.
E. Estomac. D. Duodénum.

butyrique et acétique qui se produisent dans l'estomac. La résorption de ces produits, auxquels s'ajoutent les substances sécrétées par l'ulcère cancéreux, contribuent pour une large part à provoquer la cachexie caractéristique de cette maladie. Entre autres produits, le microscope peut déceler *des parti-*

cules cancéreuses, qui servent à étayer le diagnostic ; mais c'est là une rencontre fortuite.

Les *vomissements peuvent diminuer ou même cesser* complètement à un stade avancé de la maladie, le cours des matières s'étant rétabli, soit grâce à l'élimination d'une portion du cancer, soit par l'établissement d'une fistule gastro-intestinale, en général une fistule gastro-colique.

La *tumeur cancéreuse* n'est pas toujours perceptible au palper, soit qu'elle se dissimule sous le foie, soit qu'elle reste masquée par la contracture de la paroi. Quand elle existe, on la trouve *au voisinage de la ligne médiane*, formant une saillie sur les caractères de laquelle il n'y a rien à ajouter à ce qui a été dit précédemment. Elle est mobile ou adhérente : ce dernier caractère appartient plutôt cependant aux tumeurs inflammatoires qu'aux tumeurs cancéreuses de développement moyen. Cependant le cancer devient adhérent à un stade avancé de son évolution et il est alors difficile de dire ce qui revient à la tumeur gastrique proprement dite ou aux métastases ganglionnaires, hépatiques, épiploïques, etc.

2° Cancer juxta-pylorique avec sténose secondaire. — Cette forme se distingue de la précédente, d'après BARD, par les deux caractères suivants : « d'abord, survenance plus tardive du syndrome de la sténose, des vomissements caractéristiques, qui, au lieu d'apparaître dès le début, comme dans la forme pylorique primitive, sont précédés par une phase assez longue de dyspepsie banale, d'amaigrissement et de perte de forces ; en second lieu, production d'une hypertrophie de l'estomac sans dilatation notable et surtout sans abaissement de la grande courbure. La sténose survenue tardivement chez un malade déjà anorexique, sur un organe déjà envahi par le néoplasme, fixé par des adhérences, ne peut pas exercer sur lui un effet aussi puissant que sur un organe sain, ayant conservé son pouvoir digestif et soumis encore à une alimentation copieuse ».

3° Ulcéro-cancer pylorique. — Cette forme se caractérise anatomiquement par la coexistence de l'ulcère et du cancer. On sait que la majorité des auteurs considèrent le cancer comme succédant à l'ulcère, celui-ci étant cicatrisé depuis plus ou moins longtemps ou bien se trouvant encore en pleine évolution. D'autres, MM. Tripier, Duplant, Bard, etc., estiment au contraire que les deux processus marchent de pair dès l'origine. Peut-être les deux opinions renferment-elles chacune une part de vérité. Car, s'il est des cas où on trouve nettement caractérisées les deux périodes, période d'ulcère, période de cancer, nettement séparées par un laps de temps variable, il en est d'autres où le cancer paraît primitif et où le diagnostic d'ulcère préexistant peut difficilement être établi. Le terme d'ulcérocancer, créé par M. Hayem, a l'avantage de ne rien affirmer sur cette question de la préexistence de l'ulcère. Nous avons dit au chapitre précédent que la greffe d'un cancer sur un ulcère ancien ne présentait aucun doute pour nous.

Dans les cas les plus typiques, on trouve par les commémoratifs les signes d'un ulcère ancien, remontant à dix, quinze, vingt ans et qui paraissait guéri depuis cette époque, lorsque apparaissent les nouveaux troubles dus au cancer. D'autres fois l'ulcère classique se développe chez un sujet d'âge moyen, traîne pendant des années avec des périodes d'aggravation et d'accalmie, puis subitement présente les signes de dégénérescence cancéreuse. Troisième manière : chez un sujet âgé de quarante à cinquante ans surviennent des signes d'hyperchlorhydrie violente, de grandes hématémèses, qui font penser à l'ulcère, qui résistent au traitement le mieux compris. Malgré tout, la cachexie se développe, des métastases apparaissent et rapidement la mort survient, soit par une complication de l'ulcère, soit par le développement du cancer. « La dégénérescence cancéreuse semble non plus une complication, mais une suite d'un seul processus anatomique qui mériterait le nom d'*ulcéro-cancer* à marche rapide ». (Audistère). Enfin, sur un sujet qui présente des signes de cancer pur et simple, l'ulcère coexistant n'est reconnu que par une complication anormale ou, après la mort, par l'étude nécropsique.

A la période d'état on voit marcher de pair les signes propres
à l'ulcère et au cancer, mais avec quelques modifications
qui peuvent faire entrevoir la nature vraie de l'affection.

La douleur est plus violente que dans l'ulcère simple ; elle
est atroce souvent, persistante malgré le traitement employé,
provoquée par l'ingestion de n'importe quel aliment et persistant même en dehors de toute ingestion de liquide. Elle
siège à l'épigastre, s'exagère par la pression même modérée
des mains, rend insupportable le contact des couvertures.
Elle s'irradie dans les régions dorso-lombaire, interscapu-
laire (douleur en broche), dans l'abdomen, dans le membre
inférieur.

Les vomissements apparaissent spontanément ou après chaque
ingestion d'aliments ; ils sont fréquents jusqu'à l'intolérance
gastrique absolue. De plus, caractère important, ils ne calment
pas la douleur, comme dans l'ulcère simple. Ils sont formés
par un liquide très acide, qui brûle la gorge et les lèvres du
patient. A la fin de la maladie, ils s'espacent, deviennent
moins abondants, et laissent, entre des périodes de crises, des
espaces de calme relatif.

Les hématémèses sont fréquentes : on voit des hématémèses
de sang rouge, comme dans l'ulcère simple, et capables d'entraîner la mort du patient ; mais on observe plus souvent les
vomissements noirs marc de café qui, persistants et tenaces,
doivent plutôt faire penser au cancer.

L'exploration de l'estomac montre la sensibilité extrême de
l'organe. La palpation provoque une douleur vive, à tel point
que la contracture de la paroi la rend généralement impossible. On peut sentir une tumeur diffuse due à la tumeur
elle-même, à une zone de périgastrite, ou aux ganglions envahis. L'estomac n'est pas dilaté, ce qui s'explique par l'intolérance gastrique qui provoque le rejet des aliments dès leur
ingestion. C'est seulement à la fin de la maladie qu'on peut
noter une certaine gastrectasie avec clapotage et ondes péristaltiques. Il faudra s'abstenir de pratiquer l'insufflation de
l'estomac qui serait très douloureuse et exposerait à des complications graves, telles que l'hémorragie ou la perforation.

L'examen du chimisme gastrique, qu'on le pratique sur les matières vomies, sur le liquide retiré à jeun ou après un repas d'épreuve, montre une augmentation de l'acidité totale et de l'acide chlorhydrique libre, non seulement au début, à l'époque où dominent les phénomènes de l'ulcère, mais aussi à une période avancée de cancérisation. Il est exceptionnel qu'à l'hyperchlorhydrie du début succède l'achlorhydrie avec fermentation lactique.

Les troubles digestifs diffèrent assez de ceux du cancer ordinaire. L'appétit est conservé, seule la crainte de la douleur empêche les malades de le satisfaire. La constipation est constante, interrompue par des crises diarrhéiques. Le méléena est plus persistant que dans l'ulcère.

Les symptômes généraux appartiennent plus au cancer qu'à l'ulcère. La mort survient par cachexie progressive, aboutissant au coma ou à l'hypothermie, ou bien elle est hâtée par une complication ; hémorragie foudroyante, perforation, abcès périgastrique, métastase hépatique, phlegmasia, tétanie, etc.

B. FORME FRUSTE. — *Cancer annulaire colloïde.* — Cette forme se caractérise par une cachexie intense, par l'absence de vomissements et par une diarrhée continuelle. L'insuffisance du pylore se manifeste par l'impossibilité d'insuffler l'estomac et par la constance du niveau d'eau dans la station debout, quelle que soit la quantité de liquide ingéré (BIANCHI). Dans certains cas cette dégénérescence colloïde est totale et se présente cliniquement sous la forme d'une infiltration générale de la région épigastrique.

C. FORME LARVÉE. — *Cancer cylindroïde sous-muqueux ou linite plastique de Brinton.* — Le tableau clinique de cette affection est assez obscur et le diagnostic en est très rarement établi durant la vie. La véritable limite intéressante pour nous est la *limite du pylore* qui simule exactement la sténose cicatricielle cliniquement et anatomiquement, si bien qu'elle a donné lieu longtemps à une méprise presque inévitable si on ne pratique pas un examen microscopique soigné.

La maladie débute par des *troubles digestifs vagues* communs à toutes les maladies de l'estomac ; plus tard apparaissent des *vomissements* qui surviennent en général *rapidement après l'ingestion des aliments*, au point de faire croire à un rétrécissement du cardia, mais l'exploration œsophagienne montre qu'il n'existe aucun obstacle en cet endroit ; il est rare de voir des signes de sténose pylorique. *La capacité stomacale est diminuée et très réduite*, ce qui rend impossibles l ingestion d'une quantité modérée d'aliments et les tentatives d'insufflation. Les hémorragies sont peu abondantes, ce qui s'explique par le peu de lésions de la muqueuse. Tantôt le malade garde une « fraîcheur remarquable de teint » (TROUSSEAU) ; tantôt il est très amaigri, pâle, anémié, offrant la teinte jaune paille des cancéreux. La région abdominale est en général rétractée ; la palpation y découvre une résistance spéciale, un empâtement diffus de toute la zone épigastrique, ou bien encore une tumeur dure cylindroïde dirigée verticalement ou transversalement, en général haut placée ; la main peut quelquefois la suivre, en déprimant la paroi, sous les fausses côtes ; d'autres fois, elle n'existe qu'au niveau du pylore. Souvent la main ne sent absolument rien, quand l'estomac est rétracté au-devant de la colonne vertébrale. L'examen du chimisme gastrique révèle en général de l'achlorhydrie. A une période avancée on voit apparaître soit des signes d'occlusion intestinale, par envahissement des anses voisines, une ascite par compression porte ou par carcinose péritonéale, de l'ictère par métastase hépatique ou par occlusion du cholédoque, etc. En somme, et d'une façon générale, on peut affirmer que le diagnostic de cette forme de cancer peut difficilement être porté, en raison du peu de netteté des signes cliniques.

III. — FORMES SOUS-PÉRITONÉALES

Dans ces formes, les phénomènes gastriques sont nuls ou presque nuls ; on trouve une tumeur, souvent de l'ascite et des phénomènes péritonitiques ; le diagnostic doit être fait

avec les tumeurs de l'intestin, de l'épiploon, du foie; il est
rare que nous ayions affaire à cette forme.

ÉVOLUTION DU CANCER DE L'ESTOMAC

Marche. — Durée. — Terminaison. — Le cancer de l'estomac a une marche fatalement progressive. La thérapeutique
médicale peut jusqu'à un certain degré et dans certains cas
atténuer ses troubles, ralentir sa marche, mais elle est impuissante à l'arrêter. Certaines causes, les hémorragies fréquentes
ou abondantes, l'inanition provoquée par la douleur, par une
sténose serrée, par les vomissements, accélèrent les progrès
de la cachexie.

Dans les formes moyennes, la durée du cancer, qu'il est
d'ailleurs malaisé de préciser en raison de la difficulté que l'on
trouve à connaître le début exact de la maladie, est de douze
à quinze mois. Mais il est des formes particulièrement lentes,
surtout chez le vieillard, qui évoluent en deux ou trois ans.

Chez les jeunes sujets on observe quelques modifications à
la marche habituelle de la maladie : faible intensité des troubles
digestifs, fréquence moins grande des douleurs et des hémorragies, rareté de la tumeur, absence de la teinte jaune paille,
persistance des forces jusqu'à la fin, sans apparition de la
cachexie. L'œdème et l'ascite s'installent de bonne heure et la
durée totale n'excède pas trois à quatre mois.

Le *cancer des femmes enceintes* prend la plupart des caractères du cancer juvénile. Les vomissements en sont le symptôme dominant et ils sont pris pour des vomissements dits
incoercibles, aussi sont-ils rapportés rarement à leur vraie
cause. Il en est de même de l'œdème qui est précoce et est
également attribué à la grossesse.

Dans les formes normales la mort survient par les progrès de la cachexie, dans l'hypothermie et le coma; ou bien
elle est le fait d'une complication, perforation, hémorragie; ou
bien encore elle est due à une métastase hépatique, péritonéale, pleurale, etc.

Pronostic. — Le pronostic est donc fatal ; seul un traitement chirurgical est susceptible de donner une survie notable ou une guérison durable dans certains cas. Mais ici, comme dans toute thérapeutique armée du cancer, la perfection des résultats dépend avant tout de la *précocité* de l'intervention qui doit être pratiquée avant que l'infiltration du cancer ou le transport au loin des cellules cancéreuses l'aient rendue par avance vaine et illusoire. C'est donc à l'établissement d'un diagnostic précoce que doivent tendre les efforts du clinicien ; les résultats dépendent plus de cette précision et de cette précocité du diagnostic que des détails de la technique opératoire. On peut dire, avec une apparence seulement d'exagération, que la perfection des résultats dépend autant, sinon davantage, du médecin que du chirurgien auquel le premier a confié le malade. Malheureusement le diagnostic ne peut être porté rapidement que chez les malades qui viennent consulter, et pour cela il est nécessaire qu'ils souffrent. Le cancer des orifices provoquant rapidement des troubles gastriques sera toujours plus chirurgical que celui des faces qui reste muet pendant longtemps.

DIAGNOSTIC DU CANCER DE L'ESTOMAC

Diagnostic clinique. — On peut avoir à établir ce diagnostic à deux périodes : au début, le diagnostic précoce étant le plus délicat mais le plus important, et à la période d'état du cancer. Enfin il y a lieu d'envisager à part le diagnostic clinique et le diagnostic opératoire ou laparotomie exploratrice.

I. — DIAGNOSTIC PRÉCOCE DU CANCER

C'est entre *le cancer et la gastrite chronique* que se trouvent limitées les recherches. Voici ce qu'on observe en général : âgé de quarante ans ou plus, un homme se plaint d'éprouver

depuis quelques mois des troubles dyspeptiques variés : anorexie, dégoût pour la viande, douleurs plus ou moins vives,
renvois acides, vomissements muqueux ou alimentaires; de
plus il y a un léger amaigrissement, les forces sont diminuées;
le malade est un peu pâli, son estomac est sensible, dilaté ou
non par les gaz.

Peut-on établir le diagnostic de cancer et quels sont les
éléments qui le permettent?

Est-ce l'étude du *chimisme stomacal ?* On a vu qu'une des
caractéristiques du cancer est d'entraîner l'hypopepsie et
l'achlorhydrie; mais c'est là un fait inconstant. La littérature
médicale fourmille d'observations de cancers arrivés à une
période assez avancée de leur évolution sans que le chimisme
stomacal ait été modifié; en outre l'hypopepsie, si elle peut
se produire plus tard, n'existe pas toujours au début, et c'est
là un élément important qui manque pour le diagnostic. Si
donc il faut tenir grand compte de la constatation de l'achlorhydrie, pour établir le diagnostic de cancer, sa non-exis-
tence ne saurait en rien faire rejeter formellement ce diagnostic.

Je puis vous en citer un remarquable exemple. Un malade
présentant depuis longtemps des troubles hépatogastriques
était regardé comme atteint d'une cholécystite. Ces troubles
s'aggravèrent et son état devint cachétique; on fit une analyse
du chimisme gastrique qui fut nettement en faveur d'un cancer. J'opérai le malade sous les yeux de Chauffard, il était
atteint d'une cholécystite avec adhérences pyloriques. L'estomac était intact.

L'hématologie pourrait servir dans les cas douteux, mais
nous manquons d'éléments qui permettent de fournir sur ce
sujet des preuves convaincantes absolues.

C'est donc par un ensemble de considérations que la vraie
nature du mal pourra être, non pas affirmée mais soupçonnée :
âge du sujet, résistance particulière de l'affection au traitement de la gastrite ou de l'ulcère supposés, amaigrissement
progressif malgré une thérapeutique rationnelle. On n'aura
malgré tout que des présomptions, aussi est-on autorisé dans

ce cas, étant connues la gravité du cancer et la bénignité de cette opération, à pratiquer la laparotomie exploratrice qui permettra de reconnaître la vraie nature du mal et d'opérer assez près du début pour laisser escompter une guérison à longue portée, sinon définitive.

II. — DIAGNOSTIC DU CANCER EN ÉVOLUTION

1° Diagnostic du cancer et de l'ulcère. — L'ulcère offre beaucoup de points de ressemblance avec le cancer; cependant de nombreux éléments de différenciation peuvent être signalés. Le cancer est plus fréquent *après quarante ans* et chez l'homme; l'ulcère se voit plus souvent chez la femme et de vingt à quarante ans. Il est vrai qu'on peut le trouver exceptionnellement chez le vieillard et qu'il a alors une marche très rapide. Les *douleurs* sont moins vives dans le cancer et se présentent moins souvent que dans l'ulcère sous forme de crises gastralgiques. Les *vomissements* de l'ulcère suivent de près le repas et sont suivis d'une sédation plus complète de la douleur ; dans le cancer on note les pituites du matin, « eaux du cancer » ; de plus les vomissements d'aliments anciens lui sont propres, la sténose ne s'observant guère dans l'ulcère en évolution.

Les *gastrorraghies* sont abondantes et rutilantes dans l'ulcère ; fréquentes, peu abondantes, couleur marc de café dans le cancer. Mais ce caractère n'a rien d'absolu, car l'hémorragie foudroyante peut s'observer dans le cancer.

L'*appétit* est conservé dans l'ulcère et les malades, s'ils limitent leur alimentation, obéissent seulement à la crainte de la douleur ; l'*hyperpepsie* est la règle. Quoique on ait cité des cas de cancer où l'appétit était conservé, et où on notait de l'hyperchlorhydrie, ce sont là faits exceptionnels : l'achlorhydrie est plus fréquente et elle constitue un élément de diagnostic des plus sérieux.

L'*examen du sang* fournit des renseignements de grande importance : dans l'ulcère les déformations globulaires n'existent pas au même degré que dans le cancer ; la diminution des globules est en rapport avec la fréquence et l'abondance des hémorragies ; la diminution de l'hémoglobine est en rapport avec la diminution du nombre des globules ; enfin l'hyperleucocytose est moins marquée, à moins qu'il n'existe des lésions de périgastrite suppuré. L'anémie de l'ulcère s'accompagne des souffles cardiaques et vasculaires caractéristiques de la chlorose.

La *tumeur* de l'ulcère est rare ; quand elle existe, elle est diffuse, mal limitée, adhérente et immobile, caractères qui permettent de la différencier assez bien de la tumeur souvent limitée, mobile, dure et mamelonnée du cancer.

Il n'est pas enfin jusqu'à l'*amaigrissement* particulier du cancer qui ne se distingue de l'état de santé de l'ulcère qui reste florissant malgré des troubles sérieux ou qui se relève rapidement par un traitement approprié, tandis que la cachexie cancéreuse progresse sans répit; mais que d'exceptions j'ai vu à cette règle !

2° Diagnostic de la cancérisation d'un ulcère. — C'est là un problème si difficile que BOAS a pu dire qu'on ne faisait ce diagnostic qu'à l'autopsie. Voyons cependant quels sont les signes, qui permettront, l'ulcère étant déjà connu, de soupçonner sa transformation cancéreuse. Il s'agit le plus souvent d'hommes ayant dépassé la quarantaine. *Les douleurs* qui existaient encore ou qui avaient cessé depuis un temps variable, persistent ou *reparaissent* avec un degré d'acuité, avec une ténacité déconcertante. *Elles ne cèdent pas au régime,* à un traitement diéthétique convenable. Les vomissements deviennent incessants. Les gastrorrhagies augmentent de fréquence et d'intensité, de même le mélæna. L'amaigrissement se précipite avec une rapidité que ne connaît pas l'ulcère simple. Si l'*hypochlorhydrie* succède à l'hyperchlorhydrie, éventualité malheureusement rare, on devra penser au cancer, à plus forte raison si on découvre des particules cancéreuses dans les matières vomies. La constatation d'une tumeur est d'une importance relative, car la tumeur peut manquer dans le cancer et se rencontrer dans l'ulcère (MARION). Quant aux signes de sténose, ils servent à localiser le mal au pylore, mais non à préciser sa nature, ulcère ou cancer. On voit donc que c'est seulement par un ensemble de signes que l'on pourra avoir plutôt une présomption qu'une certitude en faveur de la cancérisation de l'ulcère.

3° Diagnostic du cancer sténosant. — *A*. Sténose du pylore. — Il n'y a pas à revenir ici sur les signes cliniques de la sténose cancéreuse. On sait que la dilatation qui en est la conséquence s'établit et se développe peu à peu ; qu'elle se manifeste surtout par une pesanteur vague et continuelle, par des vomissements de plus en plus espacés à mesure que la tolérance de l'estomac devient plus grande. Alors se font de temps en temps des rejets partiels de résidus alimentaires qu'on a comparés non sans raison au déversement du trop-plein dans la miction par regorgement ; *ces aliments sont souvent absorbés depuis plusieurs jours* et à peine modifiés. Si on trouve au début la réaction chlorhydrique, à la longue la réaction lactique s'installe. L'examen physique montre du clapotage, et la dilatation est révélée par les divers moyens usités en clinique : gastrodiaphanie, phonendoscopie, radiographie après absorption de poudres inertes comme le sous-nitrate de bismuth, etc. Le sondage permet de s'assurer que l'estomac contient des aliments ou des liquides le matin, à jeun ; qu'il est difficile d'extraire en totalité le liquide intra-stomacal, l'estomac ayant perdu sa tonicité et l'action du diaphragme s'exerçant incomplètement sur lui ; finalement on ne peut l'évacuer, même à l'aide de la poire aspiratrice (Hayem).

Deux problèmes se posent : reconnaître la sténose et la rapporter à sa vraie cause.

La maladie de Reichmann, ou gastro-succorrhée, est battue en brèche (Voy. *ulcère*). Cependant, le spasme du pylore qui la caractérise trouve des défenseurs autorisés (Robin, Linossier, Lion). Mais les caractères de cette affection la différencient nettement du cancer ; on en peut dire autant de la *dilatation protopathique* par atonie de l'estomac qui cède facilement à un traitement rationnel. La bilocution se juge par la radiographie et l'évacuation stomacale en deux temps.

L'ulcère et le cancer étant les causes principales de la sténose, il faut étayer le diagnostic sur les caractères cités plus haut et qu'il est inutile de rappeler ici. On reconnaîtra l'ulcère cicatrisé par l'anamnèse; de même les sténoses cicatricielles par absorption de liquides caustiques. Les ptoses, les torsions de l'estomac s'améliorent en général par le décubitus dorsal. MAYLARD, nous l'avons vu, a rapporté des sténoses congénitales dues à une sorte d'exagération de repli valvulaire pylorique, si bien que l'orifice permet à peine l'introduction de l'extrémité de l'index. Il s'agit de femmes, de vingt à trente ans, présentant des signes de sténose avec dilatation, que le régime sévère améliore sensiblement; il n'y a jamais d'hémorragie gastrique.

C'est par les phénomènes concomitants qu'on pourra rapporter à leur vraie cause les sténoses par un calcul biliaire, par une cholécystite, par tumeur rénale, par cancer du pancréas. *Les sténoses sous-vatériennes* se jugent par la présence de bile et de suc pancréatique dans le contenu de l'estomac.

STÉNOSE DU CARDIA. — Les symptômes sont ceux du cancer de l'œsophage, mais l'exploration à l'aide des boules olivaires montre que l'obstacle siège au niveau ou au-dessous des limites de l'œsophage.

4º Diagnostic de la tumeur cancéreuse. — Pour établir ce diagnostic, il faut envisager successivement la symptomatologie des diverses affections qui peuvent se présenter au niveau de l'étage supérieur de l'abdomen et procéder par élimination.

Les *tumeurs de l'estomac* ne sont pas mobilisées par les mouvements respiratoires, à moins qu'elles n'adhèrent au foie et à la rate qui s'élèvent ou s'abaissent avec le diaphragme. *L'insufflation de l'estomac* aurait pour MINKOWSKI une valeur diagnostique considérable. Elle repousserait en haut les tumeurs du foie, en bas et à gauche celles de la rate, elle abaisserait ¦celles du côlon et de l'épiploon, couvrirait et cacherait celles du pancréas, rendrait plus saillantes les tumeurs de la face antérieure de l'estomac, déplacerait en bas et à droite celles du pylore, élèverait et rendrait inaccessibles enfin celles de la petite courbure.

Le *cancer du foie* se reconnaît moins à ses signes physiques qu'aux signes fonctionnels qui l'accompagnent : ictère et ascite ou signes d'acholie, mobilité respiratoire.

La *cholécystite calculeuse*, avec péricholécystite, peut déterminer des signes de sténose, mais l'étude des antécédents, l'existence de crises douloureuses, le siège de la tumeur au niveau de la vésicule, l'examen par ailleurs des fonctions de l'estomac qui sont peu troublées, constituent des éléments d'appréciation.

Le *cancer de la vésicule*, se propageant rapidement aux voies biliaires, s'accompagne d'ictère et des signes nets d'obstruction biliaire.

Les tumeurs de l'*intestin grêle ou du côlon transverse*, qu'il ne faut pas confondre avec des masses coprostatiques, se reconnaissent à la prédominance des troubles intestinaux : alternatives de constipation et de diarrhée, selles glaireuses et sanglantes, crises d'obstruction intestinale, enfin les troubles gastriques ne sont pas ceux du cancer.

Les *tumeurs sus-vatériennes du duodénum* seront presque fatalement confondues avec les tumeurs pyloriques, puisqu'elles ont la même symptomatologie ; nous avons vu plus haut les signes caractéristiques des tumeurs sous-vatériennes : présence de bile et de suc pancréatique dans les vomissements.

Le *cancer du pancréas* donne rarement lieu à une tumeur perceptible par la palpation. Il peut provoquer l'apparition du syndrome diabète maigre, avec glycosurie, présence de graisses dans les selles et compression du cholédoque avec ictère progressivement croissant et dilatation de la vésicule. Quant aux *tumeurs du pancréas sans ictère* elles sont particulièrement difficiles à distinguer d'une tumeur de la paroi postérieure de l'estomac. La coprologie peut être d'un grand secours à cet égard (Voy. VILLAR. Chirurgie du pancréas, *Assoc. franç. de chirurgie*, 1905).

5° Diagnostic du cancer à forme anémique ou cachectique. — Les éléments de ce diagnostic ont été remarquablement exposés par M. HAYEM. Dans la forme anémique, les signes objectifs et subjectifs du cancer sont réduits au minimum ; il n'y a pas de tumeur ; on n'observe ni dénutrition, ni cachexie, ce qui distingue cette forme de la forme cachectique. « On n'observe en somme, qu'une anémie intense et un chimisme gastrique particulier. » Les symptômes anémiques peuvent rester seuls jusqu'à la fin, le cancer reste latent et les malades semblent mourir d'anémie ; ou bien après un temps variable, on voit apparaître les signes caractéristiques du cancer de l'estomac.

L'anémie peut, chez les malades de ce genre, reconnaître une double origine. Elle est due parfois à des hémorragies répétées, même si elles ne sont pas abondantes. Ou bien, elle s'installe sans qu'il existe d'hémorragie. L'anémie, d'après HAYEM, ne serait pas attribuable à l'arrêt dans la formation du sang, à l'anhématopoièse, comme dans l'anémie pernicieuse progressive, puisque le sang des cancéreux se fait remarquer par l'abondance des hématoblastes jusqu'à une époque voisine de la mort. Il s'agit d'une « déglobulisation par destruction », et le processus de cette destruction s'explique par l'hypothèse d'une résorption, au niveau du cancer, de poisons destructeurs des hématies. La destruction est d'autant plus intense, que la résorption est plus précoce et plus rapide ; « et si le cancer de l'estomac est un des plus anémiants, cela tient sans doute à ce que la tumeur, vite ulcérée, et envahie par des micro-organismes à cause de son siège spécial, est dans des conditions plus favorables que toute autre à la production de poisons destructeurs des hématies. » (HAYEM.)

Le diagnostic se fait par l'examen du sang que caractérisent, comme on l'a vu plus haut, la rétractilité du caillot, la déformation des hématies, leur pauvreté en hémoglobine ; la fréquence des hématoblastes, les caractères particuliers de la leucocytose, par la teinte spéciale des téguments, par l'absence de souffles cardio-vasculaires. Ces signes suffisent à différencier l'anémie cancéreuse de la chlorose et de l'anémie pernicieuse progressive. La présence de ganglions sus-claviculaires, l'examen du chimisme gastrique pourront dans certains cas confirmer le diagnostic. J'ai signalé précédemment un bel exemple de diagnostic précoce de cette forme.

6° Diagnostic du cancer et de la syphilis stomacale. — La syphilis de l'estomac peut se présenter sous des formes variées et simuler des types définis d'affections gastriques : simuler l'ulcère avec hématémèses, la sténose bénigne de l'estomac sans tumeur, enfin la sténose cancéreuse du pylore avec tumeur (Voy. *Syphilis de l'estomac*, p. 182).

Le diagnostic de la nature vraie de l'affection est difficile et il a souvent été méconnu par des cliniciens très versés dans l'exploration gastrique. Maintes fois une intervention a été pratiquée par des chirurgiens qui croyaient avoir affaire à un cancer et c'est le seul examen histologique de la pièce enlevée qui a permis d'en connaître la véritable signification.

Aujourd'hui qu'on connaît non seulement l'existence de la syphilis gastrique, mais encore quelques éléments de sa symptomatologie, le clinicien a le devoir de diriger toujours ses investigations de ce côté et de ne pas risquer de méconnaître ce genre d'affection contre laquelle le traitement médical est d'une efficacité souveraine. Il faut donc questionner le malade pour savoir s'il n'a pas eu la syphilis. L'examen du chimisme gastrique doit être pratiqué ; ses résultats, variables d'ailleurs, cadrent mal avec l'hypothèse de cancer. L'hématologie donnerait certainement des renseignements importants. Il n'est pas jusqu'à la tumeur, qui généralement diffuse, mal limitée, ne puisse en partie aider au diagnostic. Enfin, en dehors des cas d'urgence où une intervention s'impose, telle que la gastro-entérostomie, il y a lieu, en cas de doute, d'essayer la pierre de touche du traitement mercuriel, associé à l'iodure. Mais ce traitement sera poursuivi peu de temps, car on sait quel coup de fouet l'iodure donne aux cancers en général; si donc, rapidement, une amélioration ne se produit pas, il faut renoncer à cette thérapeutique et en adopter telle autre qu'imposeront les circonstances. A l'heure actuelle les cas de guérison par ce procédé sont assez nombreux pour qu'il ait acquis droit de cité définitif.

7° Diagnostic du cancer et de la tuberculose gastrique. — C'est la tuberculose du pylore qui est la plus susceptible d'être confondue avec le cancer. Or, c'est là une éventualité rare, car MM. RICARD et CHEVRIER, dans leur mémoire récent n'en ont pu colliger qu'un très petit nombre d'observations.

Les phénomènes communs à toutes les sténoses sont au complet. De plus, on peut trouver dans les vomissements, du sang en petite quantité, sous forme de marc de café. L'estomac est dilaté et on trouve souvent une tumeur pylorique ou juxta-pylorique, qui peut être dure, douloureuse, ou former un plastron mal délimité. La ressemblance avec une tumeur cancéreuse est grande et MM. MATHIEU et RÉMOND s'y sont trompés.

Le diagnostic se ferait surtout par l'examen du sang. Car si, dans les deux maladies, il y a hyperleucocytose, on ne voit pas dans la tuberculose les modifications si caractéristiques des hématies subies au cours du cancer. Le chimisme gastrique n'a pas été étudié avec soin dans la tuberculose, mais on voit qu'il y a tantôt hyperpepsie, tantôt apepsie comme dans le cancer. Enfin la tuberculose est plutôt l'apanage de la jeunesse et le cancer celui de l'âge mûr et de la vieillesse (Voy. le chapitre : *Tuberculose de l'estomac*, p. 177).

8° Diagnostic opératoire. — Laparotomie exploratrice. — Il découle de ce qui précède que, si le diagnostic du cancer gastrique est parfois facile, souvent on éprouve *les plus grandes difficultés* à le poser avec certitude, même à une période avancée de son évolution. Or, à ce moment, la question du diagnostic ne présente plus qu'un intérêt spéculatif, pourrait-on dire, sans utilité bien grande pour le malade, puisque la thérapeutique devra se borner à des prescriptions palliatives, sans qu'on puisse espérer enrayer la marche fatalement progressive du mal. Il est bien plus utile de reconnaître de bonne heure la nature vraie de la maladie, de manière à lui opposer le seul traitement efficace, l'exérèse, à une période où elle a encore des chances d'être complète. Mais le plus souvent la clinique est en défaut au début du cancer, les symptômes étant flous, sans netteté, et difficilement séparables de ceux qui accompagnent nombre de maladies bénignes de l'estomac. En raison de cette insuffisance de la clinique, d'une part, de la gravité du cancer, d'autre part, on a le droit et même le devoir de proposer *la laparotomie exploratrice*, chaque fois qu'il existe un doute sur la malignité de l'affection qu'on étudie.

Mais quels seront les faits qui devront armer la main du chirurgien ? Ce sont tous ces signes qui sont, par eux-mêmes et pris séparément, incapables de donner une certitude, mais dont l'ensemble crée un soupçon : âge avancé du sujet, résistance des troubles à un traitement approprié, amaigrissement que rien n'arrête, indications tirées de l'examen du sang, du chimisme gastrique, etc. Il est impossible de fixer une règle, de dire quand la laparotomie exploratrice s'impose, car les cas sont trop dissemblables, c'est affaire d'expérience clinique. Mais un principe doit être établi, c'est que la laparotomie exploratrice, pour être utile, doit être précoce. A plus forte raison doit-on y avoir recours lorsqu'il existe des signes de sténose, puisque la sténose à elle seule crée l'indication d'intervenir. On en peut dire autant des cas où l'existence d'une tumeur dans la région gastrique est manifeste : l'examen direct de celle-ci s'impose, lorsqu'elle accompagne des signes fonctionnels de cancer gastrique.

Le principe de la *laparotomie exploratrice précoce* étant admis, celle-ci doit être pratiquée suivant certaines règles. Elle doit être d'abord inoffensive, c'est-à-dire pratiquée suivant les règles de l'aseptie la plus rigoureuse. Il faut, en second lieu, qu'elle soit instructive : si donc, sur certains sujets profondément affaiblis, on peut se contenter d'une simple boutonnière à l'épigastre, admettant deux doigts explorateurs qui vont reconnaître le pylore et la plus grande partie accessible de l'estomac, boutonnière qu'on ferme de suite, on ne saurait agir de même dans les cas ordinaires. L'avantage de la bou-tonnière est de ne pas affaiblir l'opéré, puisqu'on peut l'exé-cuter à la stovaïne locale et en permettant au malade de se lever rapidement, ce qui supprime les dangers de l'hypostase, mais cette manœuvre, pratiquée sur un sujet affaibli, incapable de supporter une opération plus longue, n'offre guère que l'inté-rêt d'une autopsie sur le vivant et elle nous a paru si rare-ment indiquée que nous ne l'avons pratiquée qu'une seule fois. La laparotomie exploratrice doit se faire *largement*, sous chloroforme, par une incision suffisante, permettant l'explo-ration non seulement de tout l'estomac, mais de ses aboutis-sants lymphatiques, pour en reconnaître l'envahissement, et des organes voisins. Si on ne trouve rien d'anormal on ferme l'abdomen. Si le cancer est reconnu, on continue, sans perte de temps, par une opération appropriée, suivant les cas.

Il n'est pas toujours aisé de dire, une fois le ventre ouvert, *si la tumeur qu'on a sous les-yeux et sous la main, est ou n'est pas un cancer*. Les caractères de la tumeur peuvent prêter au doute; si bien qu'on hésite entre le cancer et l'ulcère, pour ne citer que les deux principales causes d'erreur. Mais la précision du diagnostic importe peu, en l'espèce, car, d'une façon générale, toute tumeur très facilement extirpable doit être enlevée. S'il s'agit d'un ulcère, les avantages de cette manière de faire ne sont applicables qu'à certains cas (Voy· Ulcères). Mais le plus souvent c'est un cancer qu'on enlèvera, car l'ulcère est fréquemment entouré d'adhérences qui le ren-dent inextirpable. Quoi qu'il en soit, la tumeur une fois sup-primée, l'examen histologique interviendra pour établir le diagnostic rétrospectif et le pronostic éloigné.

TRAITEMENT DU CANCER DE L'ESTOMAC

Le cancer gastrique tue par intoxication, ou par trouble mé-canique de la digestion, son traitement doit être chirurgical, toutes les fois que cela est possible. Il a pour but alors *d'en-lever la tumeur* et ses prolongements (gastrectomie partielle ou totale); ou bien il se propose simplement, laissant en place la tumeur pylorique, de *rétablir le cours* des aliments en utilisant les portions saines d'estomac (gastro-entérostomie); enfin, dernière hypothèse, *il crée une bouche au-dessous* de la tumeur (gastrostomie, jéjunostomie). C'est seulement dans certains cas bien déterminés, ou lorsque le malade refuse le secours de la chirurgie, qu'on s'adresse au traitement médical.

I. — TRAITEMENT MÉDICAL

Le traitement médical ne doit être regardé que comme un pis aller, comparable au traitement médical des cancers externes, cancer du sein, de la langue, etc. Ses indications, en dehors des cas où le malade refuse de se laisser opérer, ne sont faites que des contre-indications du traitement chirurgical. Voilà un point qui est acquis aujourd'hui et une notion qui devrait pénétrer dans la masse du corps médical, à savoir que le cancer de l'estomac, comme l'appendicite, est une maladie médico-chirurgicale. Seuls, les malades que le chirurgien abandonne ou refuse d'opérer, devraient aller au médecin.

Sont justiciables du traitement médical les malades incapables de supporter l'opération indiquée, ceux dont la tumeur est *inextirpable* et ne s'accompagne *pas de sténose*, car celle-ci est justiciable de nombre d'opérations palliatives.

Le traitement médical est purement palliatif et ne vise qu'à supprimer la douleur, à activer l'appétit, rétablir les actes digestifs, arrêter ou modérer les hémorragies. Voici les notions médicales qui paraissent actuellement établies :

La *douleur* ne doit pas être combattue par des médicaments, mais plutôt par les lavages de l'estomac et par le régime. Quand elle devient intolérable, on aura recours à la morphine. Les *troubles digestifs* étant en général de nature hypopeptique, on pourra les atténuer par l'administration de ferments digestifs (pancréatine, pepsine) et d'acide chlorhydrique. Le képhyr,

le yoghourt donnent également de bons résultats et sont bien
digérés. Contre les vomissements on emploiera surtout le
lavage de l'estomac, surtout s'il y a dilatation, et le régime.
Contre les hémorragies on prescrira le régime lacté ou képhy-
rique, car les divers hémostatiques habituellement ordonnés,
perchlorure de fer, chlorure de calcium, n'ont que des effets
peu appréciables. L'anémie qui succède aux hémorragies sera
combattue par l'arsenic et le fer.

Enfin on soutiendra l'état général le plus longtemps possible
par une alimentation riche et laissant peu de résidus, viande
cuite moulinée, viande crue râpée, laitage, œufs, purées de
légumes. Si l'intolérance gastrique devient à un moment
absolue, on peut encore prolonger la vie quelque temps par
l'emploi des lavements alimentaires.

Une autre question se pose depuis quelque temps? Est-il
possible de guérir le cancer de l'estomac par la *radiothérapie*,
c'est-à-dire par l'action des rayons de Rœntgen ou par la
radiumthérapie.

On a exécuté la radiothérapie par deux procédés, employés
séparément ou simultanément : à l'aide de grosses ampoules
ordinaires agissant à travers les téguments, avec de petites
ampoules portées dans l'estomac par un tube œsophagien. Des
résultats merveilleux ont d'abord été annoncés, cessation des
douleurs, arrêt des vomissements, fonte et disparition des
tumeurs. Mais outre que l'on doit tenir pour suspects des succès
aussi grands, quand on constate combien les cancers superficiellement placés (nous ne parlons pas des cancroïdes cutanés),
cancers du sein, de la langue, du col utérin, se montrent peu
influencés en bien par ce traitement, les cas publiés ne s'imposent pas d'une façon absolue et ils sont loin de forcer la
conviction. On en peut dire autant des résultats attribués à la
radiumthérapie. Donc, sans nier la valeur de ces deux nouvelles acquisitions thérapeuthiques, qui peuvent être mises à
l'essai, il convient d'attendre de nouveaux faits avant de leur
donner une place plus importante dans le traitement du cancer de l'estomac.

Nous avons essayé la radiothérapie comme adjuvant dans certains cas inopérables. Pour cela nous avons extériorisé le cancer. Nous sommes en effet bien convaincus actuellement que les rayons X n'agissent que sur des épithéliomas superficiels, et que leur échec tient à la profondeur des plans à traverser dans les tumeurs viscérales. Dès lors, si on pouvait rendre superficielles ces tumeurs profondes, peut-être seraient-elles influencées par la radiothérapie. Dans un cas de cancer inextirpable de l'estomac, nous avons fixé l'estomac sous la peau et nous avons traité la surface ainsi superficielle à l'action des rayons X. Cet essai ne nous a donné aucun succès.

II. — TRAITEMENT CHIRURGICAL

Indications opératoires générales. — Le principe de la nécessité du traitement chirurgical étant admis, il est nécessaire à présent de préciser en quoi doit consister l'acte opératoire entrepris. *Les conditions qu'on rencontre sont diverses*, et comme elles la conduite à tenir devra varier. Il est d'abord des cas où les règles s'imposeront les mêmes à tout le monde, car elles découlent des *principes généraux* de la chirurgie. En présence d'une *tumeur nettement délimitée*, mobile et sans adhérences, facilement mobilisable, il est évident que l'exérèse sera regardée par chacun comme la seule manœuvre logique. Au contraire, si la tumeur est tellement étendue, ou si largement *adhérente* à des organes importants que le traumatisme soit au-dessus des forces de l'opéré ou le danger à courir en disproportion avec les chances de succès, on se décidera à la laisser en place, après ou sans tentatives de libération ; et alors, suivant qu'il y aura ou non des signes de sténose, on rétablira le cours des aliments par une opération appropriée ou bien on laissera les choses en l'état et on refermera le ventre. Pour ces cas *l'opinion des chirurgiens est à peu près univoque.*

Où elle varie, c'est dans *ces cas intermédiaires*, qui sont les plus nombreux dans la pratique, où, avec une résistance affaiblie mais non annihilée, le patient porte une tumeur d'extirpation longue et difficile, mais non impossible. Faut-il alors donner la préférence au procédé plus audacieux qui supprime la tumeur et avec elle ses inconvénients ; ou bien, abandonnant tout espoir, doit-on se contenter de rémédier par une opération plus bénigne, la gastro-entérostomie en général, aux troubles les plus incommodants de la maladie. Longtemps les chirurgiens ont été partagés en deux camps, celui des pylorectomistes, celui des gastro-entérostomistes, et si l'accord tend à se faire entre eux, il n'est pas encore parfait.

GASTRECTOMIE. — Ceux qui pratiquent la gastrectomie totale ou partielle, celle-ci étant la plus fréquente et consistant le plus souvent en une pylorectomie, recherchent avant tout la guérison radicale et définitive. Ils ne l'obtiennent pas toujours, mais dans une proportion de cas assez grande, on le verra plus loin, pour justifier leur conduite. Mais alors même que la tumeur a dépassé les limites de leur exérèse, soit dans les ganglions, soit dans l'estomac lui-même, soit dans les organes voisins, la suppression de la surface sanieuse de l'ulcère cancéreux leur donne deux résultats immédiats : la *suppression des hémorragies* et surtout de l'*intoxication* à jet continu du sujet par les exsudats sanieux et fétides que l'ulcère cancéreux déverse constamment dans l'estomac. Aussi observe-t-on que l'état général de ces malades se relève plus rapidement qu'après des opérations plus simples, par exemple après la simple gastro-entérostomie, qui s'exécute plus rapidement, mais qui laisse persister la source d'infection qu'est l'ulcère.

La pylorectomie offre encore, dans certains cas, l'avantage de rétablir le cours normal des aliments, lorsqu'il est possible de faire la suture gastro-duodénale. Sous ce rapport les résultats de la gastro-entérostomie ne peuvent pas être comparés à ceux de la pylorectomie terminée par la suture gastro-duodénale. « Les gastro-entérostomisés sont des infirmes de la digestion », a dit DEFONTAINE ; les raisons qui en ont été données sont nombreuses et sans doute valables dans chaque cas particulier : reflux de bile dans l'estomac ; persistance de la dilatation stomacale ; fixation de l'estomac par des adhérences dans une position vicieuse ; immobilisation de l'estomac par ces adhérences qui en empêchent la contraction normale ; suppression physiologique du duodénum où doit se faire le mélange intime des aliments avec la bile et le suc pancréatique, etc. A cela s'ajoute la possibilité du *circulus viciosus* qui peut par lui-même compromettre le résultat opératoire et entraîner la mort. Je donne ici tous ces arguments en auteur impartial, mais je proteste personnellement et d'une façon absolue contre « ces infirmes » de DEFONTAINE que je n'ai jamais vus, et contre ce fameux circulus que, depuis dix ans, je suis encore à trouver chez mes opérés. En résumé, la gastrectomie ou pylorectomie peut permettre d'escompter la guérison dans un certain nombre de cas ; dans les autres elle supprime l'ulcère cancéreux et ses inconvénients, hémorragie et intoxication ; de plus, terminée par la suture gastro-duodénale, elle rétablit la marche régulière des aliments qui passent de l'estomac dans le duodénum comme à l'état normal.

Mais les partisans de la gastro-entérostomie ont fait à la pylorectomie un procès en règle : ils lui adressent les reproches suivants : la gravité et la mortalité opératoires de la pylorectomie sont plus grandes qu'à la suite de la gastro-entérostomie ; la guérison radicale n'est jamais ou presque jamais obtenue après la pylorectomie et la survie n'est guère plus longue qu'après la gastro-entérostomie ; enfin, l'état de la digestion et l'état général sont aussi bons après la gastro-entérostomie qu'après la gastrectomie. Sans vouloir entrer dans les détails des arguments ni dans la longueur des statistiques qu'il faudrait développer pour montrer ce que ces propositions ont d'erroné, il nous faut toutefois faire connaître les conclusions auxquelles amène l'étude impartiale des faits. Or, ces fait sont tout en faveur des gastrectomies. La gravité opératoire, dans les cas d'extension moyenne du cancer que nous avons en vue, est à peu près la même pour les deux genres d'opération ; s'il y avait même une atténuation de cette gravité, elle serait plutôt en faveur des gastrectomies, quoi que ce fait puisse avoir de paradoxal, mais il s'agit surtout

des gastrectomies les plus favorables, celles où le procédé de
KOCHER (ou BILLROTH 1ʳᵉ manière) est applicable.

Pour la seconde objection, elle perd sa valeur aujour-
d'hui que la chirurgie gastrique est sortie des tâtonnements
de son début et que, le temps aidant, on peut en connaître les
résultats éloignés. Or, il n'est pas de chirurgien, ayant pratiqué un nombre même peu élevé de gastrectomies, qui ne
compte des survies de trois et quatre ans et même plus, et qui
n'ait obtenu des guérisons assez longues pour pouvoir les qua-
lifier de définitives. Pour qui connaît l'évolution fatale du cancer, il n'y a pas de doute que ces résultats suffisent à légitimer
l'exérèse, si peu nombreux soient-ils. La gastro-entérostomie
n'en saurait espérer d'aussi beaux, quoique ses succès soient
incontestables et lui donnent une place fort honorable et qu'il
importe de lui conserver dans la chirurgie gastrique.

Enfin, même dans les cas les moins heureux, ceux où la récidive peut et doit être attendue, l'expérience montre encore
que l'avantage reste à la gastrectomie. Sa supériorité réside
dans ces faits qu'elle supprime les hémorragies mieux que ne
fait la gastro-entérostomie et que, seule, elle met un terme à
l'intoxication partie de l'ulcère cancéreux.

Pour ces motifs *la gastrectomie est le procédé de choix*,
celui auquel il faudra avoir recours le plus possible, celui
dont il faut étendre au maximum les indications.

Mortalité, survie, récidives après gastrectomie. — De nombreux documents ont été publiés par des chirurgiens de
nationalité diverse, ils ont été pour la plupart consciencieuse-
ment réunis dans l'intéressante thèse de LERICHE qui contient
environ 1.300 observations résumées de gastrectomie. Il y a en
somme peu de questions aussi récentes que la gastrectomie
pour lesquelles on pourrait trouver pareille abondance de
matériaux, mais pas plus ici qu'ailleurs les résultats fournis
par l'étude des statistiques ne sauraient être considérés comme
absolus. En l'espèce, de nombreux facteurs viennent les fausser.
Peut-on par exemple faire entrer dans le même cadre le cancer
de l'estomac se réduisant à un nodule pylorique libre d'adhé-

rences et d'adénopathies secondaires, avec celui qui a envahi une large portion de l'organe, qui a contracté une union étroite avec les organes voisins et qui a donné lieu à des métastases nombreuses. A un autre point de vue et quels que soient les caractères de la tumeur, la résistance affaiblie ou conservée du sujet est un élément de succès ou d'insuccès dont l'appréciation est difficile et dont le détail n'est pas spécifié dans les statistiques. A ces éléments et à quantité d'autres, qu'il serait fastidieux d'énumérer, s'ajoute un facteur important, le chirurgien. A mesure qu'un chirurgien multiplie ses interventions, qu'il connaît mieux, non seulement les indications mais encore la technique de la gastrectomie, sa statistique s'améliore. Dans ces conditions, on ne peut indiquer, d'une façon même approximative, dans quelle proportion un sujet gastrectomisé a des chances de guérir ou de mourir. Le succès dépend surtout du choix judicieux des indications et de la perfection de la technique. Mais il existe une foule de conditions qui, quoique d'importance secondaire et quoique souvent méconnues, sont agents de succès ou d'insuccès. Ainsi s'explique ce fait que le même chirurgien, quoique obéissant toujours aux mêmes règles touchant les indications, et suivant la même technique, voit souvent pour sa propre statistique se succéder des séries noires et des séries blanches qui tour à tour le désespèrent et l'encouragent à persévérer.

L'étude des statistiques produit cependant quelques fruits. Nous allons, d'après Leriche, essayer d'indiquer ce qu'elles nous apprennent relativement à la question qui nous occupe.

De 1898 à 1901, la *mortalité opératoire* varie, suivant les chirurgiens, de 14 à 68 p. 100 avec une moyenne de 34 p. 100, mais actuellement elle s'est considérablement abaissée grâce à l'application plus stricte de l'asepsie et au perfectionnement de la technique opératoire. W. Mayo arrive à 9,5 p. 100 pour 63 interventions avec 6 morts du 1ᵉʳ janvier 1904 en avril 1906, et il admet que la mortalité des *cas opérables* est de 10 p. 100, celle des *cas favorables* de 5 p. 100, cette conclusion nous paraît se rapprocher de la vérité.

Il importe surtout de connaître *les résultats éloignés*, de savoir ce que deviennent les gastrectomisés. La statistique nous apprend que 50 p. 100 *meurent ou présentent une récidive à brève échéance*, et en majorant de 10 p. 100 cette moyenne, pour tenir compte des malades perdus de vue, on arrive à un chiffre qui paraît sensiblement exact : 60 p. 100; mais il faut bien noter que dans la plupart des cas la récidive se développe dans la muqueuse elle-même, qu'elle est la continuation de l'évolution locale du cancer et que le perfectionnement de la technique permettant des ablations plus larges, est appelé à améliorer ces résultats[1].

Chez d'autres malades, la récidive est plus lointaine :

Dans le courant de la première année, chez 79;

Dans le courant de la deuxième année, chez 55;

Dans le courant de la troisième année, chez 24.

Mais, même après ces récidives, le malade peut encore vivre de douze à vingt-six mois, c'est donc malgré tout un résultat appréciable pour le patient.

Lorsque la récidive occupe l'estomac lui-même, elle s'accompagne rarement de signes de sténose. Ce qui domine la scène clinique, c'est le retour de la cachexie après une période de santé florissante, les troubles dyspepsiques caractéristiques et l'apparition d'une tumeur. Il faut sans hésiter pratiquer une nouvelle laparotomie et se comporter suivant les conditions anatomiques rencontrées. On aura rarement l'occasion de pratiquer à nouveau une résection, mais une gastro-entérostomie ou une jéjunostomie pourra être indiquée.

En pratiquant sans hésitation la laparotomie chez les opérés de cancer gastrique on a pu rapporter à leur vraie cause des accidents qu'un examen différent aurait pu faire attribuer à la récidive. Il s'agissait en réalité d'*occlusion de la nouvelle bouche* soit par sténose cicatricielle, soit par inflammation de voisinage, mais sans cancer. Dans ces cas le plus simple est

---

[1] Il faut donc bien s'entendre sur le terme *récidive* qui ici, comme dans toute la pathologie du cancer, est dévié de son sens primitif : une récidive dans la muqueuse n'est ici qu'*une continuation du mal* grâce à une opération incomplète, une récidive dans la cicatrice n'est le plus souvent qu'une *greffe opératoire*.

de créer la dérivation des aliments par la gastro-entérostomie, c'est ce que j'ai fait deux fois chez une même malade.

Mais là ne sont pas tous les résultats de la gastrectomie dans le cancer de l'estomac. LERICHE a réuni 93 cas de *survie sans récidive* après trois ans [1] et plus : chez une de mes malades. l'opération date de sept ans, il y en a chez qui elle date de dix, onze, douze ans, et même seize ans dans un cas de KOCHER. Il n'est donc pas osé de parler de guérison du cancer gastrique.

Les opérés de gastrectomie présentent tous les attributs d'une bonne santé. Ils ont engraissé, ils se nourrissent indifféremment de tous les mets et ils ont repris leurs occupations passées. L'alimentation doit être *fractionnée* dans les premiers temps et les repas ne peuvent être trop copieux sans provoquer de la gêne, de la pesanteur ou des vomissements. Peu à peu la tolérance s'établit et l'opéré fait ses repas comme tout le monde. Quand la gastrectomie a été *partielle* rien d'étonnant à ce que la portion d'estomac respectée puisse en se dilatant jouer le rôle de réservoir qui lui est dévolu. Mais quand la gastrectomie a été *totale*, les choses se passent-elles de la même manière ?

Les autopsies donnent des résultats variables. C'est ainsi que dans un cas de SCHUCHARDT où, après résection presque totale de l'estomac, il ne restait qu'une très petite partie du cardia qui fut unie au duodénum, on trouva à l'autopsie l'estomac indemne de récidive et tel que sa capacité avait presque atteint le volume normal. L'examen histologique démontra que cette dilatation s'était effectuée en grande partie aux dépens du cardia et, pour une faible part, aux dépens du duodénum.

La constatation inverse fut faite dans un cas de SCHLATER où la résection de l'estomac avait été totale et où l'œsophage dut être abouché dans la première portion du jéjunum. Il n'existait aucune dilatation ni sur l'œsophage ni sur le duo-

[1] La durée de trois ans n'est pas suffisante pour affirmer la guérison, mais après cette période la récidive est beaucoup plus rare.

dénum formant diverticule et faisant office d'estomac. La portion sous-diaphragmatique de l'œsophage avait une capacité

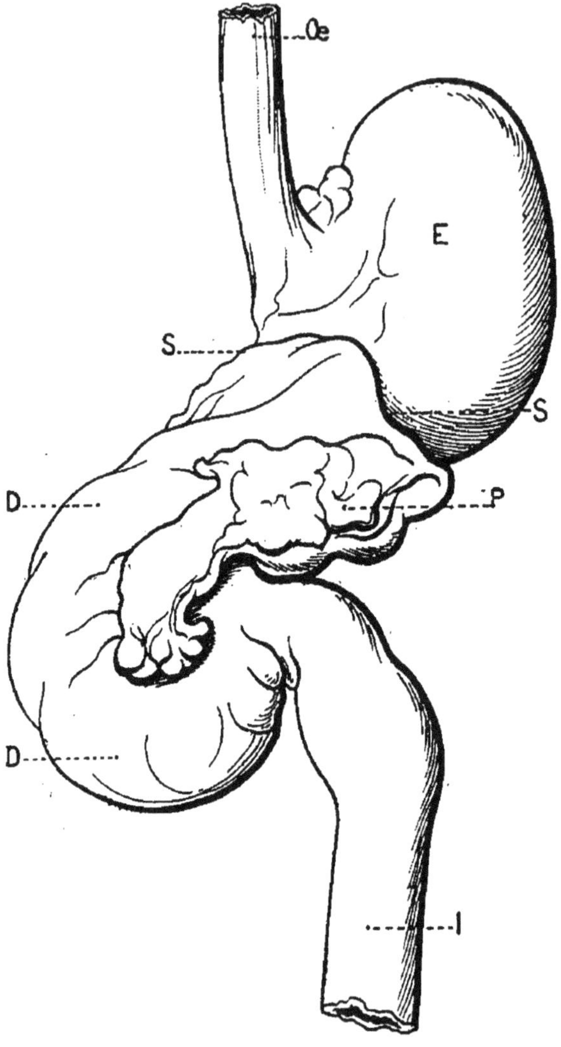

Fig. 63.

Gastrectomie subtotale, résultat après 2 mois (TUFFIER).

de 100 centimètres cubes, alors que le malade avait pu ingérer jusqu'à 300 centimètres cubes de substances alimentaires sans éprouver le moindre malaise. On ne peut expliquer ce fait que par le passage immédiat dans l'intestin des aliments ingérés.

Ce même auteur avait étudié auparavant les actes digestifs chez un malade privé d'estomac. Pour ce qui concerne la digestibilité des substances albuminoïdes plusieurs analyses chimiques portant sur les matières fécales et les urines ont montré que l'utilisation des matières azotées se faisait d'une manière voisine de la normale; les urines contenaient une proportion d'indoxyl et de scatoxyl voisine de la normale, ce qui prouve que les fermentations et putréfactions intestinales ne sont pas plus actives que dans les conditions physiologiques. Il s'est produit à diverses reprises des vomissements, quoique le sujet n'eut pas d'estomac, ce qui est la reproduction de la célèbre expérience de Magendie sur l'animal. Enfin, il n'existe pas d'acide chlorhydrique dans les matières vomies, naturellement, mais de l'acide lactique, et on y trouve aussi des ferments pancréatiques, la trypsine en particulier.

Une étude plus complète a été faite par J. Thiers des modifications qu'entraîne *la pylorectomie* sur l'ensemble de l'économie. L'état général s'améliore rapidement; le poids du corps augmente dans des proportions parfois considérables. L'anémie s'atténue dans une certaine mesure ; l'examen du sang révèle une augmentation sensible du nombre des hématies et de la teneur en hémoglobine. Les douleurs disparaissent, de même les éructations fétides et les vomissements. L'appétit revient et les malades reprennent très vite l'alimentation commune. Les selles sont normales et régulières ; la quantité d'urine émise en vingt-quatre heures est augmentée et sa constitution se rapproche de la normale. La dilatation d'estomac disparaît ou s'atténue de façon notable. L'absorption stomacale se fait aussi bien qu'avant l'intervention. L'iode, après ingestion d'iodure, peut se déceler dans la salive au bout de quinze à vingt minutes.

Le nouvel orifice de communication gastro-intestinale semble former un appareil d'occlusion parfait : la sonde montre que les aliments séjournent dans l'estomac un temps normal ; l'insufflation montre la continence de l'orifice pylorique, l'air ne passant pas dans l'intestin. *Le nouveau pylore fonctionne comme un pylore normal.* Il est commandé par la digestion et ne s'ouvre qu'au moment où, les aliments ayant subi l'élaboration nécessaire, le travail digestif est terminé. Cette évacuation de l'estomac après la pylorectomie est rapide : l'estomac est vide une heure et demie après le repas d'épreuve. On ne trouve plus le matin les liquides résiduels, la suppression de l'obstacle pylorique les a fait disparaître ; mais l'hypopepsie ou l'apepsie qui existait persiste ordinairement. Dans deux cas sur trois on ne trouvait que des acides de la série grasse, acides produits par des fermentations ; dans le troisième, ceux-ci avaient disparu et le type chimique s'était sensiblement relevé et rapproché de la normale. Ce dernier résultat heureux semble avoir été dû à la précocité de l'intervention qui fut pratiquée avant toute métastase ganglionnaire et alors que les glandes de la muqueuse étaient encore relativement saines.

GASTRO-ENTÉROSTOMIE. — La gastro-entérostomie ou gastro-entéro-anastomose consiste à établir une communication entre l'estomac et l'intestin de manière à dériver le cours des aliments qui n'ont plus ainsi à emprunter la voie pylorique obstruée par la tumeur cancéreuse.

Les indications de la gastro-entérostomie sont presque exclusivement faites des contre-indications de la gastrectomie, c'est-à-dire que, cédant le pas à cette dernière, elle n'est pratiquée que dans les cas où l'exérèse de la tumeur est irréalisable. C'est là un point sur lequel il est inutile de revenir, le parallèle entre la gastrectomie et la gastro-entérostomie ayant été fait plus haut et s'étant trouvé tout à l'avantage de la première de ces deux méthodes.

L'anastomose gastro-intestinale, pour être justifiée, doit être utile et possible. Utile, c'est-à-dire qu'elle doit répondre à un besoin ; En effet, on ne songera pas à l'établir, si, le cancer étant inopérable, le cours des aliments n'est pas entravé. Elle s'impose, au contraire, quand il y a *sténose pylorique* entravant la nutrition.

Pour qu'elle soit possible enfin, il faut qu'on trouve sur une des parois de l'estomac, au-dessus et à distance suffisante de la tumeur, une *région saine*, indemne de l'infiltration cancéreuse, où la suture puisse être faite correctement, sans que la sténose de la nouvelle bouche soit à craindre à trop brève échéance. Ce sont là des conditions qu'on trouve très souvent, aussi la gastro-entérostomie est-elle presque toujours possible.

Gastrostomie. — La gastrostomie n'est indiquée que dans les cas où la tumeur occupe le cardia ou la portion supérieure de la grande courbure et où, du fait de son siège, elle est inextirpable.

Des tentatives assez nombreuses ont été faites pour enlever le cancer du cardia, mais elles se sont heurtées à des difficultés de technique considérable. Ces difficultés tiennent au siège profond de la tumeur, placée au creux de la coupole diaphragmatique : les manœuvres d'ablation de la tumeur et de restauration du tube digestif sont rendues pénibles par cette situation de la tumeur, par l'obstacle que crée la saillie du thorax chez certains sujets, par la gêne qu'apporte le foie, surtout par la difficulté d'abaisser l'œsophage, lorsqu'on est obligé d'en réséquer une certaine partie et par le danger qu'il y aurait à blesser les plèvres si une dissection large de la tumeur devait être poursuivie.

En l'état actuel de la chirurgie on a plutôt une tendance à abandonner les essais d'opération radicale et à se contenter d'un traitement palliatif qui vise à tourner l'obstacle, c'est-à-dire à pratiquer une gastrostomie, comme on fait pour le cancer de l'œsophage, dont le cancer du cardia emprunte pour une si large part la structure histologique et la symptomatologie.

La gastrostomie doit, dans ce cas, être préférée à la jéjunostomie, car elle rétablit mieux que cette dernière les conditions physiologiques de la digestion ; en effet, les aliments, par leur séjour régulier dans l'estomac, subissent les modifications chimiques normales et, de plus, par leur passage dans le duodénum, provoquent une sécrétion naturelle de bile et de suc pancréatique dont l'action se poursuit dans les conditions analogues à celles de l'état de santé.

JÉJUNOSTOMIE. — La jéjunostomie consiste à aboucher le jéjunum à la peau, de manière à permettre l'alimentation du cancer. MAYDL la pratiquait systématiquement à la place de la gastro-entérostomie.

Cette opération ne doit pas être opposée à la gastro-entérostomie : l'une et l'autre intervention a ses indications propres, et il n'y a pas lieu d'élargir le domaine de la jéjunostomie aux dépens de la gastro-entérostomie ou réciproquement.

La jéjunostomie s'impose quand une exploration attentive de l'estomac et de ses connexions a montré que la pylorectomie et la gastro-entérostomie sont également irréalisables. Les conditions de cette réalisation ont été assez longuement indiquées plus haut pour qu'il soit inutile d'y revenir.

La jéjunostomie sera donc pratiquée toutes les fois que l'estomac, inextirpable naturellement, est infiltré au point qu'on ne trouve pas de région saine où l'anastomose puisse être établie, ou lorsqu'une région saine encore existante est tellement voisine de la tumeur que l'envahissement de l'anastomose doive s'imposer dans un avenir rapproché. Elle est encore de règle dans les cas fréquents où l'estomac est petit, ratatiné, ou adhérent, au point de ne pouvoir être attiré au dehors : c'est là une condition indispensable pour la bonne exécution d'une gastro-entérostomie, sans laquelle cette opération, d'ordinaire bénigne, devient d'une gravité exceptionnelle. Il faut encore citer quelques conditions plus exceptionnelles qui peuvent obliger le chirurgien à créer une jéjunostomie : telles la coexistence d'un cancer du pylore et du cardia, du pylore et de l'œsophage. Enfin, s'il s'agit d'un sujet trop profondément débilité, la jéjunostomie, opération d'une conduite rapide et facile, semble devoir être préférée à la gastro-entérostomie, dans les cas surtout où cette dernière doit être rendue plus laborieuse par l'existence d'adhérences, par la rétraction des parois gastriques ou pour toute autre raison.

Quels sont, par contre, les inconvénients de la jéjunostomie ?
Ils sont au nombre de deux principaux. D'abord l'opéré est
obligé de se sonder pour se nourrir. C'est là un ennui évident,
d'autant plus qu'au début, au moins après l'exécution des procédés sommaires et simples de jéjunostomie, on ne peut pas
introduire plus de deux ou trois cuillerées de liquide sans
voir le surplus refluer par la fistule sous l'influence des contractions intestinales. Sous ce rapport la gastro-entérostomie qui
donne au sujet l'illusion d'une guérison absolue, sans infirmité,
se montre bien supérieure à la jéjunostomie et elle mérite le
pas sur cette dernière, lorsqu'elle peut être exécutée.

En second lieu la bouche intestinale peut n'être pas continente. C'est là un inconvénient que l'on a cherché à éviter en
cherchant des procédés plus perfectionnés et plus compliqués
de jéjunostomie. Mais la perfection et la complication se font
aux dépens de la rapidité, et il faut souvent agir vite. Même avec
les procédés les plus ingénieux la continence peut n'être pas
obtenue, le liquide intestinal irrite la plaie et la peau voisine,
la bile et le suc pancréatique s'écoulent par la fistule, ce qui
contribue à affaiblir le sujet.

Par la jéjunostomie l'estomac est mis au repos plus complètement que par la gastro-entérostomie, voilà qui n'est pas
niable. Il en résulte un ralentissement notable dans l'évolution
de la tumeur, comme on l'observe à la suite de la colostomie
pour cancer du rectum. Les douleurs, les vomissements, les
hémorragies cessent ou sont très atténuées ; grâce à l'alimentation par la fistule intestinale, qui peut être progressivement
augmentée, l'état général se relève [1]. Enfin on peut voir les phénomènes spasmodiques qui entrent pour une si grande part

[1] M. Lempp a publié un très important travail sur la valeur
de la jéjunostomie.

Le mémoire de M. Lempp a pour base 68 cas de jéjunostomie
provenant de la pratique du professeur von Eiselsberg, de 1894
à 1903 : de ces opérations, 44 ont été effectuées dans le cancer
de l'estomac, 18 dans l'ulcère et ses complications, 5 à la suite de
brûlures étendues de l'œsophage et de l'estomac, 1 pour une linite
plastique.

Pour Lempp, la jéjunostomie dans le cancer n'est qu'une dernière

dans la constitution de la sténose pylorique s'amender au point
que l'alimentation par la bouche devient en partie possible :
de la sorte les malades peuvent prendre par la fistule jéjunale
les aliments utiles à leur nutrition et absorber par la bouche
ceux qui flattent davantage leur goût ou leur caprice.

Les *indications de la jéjunostomie* sont les contre-indications

intervention palliative dont la survie moyenne est d'à peu près trois
mois et dont la mortalité postopératoire est assez élevée (38,7 p. 100).

En cas d'ulcères, la jéjunostomie est indiquée dans les ulcères
compliquées : ulcères calleux pénétrants, ulcères de la zone cardiaque avec estomac en sablier, ulcères avec périgastrite adhésive
généralisée, ulcères avec hémorrhagies considérables, répétées et
menaçantes pour la vie, ulcères avec perforation. La fistule jéjunale
est également utile dans toutes les circonstances où la résection et
la gastro-entérostomie seraient les interventions de choix, mais se
trouvent contre-indiquées par la faiblesse du malade, en particulier
dans les gros ulcères calleux très étendus, lors d'hémorrhagies
graves, de perforation de l'estomac dans un viscère voisin, de
communication gastro-colique, par exemple. En dernier lieu, elle
peut rendre des services après échec des opérations radicales ou de
la gastro-entérostomie.

Cette jéjunostomie est temporaire, mais elle doit toujours être
longtemps maintenue.

Dans les grandes brûlures, de l'œsophage, de l'estomac et du
pylore, l'abouchement du jéjunum à la paroi a fourni de précieux
résultats ; il doit être pratiqué de bonne heure ; si l'on trouve, chez
un blessé très affaibli, avec des brûlures œsophagiennes et pyloriques, l'estomac très gonflé, il convient de combiner à la jéjunostomie le premier temps de la gastrostomie pour évacuer le contenu
gastrique. Ultérieurement on procède à la dilatation progressive de
l'œsophage, on remédie au rétrécissement pylorique par l'opération
plastique, la résection ou la gastro-entérostomie, et la bouche jéjunale est alors supprimée.

En ce qui concerne la technique opératoire, notons que parmi les
68 cas relatés par M. Lempp, 65 fois on a recours au procédé de
M. von Eiselsberg, 2 fois à celui de Maydl, 1 fois à celui d'Albert ;
dans ces trois derniers faits, la continence était incomplète ; dans
les 65 jéjunostomies selon M. von Eiselsberg, 4 fois seulement il y
eut un fonctionnement anormal de la fistule ; 61 fois celle-ci fut
continente pendant toute la durée de l'observation clinique.

Sur les 44 jéjunostomies pour cancer, la mortalité est dans les
trente premiers jours de 23, soit 51 p. 100 et la survie moyenne a
été de quatre-vingts jours.

de la gastro-entérostomie, envahissement des deux faces de l'estomac par le néoplasme. libération très difficile d'attirer à la surface une partie saine de l'estomac, où l'on puisse aboucher l'anse intestinale, tout à fait exceptionnellement enfin, très mauvais état général, fistule gastro-colique nécessitant l'exclusion de l'estomac.

Dans ces cas-là on ne saurait bien entendu s'attendre à des résultats brillants [1], mais comme en somme le chirurgien n'a pas le choix, la jéjunostomie constitue un pis aller qu'il a le droit d'employer.

En somme les indications de la thérapeutique chirurgicale dans le cancer de l'estomac se posent nettement à l'heure actuelle, on doit les résumer ainsi :

1º La *gastrectomie* est l'opération de choix, elle a fait ses preuves, on est en droit d'en attendre de bons résultats.

2º La *gastro-entérostomie* est une bonne opération, mais elle ne peut prétendre qu'à être palliative, à ce titre elle doit céder le pas à la gastrectomie.

3º La *gastrostomie et la jéjunostomie* ne doivent être pratiquées que si la gastro-entérostomie n'est pas possible.

BIBLIOGRAPHIE
DES AUTEURS CITÉS DANS CE CHAPITRE

AUDISTÈRE. De la dégénérescence cancéreuse de l'ulcère de l'estomac. Thèse de Paris, 1902.

BARD. Formes cliniques du cancer de l'estomac. *Semaine médicale*. Paris, 1904, nº 34.

BOUVERET. Symphyse gastro-colique, *Revue de médecine*. 1899.

BRINTON. Traité des maladies de l'estomac. Traduction Riant. Paris.

CARLE et FANTINO. Les sténoses pyloriques dans leurs rapports avec l'hyperchlorhydrie. *La Semaine Médicale*. Paris 1897, p. 269.

[1] LEMPP, *l. c.*, donne les résultats suivants de 44 jéjunostomies pratiquées par le professeur EISELBERG : mortalité dans les 30 premiers jours : 23, soit 51 p. 100: survie moyenne : 83 jours.

Cavazzani. Nouvelle méthode d'exploration de l'estomac ; la digastroscopie. Rivista critica de clin. med. 1904. n° 2, Analyse in « *Tribune médicale* » 9 avril 1904.

Cunéo. De l'envahissement du système lymphatique dans le cancer de l'estomac et de ses conséquences chirurgicales. Thèse de Paris, 1900.

De Castro. Ueber das secundäre Magencarninom. Thèse de Berlin 1890.

Defontaine. Extirpation du cancer de l'estomac. Etude sur un cas de guérison. *Archives provinciales de chirurgie*. 1892, p. 77.

Duplant. De la prétendue transformation de l'ulcère rond en cancer. Thèse de Lyon, 1898.

Guinard (Urbain). La cure chirurgicale du cancer de l'estomac. Thèse de Paris. 1898.

Gussenbauer et Winiwater. Die partielle Magenresection. *Arch. für. klin. Chirurgie von Langenbeck*. 1876, p. 347.

Haberlin. Ueber Verbreitung und Etiologie des Magenkrebses, Zürich. 1899.

Hahn. Ueber Magenresection mit Krankenvorstellung. *Berliner. Klin. Wochenschr*. 1891, n° 34 et 1894 p. 1096.

Hahn.. XXVII° Congrès. Soc. All. chirurgie 1898. Analyse in *Semaine Médicale*, 1898.

Hanot et Gombault. Etude sur la gastrite chronique avec sclérose sous-muqueuse hypertrophique et rétropéritonite calleuse. *Archives de Physiologie*. Paris 1882, p. 412.

Hayem. Forme anémique du cancer de l'estomac. *Presse Médicale*. Paris 27 août 1898.

Hayem et Lion. Traité de médecine et de thérapeutique de Brouardel et Gilbert. Article « *Estomac* ». Paris 1900.

Lebert. Historique d'étiologie de l'ulcère simple. *Berliner Klinische Wochenschrift*. 1876.

Lejars. Applications et technique de la jéjunostomie. *Semaine Médicale*. 1904, p. 233.

Lempp. Sur la valeur de la jéjunostomie. Arch. für. klin. Chirurgie, LXXVI, t. 2. Analyse in *Semaine Médicale* 23 août 1905.

Leriche. Des résections de l'estomac pour cancer. Thèse de Lyon. 1906.

Letulle. Cancers multiples du tube digestif. *Presse Médicale*. 15 mai 1897.

Marchais. Les rétrécissements du pylore d'origine biliaire. Thèse de Paris. 1898.

Marion. De l'intervention chirurgicale dans le cours et dans les suites de l'ulcère simple de l'estomac. Thèse de Paris, 1897.

Mathieu. Traité des maladies de l'estomac et de l'intestin. Paris, O. Doin 1901.

Mathieu et Rémond. Soc. de biologie. 1890.

MAYDL. Mittheilungen aus den Grenzgebieten der Med. u. Chir. 1898. t. III.

MAYLORD. Etroitesse congénitale de l'orifice pylorique comme cause d'affections chroniques chez l'adulte. *Bristish med. Journal*, 20 février 1904, p. 416, analyse in *Presse méd.* 1904. n° 30.

MINKOWSKI. Naunyus Mittheilungen aus der medicinischen Klinik in Königsberg. 1888.

MOSES BEHREND. Les dangers de la dilatation de l'estomac par l'acide carbonique; la valeur cliniqne de ce procédé. Medical news 19 décembre 1903. Analyse in *Semaine méd.*, 3 février 1904.

PINCHART. Thèse de Lille 1906.

RENNER. Les métastases ganglionnaires dans le cancer de l'estomac. Mittheilungen aus den Grengzeb. der Med. u. Chirurgie. 1905. Bd. XIII. Analyse in *Presse médicale* 1905. n° 44, p. 358.

RICARD et CHÉVRIER. De la tuberculose et des sténoses tuberculeuses du pylore. *Revue de chirurgie*. Paris 1905, n° 5, 6, 7.

RICHE (Paul). De la jéjunostomie. *Presse méd.* 1904 p. 140.

ROBIN. Maladies de l'estomac. Paris 1904.

SCHLATER. Beiträge für klin. Chirurgie 1898. XIX, 3 et ibid. 1899. XXIII 3.

SOUPAULT et LABBÉ. La valeur diagnostique et pronostique des adénopathies dans le cancer épithélial. *Soc. méd. des Hôpitaux de Paris*, 28 juillet 1899, p. 752.

THIERS. Des résultats fonctionnels éloignés de la pylorectomie dans les sténoses cancéreuses du pylore. Thèse de Paris 1898.

TRIPIER. Des gastrorragies dans leurs rapports avec les ulcérations stomacales, *Semaine médicale*. Paris 1899.

TROISIER. Des ganglions sous-claviculaires dans le cancer de l'estomac. *Gaz. hebdom. de méd. et de chirurgie*. 1886.

TUFFIER et MARCHAIS. Les sténoses pyloriques d'origine biliaire. *Revue de Chirurgie*. Paris 1897.

VILLAR. Chirurgie du pancréas. Congrès de l'assoc. française de chirurgie. 1905.

VIRCHOW. Virchow's Archivesn, 1855,

ZENKER. *Berliner Klinische Wochens.* 1882.

DIXIÈME PARTIE

TUMEURS NON CANCÉREUSES DE L'ESTOMAC

Les tumeurs de l'estomac sont surtout des cancers, épithéliomas cylindriques ou carcinomes, mais ce viscère est aussi le siège de tumeurs d'une autre nature présentant quelque intérêt pour le chirurgien à cause des opérations qu'elles peuvent motiver. Ces tumeurs forment un groupe assez mal délimité d'ailleurs, que les uns décrivent sous le nom de tumeurs *bénignes*, d'autres sous celui de tumeurs diverses (Robin), d'autres sous celui de tumeurs *non cancéreuses;* nous préférons ce dernier titre (tout en étendant les limites que lui donne SOUPAULT) car il permet de réunir des tumeurs qui, diverses au point de vue histologique, présentent ce caractère commun de n'être pas des cancers, avec cette réserve toutefois que dans certaines formes le diagnostic microscopique est, nous le verrons, très difficile ; de plus elles se manifestent cliniquement par des symptômes identiques.

Les divers tissus dont est formée *la paroi gastrique* peuvent donner naissance à des néoplasies de nature différente : adénomes, lipomes, fibromes, myomes, sarcomes qui se développent soit *du côté de la cavité gastrique*, soit du côté de la *séreuse péritonéale*, soit *en surface*, infiltrant les parois de l'organe. En outre de ces tumeurs, il existe encore une néoplasie qui paraît à peu près spéciale à l'estomac et occupe une place assez importante dans la pathologie de cet organe, c'est

la *linite plastique*, nous aurons à la décrire sommairement
(voy. p. 409).

Ces tumeurs ne sont souvent constatées qu'à l'autopsie.

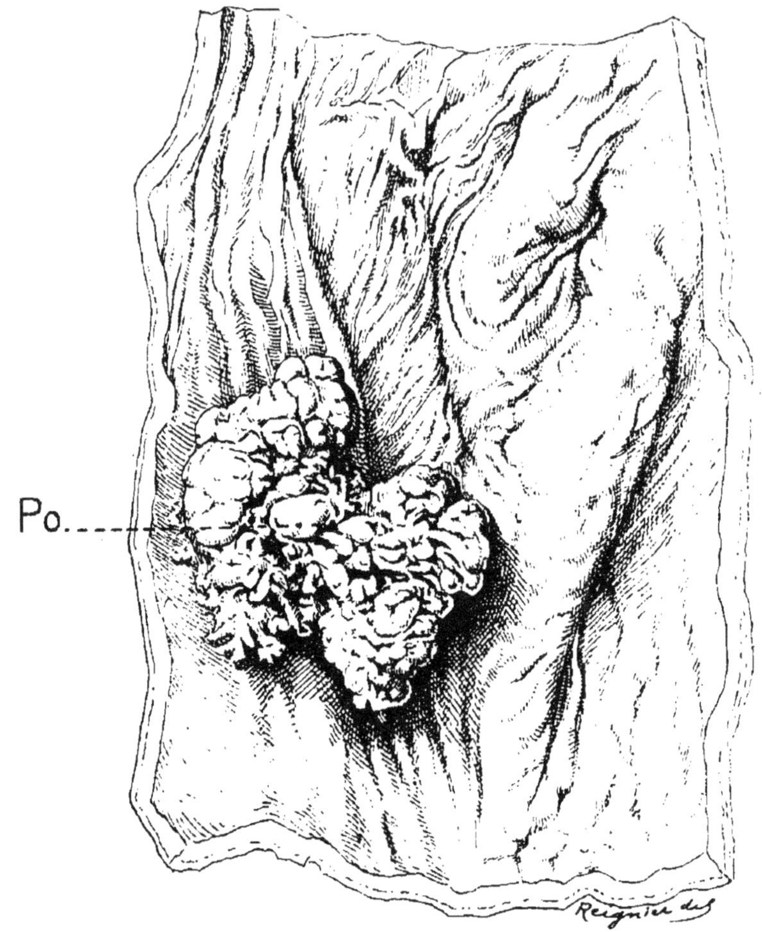

Fig. 64.

Tumeur polypeuse de l'estomac (dessin d'après une pièce du musée
Dupuytren).

mais elles présentent parfois une symptomatologie en rapport
surtout avec leur siège et leur volume, se manifestent par des
troubles fonctionnels, ou par la présence d'une tumeur épi-

gastrique qui font poser le diagnostic tantôt de gastrite chronique, tantôt de sténose du pylore, d'ulcère ou de cancer. Mais

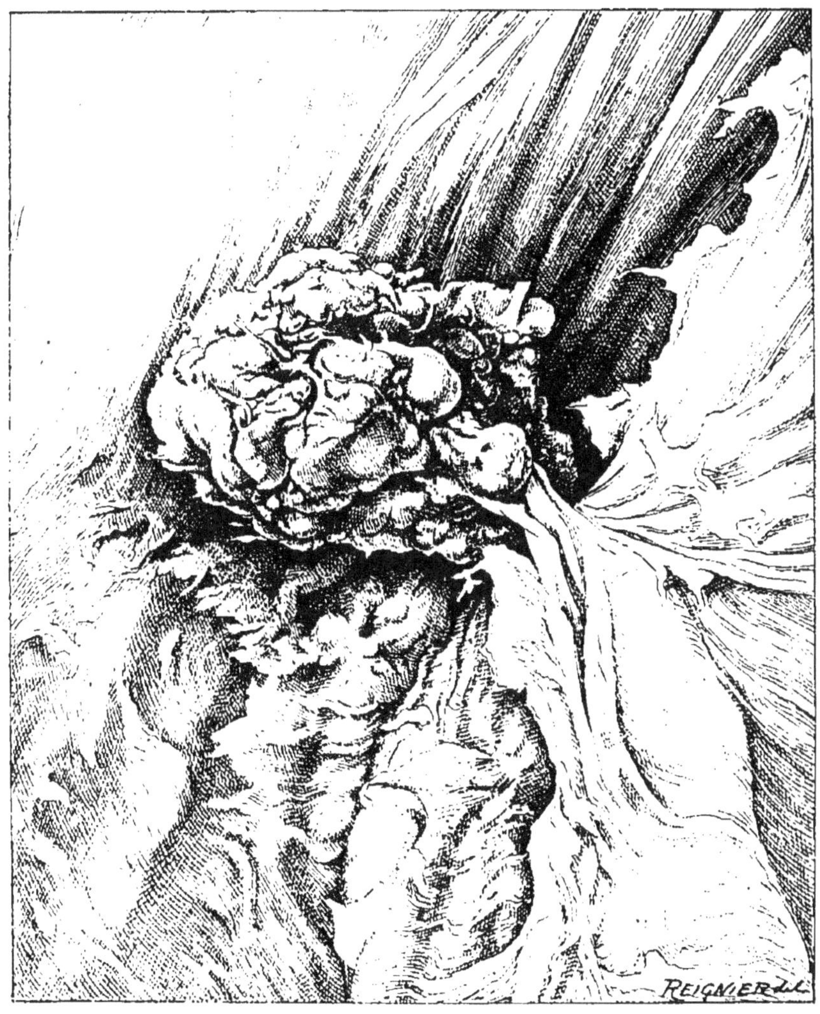

Fig. 65.
Tumeur polypeuse de l'estomac (dessin d'après une pièce du musée
Dupuytren).

quelle que soit leur nature, c'est d'après leurs manifestations
que le chirurgien est appelé à juger de l'opportunité d'une

intervention, ce qui est important pour lui c'est donc, non la nature de la tumeur impossible à déterminer cliniquement, mais son siège et son volume qui commandent la symptomatologie. Aussi adopterons-nous pour classer ces tumeurs une division topographique : nous décrirons successivement :

1º Les tumeurs qui se dévoloppent vers la cavité gastrique ;

2º Les tumeurs infiltrant la paroi ;

3º Les tumeurs à développement exogastrique.

Quelque factice et artificielle que soit parfois cette division, c'est celle qui nous paraît permettre de présenter cette question le plus clairement et le plus utilement pour le praticien.

1º Tumeurs qui se développent vers la cavité gastrique, polypes de l'estomac. — Sur toute l'étendue du tube digestif, les tumeurs qui se développent vers la lumière du conduit ont grande tendance *à se pédiculiser*, très vraisemblablement à cause de la minceur même des parois et aussi des mouvements intestinaux qui accompagnent la digestion. Les tumeurs de l'estomac ne font pas exception à la règle, et sessiles lorsqu'elles sont de tout petit volume, elles se pédiculisent, fortement des polypes lorsqu'elles s'accroissent.

LIPOMES. — Plusieurs auteurs VIRCHOW, VON RUSSDORF, BENAKY ont décrit des lipomes de l'estomac; ce sont des tumeurs de petit volume, un pois ou une amande, quelquefois multiples; ils paraissent le plus souvent facilement énucléables. Ils n'ont donné lieu jusqu'à ce jour qu'à des constatations nécropsiques.

ADÉNOMES. — L'étude des *polypes glandulaires* des *polyadénomes polypeux* est plus intéressante, ils ont été décrits par ANDRAL, CRUVEILHIER, LANCEREAUX, CORNIL, BRISSAUD, CAMUS-COVIGNON, MÉNÉTRIER. Ce sont des tumeurs en général multiples dont le nombre varie de 2 ou 3 à plus de 100, elles sont le plus souvent *petites*, sensiblement égales entre elles, irrégulièrement réparties sur la surface de l'estomac, mais occupant plus volontiers les *faces* et la grosse tubérosité. Parfois sessiles et ressemblant à des boutons ou à des papules

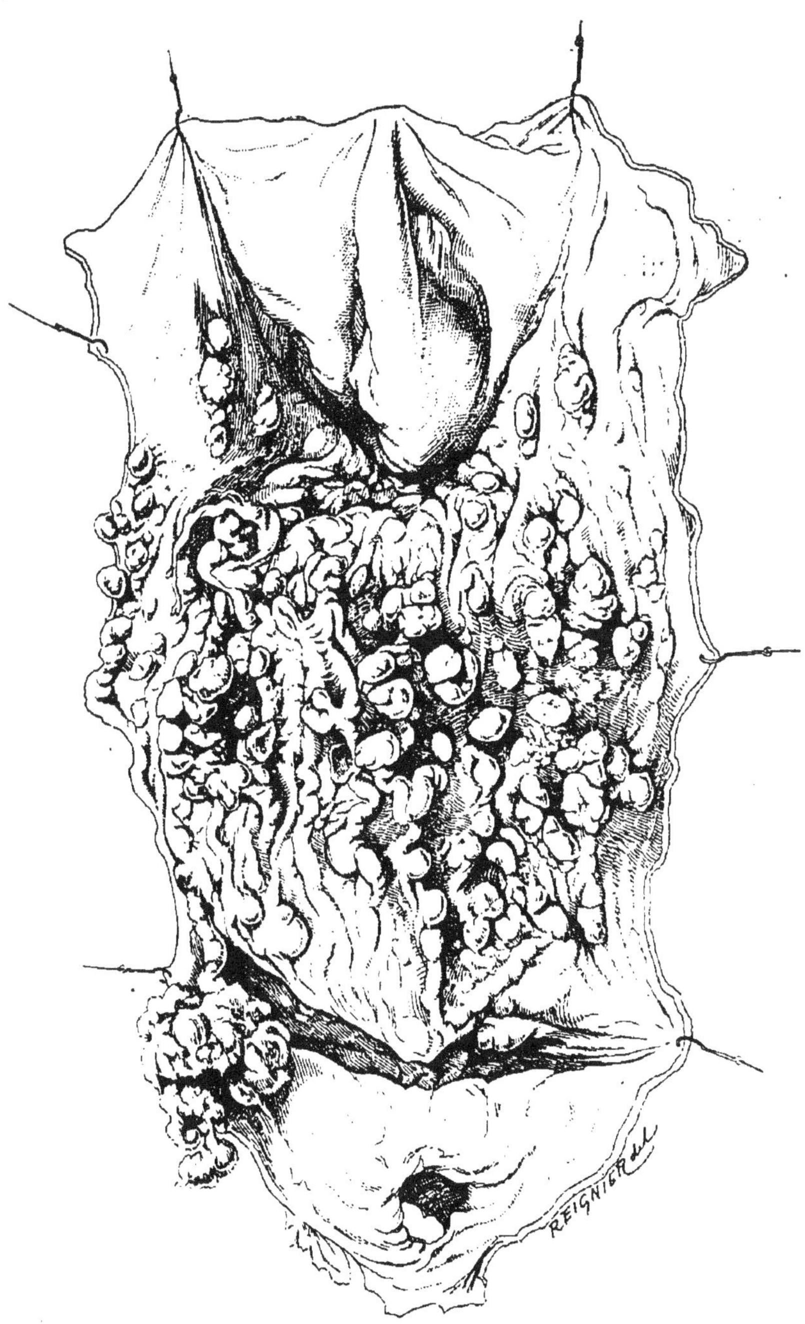

Fig. 66.

Végétations polypiformes.

La muqueuse tout entière est couverte de végétations du volume d'une lentille environ, pour la plupart pédiculées. Dans certains points, on en aperçoit de très petites, en quelque sorte rudimentaires (pièce du musée Dupuytren).

(Brissaud), elles sont le plus souvent *pédiculées*. Peu vasculaires, de couleur gris cendré, de consistance mollasse, ces néoproductions sont *nettement mobiles sur les couches sous-jacentes* qui ne sont nullement infiltrées à leur base.

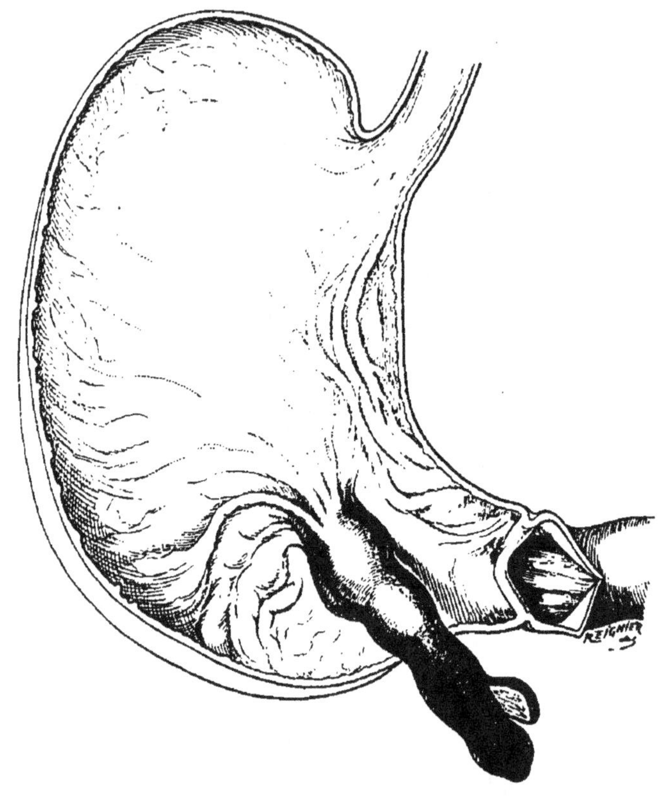

Fig. 67.

Polype de l'estomac (dessin d'après une pièce du musée Dupuytren).
La portion engagée dans le pylore était violacée.

Ces tumeurs sont formées par l'*hypertrophie des glandes* dont l'épithélium plus ou moins altéré ne présente plus de cellules à pepsine. Par places les culs-de-sac dilatés forment de *petits kystes* tout à fait semblables aux œufs de Naboth que l'on rencontre sur le col de l'utérus. Au centre on trouve du tissu conjonctif et des vaisseaux qui proviennent de la sous-muqueuse. La muscularis mucosæ intacte, limite en profondeur la prolifération glandulaire; ce fait paraît indiquer la nature bénigne de ces lésions.

Sur tous les points de l'organe qui ne présentent pas de végétations polypeuses, la muqueuse paraît saine macroscopiquement, mais on y trouve histologiquement des lésions de *gastrite chronique*, des altérations glandulaires ressemblant en tous points à celles de la muqueuse des polypes qui paraissent en somme résulter d'une prolifération glandulaire plus active en certains points, sous la dépendance d'un processus généralisé à tout l'organe, aussi certains auteurs font-ils de cette affection une forme de l'inflammation chronique de l'estomac, une *gastrite polypeuse*. Cette opinion n'est pas admise par le Professeur ˌRobin pour qui la fréquence extrème de la gastrite chronique se concilierait mal avec la rareté des polyadénomes.

Il y aurait pour Ménétrier une étroite *relation entre l'adénome gastrique et le cancer*. Cet auteur rapporte dans son mémoire deux cas où la dégénérescence cancéreuse paraît nette. Nous savons d'autre part que l'on observe autour des cancers des lésions glandulaires analogues à celles que nous venons de décrire, mais il est bien difficile de dire si elles sont la cause ou la conséquence de la tumeur maligne. D'ailleurs l'opinion de Ménétrier n'a rien qui puisse nous étonner, nous connaissons la prédilection du cancer pour tous les tissus chroniquement enflammés. En réalité nous ne savons rien de la cause des polyadénomes gastriques et nous devons nous contenter des notions étiologiques suivantes : on les rencontre surtout chez les *gens âgés*, ils *coexistent* parfois avec des polypes intestinaux, parfois aussi avec des néoplasies d'autres organes, fibromes de l'utérus, kystes de l'ovaire, etc. (Ménétrier).

A côté de ces polypes glandulaires qui sont de petit volume, il est d'autres *polypes* dans lesquels l'élément conjonctif est très développé, de telle sorte que la *tumeur atteint un volume considérable*. Il s'agissait dans le cas de Cornil d'un « gros polype long de 5 centimètres sur 3 de largeur, ovoïde, pédicu-

lisé » qui obstruait le pylore. CHIARI a également rapporté un
cas de polype volumineux engagé dans le pylore. Le polype
enlevé par CHAPUT avait le volume d'une tête de fœtus à terme.
L'un de ceux que nous représentons ici et qui provient de la
collection du musée Dupuytren a 10 centimètres de long et
était étranglé dans le pylore (fig. 67 et 68).

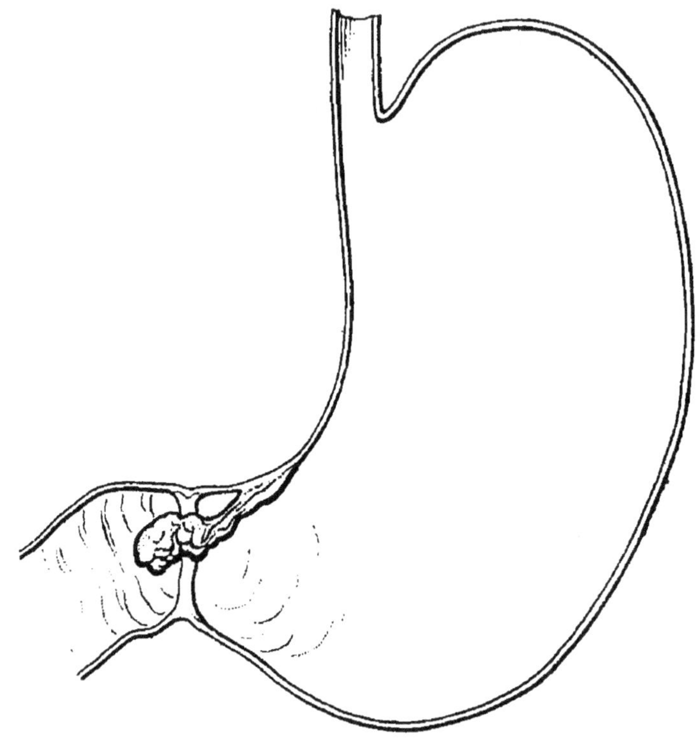

Fig. 68.
Polype de l'estomac.
La tumeur est engagée dans le pylore (pièce du musée Dupuytren).

FIBROMYOMES. — Les fibromyomes se développent aussi
parfois vers la cavité gastrique dans laquelle ils font saillie
comme dans les cas de FÖRSTER, de VIRCHOW. Sans être pédiculés ils peuvent déterminer des symptômes de sténose pylorique (cas de PERNICE, DE HÉROLD). Dans l'observation de KLE-

MICKE une ulcération du myome détermina la mort par hémorragie.

FIBROMES ET FIBROSARCOMES. — Ces tumeurs peuvent aussi se pédiculiser vers la cavité gastrique, le cas de ROBERT est une belle observation de sarcome plexiforme pédiculé, présentant à son sommet une ulcération qui avait déterminé une hémorragie mortelle. Il existe au musée Dupuytren des pièces semblables ; dans presque tous ces cas les malades ont succombé à une hémorragie.

En somme, il y a deux sortes de polypes, les uns petits, *multiples*, coïncidant avec des lésions de gastrite chronique sont absolument *latents* ou se rencontrent chez des individus qui présentent des symptômes de *gastrite chronique*, les autres *volumineux* sont souvent aussi latents malgré leur volume et *leur siège voisin du pylore* (cas de CORNIL) mais peuvent dans certains cas s'accompagner d'une *symptomatologie grave :* hématémèses, troubles de nutrition allant jusqu'à la cachexie, attribuables à l'obstruction du pylore ou encore à la gêne apportée dans le fonctionnement de l'estomac par le volume même de la tumeur (cas de CHAPUT). Il est intéressant de connaître ces faits qui même dans des cas paraissant désespérés justifient la pratique de la laparotomie exploratrice.

2° Tumeurs infiltrant les parois gastriques. — ADÉNOMES. — A côté des adénomes polypeux, il existe des adénomes en nappe, bien décrits par MÉNÉTRIER. Les lésions histologiques des glandes sont analogues dans les deux cas, mais l'hypertrophie se manifeste sur une plus grande étendue dans l'adénome en nappe. La *muqueuse épaissie, irrégulière, mamelonnée*, revêt alors un aspect que l'on compare à celui des *circonvolutions cérébrales*. D'ailleurs dans ce cas aussi l'on retrouve sur toute la muqueuse gastrique des lésions d'inflammation chronique et la parenté de ces deux formes d'adénomes est bien établie par ce fait qu'elles peuvent coexister (MÉNÉTRIER).

Si la muscularis mucosæ est intacte dans ces formes d'adénome et limite, comme nous l'avons vu, les lésions en profondeur, il n'en est plus de même dans une autre forme d'adénome que nous allons maintenant décrire, l'*adénome brunnérien*. Il a été décrit pour la première fois par HAYEM qui en a rapporté deux cas, depuis trois observations ont été publiées, celles de SOCCA et BENSAUDE, HARTMANN et SOUPAULT, de ROUVILLE et MARTIN. La ressemblance des figures reproduites par ces divers auteurs est telle qu'on les croirait dessinées d'après les mêmes préparations et qu'il est impossible de nier l'existence et l'individualité des lésions qu'elles représentent. Le *caractère essentiel de ces lésions, c'est qu'il y a des culs-de-sac glandulaires hypertrophiés au-dessus et au-dessous de la muscularis mucosæ, quelques-uns envahissent même la couche musculaire*. On pourrait croire qu'il s'agit de la transformation maligne d'un adénome dont les éléments épithéliaux commencent à envahir les couches profondes, c'est d'ailleurs l'opinion de MÉNÉTRIER. Mais outre que les cellules ne sont nullement atypiques et ne paraissent pas appartenir à une tumeur maligne, il faut se rappeler que certaines glandes de l'estomac, les glandes de Brunner présentent tout à fait la disposition que nous venons de décrire, elles se rencontrent il est vrai surtout au niveau du duodénum et c'est d'ailleurs là que siégeaient trois des adénomes cités plus haut, mais il en existe aussi en quantité plus ou moins considérable sur toute la surface de la muqueuse gastrique et il est conforme aux données de la pathologie générale de penser que l'hypertrophie de ces glandes, l'adénome développé à leurs dépens, présentera l'aspect que nous avons décrit plus haut.

La surface occupée par l'adénome brunnérien est considérable dans l'observation de SOCCA et BENSAUDE, 11×8 cm. Son tissu paraît peu résistant à l'action du suc gastrique, dans toutes les observations les auteurs ont noté *des ulcérations* qui dans deux cas (HAYEM, DE ROUVILLE et MARTIN) ont amené la *perforation et la mort par péritonite*.

Quelle est la cause de ces néoproductions? HAUSER a décrit autour des ulcères chroniques des productions adénomateuses formées par des glandes de Brünner, il y a dans le *Traité de pathologie générale* de BOUCHARD (article de MÉNÉTRIER sur les *Tumeurs*) une belle figure représentant ces lésions. On pourrait à la rigueur se demander si la formation de l'adénome brunnérien n'est pas consécutive à l'existence de l'ulcération que l'on retrouve dans chaque cas. Mais dans les productions adénomateuses qui entourent les vieux ulcères, les glandes hypertrophiées par places sont en d'autres points étouffées par du tissu scléreux abondant, tandis que dans l'adénome l'hypertrophie glandulaire est identique dans tous les points. D'ailleurs cette interprétation n'aurait aucune valeur dans les cas de vaste adénome. SOCCA et BENSAUDE les considèrent comme une malformation congénitale, comme un groupe de *glandes pyloriques aberrantes*.

On a signalé dans les observations que nous avons rapportées des points où la tumeur *dégénérait en cancer* ; on peut répéter à ce propos ce que nous avons dit plus haut à propos de l'adénome polypeux, mais il faut ajouter que le diagnostic histologique est souvent difficile et qu'il est douteux lorsque le malade est en bonne santé six ans après (cas de SOUPAULT).

Linite plastique. — C'est BRINTON qui a donné ce nom à l'affection que nous allons décrire. Ce vocable a l'avantage de rappeler l'aspect des lésions (rete ex lino factum) sans rien préjuger de leur nature ; avant BRINTON, HANDFIELD JONES a décrit cette affection sous le nom de *fibroïd induration* et HABERSON sous celui de *maladie fibreuse du pylore*. Les lésions histologiques ont été étudiées par HANOT et GOMBAULT, BRET et PAVIOT, PILLIET et CHAPUT. Il faut aussi citer les articles de BRISSAUD, de OETTINGER et enfin la thèse de TOURLET où sont réunies 41 observations.

Les lésions sont généralisées à tout l'organe, c'est la forme la plus rare, ou *localisées au pylore*, c'est la forme la plus fréquente, celle qui a d'abord été décrite par les auteurs; d'ailleurs même dans la forme généralisée les lésions sont en général plus prononcées au pylore. On cite comme tout à fait exceptionnel le cas de Viti dans lequel les lésions siégeaient sur la grosse tubérosité.

Les parties malades *épaisses et rigides* ne s'affaissent pas lorsqu'on pose le viscère sur la table d'autopsie. Suivant le siège du mal, le volume de l'estomac est différent : l'organe est dilaté dans l'hypertrophie fibreuse du pylore, il est au contraire généralement rétréci dans la forme généralisée. Dans l'observation rapportée par Mayo Robson il avait le *calibre de l'intestin grêle*. Sur une coupe on se rend bien compte de l'épaisseur des parois qui peut être jusqu'à 6 et 7 fois l'épaisseur normale, elle diminue en amont où les parties malades se confondent insensiblement avec les parties saines, tandis qu'elle se termine brusquement au pylore qui fait dans le duodénum une saillie ressemblant au museau de tanche. *Le calibre du pylore peut être rétréci* au point d'empêcher même le passage des liquides.

Les parties épaissies apparaissent *sur la coupe d'un blanc nacré ou grisâtre*, rappelant dit Bouveret « le tissu tendineux ou le tissu cellulaire sous-cutané des œdèmes chroniques ». En regardant de près on arrive à distinguer les différentes couches qui composent la paroi et l'on remarque que l'augmentation *d'épaisseur porte surtout sur la sous-muqueuse* [1] d'où partent des faisceaux fibreux qui en filaments nacrés envahissent la tunique musculaire et pénètrent jusqu'au tissu cellulaire sous-séreux. *La muqueuse est parfois rugueuse* et peut présenter de véritables *saillies polypoïdes*, on y rencontre quelquefois des ulcérations. Le péritoine est sain dans quelques observations, dans d'autres il est dépoli, opaque, couvert de fausses membranes ; ces lésions ont été décrites par Hanot et Gombault sous le nom de *rétro-péritonite calleuse*. Dans certaines observations l'induration *s'est propagée* aux organes voisins, les épiploons épaissis, indurés englobent l'estomac dans une masse fibreuse dont il est difficile de le libérer, le foie, le pancréas, la rate, le côlon transverse sont envahis ; dans un cas le

---

[1] D'où le nom de *sclérose hypertrophique sous-muqueuse* donné par quelques auteurs à cette maladie.

malade est mort d'occlusion due à l'envahissement du côlon transverse.

Le microscope montre que le tissu cellulaire lâche est remplacé par un tissu fibreux, dense, formé de fibres d'aspect ondulé, en tourbillons, au sein desquelles on trouve parfois des cellules épithélioïdes. Ces cellules indiquent-elles la nature épithéliale de la tumeur que l'on devrait alors considérer comme un épithélioma bénin, un squirrhe à stroma fibreux très abondant ? La tumeur est-elle au contraire d'origine conjonctive, ces cellules épithélioïdes n'étant que des cellules endothéliales tuméfiées ? C'est l'opinion de PILLIET, de CORNIL. Mais elle perd chaque jour du terrain. L'état des ganglions nous fournirait un élément d'appréciation important, il est malheureusement rarement noté dans les observations : HANOT et GOMBAULT les ont trouvés petits, rétractés, présentant des lésions d'inflammation interstitielle, BRET et PAVIOT y ont trouvé des foyers métastatiques, DANEL les a trouvés nettement cancéreux, QUÉNU aussi ; ces trois observations confirmeraient donc la nature épithéliale de la tumeur [1], cependant on peut objecter qu'il s'agissait en l'espèce non de limite plastique vraie mais d'un squirrhe véritable et que de nouvelles recherches sont nécessaires pour se prononcer définitivement.

La muqueuse présente des lésions de gastrite chronique et certains auteurs en tirent argument pour faire de la limite plastique une des formes de la gastrite chronique (HANOT et GOMBAULT).

Signalons que pour VAUTRIN il y aurait une relation étroite entre l'ulcère chronique et la limite plastique qui pour lui serait l'extension du processus fibreux, des callosités que l'on voit autour des vieux ulcères. Signalons aussi l'opinion de BRISSAUD qui tendrait à identifier la limite plastique et l'hypertrophie congénitale du pylore bien décrite par WEIL et PEHU, par DUVAL. Nous avons affirmé, la nature cancéreuse de cette lésion.

---

[1] D'ailleurs dans un cas opéré par MONTPROFIT et où le diagnostic histologique de linite plastique avait été fait par PILLIET il y eut récidive au bout d'un an, et mort rapide.

SARCOME. — Le sarcome bien étudié récemment par LECÈNE et PETIT peut aussi infiltrer les parois gastriques, soit sous forme de nodules multiples disséminés sur toute l'étendue de la paroi, soit en nappe ressemblant à la linite plastique. Son tissu friable s'ulcère et saigne facilement, l'infection et la fonte purulente ont été observées ; dans deux cas la perforation de la paroi par ce mécanisme a été suivie de péritonite. Il s'agit nettement ici d'une tumeur maligne et l'on a observé des métastases viscérales et ganglionnaires. Histologiquement on trouve différents éléments cellulaires (petites cellules rondes, grosses cellules, cellules fusiformes) qui n'ont rien de bien spécial au siège du sarcome sur l'estomac.

Les SYMPTÔMES ne présentent rien de bien spécial à chaque cas, gastrite chronique, sténose du pylore, cancer, tels sont encore ici les diagnostics habituellement posés. L'évolution seule permet de soupçonner le vrai diagnostic. Le sarcome tue dans un espace de temps qui varie de un à quatre ans, la linite a une évolution plus lente, elle paraît amener fatalement la mort surtout dans la forme généralisée mais la durée est difficile à préciser, d'autant que cette affection semble précédée d'une très longue période à symptomatologie de gastrite chronique impossible à limiter. (Voy. *Cancer de l'estomac.*)

Deux mots pour signaler des tumeurs tout à fait exceptionnelles : le *lymphadénome* toujours secondaire et dont la localisation gastrique n'a pas grande importance, la *tumeur mycosique* rencontrée par HAYEM et LION et produite par un parasite, un mycélium, le *kyste dermoïde* dont il existe une observation due à BUYSCH.

3° Tumeurs à développement exogastrique. — On a trouvé à la face externe de l'estomac de petits *lipomes*, de petits *myomes* pédiculés, ils n'exerçaient aucune influence sur les fonctions digestives et n'ont été trouvés qu'à l'autopsie. Ils ne présentent donc pour nous qu'un intérêt médiocre.

Les tumeurs qu'il nous reste maintenant à décrire sont beaucoup plus intéressantes. Ce sont des *tumeurs parfois très volu-*

mineuses, pesant jusqu'à cinq et six kilos, prenant naissance dans la paroi gastrique, le plus souvent sur la *grande courbure*, elles se développent vers la cavité péritonéale, *volontiers entre les deux feuillets de l'épiploon*, elles sont de consistance dure avec parfois par places des points ramollis, à la coupe on peut trouver des foyers kystiques, des points hémorragiques. Histologiquement il s'agit tantôt de *myomes* bien nets, c'est ce qui arrive pour les plus petites de ces tumeurs, tantôt de *sarcomes* pour lesquels le diagnostic histologique ne fait aucun doute, dans d'autres cas enfin on trouve à côté de cellules sarcomateuses des cellules musculaires lisses : pour les uns il s'agit alors de myomes envahis par le sarcome, en dégénérescence sarcomateuse ; pour les autres (GOULLIOUD, BARD et l'école Lyonnaise) il s'agit d'un cancer musculaire à fibres lisses. Cette conception n'a d'ailleurs qu'un intérêt purement spéculatif et n'infirme en rien la nature maligne de la tumeur qui s'accompagnait de métastases dans les cas de BRODOWSKI, HANSEMANN. Il existe dans la littérature environ douze observations de faits de cet ordre décrits sous les nom différents de myomes, myosarcomes, sarcomes. On les retrouvera dans les mémoires de STEINER, LECÈNE et PETIT, GOULLIOUD.

Cliniquement on se trouve en présence de grosses tumeurs que l'on a pu prendre pour un kyste de l'ovaire (EISELBERG), dont la localisation est d'autant plus difficile qu'elles ne s'accompagnent le plus souvent d'aucun symptôme gastrique. L'insufflation de l'estomac peut évidemment donner quelques renseignements utiles, mais la meilleure raison pour laquelle on ne la pratique pas, c'est que rarement on pense à la possibilité de cette lésion. Dans quelques cas ces tumeurs déterminent des troubles gastriques surtout dus aux tiraillements et aux déformations qu'elles font subir à l'estomac.

Traitement. — Quelques chirurgiens ont opéré des tumeurs non cancéreuses de l'estomac.

CHAPUT a enlevé après *gastrotomie* le volumineux adénome dont nous avons déjà parlé : résultat parfait. LANGE a enlevé par *gastrectomie* un adénome de quatre à cinq centimètres de diamètre. HERHOLD a essayé d'enlever par voie séreuse un myome qui rétrécissait le calibre du pylore, il n'a pu arriver à son but sans perforer la muqueuse et l'opération a été terminée par une pyloroplastie. HARTMANN a enlevé avec succès un adénome.

Les volumineuses tumeurs exogastriques ont aussi donné lieu à quelques interventions, ERLACH a pu énucléer une tumeur sans toucher à la paroi mais il a fallu le plus souvent pratiquer des *gastrectomies partielles*.

LECÈNE et PETIT ont réuni une vingtaine d'observations dans lesquelles on a pratiqué des gastro-entérostomies ou des gastrectomies pour sarcomes et ils conclurent que : « Le traitement du sarcome primitif de l'estomac est uniquement chirurgical. Si la tumeur, ce qui est d'ailleurs exceptionnel, détermine des troubles de sténose du pylore, il faudra faire soit la gastro-entérostomie en cas d'adhérences trop étendues ou de métastases inextirpables, soit au contraire pratiquer l'ablation de la tumeur, ce qui, d'après ce que nous avons vu et lu est peut-être plus fréquemment indiqué que dans le cancer, à cause de la rareté relative des adhérences étendues et des métastases ganglionnaires. Dans tous les autres cas le traitement sera, si l'état général du malade le permet; l'ablation large de la tumeur avec résection plus ou moins étendue et reconstitution soignée de la paroi gastrique. »

Le *traitement de la linite plastique* est exclusivement chirurgical, la pylorectomie, la gastrectomie conviennent lorsque l'ablation de la tumeur est possible; dans le cas contraire, c'est à la gastro-entérostomie qu'il faut avoir recours. Il faut se rappeler que cette affection est un cancer à marche lente et qu'elle indique de larges ablations. D'ailleurs « qui sait, comme dit BRISSAUD, si un certain nombre de squirrhes du pylore qui figurent dans les brillantes statistiques opératoires de ces dernières années ne doivent pas être attribuées à la linite circonscrite du pylore, à la maladie fibreuse du pylore d'HABERSHON? » Quoi qu'il en soit nous sommes assez mal renseignés sur les résultats de ces opérations, encore peu nombreuses d'ailleurs, et les observations sont muettes sur la question récidives qu'il serait cependant capital de connaître. A citer l'opéré de Roux bien portant quatre ans après une gastro-entérostomie pour linite plastique généralisée.

La pylorectomie pour linite été pratiquée en 1897 par Tuffier, en 1898 par Monprofit, par Delbet en 1900. Vautrix 1900-1901, et Chaput (cas d'Œttinger) 1901, en 1904, Gayet et Patel ont publié un fait de gastrectomie totale exécutée par Jaboulay, — mais cet auteur croyait au cancer en masse de l'estomac.

D'après Roux (de Lausanne) la seule opération à tenter est la gastro-entérostomie qui donne d'excellents résultats. Il repousse la gastrectomie totale.

Mais en somme, il faut bien dire que l'on ne décidera pas en général de l'intervention sur le diagnostic précis de la nature de la tumeur. *Les indications opératoires des tumeurs non cancéreuses de l'estomac sont celles des affections qu'elles simulent ou des syndromes qu'elles réalisent.* Cependant l'existence même de ces tumeurs est une porte ouverte sur l'espoir, elle doit nous rendre encore plus interventionnistes. Notre conclusion est que la laparotomie et la gastrotomie exploratrice peuvent et doivent être tentées même dans des cas paraissant cliniquement désespérés ; pour si exceptionnel que soit le succès chez des malades semblables à celui de Chaput, il vaut cependant la peine qu'on ne l'oublie pas.

BIBLIOGRAPHIE

DES AUTEURS CITÉS DANS CE CHAPITRE

Andral. Précis d'anatomie pathologique. Paris 1829.

Bénaky. Lipome de l'estomac. *Bull. et mém. de la Soc. de chirurgie*, Paris 1905. p. 817.

Bouveret. Traité des maladies de l'estomac. Paris 1893.

Bret et Pariot. Linite plastique. *Revue de médecine*, 1894. p. 384.

Brinton, Traité des maladies de l'estomac. (traduit par Riant). Paris 1870.

Brissaud. Linite plastique. Pylorectomie. Guérison. *La Semaine médicale*. Paris, 1900, p. 415.

Buysch. Cité par Robin.

Camus-Gorignon. Des polypes de l'intestin. Thèse de Paris 1883.

Chaput. Énorme adénome pédiculé de la paroi postérieure de l'estomac. Ablation de la tumeur. Guérison. Examen histologique. Société anatomique, 1895, p. 534.

Chiari. Wiener Klin. Wochenschr.

Cornil. Note sur les polypes de l'estomac. Société anatomique. 1863. p. 582.

Cruveilhier. Traité d'anatomie pathologique. Paris. Ballière et fils 1849-64.

Danel. Linite plastique localisée. *Journ. des Sciences méd. de Lille*, 1904. p. 145, 176.

De Rouvelle et Martin. Diagnostic de la perforation des ulcères du duodénum et de l'estomac avec l'appendicite; origine brunnerienne de certaines ulcères duodénaux, *Arch. Provinc. de chir.*, 1905 (Mai).

Duval (A). De la sténose congénitale du pylore chez les nouveaunés. Thèse de Paris, 1901.

Förster. Cité par Steiner.

Goullioud. Du lécomyome malin de l'estomac. Pylorectomie. Congrès de chirurgie, 1903, p. 357.

Habershon. Diseases of stomach. London. 1869.

Handfield Jones. Pathological and clinical observations respecting morbid condition of the stomach. London, 1854.

Hanot et Gombault. Étude sur la gastrite chronique avec sclérose sous-muqueuse. *Arch. génér. de Phys.* 1882, t. IX. p. 410.

Hartmann et Soupault. In « Chirurgie de l'estomac » de Terrier et Hartmann (p. 271).

Hauser. Die chronischen Magengeschwüre. Leipzig. 1883.

Hayem. Les polyadénomes gastriques. *La Presse Médicale*, 1897.

Herold. Cité par Steiner.

Klemicke. Cité par Steiner.

Lancereaux. Traité d'anatomie pathologique. Paris, 1851.

Lecène et Petit. Le sarcome primitif de l'estomac. *Revue de Gynéc. et chir. abdominale*. Paris 1904, p. 965.

Mayo Robson. The surgical treatment of non cancerous affections of the stomach. Congrès de Bruxelles 1905, Compt. rend. p. 97.

Menetrier. Traité de pathologie générale de Bouchard. Art. « Tumeurs » t. III, p. 846.

Menetrier. Des polyadénomes gastriques et de leur rapport avec le cancer de l'estomac. *Archives de Physiologie*, 1888. p. 35 et 236.

Montprofit. Gastrectomie et gastro-entérostomie. *Bull. et mém. Société de chir.* Paris, 1898, p. 282.

Oetinger. De la sténose hypertrophique du pylore. *La Semaine méd.* 1902, p. 153.

Pelliet et Chaput. Linite hypertrophique non cancéreuse. *Bull. Société Anat.* 1896, p. 22 et p. 154.

Pernice. Cité par Steiner.

Quenu. Deux cas de pylorectomie pour linite plastique : *Bull. et mém. Société de chirurgie.* 1906, p. 734.

Robert. Hématémése terminée par la mort due à une tumeur de l'estomac. (Sarcome plexiforme.) *Bull. et mém. Soc. de chirurgie*, 1898, p. 294.

Robin. Maladies de l'estomac. Paris 1904.

Socca et Bensaude. Sur un cas de polyadénome de l'estomac à type brunnérien. *Arch. de méd. Expérim.* 1900, p. 589.

Soupault. Maladies de l'estomac. Paris 1906.

Steiner. Ueber Myome des Magen-Darmkanals. *Beit. zur Klin. Chirurgie.* 1898.

Tourlet. Contribution à l'étude de la linite plastique. Thèse de Paris 1902.

Vautrin et Hoche. Linite plastique. *Presse médicale*, 1903, p. 477.

Virchow. Traité des tumeurs.

Viti. Contribuzione allo studio anatomo-pathologico del la cirrosi gastrica. Bol. della Soc. tra. il colori di Sc. med. V. 1887. Analyse in *Revue des sciences méd. de Hayem.* XXXI, p. 543.

Von Ruserdorf. Lipom des Magens Deut. *Klin. Wochenchr.* 1867.

Weil et Péhu. Les sténoses pyloriques chez les nouveau-nés et les nourrissons. *Revue générale*, in *Gazette des Hôpitaux.* Paris 1901, nos 112 et 113.

ONZIÈME PARTIE

FISTULES GASTRIQUES

La destruction de la paroi stomacale sur une étendue variable, soit par un traumatisme, soit par un processus pathologique ulcératif, peut dans certaines circonstances favorables faire communiquer l'estomac avec l'extérieur, ou bien avec les viscères voisins. La fistule est constituée lorsque cette *communication anormale est persistante*. Il faut distinguer et décrire successivement les fistules gastro-cutanées et les fistules gastro-viscérales.

I° FISTULES GASTRO-CUTANÉES

Étiologie et pathogénie. — Ces fistules ne sont pas très fréquentes et c'est tout au plus si dans la littérature médicale on peut en relever une cinquantaine de cas. Elles ont été étudiées dans l'article déjà ancien, mais très documenté de MURCHINSON dans les thèses de GAUTHIER, MUSELLI, BRECHOTEAU.

A) FISTULES TRAUMATIQUES. — Une plaie perforante de l'estomac est généralement suivie de péritonite, cependant si la cavité péritonéale n'a pas été infectée, une fistule gastro-cutanée peut être la conséquence de cette lésion traumatique ; le péritoine peut être préservé de deux façons, soit par *l'existence d'adhérences* unissant l'estomac à la paroi abdominale, soit encore parce que *l'estomac faisant hernie* par la plaie abdominale, tout de suite après la blessure, a constitué un bouchon s'opposant à l'entrée des germes dans la séreuse. On conçoit que ces conditions soient rarement réalisées et d'ailleurs la communication anormale ainsi produite a dans la plupart des cas grandes tendances à se cicatriser spontanément. Aussi en remontant très haut dans la bibliographie médicale, on ne peut relever que *dix cas de fistules gastriques consécutives à une plaie pénétrante*, produite dans 5 cas par un instrument tranchant et dans cinq par une arme à feu. Encore faut-il faire quelques réserves pour deux observations dans lesquelles la guérison spontanée s'est produite assez rapidement, ce sont les observations de LASSERÉE (1743), de LANDE et DEMONS (1871). L'observation de MURCHINSON dans laquelle la fistule est consécutive à l'application permanente d'un corps métallique (un penny) sur l'*ulcération d'un séton*, constitue en réalité une catégorie distincte, se rapprochant plutôt des fistules par processus ulcératif, aussi ne l'avons-nous pas comprise dans les cas de fistules traumatiques. Il faut aussi séparer de cette catégorie deux cas dans lesquels la fistule s'est produite *longtemps après un traumatisme* et consécutivement à un abcès de la paroi, ces cas se rapprochant plutôt par leur mécanisme des fistules spontanées.

Un *corps étranger* de l'estomac à arêtes vives, à bords tranchant peut se frayer une voie vers l'extérieur en détruisant successivement la paroi stomacale et la paroi abdominale. Il n'en résulte en général qu'une fistule temporaire rapidement fermée dès que le corps étranger a fait issue au dehors.

Nous laissons entièrement de côté les fistules produites par un acte opératoire voulu, l'étude de la gastrostomie ne rentre pas dans notre cadre. (Voy. p. 445.)

B) FISTULES SPONTANÉES. — Elles reconnaissent deux causes, *le cancer et l'ulcus*. Il est possible que la tuberculose stomacale puisse les produire, il est possible même que certaines fistules attribuées à l'ulcus reconnaissent pour origine une ulcération tuberculeuse, mais nous n'en avons relevé aucun cas indiscutable et nous laisserons de côté cette cause étiologique.

BRECHOTEAU a trouvé 29 observations de fistules gastro-cutanées reconnaissant pour cause un *cancer* de l'estomac. GAUTHIER a réuni 14 observations qu'il faut attribuer à *l'ulcus*, il faut y ajouter 4 ou 5 observations allemandes signalées dans le mémoire de GROSS.

Dans deux cas signalés par GAUTHIER, c'est la *tuberculose des parois thoraciques* qui a détruit les tuniques de l'estomac.

La pathogénie de ces fistules est très simple : l'ulcération s'étend en profondeur et détruit successivement toutes les couches qui séparent la cavité gastrique de l'extérieur, tandis que la séreuse péritonéale est protégée par des adhérences. Le plus souvent il se produit *un abcès* qui s'ouvre secondairement dans l'estomac et à l'extérieur, il arrive quelquefois que l'ouverture se fasse d'abord à la surface cutanée et secondairement dans l'estomac et l'on peut concevoir que la fistule gastrique aurait été évitée par une incision précoce de l'abcès. Cet abcès reconnaît pour cause le transport par voie lymphatique des germes microbiens contenus dans l'estomac et dont la virulence a été exaltée par la stase alimentaire et les fermentations habituelles au cours de ces affections stomacales. La diminution de la teneur du suc gastrique en acide chlorhydrique dans les cas de cancer peut ainsi avoir à cet égard une certaine importance, en diminuant son pouvoir bactéricide. (Voy. *péri-gastrite dans l'ulcère*, p. 263.)

Anatomie pathologique. — L'*orifice externe* de la fistule est d'aspect très variable : dans les observations de fistules *traumatiques*, la muqueuse se continuait insensiblement avec la peau dans un cas, ailleurs les bords étaient calleux, dans le cas fameux du canadien de BEAUMONT la muqueuse faisait saillie à l'extérieur. Dans les fistules *spontanées* il siège parfois au niveau de la lésion stomacale, mais il est souvent situé en un point assez éloigné de l'estomac; BRECHOTEAU a réuni quelques cas où il était *à l'ombilic*.

Le trajet, court, dans les fistules traumatiques, est constitué dans la plupart des fistules spontanées par les parois de l'abcès causal, c'est-à-dire qu'il est *sinueux*, présente des diverticules multiples. Ce clapier purulent tantôt situé entre l'estomac et la paroi peut être *intra-pariétal* ou même *sous-cutané*. Dans les fistules anciennes, les tissus sont indurés, sclérosés par l'inflammation chronique. Les bourgeons du cancer envahissent peu à peu le trajet fistuleux et viennent faire saillie à l'extérieur. Le calibre s'élargit alors constamment, tandis que dans les fistules consécutives à l'ulcère il reste stationnaire, se rétrécit ou même s'oblitère tout à fait.

L'*orifice interne* occupe en général la face antérieure de l'estomac.

Symptômes. — L'*évolution d'un abcès* avec ses symptômes habituels, douleur, rougeur, tuméfaction marque en général le début. La fluctuation s'établit, la peau se perfore et le pus s'échappe à l'extérieur; *souvent il ne s'écoule alors que du pus* par l'orifice cutané, la communication avec l'estomac n'existe pas encore, elle ne s'établit que *secondairement*, quelques jours après, et la constatation de matières alimentaires dans le pansement marque cette période de l'évolution de la fistule.

L'étude des symptômes ne nous arrêtera pas bien longtemps. Fonctionnellement ils traduisent l'insuffisance de l'alimentation, en rapport bien entendu avec les dimensions de l'ulcère qui peuvent varier de celles d'un stylet à celles de la paume de la main. On note l'augmentation de l'appétit, la soif, l'amaigrissement. Par l'orifice fistuleux s'échappent des aliments, des liquides ingérés mais aussi du muco-pus ou du liquide séreux.

Le *diagnostic* s'impose dans le cas où le trajet est direct. Dans les cas où l'orifice siège au niveau de la *cicatrice ombilicale* on pourrait se croire en présence de ces abcès ombilicaux reconnaissant pour cause la malpropreté ou bien supposer que la fistule vient d'un autre organe. Il est facile en faisant avaler un *liquide coloré* au patient de mettre nettement en évidence l'origine gastrique de la fistule. Il existe aussi des fistules consécutives à la péritonite tuberculeuse qui, siégeant dans la région épigastrique, pourraient en imposer pour des fistules gastriques : elles se caractérisent par la lenteur et l'indolence de l'évolution, elles ne communiquent pas avec la cavité gastrique.

Nous avons vu deux de ces fistules gastrocutanées consécutives à des cancers — l'une était constituée et n'avait d'autre intérêt que ses dimensions relativement petites et l'absence de tout bourgeon cancéreux à l'intérieur — l'autre était plus intéressante. Un malade du service du professeur DEBOVE m'est adressé pour un abcès volumineux de la région épigastrique, développé en quelques semaines à la suite de troubles dyspeptiques qui remontaient à plusieurs années. La peau était tendue et rosée, une incision médiane et verticale donna issue à du pus mélangé de détritus rougeâtre si abondants que je crus à un abcès splénique d'autant plus que le foyer se dirigeait vers le flanc gauche. Après quelques jours, des matières alimentaires, non digérées, sortaient par la fistule, puis des bourgeons grisâtres, sanieux, indiquant l'origine gastrique et la nature cancéreuse de la lésion. L'autopsie montra un énorme sarcome de la plus grande partie de l'estomac.

Quant au diagnostic *de cause*, il est peut être très difficile. Le cancer stomacal, comme l'ulcère peuvent évoluer de façon tout à fait latente et se manifester seulement par la perforation. L'analyse du suc gastrique démontrant l'hyperchlorhydrie dans les cas d'ulcère, l'hypochlorhydrie dans les cas de cancer, mettra sur la voie du diagnostic que l'évolution ultérieure ne tardera pas d'ailleurs à préciser.

Pronostic. — Il dépend seulement de l'affection causale. Dans le cancer la survie est peu longue, de *un à trois mois* en général, et cela se comprend facilement puisque la perforation ne se produit en somme qu'à une période avancée de l'évolution du cancer.

La fistule en elle-même, à moins qu'elle n'ait des dimensions excessives, ne présente aucune gravité et l'on est étonné le plus souvent qu'elle ne s'accompagne pas de modifications bien sensibles de l'état général. La plupart des malades ont vécu *dix, douze ans* et sont morts d'une affection intercurrente. Ces fistules ne paraissent donc présenter d'autre inconvénient que de constituer une infirmité dont s'accommodaient d'ailleurs parfaitement les malades au temps où l'on ne connaissait pas la chirurgie abdominale. Aujourd'hui nous avons mieux à faire.

Traitement. — *A*) PALLIATIF. — Obturation de la fistule, soins de propreté, enduire les bords de la fistule d'un corps gras pour éviter l'ulcération par auto-digestion. Ce sont évidemment les seules ressources en face du cancer.

B) CURATIF. — Les cautérisations, l'avivement des bords de la fistule peuvent donner des résultats si le trajet est étroit et consécutif à un ulcère.

L'extirpation du trajet fistuleux a donné un succès à BILLROTH (1879).

Les procédés d'autoplastie qui consistent à aviver et à suturer l'orifice de la fistule sur lequel on fait glisser extemporanément (MIDDELDORPF) ou secondairement (BILLROTH) un lambeau cutané ont donné deux insuccès à ces auteurs.

La seule conduite vraiment chirurgicale à l'heure actuelle, consiste à ouvrir l'abdomen et, après avoir largement réséqué la fistule à suturer l'estomac d'abord, la paroi abdominale ensuite. C'est la conduite que conseille BRAQUEHAYE pour fermer une fistule de gastrostomie, c'est celle qui a donné à LAPEYRE (de Tours) le beau succès rapporté par LEJARS à la Société de chirurgie (10 janvier 1906) c'est évidemment celle qu'aucun chirurgien n'hésiterait à suivre aujourd'hui.

Cependant, quand il existe entre l'estomac et la surface cutanée *une poche purulente*, il nous paraît de toute nécessité de l'ouvrir d'abord, de la drainer, de la désinfecter dans la mesure du possible : cette simple intervention aura peut-être pour résultat de déterminer l'oblitération de la fistule ; en tout cas elle rendra bénigne l'intervention ultérieure.

2° FISTULES GASTRO-VISCÉRALES

On trouve dans la littérature médicale quelques exemples de fistules faisant communiquer l'estomac avec *le rein*, avec les *plèvres* et le *poumon* ; ces faits, rares d'ailleurs, ont été étudiés avec les abcès sous-phréniques, et péri-néphrétiques. Plus souvent l'estomac communique avec le *duodénum* avec une anse d'intestin grêle, mais cliniquement aucun symptôme ne traduit cette disposition, c'est une découverte d'autopsie d'un médiocre intérêt pour le praticien.

Il n'en va pas de même des *fistules gastro-coliques*, les plus fréquentes de beaucoup, en raison même des rapports de l'estomac avec le côlon transverse; elles s'accompagnent d'un ensemble de symptômes très particuliers qui permettent d'en poser le diagnostic d'une façon précise, elles sont aussi justiciables d'un traitement chirurgical que nous indiquerons tout à l'heure.

Les monographies importantes sur cette question sont les articles de Murchinson qui a réuni 33 cas, celui de Bouveret et la thèse de Bec inspirée par ce dernier; on y trouvera réunies 35 observations en dehors de celles de Murchinson.

Étiologie. — Les détails que nous avons donnés tout à l'heure peuvent s'appliquer avec quelques très légères modifications aux fistules gastro-intestinales. La cause, le point de départ, le mode de destruction des tuniques sont les mêmes; il n'y a de différent que le point d'arrivée.

Le *traumatisme* direct ne saurait être invoqué ici, mais un corps étranger de l'estomac pourrait être la cause du mal. En outre un traumatisme peut déterminer un abcès dont l'évolution produira la fistule gastro-intestinale.

Dans deux observations *la tuberculose* peut être incriminée (obs. de Oppolzer : in thèse de Bec et obs. de Barbacci : in thèse, de Batsère [1]).

---

[1] La première de ces observations est relative à une fistule gastro-colique, la seconde à une fistule gastro-intestinale.

Le cancer est de beaucoup la cause la plus fréquente : 35 observations pour 12 consécutives à l'*ulcus* (Bec). Le processus ulcératif peut détruire de proche en proche les tuniques gastriques et intestinales largement adhérentes, soit qu'il marche de l'estomac vers l'intestin, soit au contraire de l'intestin vers l'estomac ; mais souvent aussi il y a formation d'un abcès qui s'ouvre secondairement dans l'estomac et dans l'intestin.

Anatomie pathologique. — Les lésions peuvent se présenter sous deux aspects différents.

A) De larges adhérences unissent les deux organes, la perforation est directe, le trajet très court.

B) Entre les deux organes on trouve un *abcès* à parois anfractueuses, à diverticules plus ou moins étendus. Il peut se faire alors qu'il y ait plusieurs perforations faisant communiquer l'estomac avec le côlon, le duodénum, l'intestin grêle comme dans les cas de BARLOW (obs. 37 de la thèse de Bec).

Souvent il y a une *sténose pylorique* assez étroite et ce fait éclaire singulièrement, nous le verrons tout à l'heure, la pathogénie des symptômes, l'estomac n'est pas dilaté, mais le calibre du gros intestin au-dessous de la perforation peut être augmenté tandis que *l'intestin grêle est parfois très rétracté* comme dans l'observation de BOUVERET.

Symptômes. — Le début est parfois brusque : c'est la douleur de la perforation stomacale suivie de réaction péritonéale, c'est plus souvent un léger degré de péritonisme, un malaise général traduisant l'évolution de l'abcès interviscéral au sein d'adhérences déjà épaisses. Dans d'autre cas au contraire le début est tout à fait insidieux, les symptômes fonctionnels de la fistule gastro-colique constituée sont les premiers en date.

SYMPTÔMES FONCTIONNELS. — Le plus important, celui qui frappe le plus les malades est le *vomissement fécal* : il ne s'agit

pas comme dans la péritonite ou l'obstruction intestinale de
vomissements noirâtres, très fétides, fécaloïdes, mais bien de
feces tout à fait formées, l'estomac est de par sa communication avec le cæcum, placée à la fin du tube digestif, les matières
digérées par l'intestin grêle sont rejetées par cette voie comme
elles sont rejetées normalement par l'anus. La production de
ce symptôme implique bien entendu que le pylore ne soit pas
oblitéré, que les matières circulent et soient par conséquent
digérées dans l'intestin grêle, enfin que la fistule gastro-
côlique soit assez large. Si le pylore est complètement oblitéré
ou bien que la perforation gastro-colique soit trop large, on ne
saurait observer ce symptôme, les aliments ne peuvent plus
suivre leur voie naturelle et comme dit BOUVERET « le malade
vomit dans son gros intestin ».

La *lientérie,* c'est-à-dire le rejet par l'anus d'aliments non
digérés indique l'absence de la circulation dans l'intestin
grêle. Le tube intestinal est alors transformé en un canal très
court et, symptôme tout à fait caractéristique, on observe souvent la *similitude des vomissements et des selles* et même parfois
leur simultanéité.

La *diarrhée* persistante est souvent le symptôme qui frappe
le plus malade et médecin, cette diarrhée est d'ailleurs souvent
de la lientérie « jamais, dit BOUVERET, je n'avais vu pareille
diarrhée chez un patient atteint d'un cancer de l'estomac et
c'est précisément cette abondance tout à fait insolite des évacuations qui me fit prononcer le mot de fistule gastro-colique
et me conduisit à chercher d'autres symptômes plus caractéristiques ».

Une soif intense, une diminution et un amaigrissement très
rapide accompagnent bien entendu ces symptômes.

L'odeur fécaloïde de l'haleine et des renvois, la cessation
brusque de vomissements liés à une sténose pylorique, la
disparition soudaine d'une douleur ancienne à l'épigastre sont
des symptômes signalés dans quelques observations; il est
facile de comprendre leur pathogénie et inutile d'y insister.

SIGNES PHYSIQUES. — Les selles présentent des caractères

importants : la *présence d'acide chlorhydrique* est tout à fait caractéristique ; il faut regarder les matières pour constater la *lientérie* souvent méconnue des malades.

L'inspection et la palpation démontrent l'absence de météorisme abdominal, de clopotage stomacal ; antérieurement pratiquées elles avaient montré l'existence d'une dilatation gastrique disparue après la perforation.

Dans deux cas le *vomissement des lavements* ne laissait aucun doute sur l'existence de la fistule, il serait d'ailleurs facile de mettre ce symptôme en évidence à l'aide de lavements colorés.

L'*insufflation* de l'intestin a donné à ZIEMSSEN des renseignements précieux.

Marche, pronostic. — La cachexie survient rapidement, la mort ne se fait pas en général longtemps attendre. Cependant le malade de DAVIER (obs. 47 de la thèse de BEC) vécut deux ans et demi ; il s'agissait d'une fistule consécutive à un ulcère simple sans sténose pylorique. Dans deux cas l'un de BAGOLEPOW (obs. 11), l'autre de MURCHINSON (obs. 6), on aurait observé la guérison, mais ces faits sont tout à fait exceptionnels et l'on peut poser en pratique que le pronostic des fistules gastro-coliques est des plus graves non seulement à cause de leur nature très souvent cancéreuse mais aussi à cause de leur siège même et des troubles de la nutrition qui en résultent. Cependant on peut espérer avoir quelque action sur les fistules consécutives à des ulcères simples ou tuberculeux par l'intervention chirurgicale.

Diagnostic. — On pourrait penser au début soit à de l'occlusion intestinale, soit à l'étranglement herniaire ; comme dit si bien BEC, la *fistule gastro-colique a les symptômes fonctionnels de ces affections, elle n'en a pas les symptômes abdominaux :* la douleur, le météorisme font défaut. L'évolution ne laisse d'ailleurs pas place au doute.

On évitera de confondre la fistule gastro-colique avec l'entérite aiguë ou la dysenterie en étudiant minutieusement les symptômes que nous venons de décrire.

Traitement. — Les moyens thérapeutiques habituellement employés contre les vomissements et la diarrhée n'ont ici aucune action pour des raisons anatomiques sur lesquelles il est inutile d'insister.

EDMUNDS (th. Bec). pour supprimer les vomissements fécaux établit un anus sur le côlon ascendant, cette intervention était logique, elle ne fut malheureusement pas suivie de résultats.

Un seul chirurgien, HENTSCHEL, a tenté le traitement curatif en faisant une résection partielle de l'estomac et du côlon : son malade mourut le lendemain. Des interventions semblables sont cependant indiquées dans les cas où le cancer n'est pas en cause. et pour les pratiquer il faudra se hâter, ne pas laisser au malade le temps de trop s'affaiblir. Quant au choix de l'opération comme le dit BEC : « Il ne nous appartient pas de poser des règles opératoires. Le chirurgien doit s'inspirer des circonstances et agir suivant les détails anatomiques présentés par l'affection » et les règles de la chirurgie gastrique étudiées en d'autres parties de ce livre. (Voy. *Opérations qui se pratiquent sur l'estomac.*)

L'opération logique est l'isolement de la fistule, la résection des parties indurées. et la suture en bon tissu, de l'ouverture gastrique d'un côté, et de l'orifice intestinal avec ou sans résection, de l'autre.

BIBLIOGRAPHIE

DES AUTEURS CITÉS DANS CE CHAPITRE

BARBACCI. Une forme rare de tuberculose de l'estomac. La *Spérimentale* 1899 (Cité par Batsère) p. 475.

BATSÈRE. Les ulcérations tuberculeuses de l'estomac. Thèse de Toulouse. 1901.

BEAUMONT. Experiments and observations on gastric juice. Plattsburg 1833.

BEC. De la fistule gastro-colique. Thèse de Lyon 1896.

BILLROTH. *Arch. für klinische Chirurgie von Langenbeck*. Décembre 1876.

BOGOLEPOW. Cité par Bec.

Borlow. Cité par Bec. *Manual of Practice of Medecine*. 1856, p. 422.

Bouveret. Sur les signes de la fistule gastro-colique. *Lyon médical* 1896, p. 285.

Braquehaye. La gastrostomie. Paris, Baillière 1900.

Brechoteau. Du phlegmon péri-ombilical et des fistules gastro-cutanées dans le cancer de l'estomac. Thèse de Paris. 1895.

Covillard. Observations iatro-chirurgicales 1791, Obs. XXIV, p. 282.

Danies. Cité par Bec. Transac. Patholog. Society. London. vol. I. p. 89.

Gauthier. Des fistules gastro-cutanées. Thèse de Paris 1877.

Gross. Perforation de l'estomac par ulcère. *Revue de chirurgie.* Paris 1904, p. 339.

Hentschel. Beiträge zur Lehre von Magenkolonfisteln. Thèse de Würtsburg 1894.

Lapeyre. *Bulletin et mém. Société de chirurgie.* Paris 1906, 10 janvier.

Lasseré. Cité par Hévin dans son mémoire à l'Académie Royale de chirurgie, tome I. p. 594 (1743).

Mignon. Contribution à l'histoire des corps étrangers des voies digestives. Thèse de Paris 1874.

Murchinson. Case of communication with the stomac through the abdominal parietes producet by ulcération from external pressure *Medico-chirurgical Transactions*. 1858, p. 11.

Murchinson. Observations et recherches relatives aux fistules gastro-cutanées. Medico-chirurgical Transac. t. XLI. Annalyse in *Archives générales de médecine.* Paris 1859, p. 726.

Murchison. Observation on gastro-colic fistula. *The Lancet*, 1864, p. 242.

Meselli. De la fistule gastrique : étude pathologique, physiologique et chirurgicale. Thèse de Bordeaux 1881.

Oppolzer. Cité par Bec. *Wiener medicinische Presse*, 1867. n° 50.

Roussel. Des fistules gastro-cutanées consécutives à l'ulcère de l'estomac. Thèse de Lyon 1905.

Ziemssen. Cité par Bec.

DOUZIÈME PARTIE

TECHNIQUE DES OPÉRATIONS QUI SE PRATIQUENT SUR L'ESTOMAC

EXPLORATION DE L'ESTOMAC

LAPAROTOMIE EXPLORATRICE

Dans les cas de diagnostic particulièrement difficile, il est parfois indiqué de pratiquer une laparotomie exploratrice et c'est le premier temps de toute opération sur l'estomac [1].

Préparation du malade. — La veille de l'opération le malade est purgé et prend un bain savonneux; le soir de ce jour on rase avec soin la poitrine et l'abdomen, et on applique un pansement aseptique sur la région supérieure de l'abdomen.

La plupart des chirurgiens ont abandonné le lavage de l'estomac avant l'opération. Je n'y ai eu recours qu'en cas de dilatation de l'estomac ou de rétention alimentaire, surtout si l'estomac contient des détritus putrides comme dans les cas de cancer ulcéré. Ces lavages ont l'inconvénient d'être très fatigants pour les malades, et ils ne produisent pas un nettoyage complet de la cavité gastrique. J'ai renoncé également à l'usage de l'antisepsie intestinale par le benzo-naphtol qui a été préconisé, il y a quelques années. Je pratique plus

---

[1] Lire : Anatomie et physiologie de l'estomac.

volontiers, à titre de tonique général, les injections sous-cutanées, soit de solution saline physiologique, soit d'huile camphrée.

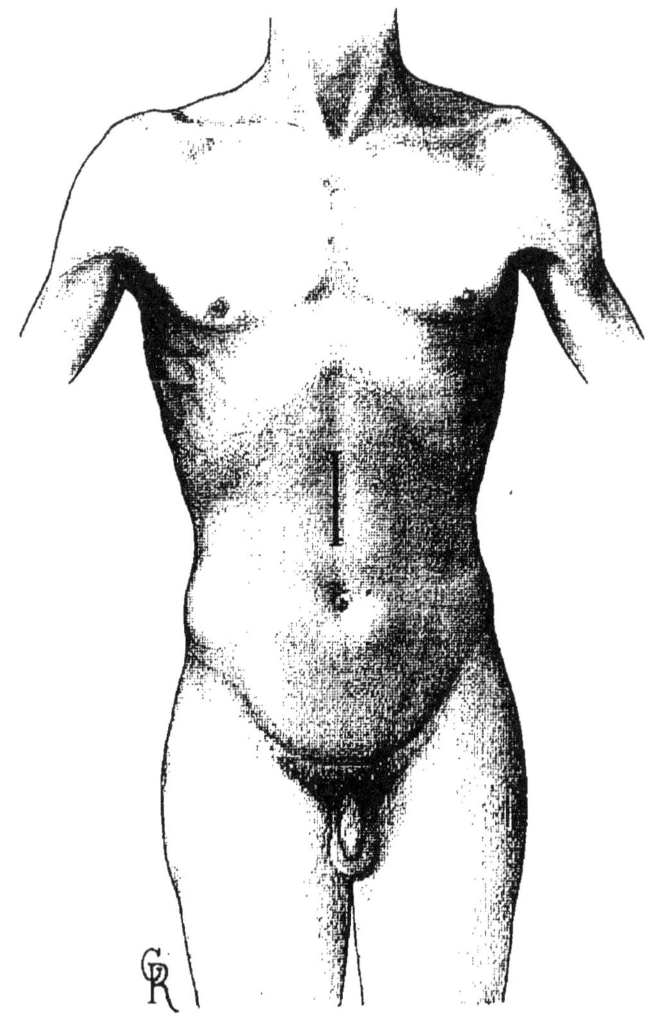

Fig. 69.
Tracé de l'incision pour une opération sur l'estomac.

Au moment de l'opération, les jambes du malade sont enve-
loppées de bottes de flanelle ou de couches d'ouate. Le

malade, endormi, est placé sur la table d'opération; une ser-
viette est enroulée autour de sa poitrine, une alèze recouvre
les jambes et les cuisses jusqu'au pubis. L'abdomen entier est
savonné et brossé, puis recouvert de compresses aseptiques,
sauf sur la ligne d'incision.

Conseils généraux. — Toute opération sur l'estomac comporte deux périodes absolument distinctes; l'une *aseptique* qui
va du début de l'opération jusqu'au moment où la muqueuse gastrique est ouverte, l'autre *septique* qui s'étend de cette ouverture jusqu'à la fin de l'opération. Il faut diminuer autant que
possible la seconde qui est la seule dangereuse. Toute technique doit s'inspirer de ce fait.

Ces deux périodes rendent également nécessaire un changement d'instruments. Je regarde comme indispensable de
*changer son instrumentation après les manœuvres sur la muqueuse
gastro-intestinale,* si ce changement crée quelque difficulté, il
faut en tout cas stériliser soigneusement tout ce qui a été au
contact de la muqueuse septique, avant de continuer son opération. J'ai soin également ou de me servir de gants de caoutchouc pour ce temps de l'opération, ou de désinfecter soigneusement mes mains après la suture de la muqueuse.

Incision de la paroi. — On fait une incision verticale et médiane, entre l'appendice xyphoïde et l'ombilic (fig. 69); si la longueur de l'incision primitive se trouve insuffisante au cours de
l'opération on l'agrandira par en bas ou par en haut. On sectionne
successivement la peau, le tissu cellulaire, le plan musculaire
aponévrotique, en ayant soin de pratiquer au fur et à mesure
une hémostase aussi parfaite que possible. On arrive sur le péritoine, on l'ouvre et on en repère les bords au moyen de pinces
à forcipressure. Les bords de la plaie sont couverts de compresses aseptiques, les pinces péritonéales sont seules laissées
au-dessus.

Exploration de la face antérieure de l'estomac. — La
cavité péritonéale une fois ouverte, la face antérieure de l'estomac se présente à la vue dans une étendue variable avec

sa distension, il est caché sous les fausses côtes dans les cas
de rétrécissement de l'œsophage, il descend au-dessous de
l'ombilic s'il s'agit d'une ptose ou d'une ectasie (fig. 72); on
prend un large écarteur plat, et on soulève successivement

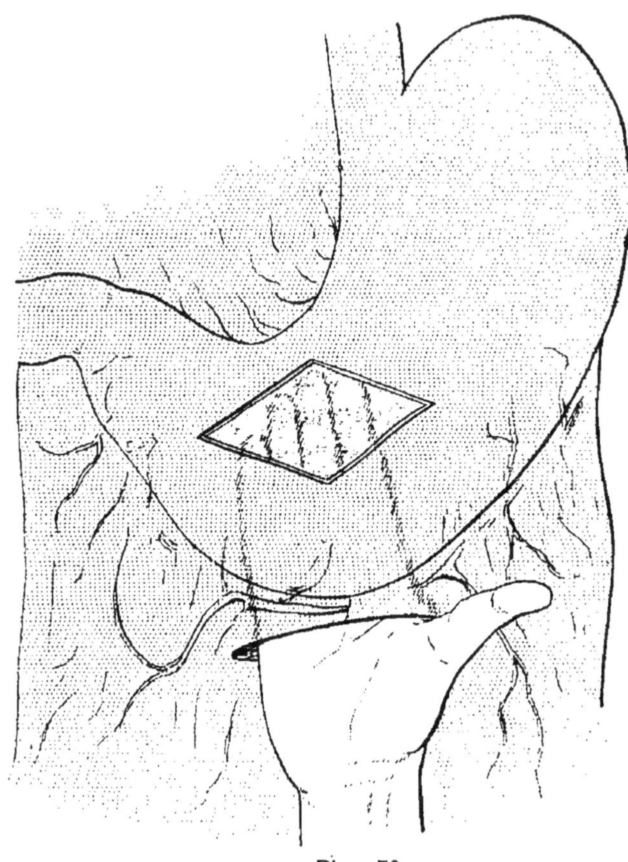

Fig. 70.

Exploration de l'estomac (Savariaud).

La main du chirurgien est introduite dans l'arrière-cavité des épiploons.

chaque lèvre de la plaie. L'aide soulève avec la valve successivement le bord costal gauche et le foie pendant que le chirurgien attire l'estomac en bas.

En cas de cancer, on peut voir et sentir des bosselures dures
au toucher surtout au niveau de la petite courbure et du pylore.

Quelquefois, on aperçoit des ganglions au niveau des courbures de l'estomac dans l'épaisseur des épiploons.

D'autres fois, on constatera une zone blanchâtre cicatricielle, indice d'un ulcère, contrastant avec la couleur rosée de la séreuse saine. Dans d'autres cas, on reconnaîtra une ecchy-

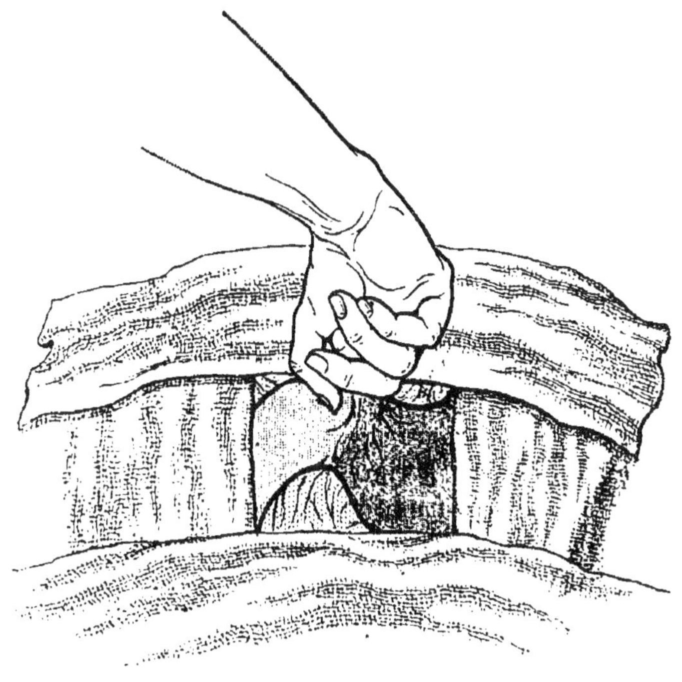

Fig. 71.

Exploration de la face postérieure du pylore.

On a fait un orifice dans un espace avasculaire du petit épiploon : par cet orifice on introduit un doigt qui examine s'il y a des adhérences entre la face postérieure du pylore et le pancréas.

mose due à la congestion locale ou à des thromboses veineuses au niveau d'un ulcère. Il n'est pas rare également de constater des néo-membranes, des brides fibreuses qui partent de la vésicule biliaire, des bords antérieurs du foie, pour gagner la région pylorique.

En écartant la paroi abdominale, on cherchera avec soin la présence ou l'absence de nodules cancéreux sur les organes voisins; sur le foie, le péritoine, du côté de la rate et surtout

dans l'épiploon gastro-hépatique. La difficulté d'exploration de
la région du cardia est un fait commun, et son adhérence au
diaphragme l'explique.

Examen de la face postérieure de l'estomac. — Pour
aborder directement la face postérieure de l'estomac, il faut
ouvrir l'arrière-cavité des épiploons. On soulève l'estomac,
on choisit dans le ligament gastro-colique à sa partie gauche
un point où le ligament soit mince et transparent et on le
déchire avec la pointe de la sonde cannelée au-dessous
des artères épiploïques qui rampent à 2 ou 3 centimètres
de la grande courbure. L'arrière-cavité étant ouverte, on
agrandit l'orifice par déchirure si le ligament est avasculaire,
après ligature des vaisseaux épiploïques qui donnent, si le
ligament est épais et vasculaire. Lorsque l'arrière-cavité est
largement ouverte, on peut voir la plus grande partie de la
face postérieure de l'estomac, sauf au niveau du grand cul-de-
sac qui adhère au diaphragme.

Cette ouverture de l'arrière-cavité permet la palpation de
l'estomac, on introduit une main dans l'arrière-cavité par la
brèche du ligament gastro-colique, l'autre main est laissée en
avant, on peut ainsi aplatir l'estomac entre les deux mains et
le palper comme on palpe une étoffe. Cette palpation permet
de constater s'il existe une induration postérieure ou des
adhérences avec le pancréas et si ces adhérences sont très
denses ou faciles à détacher (fig. 70).

Un point important de la palpation de l'estomac est l'examen
du pylore : au doigt le duodénum paraît mince et souple, le
pylore donne la sensation d'un anneau rigide. Pour apprécier
le degré de rétrécissement du pylore, il faut déprimer avec
l'index la paroi stomacale et tâcher de pénétrer dans le pylore:
le doigt entier même coiffé des tuniques de l'estomac peut
pénétrer dans un pylore normal pendant l'anesthésie chloro-
formique.

Pour examiner la face postérieure du pylore on fait un orifice dans un espace vasculaire du petit épiploon au-dessus du
pylore et par cet orifice on introduit un doigt qui constate s'il

existe des adhérences ou une induration entre la face postérieure du pylore et le pancréas (fig. 71).

TAILLE STOMACALE

Incision de l'estomac. — Après avoir examiné les deux faces péritonéales de l'estomac, il peut être utile de rechercher, s'il y a lieu, les lésions que peut présenter la face interne ou muqueuse de l'estomac.

On attire l'estomac à travers l'ouverture de la paroi abdominale ; on insinue des compresses entre cette ouverture et l'estomac de manière à empêcher tout liquide de pénétrer dans la cavité abdominale. On fait alors une incision horizontale passant à égale distance des deux courbures. Cette incision doit commencer à 3 ou 4 centimètres du pylore et s'étendra à 8 centimètres vers la gauche. Ordinairement plusieurs vaisseaux saignent, on les oblitère à l'aide de pinces à forcipressure.

Si cette ouverture est faite pour aller à la recherche d'un corps étranger, il est aisé par cette incision de trouver et d'extraire le corps étranger.

Si on veut aller à la recherche d'un ulcère ou d'un vaisseau saignant, il faut vider par aspiration l'estomac de son contenu, faire la toilette soignée de la muqueuse à l'aide de compresses aseptiques : on évitera de souiller le champ opératoire ou les doigts de l'opérateur et de l'aide.

Exploration de la cavité stomacale. — A l'aide de larges écarteurs, on soulève la paroi stomacale, en les introduisant le plus près possible de la région du cardia en les écartant on aperçoit l'orifice œsophagien qui regarde en bas.

La même manœuvre d'écarteurs permet d'explorer la petite courbure, la grande courbure l'orifice pylorique.

SAVARIAUD conseille dans les cas d'érosion minime qui peuvent se dissimuler dans les plis de la muqueuse *de retourner* l'estomac comme un bonnet, muqueuse en l'air, avec l'extrémité des doigts introduits en arrière de l'organe, dans l'arrière-cavité des épiploons ; de cette façon, les doigts se coiffent de la paroi postérieure de l'estomac, la soulèvent, la déplissent ; on peut voir ainsi les ulcérations même les plus petites.

Cette manœuvre à laquelle j'ai eu recours est excellente, mais elle infecte largement le champ opératoire et mérite par conséquent d'être entourée de grandes précautions.

Exploration du duodénum. — L'ouverture de l'estomac permet d'explorer la face interne du duodénum. Le chirurgien passe à travers l'orifice pylorique le doigt protégé d'un gant de caoutchouc et sent de cette façon des ulcères même peu indurés. C'est une exploration que je fais presque toujours en cas d'opération pour ulcère diffus.

Pour les ulcères récents, le toucher serait illusoire, aussi conseille-t-on d'introduire une pince dans le duodénum à 2 centimètres environ et d'attirer la muqueuse duodénale qui s'invagine dans l'estomac ; cette manœuvre permet l'exploration directe de quelques centimètres de canal intestinal. Pour explorer plus loin, on peut écarter le pourtour de l'intestin en se servant d'une longue pince dont on ouvre les mors. Je n'aime pas ces explorations aveugles et dangereuses, je n'y ai jamais recours.

Fermeture de l'estomac. — Quand l'exploration de l'estomac est terminée, que l'on a pratiqué les opérations nécessaires, on referme la plaie stomacale par deux plans de suture, un premier surjet total perforant et un plan séro-séreux enfouissant ce surjet ; le premier au catgut, le second au fil de lin.

On ferme également par quelques points de suture au catgut la brèche faite au ligament gastro-colique. On fait la toilette du champ opératoire, et on referme la cavité abdominale par trois plans de suture.

GASTROLYSE (Voy. Ulcères, Adhérences, Traitement, p. 272).

GASTROPEXIE

La gastropexie est une opération qui a pour but de fixer l'estomac.

L'indication principale de la gastropexie est de combattre la gastroptose.

Actuellement on a décrit trois variétés principales de gastropexie suivant la région à laquelle on fixe l'estomac :

Fixation à la paroi abdominale : gastropexie pariétale.

Fixation au diaphragme : gastropexie diaphragmatique.

Fixation au foie : gastropexie hépatique.

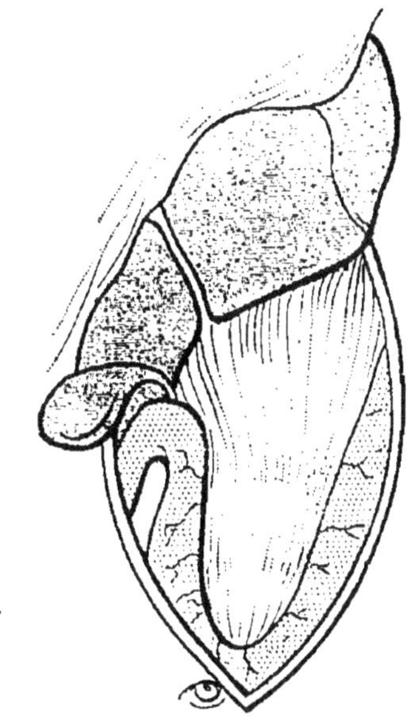

Fig. 72.

Gastroptose (FRÉDÉRI EVE).

Aspect de la région quand le foie est récliné en haut. La ligne courbe à concavité supérieure indique la petite courbure.

GASTROPEXIE PARIÉTALE. — Après ouverture de l'abdomen, on passe dans l'épaisseur de la couche musculaire de la paroi antérieure une série d'anses de fil en U qui effectueront dans la paroi stomacale un certain trajet, de manière qu'elles représentent non un V mais un U à large base.

Chacun des chefs de ces fils sera passé isolément dans chacune des lèvres de la plaie, en traversant toute l'épaisseur de la paroi, sauf la peau. Ceci fait, on suture le péritoine et le plan musculaire ; mais avant de suturer la peau, on a soin de nouer les deux chefs de chaque anse l'un avec l'autre. De cette façon l'estomac se trouve appliqué contre la paroi abdominale.

GASTROPEXIE DIAPHRAGMATIQUE. — Elle est inusitée et ne mérite pas de nous arrêter.

GASTROPEXIE HÉPATIQUE. — KAMMERER, en 1900, a essayé de fixer l'estomac au bord inférieur du foie au moyen de fils de catgut. D'autres chirurgiens ayant constaté que la

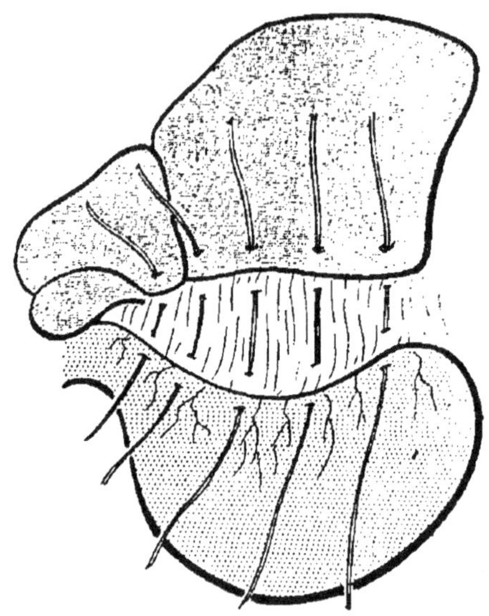

Fig. 73.

Gastropexie hépatique.

Passage des fils unissant la petite courbure de l'estomac au foie (Eve).

gastroptose s'accompagnait toujours d'allongement du ligament gastrohépatique ont cherché à raccourcir ce ligament.

BEYEA place trois rangs de suture à la soie fine, de manière à plisser et par conséquent à raccourcir le ligament gastro-hépatique et le ligament gastro-phrénique.

FRÉDÉRIC EVE procède d'une façon différente (Voy. fig. 73 et 74).

Après avoir soulevé le foie, il place cinq fils de soie traversant la petite courbure, sortant à travers le petit épiploon et le bord inférieur du foie; cette rangée de fils va du pylore au cardia.

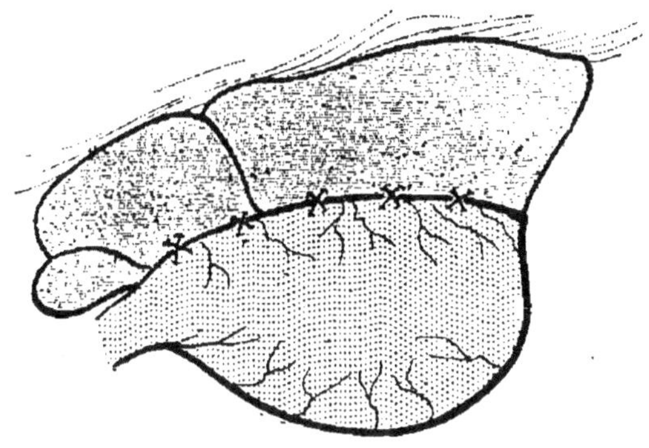

Fig. 74.

Gastropexie.

Le foie est récliné en haut. On voit l'aspect quand les fils sont liés (Eve).

Quand les fils sont serrés, la petite courbure se trouve remontée. Eve considère que la substance hépatique forme un excellent soutien pour les fils.

GASTROPLICATION

La gastroplication est une opération par laquelle on essaie de reconstituer la forme normale de l'estomac dilaté. Elle consiste à plisser l'estomac au moyen de fils courant dans sa paroi.

HISTORIQUE. — Ce procédé opératoire a été imaginé par BIR-CHER en 1891. Il fut usité en 1892 par WEIR, puis par BRANDT en 1894.

Manuel opératoire. — Après ouverture de l'abdomen on faufile à grands points plusieurs fils dans la paroi antérieure de l'estomac en allant de la petite à la grande courbure.

Quand tous les fils sont placés, on en serre les extrémités, la muqueuse se trouve ainsi froncée et refoulée en dedans en accordéon. Il est impossible de préciser le nombre des fils et l'étendue de leur passage ; ils doivent après striction faire disparaître l'étoffe superflue (fig. 75).

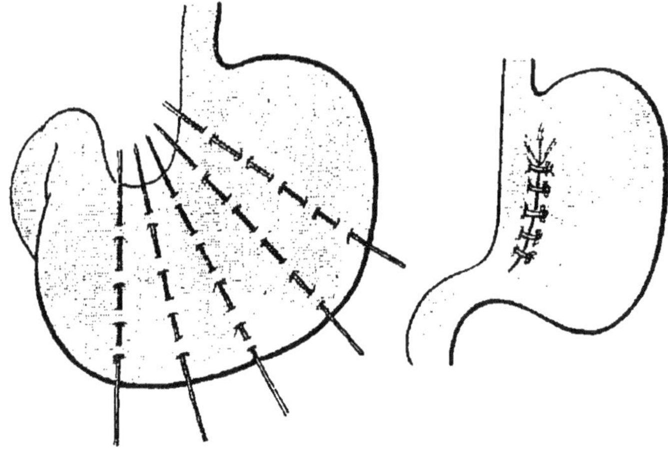

Fig. 75.
Gastroplication.

On peut également pratiquer ce plissement sur la face postérieure après ouverture de l'arrière-cavité des épiploons.

GASTROPLASTIE

La Gastroplastie aurait été exécutée pour la première fois par Bardeleben en 1889 et plus tard, en 1892, par Krukenberg : cette opération rappelle la pyloroplastie. Elle a été préconisée dans . les cas d'estomac biloculaire. Il s'agit d'augmenter le calibre du rétrécissement par une simple incision longitudinale que l'on suture ensuite transversalement.

L'incision de la paroi abdominale est longitudinale sur la ligne médiane. Elle sera faite avec précaution de façon à ne pas ouvrir prématurément l'estomac souvent compris dans

ses adhérences à la paroi. L'estomac découvert lorsque le
rétrécissement est bien reconnu, on l'incisera vers sa partie
moyenne perpendiculairement à sa lumière, et de façon à
ouvrir les deux poches stomacales. L'incision peut donc être
assez longue, selon l'étranglement. L'incision doit avoir en
effet au moins le double de longueur du calibre du rétrécisse-

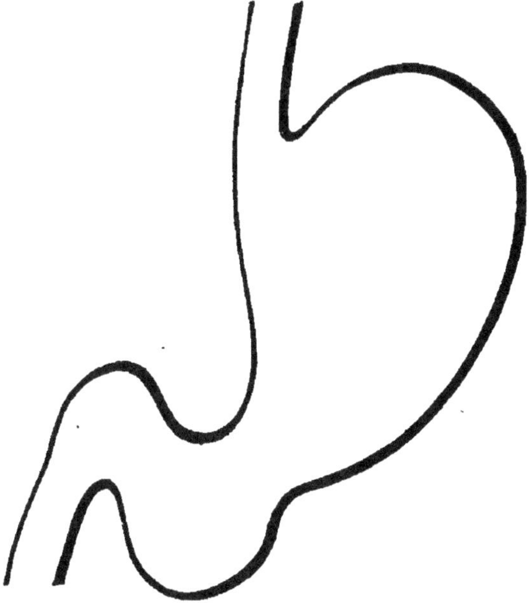

Fig. 76.
Estomac biloculaire.

ment. Les tuniques ayant toutes été incisées on se trouvera
donc en présence d'une fente qui deviendra losange quand
on rapprochera les deux angles aigus de la plaie (fig. 77).
Ceux-ci seront réunis l'un à l'autre par un fil qui en fera bientôt deux angle obtus, qui s'effaceront tout à fait quand les
parois seront au contact (fig. 78). On suturera ensuite les lèvres
de la plaie au-dessus et au-dessous du premier fil. La suture
se fera en deux plans : le premier comprenant toutes les
tuniques ; le second seulement la musculeuse et la séreuse.

Il semble préférable, dans ces cas, de faire des points séparés plutôt que d'employer un surjet continu [1].

DILATATION DU PYLORE

La dilatation du pylore est une opération à peu près universellement abandonnée.

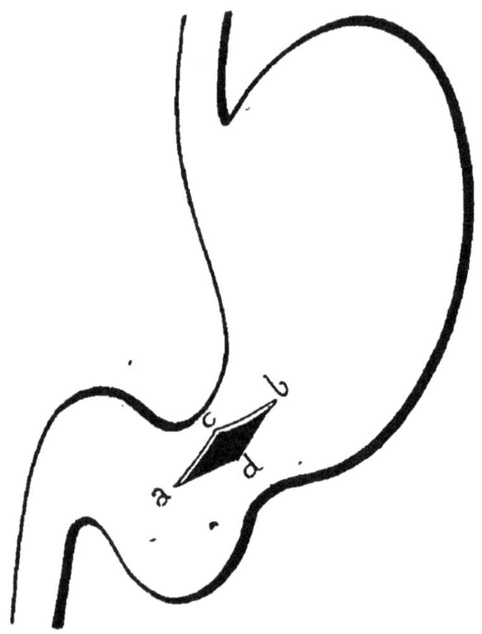

Fig. 77.

Gastroplastie.

1ᵉʳ temps, incision de la paroi stomacale antérieure. La fente deviendra losange quand on rapprochera les deux angles aigus de la plaie.

Certains auteurs HAHN, PAUL, ont essayé la DILATATION DU

[1] MAYO-ROBSON exécute la gastroplastie d'une façon particulière, depuis son premier cas qui date du 6 mai 1899. Il exécute l'opération sur une bobine en os décalcifié.

A. MONPROFIT. Chirurgie de l'estomac biloculaire. *Annales internationales de Chirurgie gastro-intestinale*, 1906, n° 1, p. 5.

PYLORE SANS OUVERTURE DE L'ESTOMAC, ils enfonçaient l'index dans le pylore à travers la paroi antérieure de l'estomac.

D'autres pratiquaient la DILATATION APRÈS GASTROSTOMIE, après avoir effectué une gastrotomie, ils introduisaient une sonde dans le pylore pour alimenter le malade.

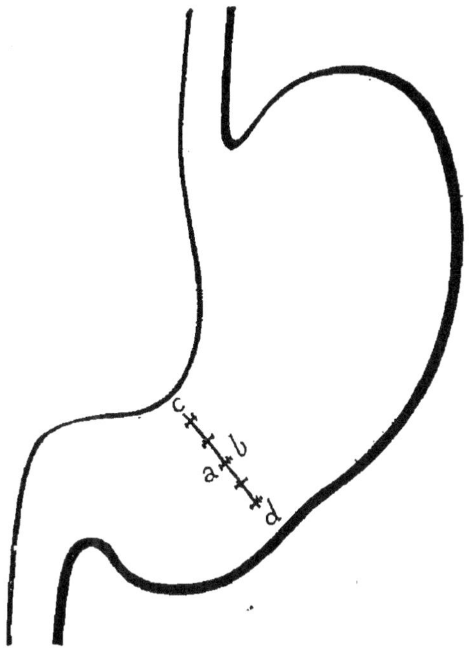

Fig. 78.
Gastroplastie.
La suture est terminée; l'estomac a repris sa forme normale.

LORETA de Bologne (1882), conseillait la *dilatation après gas-trotomie*. Cette opération consiste à inciser l'estomac dans le voisinage du pylore, puis à dilater l'orifice pylorique, soit avec les doigts, soit avec des bougies, soit avec un dilatateur.

GASTROSTOMIE

La gastrostomie est une opération qui consiste à produire au niveau de l'estomac une fistule cutanée destinée à l'ali-mention du malade.

Technique opératoire. — Les procédés de gastrostomie sont trop nombreux pour qu'on puisse les décrire en détail. Cette diversité résulte du désir des chirurgiens de réaliser une *bouche continente*. C'est là un résultat qu'on peut obtenir avec tous les procédés, mais qu'aucun procédé ne peut prétendre à donner d'une façon certaine.

Je pense cependant que les procédés les plus simples sont capables de procurer les plus heureux résultats, au point de vue de la continence, à la condition que la bouche soit *petite*, qu'elle soit *placée le plus haut possible*, au voisinage de la petite courbure ou de la grosse tubérosité ; cette dernière condition n'est pas toujours et facilement réalisable, dans les cas par exemple ou l'estomac est petit et rétracté. De plus, même avec une assez grande expérience, le chirurgien peut être trompé : il attire très fortement en bas l'estomac, place sa bouche le plus haut qu'il peut et il n'est pas peu surpris de voir, plus tard, que la bouche a été faite en réalité plus ou moins loin du bord inférieur de l'estomac, mais toujours beaucoup plus bas qu'il n'avait cru. Enfin, quel que soit le siège de la bouche, quelque forme qu'on lui donne, il est des estomacs intolérants qui chassent toujours au dehors le suc gastrique et ne permettent pas d'obtenir la bouche tolérante désirée.

Les procédés de gastrostomie sont de deux sortes : *procédé ordinaire simple*, créant une fistule gastrique directe; procédés plus compliqués, visant par divers artifices à réaliser la continence.

I. — Procédé ordinaire simple (Terrier)

J'ai recours, suivant le degré de résistance de l'opéré, soit à l'anesthésie générale, soit à l'anesthésie locale par la stovaïne.

Incision de la paroi. — Elle est verticale ou oblique.

L'incision oblique est parallèle au rebord des fausses côtes du côté gauche, à 2 centimètres au-dessous de lui, de manière à le laisser recouvert même après rétraction des tissus.

Elle est longue de 6 à 7 centimètres, répondant par son milieu à la 7ᵉ côte, commençant en dedans à 5 centimètres de la ligne médiane, finissant en dehors au niveau du 9ᵉ cartilage costal (c'est l'incision que j'emploie). (Voir fig. 79.)

L'incision verticale peut être faite sur la ligne médiane où elle est plus exsangue, sur le bord externe du muscle droit du

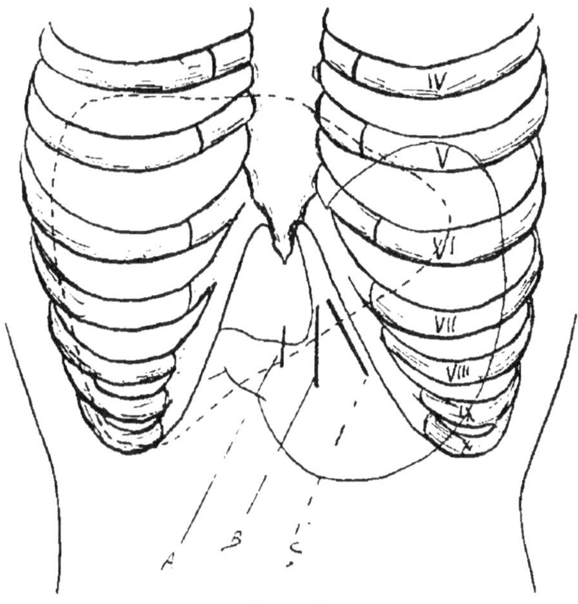

Fig. 79.

Schéma des rapports de l'estomac avec la paroi.

Principales incisions de la gastrostomie. A, incision médiane ; B, Incision sur le bord externe du muscle droit du côté gauche ; C, Incision suivant les fausses côtes telle que je la pratique.

côté gauche, ou à travers ce muscle. Cependant, l'incision médiane mène trop près du pylore et, par suite de la disparition du tissu adipeux qui est de règle chez les cancéreux, le canal intermédiaire entre la peau et l'estomac est rapidement réduit à un simple orifice.

RECHERCHE ET ATTRACTION DE L'ESTOMAC. — Très souvent l'estomac se présente de lui-même dans la plaie, parfois il est nécessaire de le rechercher dans la profondeur entre le foie en haut, et le côlon transverse ; on fera attention de ne pas confondre l'estomac avec le gros intestin qui se présente quelquefois de lui-même dans la plaie ; l'erreur a été commise.

On saisit l'estomac le plus haut possible, et on attire une partie de la face antérieure sous forme d'un cône de 4 à 5 centimètres de hauteur ; il est très important de saisir la paroi

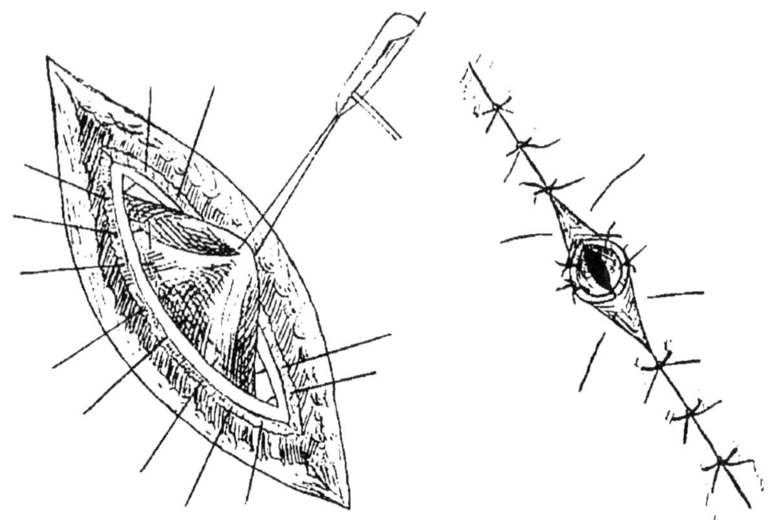

Fig. 80.

Gastrostomie simple.

A gauche, l'estomac est attiré au dehors et les points de suture gastro-pariétale en U sont passées. A droite, la suture de la paroi est presque terminée ; en son milieu apparaît la bouche gastrique et la suture muco-cutanée est faite.

stomacale le plus haut possible et le plus près de la petite courbure et pour cela il faut sacrifier la rapidité opératoire à la perfection de l'exploration, en choisissant bien sa région.

L'estomac a toujours une tendance au cours de l'opération à rentrer dans l'abdomen, il faut donc le maintenir soigneusement avec des pinces à griffes.

FIXATION DE L'ESTOMAC A LA PAROI. — On a amené entre les lèvres de la plaie une portion de la paroi antérieure de l'estomac, *prise le plus haut qu'il est possible sur l'organe*, sans naturellement qu'il soit besoin d'un effort dangereux. Il faut le fixer. Pendant que l'aide *attire l'estomac en cône* le chirurgien passe des points en **U**, à l'aide d'une aiguille ronde et de fils fins de lin. Chaque fil traverse d'abord le muscle et le péritoine sur la paroi, puis suit un trajet d'un centimètre sur l'estomac, sans intéresser la muqueuse, enfin il retraverse le péritoine et le muscle de la paroi, non la peau. Les deux chefs sont repérés avec une pince. Il importe que l'aiguille ne troue pas la muqueuse, car l'issue de matières septiques le long du fil pourrait donner lieu à une péritonite ou à une suppuration locale.

On place deux ou trois anses en V de chaque côté de l'incision, en les faisant empiéter l'une sur l'autre, deux anses transversales à chaque extrémité de la plaie.

Quelques points complémentaires servent à fermer la brèche pariétale.

Ces points sont serrés et noués. La cavité péritonéale est close et entre les deux lèvres cutanées il ne reste qu'un bourrelet saillant d'estomac resté à découvert (fig. 80).

OUVERTURE DE L'ESTOMAC. — Le sommet du cône est attiré entre deux pinces, on l'incise de la surface vers la profondeur jusqu'à ce qu'on aperçoive la muqueuse de l'estomac. On ouvre cette muqueuse d'un coup de bistouri de façon à faire cette ouverture très petite ; avec la sonde cannelée on s'assure que l'estomac est bien ouvert ce qui est facile à constater, si on voit sourdre quelques gouttes de liquide gastrique le long de la sonde. On s'assure qu'aucune artériole n'a été coupée, et qu'on n'a pas à craindre une hémorrhagie. Cette ouverture de la muqueuse est fixée à la peau par quatre fils de lin placés aux quatre coins cardinaux.

Faut-il suturer la muqueuse à la peau ? Certains chirurgiens le conseillent. Cependant, les points passés ont immanquablement pour effet d'agrandir l'incision stomacale, par conséquent d'exposer à l'incontinence. En ne faisant pas cette suture, on laisse se former dans l'épaisseur même de la paroi un trajet, intermédiaire à l'ouverture cutanée et à l'estomac, qui a une tendance naturelle à se fermer du fait de la rétraction fibreuse et qui, par conséquent, joue le rôle de sphincter. Il est toujours facile de le dilater et de lui rendre un calibre convenable. Mais ce trajet a l'inconvénient de s'infecter facilement.

La sonde, introduite d'abord, peut être laissée à demeure pendant quelques heures : elle doit être de calibre très réduit, nᵘ 9 à 10, et fixée à la peau par un fil.

Soins consécutifs. — Le plus souvent on se borne alors à mettre un pansement à de la gaze stérilisée que l'on peut recouvrir d'un sachet contenant du carbonate de magnésie.

S'il est nécessaire d'alimenter de suite l'opéré, on peut également, avant d'appliquer le pansement, introduire dans la bouche stomacale une sonde de caoutchouc rouge que l'on fixe à la peau à l'aide d'une agrafe Michel, on laisse la sonde sortir verticalement à travers le pansement et on peut y introduire du lait dès que les vomissements chloroformiques ont cessé. Pour les jours suivants, on peut laisser encore la sonde à demeure. Chaque prise d'aliments ne doit pas dépasser 150 à 200 grammes.

Au bout de cinq jours, on enlève les fils; on constate souvent un peu de rougeur au pourtour de la plaie, cette rougeur est due à l'action irritante du suc gastrique. On combat ces accidents d'irritation par des applications de poudre de magnésie.

La sonde à demeure est retirée et on ne l'introduit qu'au moment où il faut alimenter le malade.

*
* *

Ce procédé de gastrostomie *en un temps* est le plus employé. Dans les procédés *en deux temps* on fait d'abord la suture à la paroi, et on attend quelques jours que les adhérences solidement établies empêchent l'irruption de liquides septiques dans le péritoine. Après un temps suffisant on fait la bouche stomacale en se guidant sur un fil qu'on a fixé dans l'estomac

à la première opération. Mais il est arrivé que l'incision ait
porté sur le péritoine et qu'on ait injecté des liquides dans la
cavité péritonéale ou dans l'arrière-cavité des épiploons; ce
qui s'explique par le fait que l'estomac se rétracte et n'adhère
à la paroi que par une surface étroite; d'autre part, en suivant une technique précise, l'incision immédiate de l'estomac
n'offre aucun danger, à la condition que la suture de l'estomac à la paroi soit solide et bien faite. Il est une autre considération qui doit faire préférer en général l'opération en un
temps, c'est qu'on a affaire à un sujet affaibli par le cancer et
par une dénutrition prolongée. Il y a donc intérêt à l'alimenter le plus vite possible, au lieu d'attendre les trois ou quatre
jours nécessaires à la réalisation des adhérences protectrices
attendues et pendant lesquels le prolongement de l'inanition
peut venir à bout de la résistance de l'opéré.

II. — Autres procédés

On divise généralement en trois classes les innombrables
procédés de gastrostomie : procédés par *sphinctérisation*, par
valvulation, par allongement ou *torsion* du trajet fistuleux.

A. **Procédés par sphinctérisation**. — Le rôle de sphincter
est rempli par le muscle droit de l'abdomen, dans une boutonnière duquel on fait passer le canal gastrique en l'abouchant
à la peau (fig. 81).

Ce procédé peut être réalisé simplement, de la façon suivante : incision verticale sur le milieu du muscle droit, passage à travers ses fibres dissociées verticalement à l'aide d'une
sonde cannelée; suture de l'estomac à l'aponévrose postérieure
de la gaine de ce muscle; un cône d'estomac est attiré à travers le muscle; on l'ouvre suivant la règle indiquée plus haut,
et on suture la muqueuse à la peau.

M. JABOULAY fait la coudure sous la peau : incision verticale
sur le milieu du muscle droit allant jusqu'au péritoine. L'estomac est attiré et suturé à l'aponévrose profonde; il passe à

travers le muscle droit dont l'orifice est rétréci et serré sur l'estomac pour assurer son rôle de sphincter; puis l'estomac est suturé au feuillet antérieur de la gaine du droit et enfin il est attiré sous la peau décollée vers un orifice cutané médian. Suture aux bords de ce dernier orifice de l'estomac par des fils ne prenant que la couche musculo-séreuse. *La muqueuse est repoussée dans le fond et forme valvule* (fig. 82).

Ces deux derniers procédés donnent en général un bon

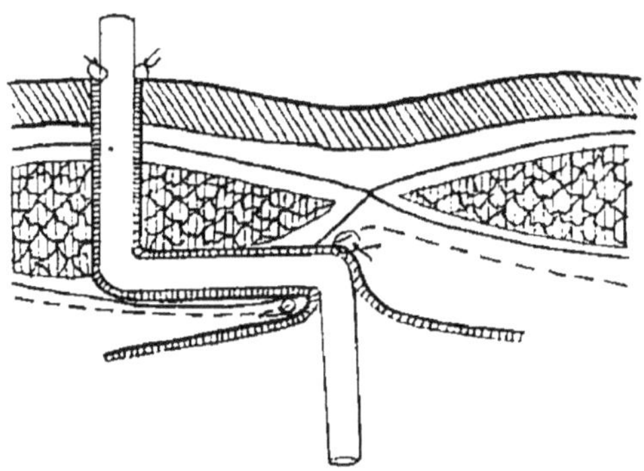

Fig. 81.
Gastrostomie.
Trajet rectiligne à travers le muscle droit destiné à jouer le rôle
de sphincter.

résultat immédiat, mais à la longue la coudure disparaît et les deux orifices se placent vis-à-vis et presque en contact l'un de l'autre.

B. **Procédés par valvulation.** — Ces procédés visent à la formation d'une valvule qui empêche le reflux des aliments.

Procédé de Fontan. — Incison de 8 centimètres parallèle aux fausses côtes gauches. L'estomac est saisi à l'aide de deux pinces à dents fines, séparées par une faible distance et disposées verticalement, le plus près possible de la petite courbure. Elles attirent l'estomac au dehors en un cône long et étroit : il faut avoir beaucoup d'étoffe. La base du cône est fixée à la paroi; sur l'estomac les sutures au catgut intéressent

la couche musculo-séreuse, sur la paroi la couche péritonéo-
aponévrotique. On peut y ajouter quelques points musculaires.
Il faut naturellement, que cette suture soit étanche et protège parfaitement le péritoine (fig. 83).

Entre les deux pinces un bistouri fin pratique au sommet
du cône gastrique une petite incision admettant à frottement
une sonde Nélaton 20 ou 22. Puis à l'aide des deux pinces on
repousse le cône gastrique dans la cavité de l'estomac, en
entraînant la sonde, de sorte que le cône saillant en dehors

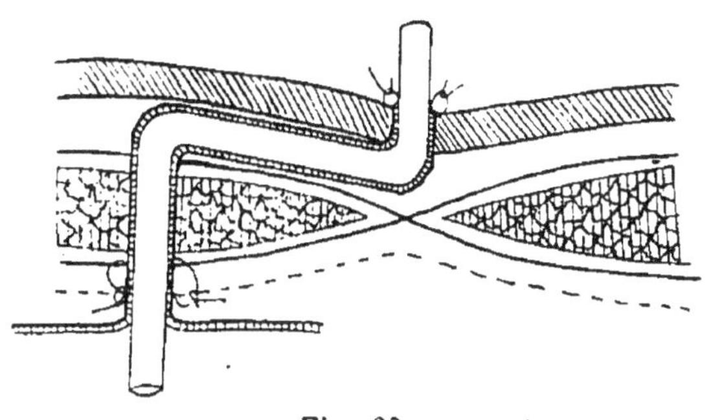

Fig. 82.
Gastrostomie (procédé de JABOULAY).

devient saillant en dedans et s'est en somme retourné en doigt
de gant. Pour le fixer dans cette position, on unit par quelques
points séro-musculaires au catgut les deux surfaces adossées,
de manière à ce qu'il ne reste qu'un trajet à parois séreuses
parcouru par la sonde. La plaie pariétale est ensuite fermée
comme d'habitude. Quand tout est fini la sonde traverse un
trajet assez long formé d'une part par le cône gastrique invaginé, par la paroi abdominale d'autre part.

Ce procédé est d'exécution rapide et facile, si l'estomac n'est
pas rétracté. Il donne d'excellents résultats pour ce qui concerne la continence.

FONTAN et FORGUE ont été conduits, parallèlement, au procédé de *valvulation*. Dès 1892, FORGUE a attiré l'attention, dans
son enseignement et par ses interventions, sur les points techniques essentiels qui résument et conditionnent ce procédé :
à savoir, la ponction étroite de l'estomac, ce qui a été établi

par Bryant, dès 1882 ; l'absence de la sonde à demeure ; la fixation large de l'estomac, attiré au dehors en cône saillant.

C'est cette dernière condition qui fait, automatiquement, la valvulation : la saillie (irrégulière, comme Forgue l'a constaté par des pièces d'autopsies de cancéreux et des recherches expérimentales, en mamelon plissé et gaufré, plutôt qu'en forme de valvule nette) *de la muqueuse à l'intérieur est proportionnelle à l'étendue de l'aire gastrique fixée.*

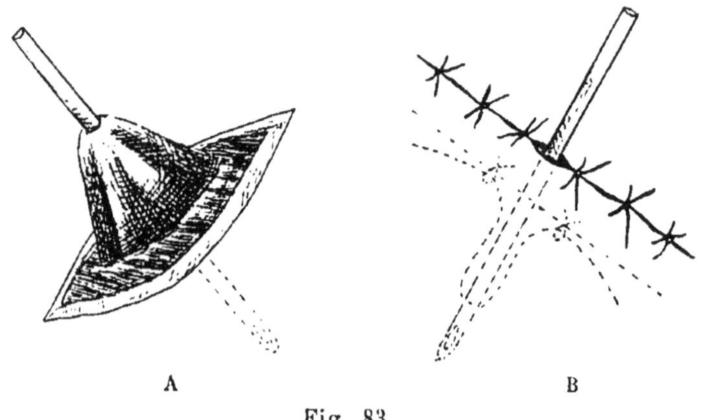

Fig. 83.

Gastrostomie valvulvaire de Fontan.

A, l'estomac est attiré en cône au dehors. — B, le pointillé indique le contour du cône invaginé en dedans.

Forgue a été conduit à abandonner sa technique de valvulation exclusivement muqueuse et à adopter un procédé simplifié qui se rapproche de celui de Fontan, simultanément créé et inspiré d'ailleurs des mêmes principes essentiels, appartenant : à Terrier, pour la large fixation gastrique ; à Bryant, pour la petite incision, petite sonde, et séjour intermittent de la sonde ; à Pénières, pour la démonstration du mécanisme de valvulation. Mais il s'en sépare : par la suppression de toute manœuvre ayant pour but de faciliter la valvulation qui se fait toute seule, si bien que le temps de l'invagination du cône gastrique peut être supprimé sans inconvénient.

.˙.

C. **Procédés par torsion.** — Ces procédés sont dérivés de celui de Gersuny pour l'incontinence d'urine chez la femme.

Ullmann, Souligoux le réalisent à peu près de la même façon. Après incision l'estomac est attiré au dehors en un

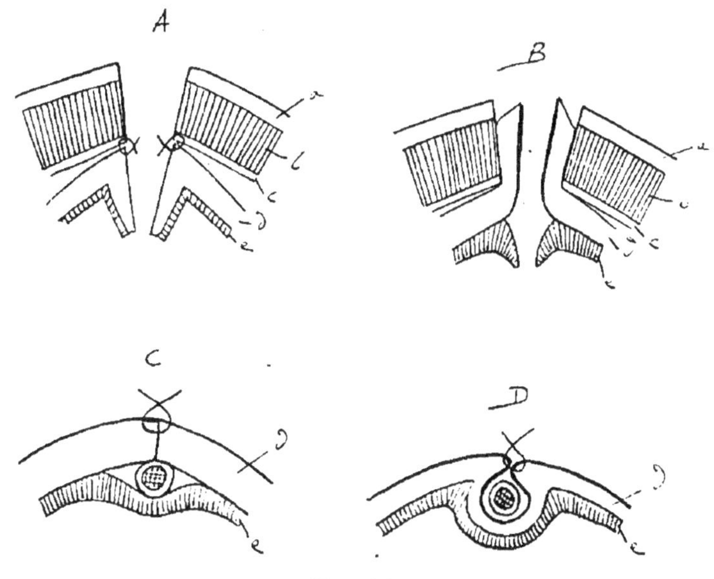

Fig. 84.

Gastrostomie. Schémas.

A. Fontan. Coupe de l'estomac et de la paroi. *a*, peau; *b*, muscles pariétaux; *c*, péritoine pariétal; *d*, paroi musculo-séreuse de l'estomac; *e*, muqueuse. — B, Forgue (première manière, valvulation purement muqueuse). Coupe de l'estomac et de la paroi. — C, Marwedel. Coupe de l'estomac. — D, Witzel. Coupe de l'estomac.

cône qu'on tord de 180 degrés : on le fixe dans cette position au péritoine pariétal par un surjet ou par des points séparés. On continue la torsion dans le même sens de 120 degrés environ et on fixe de nouveau l'estomac dans cette position en le suturant à la tranche musculo-aponévrotique.

Puis la brèche pariétale est fermée. Dans la même séance, si on opère en un temps, ou dans une séance ultérieure, lorsqu'on opère en deux temps, on fait au sommet du cône gastrique une très petite incision et on suture la muqueuse à la peau. L'opération en un seul temps me paraît préférable.

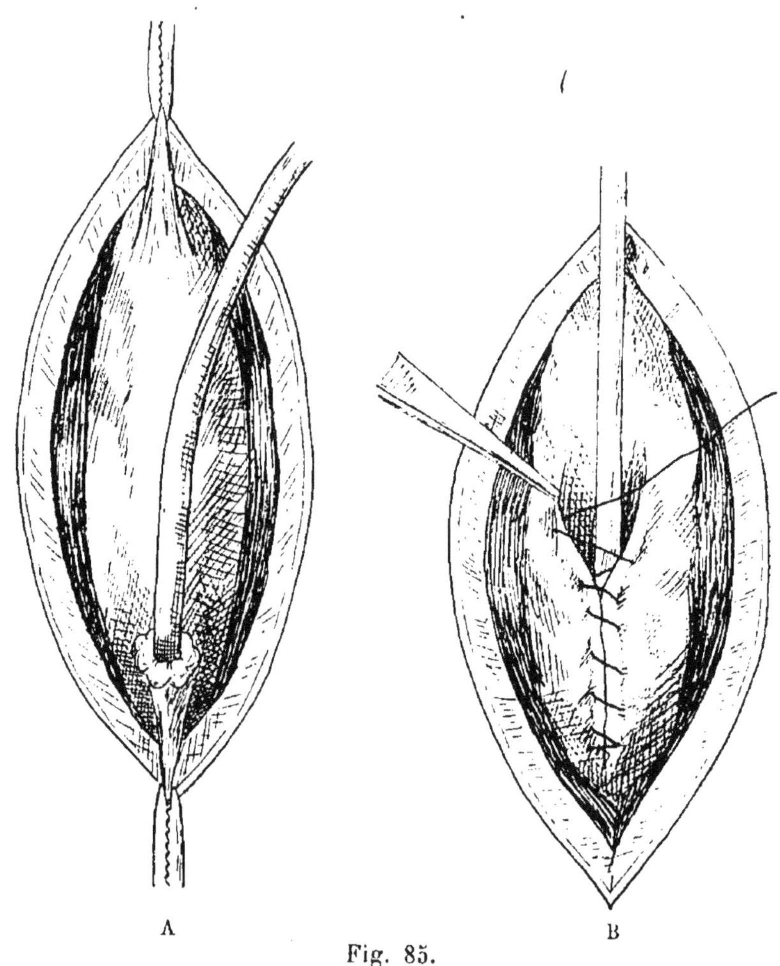

Fig. 85.

Procédé de Witzel (d'après Lejars) pour la jéjunostomie.

A. Le jéjunum est attiré entre les deux lèvres de la plaie ; la sonde est introduite dans sa lumière aussi bas que possible.
B. Le même. Surjet rapprochant les parois de l'intestin par-dessus la sonde en créant un canal péritonéal.

On n'introduit la sonde qu'au moment des repas et ce sont les plis du conduit stomacal qui, en s'accolant, sont chargés d'empêcher le reflux des aliments. C'est là un excellent procédé qui n'a que l'inconvénient d'être un peu compliqué.

D. Procédés par allongement du trajet fistuleux. — C'est

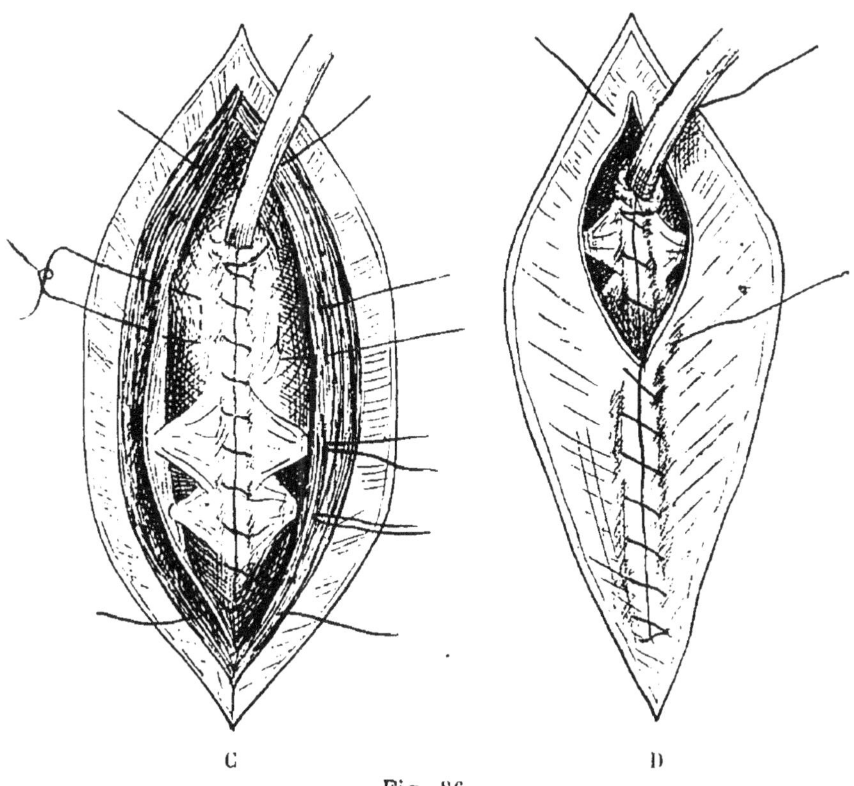

Fig. 86.

Procédé de Witzel.

C. Le même. Le canal péritonéal est terminé. Points en U fixant l'intestin à la paroi.

D. Le même. Suture de la paroi.

sur la paroi gastrique elle-même qu'on a surtout cherché à réaser cet allongement fistuleux et cela par deux procédés qui, quoique différents, découlent du même principe et de la même méthode.

Le procédé de WITZEL pour la gastrostomie est analogue à

son procédé pour la jéjunostomie. Les figures ci-jointes, permettent aisément d'en comprendre la technique (fig. 85 et 86).

Le procédé de MARWEDEL-BAROZZI débute par une incision oblique de la paroi, longue de 8 centimètres environ. L'estomac est saisi entre deux pinces, séparées verticalement par un inter-

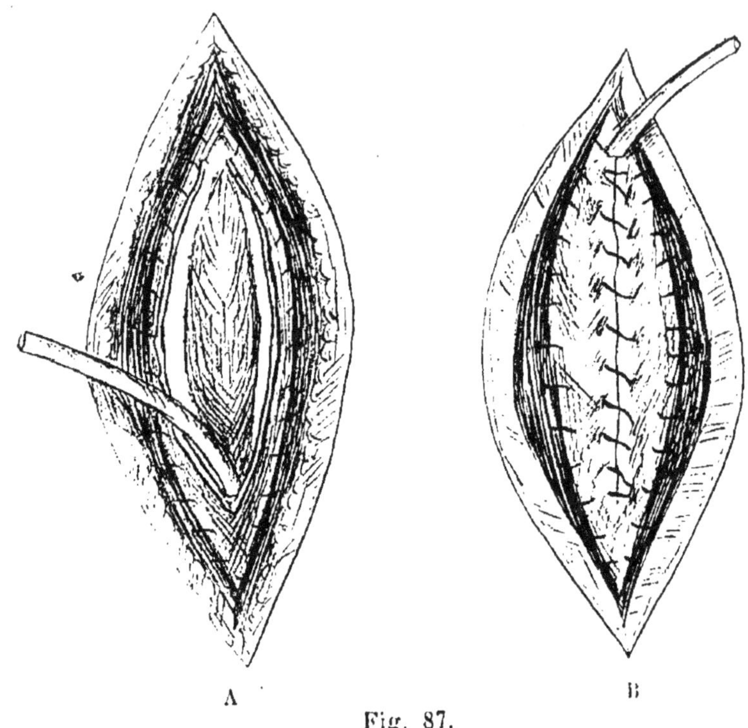

Fig. 87.

Procédé de Marwedel.

A. L'estomac est fixé à la paroi. La paroi musculo-séreuse a été incisée verticalement et soulevée de chaque côté en deux volets. La sonde est introduite en bas à travers la muqueuse.

B. Les deux volets musculo-séreux ont été affrontés par-dessus la sonde.

valle de 7 centimètres environ, et attiré entre les lèvres de la plaie. Il est fixé à celle-ci par un surjet séro-séreux ou par des points séparés, musculo-séreux sur l'estomac et sur la paroi. Entre les lignes de suture il reste à nu une surface d'estomac haute de 7 centimètres, large de 3 centimètres. Sur son milieu et de haut en bas *on incise la musculo-séreuse, en respectant*

avec soin la muqueuse; les deux lèvres sont disséquées assez
loin, ce que la laxité de la sous-muqueuse rend assez aisé,

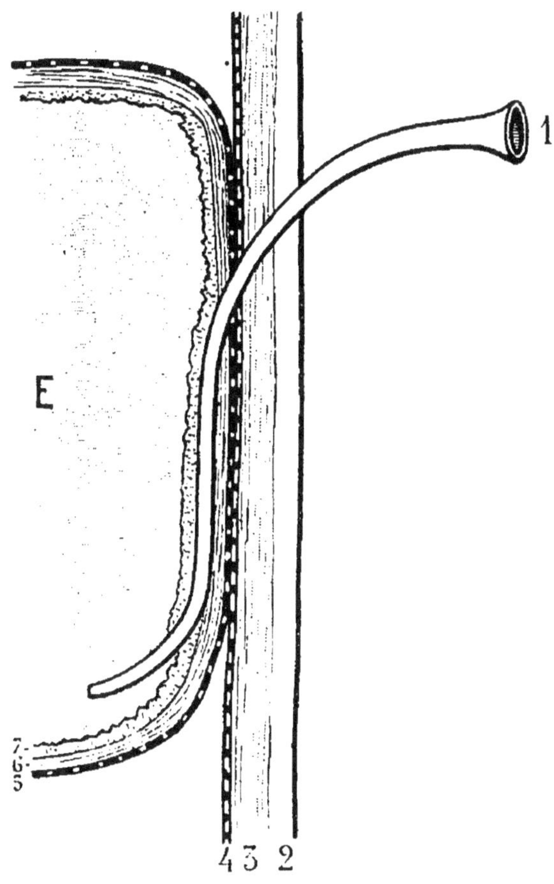

Fig. 88.

Gastrostomie de Marwedel.

1, sonde ; 2, peau et tissu sous-cutané ; 3, muscles de la paroi abdominale ; 4, péritoine pariétal ; 5, péritoine viscéral ; 6, tunique musculaire de l'estomac ; 7, muqueuse
de l'estomac ; E, cavité de l'estomac.

pour que les deux lambeaux rapprochés puissent recouvrir une
sonde Nélaton 18 ou 19. Dans l'angle inférieur des deux lambeaux musculo-séreux on fait un orifice admettant juste la
sonde qui est enfoncée de 3 centimètres et est fixée à la

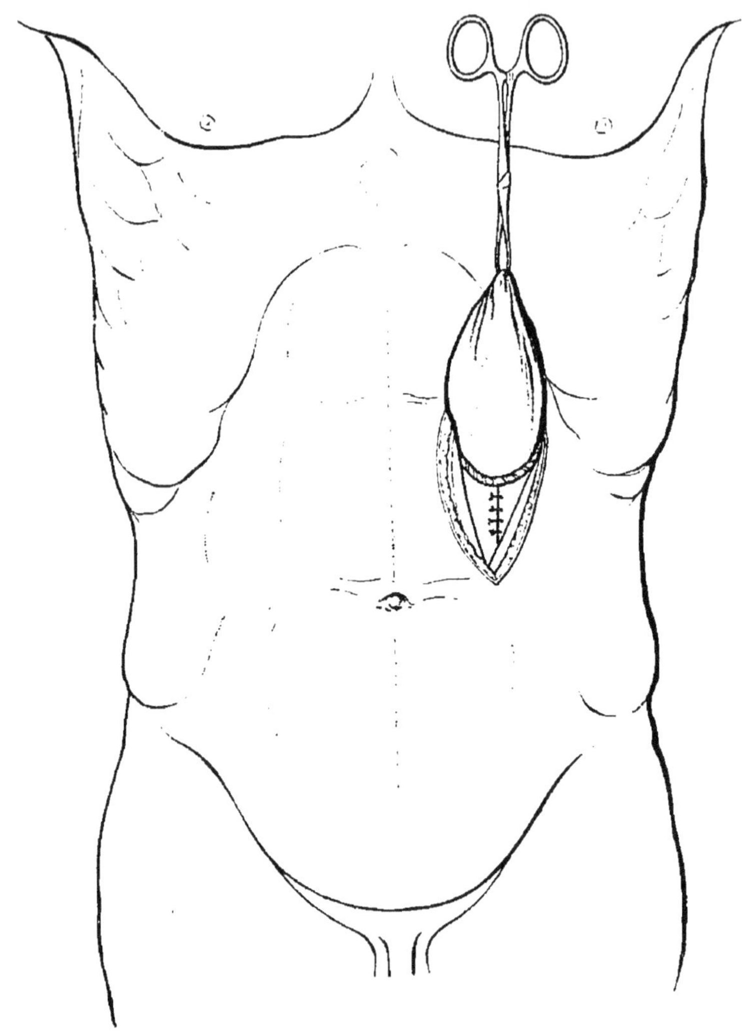

Fig. 89.

Gastrostomie. Procédé de Frank modifié (Kocher).

A l'aide d'une pince on a attiré hors de l'abdomen un cône stomacal que l'on a fixé sur son pourtour au péritoine pariétal ; on a refermé le reste de l'incision péritonéale.

muqueuse par un fil fin de catgut. Elle est couchée verticale-

ment sur la paroi muqueuse et deux lambeaux musculo-séreux
sont rapprochés et suturés par-dessus elle jusqu'à l'angle

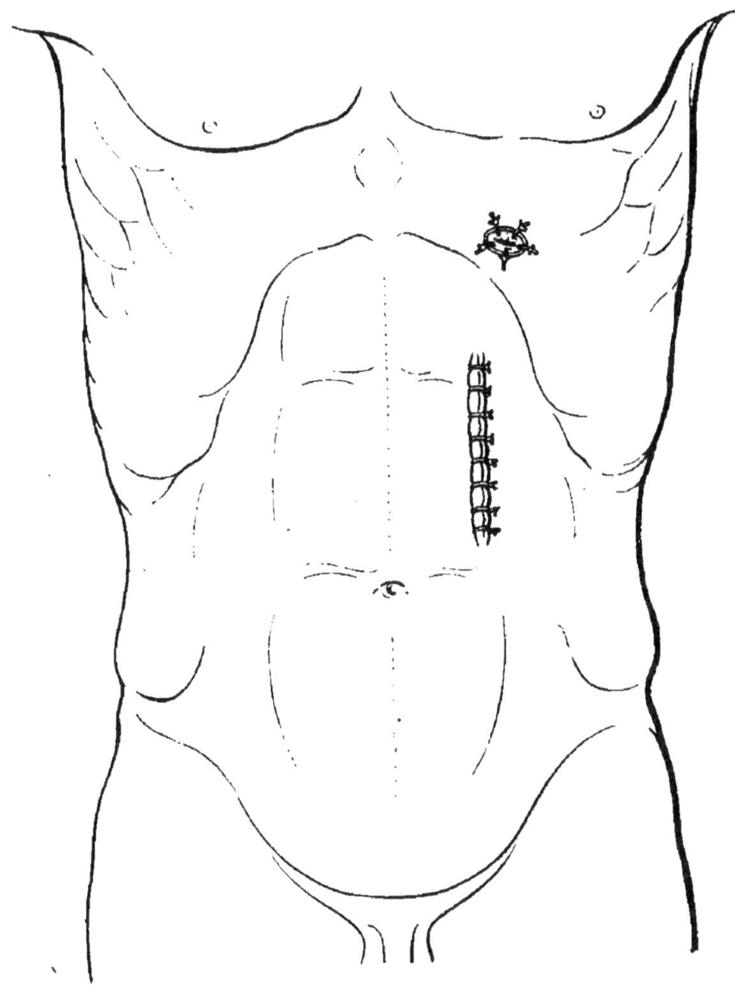

Fig. 90.

Gastrostomie. Procédé de FRANK modifié (KOCHER).

L'opération terminée. L'ouverture de l'estomac se trouve sur le rebord costal gauche.

supérieur de la plaie. Enfin la paroi est suturée comme d'habitude (fig. 87 et 88).

Il s'ensuit que la sonde traverse un trajet compris *dans l'épaisseur même de la sous-muqueuse*. La sonde est laissée à demeure pendant huit jours, puis on l'enlève et on ne l'introduit qu'au moment des repas.

Un procédé ayant pour but de placer *très haut la bouche stomacale* est le *procédé de* FRANK qui a été légèrement *modifié par* KOCHER (fig. 89 et 90).

Dans un premier temps on fait à l'épigastre une incision parallèle au rebord costal gauche, ou parallèle à la ligne médiane (KOCHER); on ouvre la cavité péritonéale.

Dans un second temps on recherche l'estomac; on attire hors de la plaie un pli de l'estomac en forme de cône, on fixe le pourtour de ce cône à la plaie pariétale.

Dans un troisième temps on fait une deuxième incision distante de la première de 3 centimètres et taillée en plein sur le rebord costal gauche; cette incision n'intéresse que la peau : elle est courte.

Dans un quatrième temps on creuse *un tunnel sous-cutané* reliant les deux incisions; on engage le cône stomacal dans ce tunnel et on fait ressortir le sommet du cône entre les lèvres de l'incision supérieure.

Dans un cinquième temps on ouvre l'estomac, on le fixe par quelques points aux lèvres de la petite incision supérieure.

III. — GASTROSTOMIE PAR TRANSPLANTATION INTESTINALE

M. Tavel a imaginé un procédé de gastrostomie qui consiste à utiliser un segment de l'iléon pour réunir l'estomac à la peau. Cette opération se pratique de la façon suivante : laparotomie médiane, relèvement de l'épiploon et du côlon transverse comme dans le premier temps de la gastro-entérostomie postérieure. On prend l'anse jéjunale et, par deux sections à 10 centimètres l'une de l'autre, on isole un bout intestinal qui reste adhérent à son mésentère. On rétablit immédiatement la canalisation intestinale par une entérorraphie circulaire. L'anse intestinale isolée est passée au travers du méso-côlon transverse et du feuillet antérieur du grand épiploon de façon à l'amener au-devant de l'estomac. On suture alors le bout inférieur de l'anse à la face antérieure de l'estomac. l'extrémité anale est implantée dans la paroi antérieure de l'estomac et l'extrémité duodénale abouchée à la peau de telle façon que son péristaltisme se fasse de la peau vers l'estomac et assure ainsi la continence du canal. Puis on ferme le ventre. De cette façon l'estomac est relié à la paroi par un canal complet et largement ouvert.

M. Albin Lambotte a pratiqué cette opération dans deux cas de carcinomes de l'œsophage. Les résultats ont été extrêmement encourageants : les malades ont pu facilement se nourrir dès le second jour de l'opération et actuellement tous deux ont repris un embonpoint notable.

Le grand avantage de cette intervention est l'étanchéité absolue de la fistule même pendant les efforts de toux. Le seul reproche qu'on puisse lui adresser est peut-être sa difficulté et sa durée chez des malades déja affaiblis. Je n'ai aucune expérience de ce procédé et j'ai peu de tendance à l'essayer.

COMPLICATIONS DE LA GASTROSTOMIE ET LEUR TRAITEMENT

Je devais exposer ces principaux procédés de gastrostomie mais je puis indiquer maintenant les conclusions de ma pratique.

Lorsque les sujets à opérer sont débilités, faméliques et en hypothermie, comme cela est malheureusement encore la règle, le procédé simple sans anesthésie générale avec valvulation à la Fontan me donne de très bons résultats. Il remplit les conditions de rapidité opératoire indispensable dans ces cas. Si au contraire l'état général du malade permet une opération longue avec anesthésie générale, la torsion de Ullmann

Lonligouro et le Marwedel donnent de bons résultats, peut-être avec une sécurité plus grande, surtout dans les premières semaines. Toutefois, il faut bien savoir que le succès de la continence n'est pas certain, malgré le procédé le mieux exécuté vous pourrez voir survenir *plus ou moins tard* l'incontinence et tous ses inconvénients. Il y a dans leur production un facteur mal étudié : l'intolérance gastrique, l'état du sujet, l'acidité du chyme.

J'insiste sur les termes, *sans perdre de temps*, ils ont une importance toute particulière en chirurgie gastrique. Les lésions contre lesquelles nous avons à intervenir provoquent une dénutrition rapide ; l'organisme se défend alors en utilisant ses réserves et ses propres matériaux constitutifs. L'alimentation insuffisante est remplacée par l'autophagie tant que les compensations peuvent s'établir, l'équilibre persiste et souvent les malades semblent présenter une résistance suffisante ; mais souvent la faillite de l'organisme se fait brusquement et le sujet qui se promenait encore deux ou trois jours auparavant succombe en vingt-quatre heures. J'ai été témoin d'un fait de ce genre chez une femme atteinte de sténose pylorique, très amaigrie, très déprimée, mais faisant encore sa promenade au grand air chaque jour. Je proposai une intervention à très brève échéance ; pour diverses raisons, la malade ne pouvait être opérée que quatre jours plus tard. Lorsque je la vis la veille de son opération, je la trouvai en hypothermie, les extrémités froides, subdélirante, aucune intervention ne fut possible et malgré tous les stimulants employés elle succombait le lendemain. Il n'y a rien là qui doive nous surprendre, c'est ainsi que meurent les faméliques, c'est ainsi que meurent les anuriques, présentant jusqu'au dernier jour l'aspect d'une résistance organique relativement suffisante. La suppléance viscérale et cellulaire lutte jusqu'à la fin, mais dès qu'elle devient insuffisante, toutes les réserves étant épuisées, la mort a lieu brusquement. Aussi dans tous ces états pathologiques, convient-il de ne pas différer trop longtemps une intervention inévitable.

ACCIDENTS DE LA GASTROSTOMIE

On peut diviser ces accidents en *précoces* et *tardifs*.

Parmi les accidents *précoces* nous signalerons d'abord le *choc* avec mort rapide : ces faits de mort rapide sont fréquents, quand on opère, ce qui arrive encore trop souvent, des malades cachectiques, pâles et amaigris, arrivés au dernier degré de l'inanition. Chez ces malades, on a beau employer l'anesthésie locale et un procédé simple et rapide, les forces sont trop épuisés pour supporter la moindre intervention. Mais cet accident n'a rien de spécial à la gastrotomie, aussi n'insisterons-nous pas.

On a noté, très rarement d'ailleurs, *des hémorragies;* c'est en général au niveau de l'incision de la muqueuse qu'on en trouve la source. Le sang s'écoule tantôt à l'extérieur, tantôt à l'intérieur de l'estomac. En général peu abondante, l'hémorragie peut néanmoins suffire, chez des malades cachectiques à amener la mort.

Signalons pour mémoire les *erreurs de viscère* faites par le chirurgien qui place sa bouche sur le gros intestin au lieu de la mettre sur l'estomac; cette confusion qui ne s'explique que par un examen très insuffisant porte en général *sur le côlon transverse.* Il faut savoir que certains estomacs très retractés se cachent complètement sous le foie, présentent un volume très comparable à celui du gros intestin et que l'erreur est possible si l'on ne se rend pas exactement compte des rapports du viscère que l'on a sous les yeux.

On a également signalé la *prise de l'intestin grêle* dans un des points de suture fixant l'estomac à la paroi; mais encore là, rien de spécial à la gastrostomie.

Il est une autre série d'accidents qui arrivent surtout quand on pratique des *opérations en deux temps.* On a au premier temps fixé l'estomac à la peau: au bout de vingt-quatre ou quarante-huit heures on veut ouvrir la cavité stomacale: cela est souvent très délicat, l'estomac a tiré sur ses fils, il s'est rétracté et la petite portion fixée est dans le fond d'un entonnoir; c'est alors qu'on a pu introduire la sonde et verser les aliments dans le péritoine ; et à l'autopsie on trouve du lait dans le péritoine ; dans d'autres cas *on n'ouvre pas la muqueuse* ; là musculo-séreuse une fois incisée. la muqueuse fuit, se décolle même sous la sonde qu'on introduit et ne pénètre pas dans la cavité ; on est averti de son erreur, d'abord parce que la sonde n'est pas libre et ensuite parce que le liquide qu'on cherche à introduire ne pénètre pas ou même reflue.

On retrouve des *difficultés analogues lorsqu'on a fait un orifice très petit*, et qu'on n'a pas suturé la muqueuse à la peau. Dans ces conditions, l'introduction de la sonde, si elle n'est pas pratiquée avec délicatesse et prudence, peut amener des accidents ; on a signalé des cas où pénétrant dans le péritoine, elle y avait déversé les aliments destinés à l'estomac.

Si nous passons aux *accidents tardifs* ou tout au moins secondaires, nous trouvons : *la rupture des sutures* ; on a signalé à la suite de vomissements violents un arrachement des sutures qui fixaient l'estomac. Dans un cas, CZERNY fut assez heureux pour remettre les choses en état par une intervention précoce et guérir son malade. La bouche avait d'ailleurs été continente, même dans le ventre, le chirurgien ayant employé le procédé de Marwedel. Nous retiendrons de cette complication la nécessité de fermer l'estomac avec des fils suffisamment solides et prenant une épaisseur suffisante de parois.

Par contre la fixation de l'estomac à la paroi est susceptible de produire *des douleurs* qui incommodent fort le malade ; nous connaissons suffisamment les troubles dus à une simple adhérence épiploïque pour ne pas nous étonner des douleurs causées par une fixation de l'estomac à la paroi. Les crises douloureuses coïncident d'habitude avec le repas. Les adhérences ne sont d'ailleurs pas toujours la cause de ces troubles ; ils peuvent être purement *dyspeptiques* et être calmés par une alimentation réglée et la médication alcaline.

On a également signalé *la fermeture de la bouche*, si bien qu'au bout d'un certain temps il devient difficile ou impossible de passer la sonde.

De tous les accidents imputables à la gastrostomie, le plus fréquent et le plus important est l'*incontinence de la bouche*.

Cet accident se manifeste d'une manière précoce ou tardive. Tantôt c'est dans les premiers jours après l'opération qu'il y a reflux du suc gastrique et des aliments. Dans d'autres cas, une bouche qui a été continente des semaines et des mois, devient tout à coup incontinente. Cette complication succède en général à un fléchissement de l'état général. Cette incontinence tardive est un des principaux arguments des chirurgiens qui préconisent les procédés de gastrostomie simple. Ce qui rend une bouche incontinente, disent-ils, ce n'est pas le procédé employé, c'est l'état général du malade et la composition de son suc gastrique. Cette opinion contient une grosse part de vérité ; mais je crois qu'il faut distinguer ces incontinences tardives des incontinences précoces dues au procédé employé.

L'incontinence peut être *durable ou intermittente* ; dans ce dernier cas elle apparaît de temps à autre pour disparaître encore, quelquefois définitivement. Lorsque cette incontinence est *légère*, on constate seulement au niveau de la bouche un peu de gonflement et de rougeur ; le pansement est taché par le reflux partiel des aliments mêlé à du suc gastrique ; si l'on panse proprement la bouche en la protégeant par un peu de pâte à l'oxyde de zinc saupoudrée d'une poudre alcaline (magnésie), on arrive à éviter des accidents plus graves.

Mais *dans les formes graves*, tous ces palliatifs sont insuffisants. La peau devient rouge sur une étendue considérable ; le reflux est si abondant que malgré des pansements fréquents la paroi est constamment souillée de suc gastrique ; la peau est bientôt ulcérée, digérée, puis c'est le tissu cellulaire sous-cutané ; dans certains cas l'ulcération est très profonde surtout près de la bouche ; la plaie suppure ; le malade est parfois torturé par des souffrances intolérables et l'on conçoit que si l'état général est précaire, l'issue terminale ne peut tarder. Outre les *troubles de l'état général*, l'état *cachectique* dont nous avons déjà parlé, on a incriminé pour expliquer l'incontinence : l'*acidité anormale* du suc gastrique ; la *suture de la muqueuse à la peau* ; le *diamètre trop considérable* de la bouche :

le maintien trop prolongé d'une *sonde* frayant une voie trop facile aux liquides de l'estomac. Toutes ces causes peuvent exister ou se combiner pour arriver au même résultat. Nous sommes malheureusement désarmés contre ces ulcérations graves, et si l'état général le permettait, nous ne voyons guère que la jéjunostomie qui soit capable de mettre un terme aux accidents en permettant de supprimer toute alimentation par l'estomac; ce sont ces accidents graves d'incontinence qui ont fait inventer les procédés dits valvulaires.

GASTRECTOMIE. — PYLORECTOMIE

La gastrectomie est une opération qui consiste à enlever un segment plus ou moins grand de l'estomac.

Cette opération est faite, le plus souvent pour des lésions siégeant au niveau du pylore, aussi on lui donne souvent le nom de pylorectomie.

PYLORECTOMIE. RÉSECTION PYLORO-GASTRIQUE

La résection pyloro-gastrique est l'opération qu'on a le plus souvent l'occasion de pratiquer, puisque le cancer du pylore est, comme on l'a vu, le plus fréquemment observé des cancers de l'estomac et que certains ulcères et quelques rétrécissements sont justiciables de la même méthode. Elle est indiquée dans le cancer chaque fois que l'on compte pouvoir enlever en totalité la tumeur et ses prolongements, sans créer un traumatisme qui excède la résistance de l'opéré.

Soins pré-opératoires. — Il faut pendant quelques jours, mais sans perdre de temps, relever l'état du sujet par des injections de sérum. Le matin même de l'opération on fait pratiquer le lavage de l'estomac; cette précaution, toujours utile, est surtout indispensable quand l'estomac est dilaté. Elle empêche l'irruption de liquides septiques dans le champ opératoire pendant les manœuvres.

ANESTHÉSIE GÉNÉRALE. — On aura recours au chloroforme ou à l'éther, ce dernier étant préférable lorsque le sujet est profondément débilité.

INCISION DE LA PAROI. — Elle est médiane, sus-ombilicale, assez longue pour qu'on ne soit pas gêné par son étroitesse et pour que l'opération se fasse pour ainsi dire hors du ventre.

EXPLORATION DE LA TUMEUR. — Le chirurgien doit s'assurer que la tumeur est enlevable en entier et sans des difficultés ou des délabrements trop grands. Dans le cas contraire il renoncerait à l'exérèse pour se contenter de la gastro-entérostomie. Certains pensent pourtant que l'ablation de la tumeur doit être faite, même quand on ne peut penser extirper tous les ganglions paraissant envahis, parce que les résultats sont meilleurs qu'après la gastro-entérostomie, du fait de la suppression de l'ulcère cancéreux. Nous partageons cette manière de voir.

L'exploration de la face antérieure de l'estomac est facile, cette face étant accessible à la vue et au palper, grâce à quelques artifices : soulèvement du bord antérieur du foie et du rebord costal par une main ou par une large valve, abaissement de l'estomac par des tractions prudentes. La main fait le tour de l'organe jusqu'au cardia, explore les ganglions de la petite courbure, reconnaît les foyers cancéreux qui peuvent exister, à distance de la tumeur principale, sur l'estomac, et sur l'épiploon; le palper indique jusqu'où s'étend le mal sur le duodénum ; on s'assure aussi s'il existe des adhérences avec le foie, le côlon, le grêle. Ces adhérences sont fermes, solides ou seulement lamelleuses et se laissent facilement dissocier par les doigts agissant prudemment ou par la sonde cannelée. Enfin, on apprécie l'état de l'orifice pylorique, quand il n'est pas envahi, en y poussant le doigt coiffé de la paroi antérieure de l'estomac.

L'exploration de la face postérieure est digitale ou visuelle. Après dilacération de la partie moyenne de l'épiploon gastro-hépatique, qui est manifestement avasculaire, l'index s'insinue dans l'arrière-cavité. L'index de l'autre main, ayant déchiré l'épiploon gastro-colique, tout près de l'estomac, entre deux vaisseaux coliques, pénètre de même dans la grande bourse omentale. Les deux doigts agissant de concert, après avoir effondré, si cela est nécessaire le ligament pancréatico-gastrique, peuvent parcourir toute la face postérieure de l'estomac, en apprécier la résistance, reconnaître si elle présente des adhérences avec le pancréas, si les ganglions prévertébraux, rétro-pyloriques sont envahis et dans quelle étendue.

L'exploration visuelle de la face postérieure est moins instructive que la précédente qui suffit presque toujours. Elle devient possible quand on a fait basculer l'estomac autour de la petite courbure, après section de l'épiploon gastro-colique très près de l'estomac, pour ne pas intéresser le mésocôlon. Cette section sera faite à gauche de la ligne médiane pour pénétrer sûrement dans la grande bourse omentale. Si l'épiploon pancréatico-gastrique est très développé, il ne faudra pas le prendre pour une adhérence pathologique et après l'avoir effondré avec les doigts on aura sous les yeux la petite bourse omentale ou vestibule de l'arrière-cavité.

Libération de la tumeur. — La tumeur étant reconnue extirpable, il faut auparavant la libérer de ses adhérences, lorsqu'elles existent. Les adhérences lâches sont simplement détachées avec les doigts insinués lentement et prudemment. En cas d'adhérences solides, il faut enlever avec la tumeur le tissu auquel elle adhère, en taillant dans l'épaisseur de ce dernier, assez loin de la tumeur pour que l'ablation ait des chances d'être complète. C'est là le temps long et délicat de l'opération, celui qui assombrit le plus le pronostic immédiat, à cause des organes importants au voisinage desquels on travaille.

Adhérences hépatiques. — Celles de la face inférieure doivent être détachées prudemment. Quand elles sont quelque peu profondes, elles doivent commander au chirurgien de s'abstenir, en raison des dangers d'hémorragie et d'infection qu'il fait courir au malade. Celles qui n'intéressent que le bord comportent un pronostic plus bénin, le bord hépatique pouvant être réséqué avec la tumeur, d'une seule pièce, puis suturé suivant la technique générale des sutures du foie.

Adhérences pancréatiques. — Elles peuvent être détachées mais avec un redoublement d'attention, en raison des organes, veines mésaraïques, veine porte, etc., qui parcourent la face postérieure de l'organe. L'hémorragie est abondante; on en vient à bout par les ligatures, par le tamponnement, la suture du tissu pancréatique, la thermo-cautérisation, la péritonisation de la surface avivée du pancréas; il sera souvent prudent, à cause de l'écoulement du suc pancréatique, de pratiquer le tamponnement et le drainage.

Adhérences à l'intestin grêle. — Souvent elles se détachent facilement, sinon on résèque l'anse adhérente et on pratique ensuite l'entéro-anastomose.

Adhérences au côlon. — Elles sont plus fréquentes que les précédentes, ce qu'expliquent les rapports du côlon et de l'estomac.

On pratiquera l'ablation simultanée de la tumeur et de l'intestin envahi, surtout s'il existe des phénomènes d'obstruction intestinale. Puis on rétablira la continuité de l'intestin par une anastomose termino-terminale, ou mieux termino-latérale, le bout terminal étant le bout afférent.

Adhérences du mésocôlon. — Les adhérences au mésocôlon présentent une gravité considérable parce que, en les détachant, on s'expose à sectionner les vaisseaux qui assurent la nutrition du côlon transverse. En fait, on a cité de nombreux cas de *gangrène du côlon,* consécutives au détachement de ces adhérences : la conséquence en est la production d'une péritonite par filtration des germes à travers les tuniques intestinales. D'où il faut conclure que des adhérences mésocoliques étendues contre-indiquent la résection de la tumeur.

Isolement du champ opératoire. — La tumeur doit être isolée avant toute ligature, car l'extirpation ne peut être jugée possible que quand cette libération est accomplie de toutes parts. La tumeur est alors attirée au dehors, condition indispensable pour que les manœuvres ultérieures soient aisées et pour qu'elles se poursuivent dans des conditions d'asepsie satisfaisantes. Le champ opératoire est ensuite abondamment garni de compresses, et une compresse large est insinuée sous l'estomac, allant de la grande à la petite courbure, destinée à protéger la partie profonde du champ opératoire.

Résection de la tumeur. — La quantité d'estomac à enlever varie naturellement avec l'étendue du cancer, appréciable par le palper. Le cancer peut se limiter à l'orifice pylorique ou bien empiéter plus ou moins loin sur les faces et les courbures. On a vu, au chapitre d'anatomie pathologique, quelques notions d'importance capitale et qu'il faut rappeler : 1º le cancer s'étend surtout vers la petite courbure ; 2º le cancer se propage peu vers le duodénum ; 3º les ganglions sont rapidement envahis et ce sont surtout les trois groupes de la petite courbure, sous-pyloriques et rétro-pyloriques. La résection devra donc dépasser largement les limites du mal, être faite à 3 centimètres en général de l'extrême bord perceptible de la tumeur ; sur l'estomac elle intéressera toujours la petite courbure en entier ; sur le duodénum il suffit de résections moins

Résection du côlon. — Deux circonstances peuvent amener le chirurgien à la résection du côlon : 1º le sphacèle imminent ou probable ; 2º l'envahissement du gros intestin par le néoplasme quand, après libération des adhérences coliques, on trouve le côlon pâle affamé sans contraction péristaltique, la seule conduite à tenir est la résection immédiate de tout le segment intéressé.

Roux, dans trois gastrectomies cylindriques pour des tumeurs bas situées des faces de l'estomac, dut faire en même temps une résection intestinale étendue. Kocher, de même dans une tumeur de la grande courbure allant jusqu'au pylore, enleva presque tout l'arc colique. 24 centimètres. Quatre ans après l'intervention, l'opéré était en excellente santé (Leriche).

étendues, dépassant largement la tumeur; enfin, les ganglions seront toujours extirpés avec soin.

Enfin il est une règle fondamentale en chirurgie gastrique, comme en chirurgie intestinale, *c'est d'ouvrir le tube digestif le plus tard possible* et de considérer les manœuvres qui suivent son ouverture comme suspectes au point de vue de l'asepsie, quelques précautions que l'on puisse prendre : c'est-à-dire qu'à partir de ce moment il faut opérer et terminer rapidement.

L'épiploon gastro-colique et *gastro-hépatique* ont été effondrés pour l'exploration, le premier au niveau de la future incision gastrique. L'aide élève le foie à l'aide d'une large valve et abaisse l'estomac qu'il tient au niveau de la grande courbure; sur le bord tranchant du ligament pancréatico-gastrique tendu et formant un arc concave à droite le chirurgien sent battre l'artère coronaire; il la charge sur une aiguille courbe, passe deux ligatures qu'il serre et sectionne les vaisseaux entre elles.

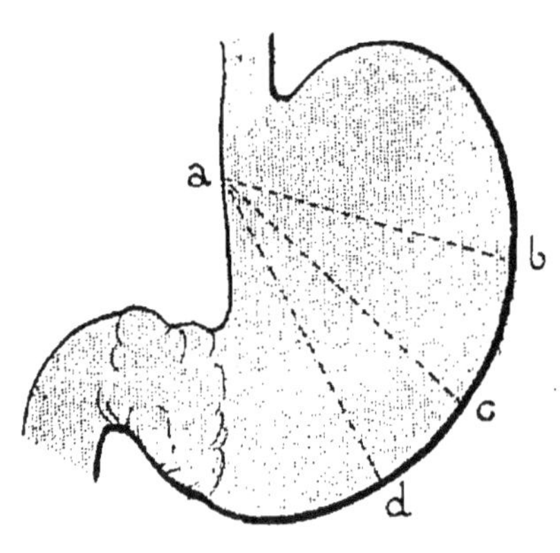

Fig. 91.

ad, section d'Hartmann; *ac*, section de Mickulicz ; *ab*, section de Mayo (Imitée de Paterson et de Leriche).

Pour assurer la coprostase (Voy. fig. 93), il applique deux pinces élastiques, se rejoignant par leur extrémité libre, au contact de la tumeur. A 4 ou 5 centimètres en amont, il applique, parallèlement aux pinces précédentes, deux pinces à *mors élastiques* qui assurent la coprostase sans blesser les parois de l'estomac et sans compromettre leur vitalité. Ces deux dernières peuvent être remplacées par les deux mains de l'aide, saisissant l'estomac dans les deux fourches formées par le pouce et l'index, chaque fourche embrassant respectivement la grande et la petite courbure. L'aide ne devra pas oublier un

instant qu'une distraction de sa part, laissant le liquide intra-
stomacal faire irruption dans le champ opératoire, pourrait
compromettre le résultat. Pinces ou doigts sont à une telle

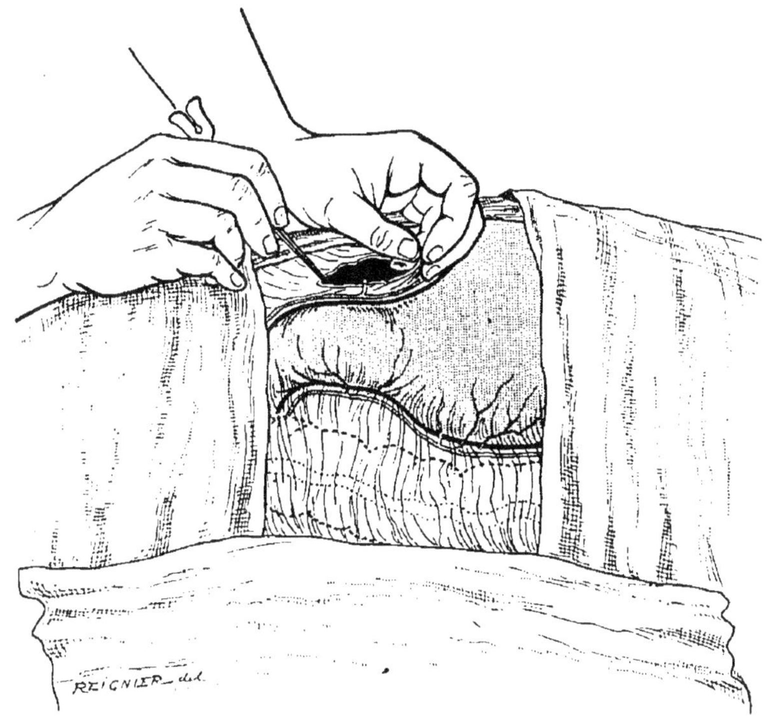

Fig. 92.

Pylorectomie. Effondrement du petit épiploon.

distance de la tumeur que l'exérèse puisse être considérée
comme totale : on ne doit pas à ce moment s'occuper du procédé par lequel la continuité du tube digestif sera rétablie. Ce
souci viendra plus tard.

L'estomac est sectionné au ras des deux pinces inférieures,
à l'aide de forts ciseaux. Les pinces supérieures sont à une
distance telle de la tranche de section que les sutures de cette
· dernière soient possibles sans ôter les pinces. La tumeur est
enveloppée rapidement dans une grande compresse. La
tranche supérieure est nettoyée, la muqueuse débarrassée des

glaires qui la couvrent, puis le tout est provisoirement caché
sous une compresse. La section est en général perpendiculaire
aux courbures, ou diversement oblique, et on ne conserve que
la grosse tubérosité et la grande courbure : toute la petite

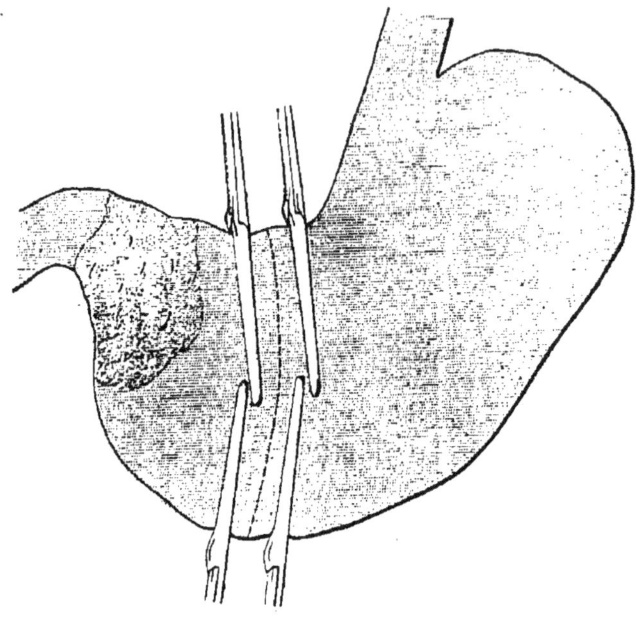

Fig. 93.

Deux rangées de pinces fortes.

Les pinces sont placées de manière à ce que leurs extrémités chevauchent l'une
sur l'autre. L'incision de l'estomac portera entre les deux rangées de pinces.

courbure sera enlevée et avec elle les ganglions qui la parcourent.

La tumeur est rabattue à droite. Un coup de sonde dans le
sillon pyloro-pancréatique effondre le péritoine et montre l'artère *gastro-duodénale* qui descend en croisant la face antérieure du pancréas. Elle est en général facile à lier, car sa
veine satellite l'a abandonnée en ce point, se dirigeant sous le
bord inférieur du pancréas vers la veine mésentérique supérieure (HARTMANN et CUNÉO). Parfois de gros ganglions cancéreux l'entourent, rendant sa découverte laborieuse et son iso-

lement difficile ; leur ablation qui s'impose provoque alors une hémorragie souvent pénible à arrêter.

On achève la section transversale du grand épiploon, qu'il a fallu entamer déjà pour rabattre la tumeur à droite. Cette section doit porter loin de l'estomac, les ganglions qui suivent

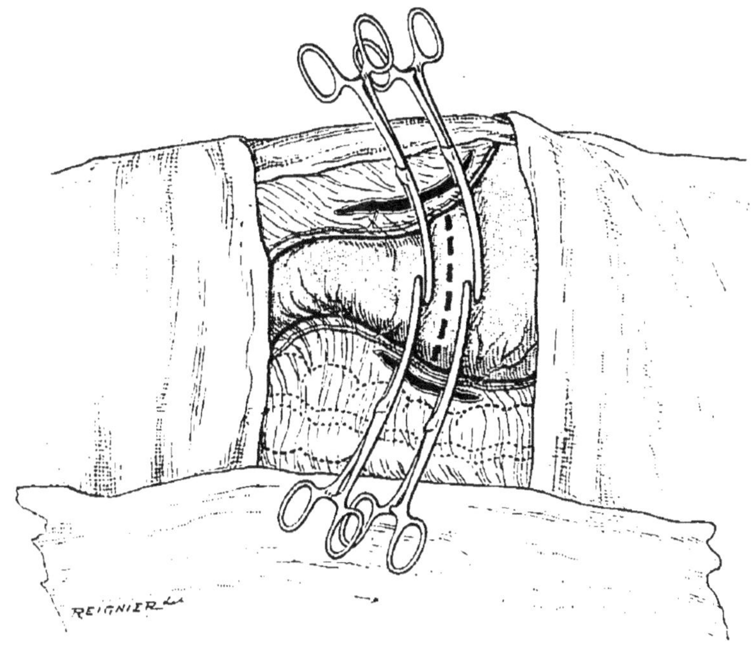

Fig. 94.

Pylorectomie. Placement des pinces.

Une fois que les épiploons sont effondrés on prend des pinces à mors élastiques et on en place deux sur l'estomac et une sur le duodénum de manière à isoler la tumeur. Deux autres pinces seront placées de la même façon sur l'estomac à 2 ou 3 centimètres des deux premières. Les pinces sont généralement placées sur des segments plus éloignés l'un de l'autre.

l'artère gastro-épiploïque se trouvant eux-mêmes assez éloignés de la grande courbure. La même précaution s'impose dans la section de l'extrémité droite du grand épiploon qui ferme en ce point l'arrière-cavité ; les ganglions sous-pyloriques doivent être détachés avec prudence, parce qu'ils adhèrent fréquemment au mésocôlon transverse. Leur ablation est susceptible d'entraîner la *déchirure des arcades anastomotiques* des vais-

seaux coliques ou de l'artère colique moyenne (GUILLOT), ce
qui a pour conséquence de provoquer, comme on l'a vu plus
haut, la gangrène du côlon et consécutivement la péritonite.

La tumeur ne tient plus alors que par le duodénum, mobile
au niveau de la moitié gauche de sa première portion. Une
pince de Kocher ordinaire est mise au contact de la tumeur, à
distance suffisante, c'est-à-dire à 2 centimètres environ de
limites macroscopiquement appréciables de la tumeur; une
pince élastique est placée en dehors d'elle à 2 centimètres et
le duodénum est sectionné aux ciseaux au ras de la première pince. Cette section doit être perpendiculaire au grand
axe de l'intestin, pour la facilité des sutures qui doivent
suivre.

On voit en général bien et on lie facilement, à son origine
de l'hépatique, l'artère pylorique qui suit le bord supérieur de
la région pylorique et s'anastomose avec la coronaire pour
former le petit cercle artériel de l'estomac.

La tumeur ne tient plus, on la met de côté. L'orifice duodénal est détergé, puis couvert d'une compresse.

Il ne reste plus qu'à enlever, s'il en reste, des ganglions
rétro-pyloriques ou sous-pyloriques. La ligature préalable de
l'artère gastro-duodénale facilite en général ce temps opératoire qui se fait à blanc.

Anastomoses gastro-intestinales. — *Pour le rétablisse-
ment de la continuité du tube gastro-intestinal* le chirurgien
peut employer plusieurs procédés. Ils sont tous bons; le choix
de l'anastomose ne doit pas être dicté par des vues théoriques mais par les conditions du moment. Un élément de
décision important est la mobilité du pylore et de la portion
restante de l'estomac, c'est-à-dire la facilité plus ou moins
grande que l'on trouve à rapprocher et à maintenir au contact,
sans tiraillement, les deux moignons d'estomac et d'intestin.
La suture flottante, sans tiraillement, est la condition indispensable du succès et du bon fonctionnement de l'anastomose.

Or, rien n'est plus variable que la mobilité du pylore et du duodénum ; cette mobilité change avec chaque sujet, mais elle dépend encore des lésions pathologiques qui ont nécessité l'intervention ; quand elle existe à un degré considérable, elle est un appoint considérable dans la facilité et la bénignité de

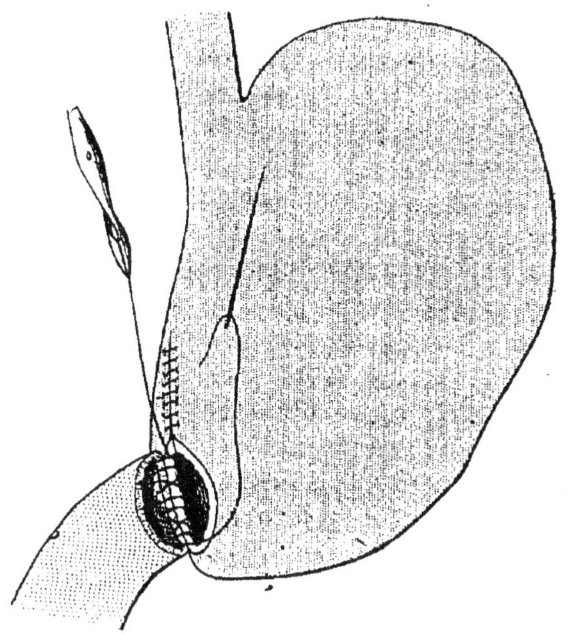

Fig. 95.
Anastomose termino-terminale (procédé de Billroth,
première manière).

l'intervention et elle doit être la déterminante principale de l'adoption d'un procédé opératoire.

Il faut attribuer encore une place importante dans cette détermination aux *qualités physiques de la première portion du duodénum*. S'il est aminci, friable, atrophié, au point de ne pouvoir supporter sans déchirer les points de suture, on tiendra compte de ces défauts qui exposeraient à un échec et on se contentera de l'aveugler tout simplement pour avoir recours à une gastro-jéjunostomie.

Enfin n'oublions pas, non plus, que le *segment gastrique* est lui-même très mobile et que la grande courbure peut être portée fortement vers la droite, surtout lorsqu'il existe un certain degré de dilatation.

Les procédés d'anastomose employés sont au nombre de trois : la *gastro-duodénostomie termino-terminale*, par laquelle on abouche le duodénum et la fente stomacale rétrécie, bout à bout ; on appelle encore ce procédé, procédé de BILLROTH, première manière. La *gastro-duodénostomie termino-latérale*, ou procédé de KOCHER, dans laquelle la section duodénale est implantée directement sur la face postérieure ou plus rarement sur la face antérieure de l'estomac, après suture totale de l'ouverture gastrique ; enfin la *gastro-jéjunostomie latérale*, qui met en communication une anse jéjunale avec la face postérieure de l'estomac.

Les parties à anastomoser peuvent être réunies par deux procédés : par l'emploi du bouton de Murphy ou de l'un de ses dérivés, ou par l'emploi des sutures.

Le bouton de Murphy offre peut-être l'avantage d'une plus grande rapidité dans l'exécution de l'anastomose ; encore cet avantage se réduit-il au gain de quelques minutes, car la suture, lorsqu'on la fait avec méthode, peut se faire presque aussi rapidement. En échange de ce léger avantage, le bouton présente *des inconvénients,* non pas théoriques, mais bien réels, car différents opérateurs les ont observés ; le bouton peut n'être pas rendu et rester soit dans l'intestin, soit dans l'estomac. Sans doute il donne lieu à peu de troubles, mais encore, dans un cas, HERCZEL fut obligé de l'enlever par une gastrotomie parce qu'il provoquait de l'obstruction de l'orifice anastomotique. De plus la lumière du bouton est forcément restreinte et on comprend qu'une particule solide s'y engageant pourrait déterminer de la stase gastrique et porter obstacle à l'alimentation qu'il importe de rendre aussi précoce que possible chez des sujets profondément débilités par la dénutrition et par le choc opératoire.

Si donc *il vaut mieux employer le bouton que mal réaliser la suture,* cette dernière mérite la préférence, quand on peut, ce qui est la règle à peu près absolue, et qu'on sait l'exécuter correctement. L'instrumentation en est des plus simples : *une aiguille de couturière* ordinaire droite, ou une aiguille courbe à chas percé, que l'on manie à la main ou avec une pince à forcipressure ordinaire ; enfin un fil solide sous une faible épaisseur. On peut, sous ce dernier rapport, employer soit le catgut n° 0, soit la soie fine, soit le fil de lin ou fil à coudre ordinaire n° 100. Rien n'indique de donner la préférence à l'un plutôt qu'à l'autre. On pourrait craindre, pour ce qui concerne le catgut, que la rapidité de sa résorption ne compromette la solidité de la suture, il n'en est rien, comme le montrent des exemples de chaque jour. Le fil de lin qu'on trouve partout est souple, solide et admirablement toléré : à ces différents titres il mérite une place à part. Je fais la suture muqueuse au catgut, la suture séreuse au fil de lin.

Pour la chirurgie de l'estomac, comme pour la chirurgie intestinale en général, mon expérience et ma pratique chirurgicale m'ont depuis lóngtemps montré que la *suture continue en deux plans* donne une suture parfaite, correcte et étanche : un plan, musculo-muqueux assure l'affrontement exact et l'hémostase ; *les gros vaisseaux doivent être pincés à part* avec un fil de catgut fin ou avec un fil de lin, sans cette précaution on pourrait laisser se produire une perte de sang notable, capable de distendre l'estomac et de comprettre le résultat. Le second plan, séro-séreux, adossant les surfaces séreuses largement, enfouit le premier et donne à la suture une solidité rapide et parfaite, en vertu de la tendance qu'ont les surfaces séreuses adossées et avivées à s'accoler. Les points doivent être assez rapprochés, 5 à 6 millimètres les uns des autres ; le fil doit être serré moyennement, ni trop, ni trop peu : trop serré il coupe ou compromet la vitalité des tissus ; trop lâche il donne un accolement insuffisant.

Il importe que les *orifices anastomotiques soient suffisamment grands* car la constriction par les fils des lèvres orificielles y provoque un *certain degré d'œdème* qui pourrait arriver à l'occlusion complète ou presque complète de la bouche. On a ainsi l'explication des vomissements qui se produisent à la

suite de certaines gastro-entérostomies où la bouche a été
créée trop étroite. Ces mouvements peuvent être également
dus pendant les premiers jours au boursouflement des lèvres
de la bouche anastomotique.

Certains chirurgiens font l'anastomose en *trois plans* : plan
muqueux d'abord, plan musculaire ensuite, enfin plan séreux.
C'est là une complication inutile qui prolonge sans gain appréciable la durée de l'opération, car deux plans suffisent toujours.

1º ANASTOMOSE TERMINO-TERMINALE ou de BILLROTH (première
manière). — Elle convient aux cas où le moignon d'estomac
et la section duodénale viennent *facilement au contact*, sans
tiraillement.

La tumeur a été excisée largement, comme il est de règle,
sans se préoccuper du mode d'anastomose qui sera préféré.
Le duodénum est tenu fermé par une pince élastique et reste
caché sous sa compresse.

I. Sur la tranche stomacale le chirurgien, sans enlever les
deux pinces coprostatiques, commence un surjet musculo-muqueux, allant de la petite courbure vers la grande et s'arrêtant
à bonne distance de cette dernière, c'est-à-dire quand l'orifice
restant égale en dimensions à l'orifice duodénal. Ce surjet est
continu, avec arrêt tous les quatre ou cinq points. Il est lié
aux deux bouts et les chefs des fils sont coupés. Par-dessus
est conduit un second surjet séro-séreux, enfouissant profondément le premier, adossant largement les séreuses, commençant en haut bien au-dessus du surjet musculo-muqueux,
s'arrêtant en bas au même point que ce dernier.

Une petite pince courbe à mors élastiques est placée en
regard du petit orifice restant sur l'estomac; les deux grandes
pinces sont enlevées. Encore la petite pince peut-elle être
remplacée par les doigts d'une main de l'aide.

II. Le duodénum est rapproché de l'estomac et mis en regard
de l'orifice restant, les deux pinces restant en place. Une compresse a été mise derrière les deux viscères, protégeant le
fond de l'arrière-cavité. Les deux orifices peuvent être main-

tenus en bonne place par deux pinces à dents fines placées aux deux angles, supérieur et inférieur, des orifices. *Leurs* lèvres postérieures sont d'abord suturées par un surjet séro-séreux continu, allant de haut en bas; il est noué en haut et simplement arrêté provisoirement en bas; puis un surjet musculo-muqueux va de haut en bas sur la lèvre postérieure, et se continue de bas en haut sur la lèvre antérieure. Le long chef séro-séreux est repris en bas et la suture est continuée de bas en haut sur la lèvre antérieure. On met quelques points séparés de renforcement au niveau de l'angle qui réunit les trois branches de l'γ renversé, puisque l'expérience démontre que *c'est là un point faible où se reproduisent parfois des perforations*. Encore ces points ne doivent-ils être ni trop nombreux, ni trop rapprochés, car la vitalité des tissus en cet endroit s'en trouverait compromise et cet excès de précautions, rendant la nécrose inévitable, irait à l'encontre du but poursuivi.

Il ne reste qu'à réintégrer l'estomac dans le ventre, à nettoyer le champ opératoire et à fermer la cavité abdominale, avec ou sans drainage : les indications relatives à ce dernier sujet seront passées en revue plus loin.

2⁰ ANASTOMOSE TERMINO-LATÉRALE, où procédé de KOCHER. — Ce procédé a été imaginé par KOCHER, en vue de remédier aux inconvénients qui résultent de la difficulté de fermer correctement l'angle rentrant dans la suture en raquette précédente. Dans ce procédé *la section gastrique est fermée complètement* et la tranche duodénale est abouchée dans un nouvel orifice créé sur la paroi postérieure de l'estomac, plus rarement sur sa face antérieure.

Les premiers temps de l'opération sont les mêmes que dans le procédé précédent. La différence n'apparaît que lorsque la tumeur a été enlevée.

« La tumeur étant vivement enlevée, on essuie le contenu stomacal, on lie les vaisseaux qui saignent et on ferme la plaie par une suture continue à la soie, comprenant les trois couches de l'estomac et allant de la petite à la grande courbure ou inversement. La muqueuse stomacale qui fait hernie sous les sutures est soigneusement nettoyée au sublimé ; puis, l'assistant tenant toujours l'estomac sans tendre ses parois, la suture

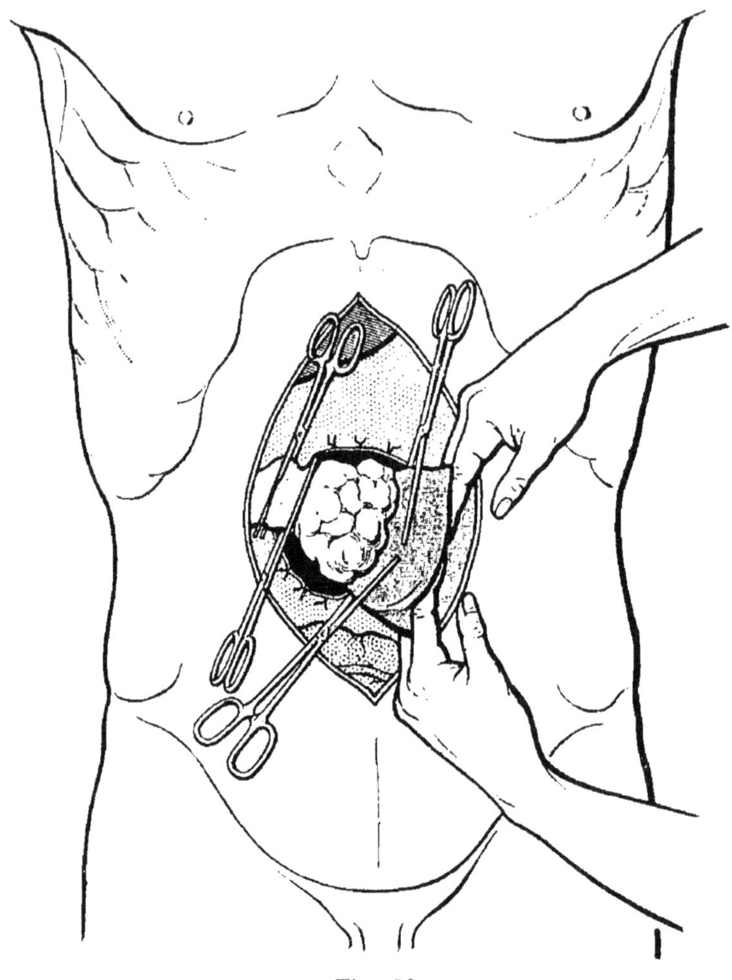

Fig. 96.

Résection du pylore, procédé de KOCHER. — 1er temps.

Les insertions du grand et du petit épiploon ont été détachées ; de chaque côté de la tumeur des pinces ont été placées, une autre pince oblitère le duodénum, les doigts de l'assistant oblitéreront l'estomac au moment de la section.

continue profonde est invaginée en dedans et la séreuse complètement et très exactement fermée par une seconde suture de Lembert, également continue.

« On change les compresses salies, et l'assistant saisit l'estomac à deux mains de façon à repousser en avant et à droite

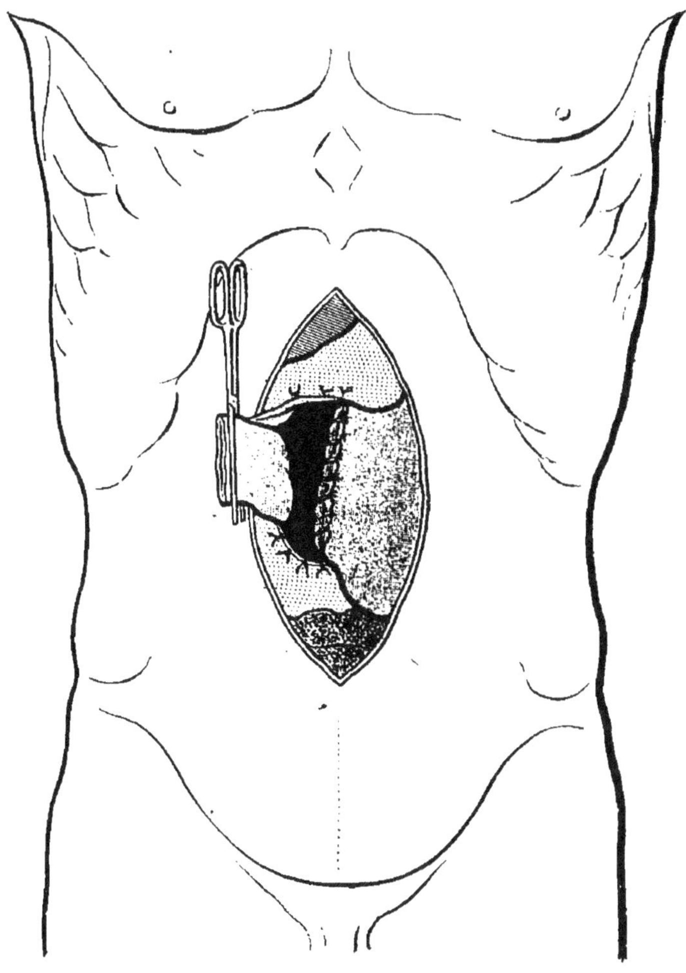

Fig. 97.

Résection du pylore, procédé de KOCHER. — 2ᵉ temps.

L'orifice stomacal est oblitéré, l'orifice duodénal fermé par une pince va être appliqué contre la face postérieure de l'estomac.

la paroi postérieure de l'organe, qu'il applique contre le bord
droit de la plaie, et qu'il met ainsi en contact avec le duodé-

num. La pince restant encore sur le duodénum, la paroi pos-

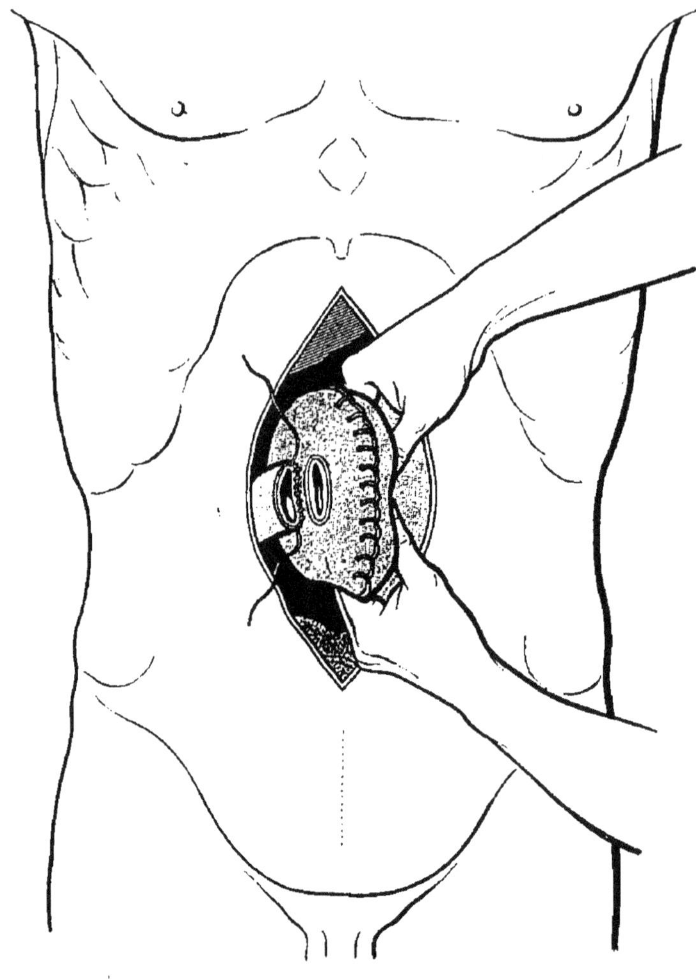

Fig. 98.

Résection du pylore, procédé de KOCHER. — 3° temps.

L'aide amène sous les yeux de l'opérateur la face postérieure de l'estomac, le bout duodénal a été fixé par une suture séro-séreuse à cette face postérieure, l'estomac est amené en regard de l'orifice duodénal.

térieure de ce dernier est fixée contre la paroi postérieure de l'estomac, de façon à ce qu'on puisse faire commodément, du bord supérieur au bord inférieur, une suture séro-séreuse postérieure continue et circulaire.

« La pince duodénale est maintenant enlevée, le contenu intestinal essuyé et le duodénum si la compression le permet,

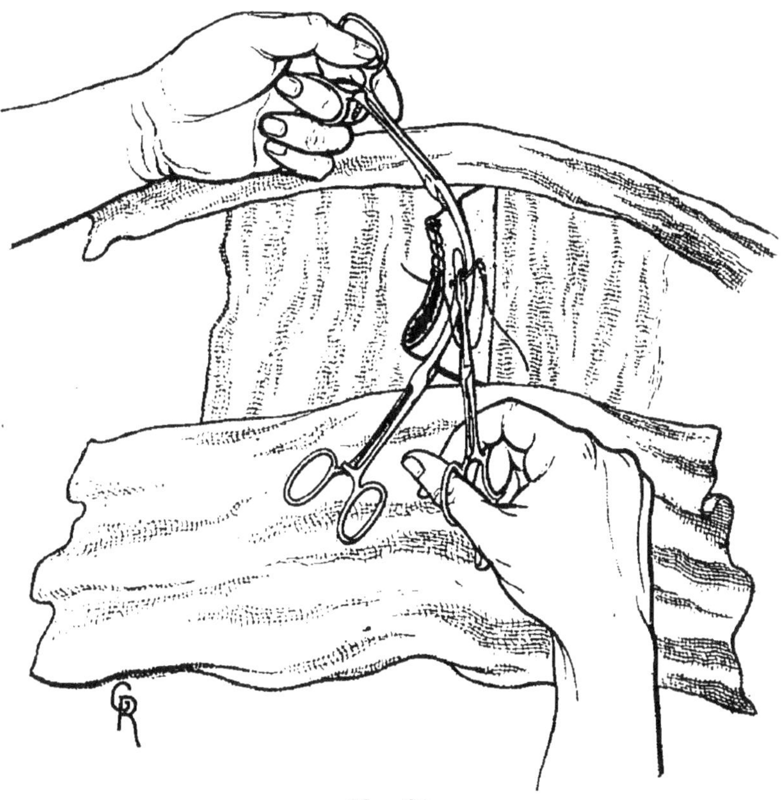

Fig. 99.

Fermeture de l'estomac, procédé de BILLROTH (deuxième manière).
1er temps.

On fait un premier surjet sur toute la branche de section de l'estomac, ce surjet va de la petite à la grande courbure, il comprend toutes les tuniques de l'estomac.

nettoyé. Le sang qui s'écoule par la plaie duodénale est arrêté par la ligature des vaisseaux.

« La paroi de l'estomac est alors incisée à un demi ou à trois quarts de centimètre de la suture séro-séreuse postérieure dans une étendue correspondant à la largeur du duodénum;

après l'hémostase exacte de la plaie par ligature des vaisseaux, on place la moitié postérieure de la suture circulaire qui porte

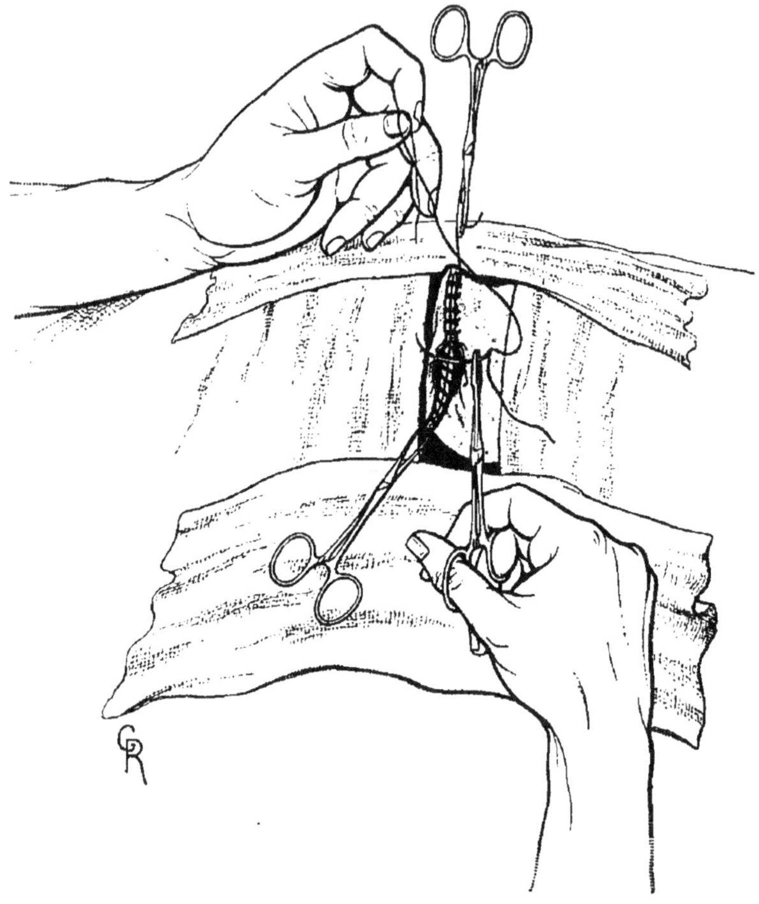

Fig. 100.

Fermeture de l'estomac, procédé de BILLROTH (deuxième manière).
2ᵉ temps.

L'estomac a été fermé par le premier surjet perforant; on a enlevé les deux pinces clamp et on enfouit le premier surjet par un second surjet séro-séreux, allant comme le précédent d'une courbure à l'autre.

sur toute l'épaisseur de la paroi stomacale et de la paroi duodénale qui se trouve au devant ; ou bien on fait une suture portant sur la séreuse et la musculeuse, et une autre qui

affronte la muqueuse. On réunit ensuite les bords antérieurs
des plaies stomacale et intestinale, et par-dessus cette suture
profonde, on place une suture séro-séreuse antérieure, en
utilisant les bouts des fils de la suture séro-séreuse postérieure. On a ainsi une suture parfaite qui ferme exactement
la plaie. » (KOCHER).

On peut employer le bouton de Murphy au lieu des sutures.

Le procédé de KOCHER convient aux mêmes cas que celui de
BILLROTH et il est applicable même avec de très larges résections de l'estomac. Seule *une ablation très étendue* du duodénum pourrait le rendre impraticable.

Enfin l'abouchement à la face postérieure peut être rendu
impossible, soit par le fait d'*adhérences de l'estomac*, soit
parce que la résection en ce fait a dû être très étendue. On
peut alors rejeter l'anastomose sur la face antérieure.

Faut-il donner la préférence à l'un des deux procédés,
employer plutôt l'anastomose termino-terminale que termino-
latérale ou inversement ? Non. C'est affaire d'indications dans
chaque cas particulier, d'habitude opératoire et de préférence.
L'une et l'autre méthode a donné des résultats sensiblement
égaux et il n'y a pas lieu d'établir entre elles une question de préséance. Il est certain que ces procédés laissant
le chyme suivre sa voie normale, trouvent dans la physiologie actuelle des sécrétions duodénales, un appoint
sérieux. J'ai recours indifféremment à l'un ou à l'autre, suivant la facilité de l'intervention et je penche actuellement vers
le Kocher comme procédé de choix.

3° ANASTOMOSE LATÉRO-LATÉRALE OU PROCÉDÉ DE BILLROTH.
(deuxième manière). — *Le bout duodénal et la tranche stomacale étant fermés* par un double surjet, on abouche dans ce
qui reste de l'estomac une anse jéjunale convenablement
choisie.

Ce procédé s'impose lorsqu'il est impossible de coapter,
par un des deux procédés qui précèdent, le duodénum et le
moignon stomacal. Voilà qui n'est pas contestable. C'est alors
un procédé de nécessité. Mais peut-il constituer un procédé

de choix, c'est-à-dire peut-on et doit-on y avoir recours, lorsque les deux autres modes d'abouchement sont possibles? Il semble que non et que *l'abouchement duodénal de l'estomac doive être réalisé*, lorsqu'il est possible. La durée de l'opération est plus courte ; mais surtout la *reconstitution physiologique* du tube digestif est assurée. Or, il n'est pas

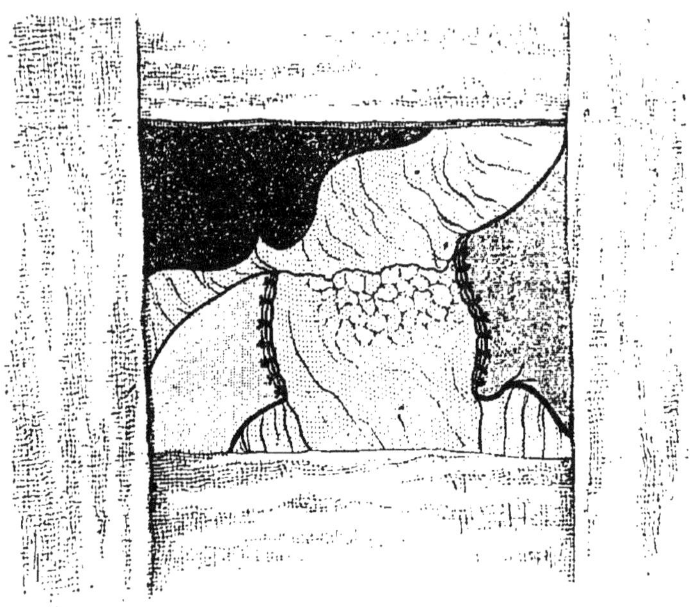

Fig. 101.

Pylorectomie. Procédé de Billroth (deuxième manière).

Le pylore a été enlevé, l'estomac et le duodénum sont oblitérés par deux plans de suture superposés.

douteux que les actes digestifs se font mieux lorsque les aliments suivent la traversée duodénale.

Quant aux procédés d'anastomose duodénale, ils peuvent être variés. Les premiers chirurgiens implantaient l'anse jéjunale sur la face antérieure de l'estomac par-devant le côlon transverse : gastro-jéjunostomie précolique. Aujourd'hui, les inconvénients de cette méthode lui ont fait préférer l'anastomose rétrocolique, soit par la méthode de Von Hacker, soit par la méthode en Y de Roux. Elles seront décrites plus loin. Pour ma part, je fais toujours le von Hacker.

L'anastomose gastro-jéjunale doit-elle précéder ou suivre l'exérèse de la tumeur? Dans les cas habituels, ou tout au moins quand l'exérèse paraît ne devoir pas comporter de difficultés anormales, *on fait d'abord la pylorectomie* et on la fait suivre de la gastro-entéro-anastomose. S'il existe des doutes sur la possibilité de la gastrectomie, au contraire, on fait d'abord la gastro-jéjunostomie, en établissant la bouche assez loin des tissus malades, pour que les tiraillements exercés au cours de l'opération ne puissent compromettre la solidité de la suture. Puis on s'attaque à la tumeur. On a alors beau jeu, soit pour continuer l'opération, soit pour s'arrêter, si elle paraît devoir excéder les forces de l'opéré ou si la gastrectomie se montre trop hasardeuse.

.

PYLORECTOMIE EN DEUX TEMPS. — Ici se pose la question de la réalisation de la pylorectomie en deux temps. Dans une première séance on crée la gastro-entéro-anastomose. Puis on referme le ventre et on laisse le sujet se remonter à la faveur de l'amélioration qui suit cette opération. Si l'exploration de la tumeur a permis de penser que son ablation sera possible, on en pratique l'exérèse dans une seconde séance. Le sujet est mieux en état de supporter alors la pylorectomie dont la durée se trouve ainsi abrégée de tout le temps nécessaire à la création de l'anastomose. Les avantages de cette méthode sont incontestables quand il s'agit de sujets très affaiblis.

Quant à l'intervalle à laisser entre les deux opérations, on ne peut établir de règle fixe. C'est une question d'appréciation personnelle du chirurgien. On doit laisser le sujet reprendre des forces suffisantes, mais ne pas trop tarder pour ne pas laisser le néoplasme faire des progrès tels que son ablation devienne trop laborieuse ou impossible. Il arrive même que l'exérèse présente plus de facilités que ne l'avait fait entrevoir le premier examen. C'est que la suppression de la stase gastrique et des infections secondaires diminue les phénomènes

inflammatoires qui jouent un rôle si important dans l'extension des adhérences. Mais il arrive souvent aussi que les opérés, améliorés par le premier acte opératoire, refusent de se
soumettre à celui qui doit en être le complément. C'est là un
inconvénient sérieux, mais dont il n'y a pas à tenir compte,
le chirurgien devant chercher le bien de ses opérés et n'ayant
pas à les guérir malgré eux. Je n'ai jamais trouvé d'indication
à cette opération.

GASTRECTOMIE TOTALE OU SUBTOTALE

L'ablation totale ou presque totale de l'estomac a été pra-

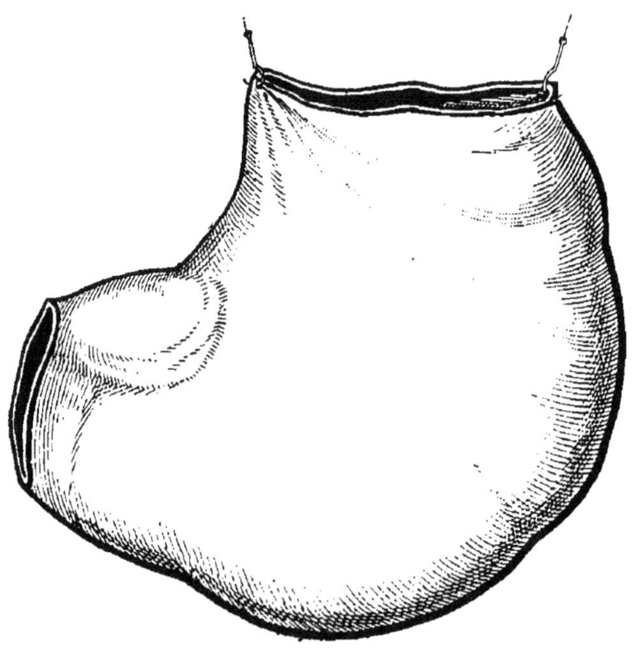

Fig. 102.
Portion d'estomac enlevé (pièce personnelle).

tiquée assez souvent pour qu'on ne puisse nier ni sa possibilité,
ni la curabilité des opérés.

Il s'agissait d'infiltration totale ou presque totale de l'estomac.

Son manuel opératoire découle des règles déjà énoncées à propos de la pylorectomie. En bas la section porte sur le duodénum, plus ou moins loin de l'orifice pylorique, suivant le cas; en haut elle siège au-dessus ou au-dessous du cardia. Dans ce dernier cas, il est possible parfois de conserver *une*

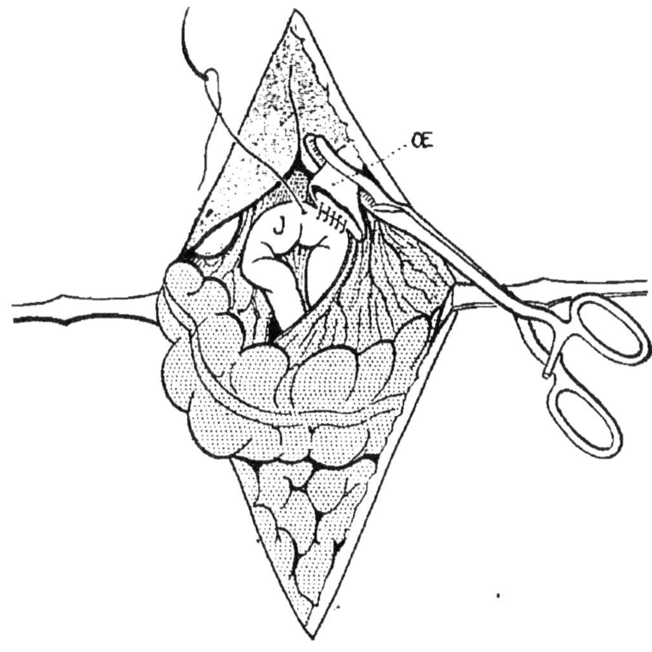

Fig. 103.

OEsophago-jéjunostomie transmésocolique par implantation
(Bœckel).

On fait passer le jéjunum à travers le mésocôlon et on le suture à l'œsophage

portion de la grosse tubérosité au niveau de laquelle se fera l'abouchement de l'intestin. Si le cardia est lui-même supprimé, c'est l'œsophage qu'on suturera à l'intestin. L'œsophage peut être abaissé grâce à des tractions exercées sur l'estomac et on n'a pas publié d'accidents liés à la section purement hypothétique des pneumogastriques. On est même étonné en général de la facilité avec laquelle la grosse tubérosité se laisse amener et détacher. Le foie n'offre pas une grosse difficulté, pas plus que la nécessité d'opérer au fond de la concavité de la coupole diaphragmatique. Mais il faut faire à la paroi une large incision et faire soulever fortement les fausses côtes. L'obstacle réside dans l'adhérence œsophago-phrénique. Celle-ci libérée, l'anastomose gastro-intestinale n'est pas beaucoup plus difficile qu'après la pylorectomie. Dans la plupart des cas, on a pu, sans tiraillements excessifs, amener le duodénum au contact du cardia et même de l'œsophage et pratiquer l'œsophago-duodénorraphie. Il est quelquefois nécessaire de rétrécir l'une des deux tranches de section, orifice duodénal, orifice gastrique, pour que les deux coupes soient égales et puissent être coaptées. L'emploi du bouton de Murphy a été parfois nécessaire.

Quand, la suture finie, on lâche le bout supérieur, on le voit s'élever rapidement et disparaître sous la coupole diaphragmatique et le tube digestif nouvellement créé forme un canal dirigé obliquement en bas et à droite, de l'œsophage vers la deuxième portion du duodénum.

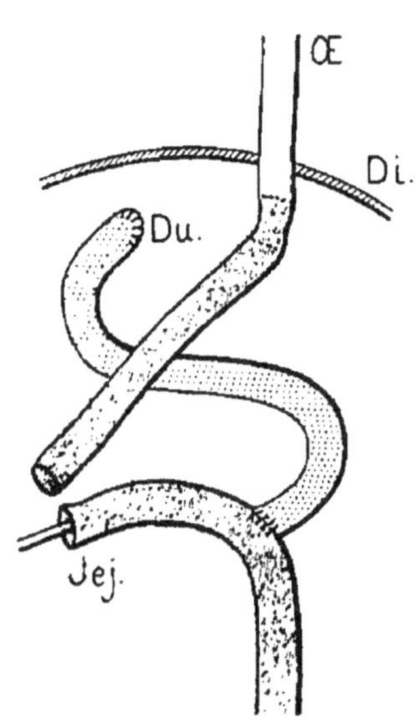

Fig. 104.

Procédé de KELLING (Leriche).

Œ, œsophage; Di, diaphragme; Du, duodénum ; Jej, jéjunum.

Si l'anastomose duodénale est impossible, on crée une *anastomose jéjunale* : soit en greffant le bout supérieur sur une bouche ouverte dans le jéjunum (anastomose terminolatérale), mais à cause du coude très prononcé de l'anse jéjunale portée très haut, il est bon d'anastomoser les deux anses afférente et efférente; soit en en implantant le bout supérieur sur une anse jéjunale préalablement sectionnée (anastomose en Y).

Le côlon détaché de ses attaches gastriques tend parfois à tomber vers le petit bassin et à s'y couder. Il est bon de le maintenir en place, soit par une plicature de son méso, soit en le fixant aux tissus voisins[1].

SOINS CONSÉCUTIFS AUX RÉSECTIONS GASTRIQUES. — L'opéré vient d'être porté dans son lit. Comme il est en général très affaibli, moins par l'opération que par la longue période d'inanition qui l'a précédée, il faut le soutenir activement. Les injections sous-cutanées de sérum, associées aux injections de caféine, d'huile camphrée, peuvent y contribuer et on ne doit pas manquer d'y avoir recours.

Au bout de quelques heures, quand le malade est sorti de l'anesthésie et que les vomissements qu'elle entraîne ont cessé, *il faut se hâter de l'alimenter*. Les premiers opérateurs craignaient que cette pratique compromît la suture et ils soumettaient leurs opérés à une diète prolongée qu'ils interrompaient seulement au bout de deux ou trois jours, quand, pensaient-ils, la suture était assez forte pour résister à la poussée des aliments. C'était une idée fausse. En effet, parce qu'on n'introduit pas de liquides dans l'estomac, ce n'est pas à dire qu'il n'en contienne pas : la salive déglutie, les sécrétions de la muqueuse gastrique s'y amassent. D'un autre côté, le sujet, déjà affaibli par le cancer, doit faire les frais de son opération. Si donc on le met à la diète, on le place dans une situation plus précaire qu'avant l'opération. Les deux ou trois jours de privation qu'on lui impose peuvent, joints au traumatisme opératoire, venir à bout enfin de sa ré-

---

[1] KELLING récemment a décrit une technique opératoire personnelle de la gastrectomie totale, au moyen d'un bouton spécial il anastomose avec l'œsophage un segment du jéjunum, qu'il sectionne ensuite assez bas : les deux branches de section sont abouchées à la peau ; la branche inférieure est d'autre part anastomosée termino-latéralement avec le duodénum. Dans une séance ultérieure on fermait les deux jéjunostomies.

REEKINTS de Fribourg a réussi expérimentalement l'implantation dans l'estomac de morceaux de côlon transverse laissés adhérents à leur méso.

NICOLODONI en 1881 avait songé à remplacer l'estomac réséqué en totalité par un segment colique abouché au cardia et au pylore. (René LERICHE. *Des résections de l'estomac pour cancer*. Thèse Lyon, 1906.)

sistance et finalement, guéri sans doute de son opération, muni d'une bouche stomacale parfaite, il meurt.

La question est aujourd'hui bien tranchée. *L'alimentation précoce s'impose* d'une façon absolue et il faut que l'anastomose soit assez bien faite pour permettre cette alimentation. Il n'est pas douteux que, faite suivant les règles énoncées, elle permette d'alimenter le sujet de très bonne heure.

C'est ainsi que quatre ou cinq heures après l'opération on donnera, par petites quantités, du grog, du champagne. Le lendemain et le surlendemain la quantité du liquide sera augmentée assez rapidement : on y ajoutera du lait froid, du bouillon, des peptones, du vin, du cognac, du café. Dès le quatrième jour on recourra à l'alimentation solide, viande râpée, côtelette, blanc de poulet, purées de légumes, laitage, et dès le cinquième jour on laissera l'opéré commander lui-même son menu, qu'il ordonnera abondant et substantiel, on peut s'en remettre à lui.

C'est seulement quand l'alimentation par voie buccale sera entravée par les vomissements qu'on aura recours à l'administration par la voie rectale de lavements alimentaires. Cette dernière ne doit être employée qu'à titre adjuvant, car l'absorption s'y fait trop lentement et trop imparfaitement pour être d'un appoint considérable. On devra toutefois s'adresser à elle dans les premières heures pour l'administration de substances excitantes, café, thé, alcool.

Grâce à ce régime, on voit en quelques jours les malades perdre leur teint jaune sale et prendre une coloration plus saine ; l'embonpoint revient si vite qu'ils quittent le lit avec un engraissement de 4 à 5 kilogrammes et qu'ils sont presque méconnaissables.

Si ce résultat n'est pas obtenu, c'est que leurs viscères, estomac, foie, cœur, ont été touchés trop profondément par le mal ou qu'une des complications suivantes se sont fait jour.

ACCIDENTS CONSÉCUTIFS

ACCIDENTS PÉRITONIQUES. — *Hémorragie.* — La mort par hémorragie est assez rare après la gastrectomie. LERICHE signale cependant un cas de KUMMEL où l'opéré mourut d'une petite déchirure de la veine porte, et un cas de VON EISELBERG où à l'autopsie d'un opéré mort en cinq heures de collapsus, on trouva le péritoine plein de sang; une observation de VALLAS où à l'autopsie d'un opéré on trouva la pylorique non vue, non liée, béante à l'autopsie; il y avait du sang en abondance dans l'arrière-cavité des épiploons. Les *accidents péritonitiques* peuvent être dus à une faute opératoire touchant l'aseptie, à une protection insuffisante du champ opératoire vis-à-vis du contenu de l'estomac ou de l'intestin. Ils résultent encore d'un défaut de suture; dans ce cas on a ou bien une péritonite généralisée ou bien une *fistule gastro-cutanée,* lorsque se sont produites des adhérences. Si la fistule est large l'inanition s'accentue et emporte l'opéré ; si elle est étroite, elle se ferme assez rapidement et ne compromet qu'un instant la guérison. *Les plaies du pancréas* peuvent aussi entraîner la péritonite, il s'ensuit la nécessité de les suturer avec soin et. lorsque cela est possible, de cacher cet organe sous une voile de séreuse péritonéale qui doit ou enrayer ou circonscrire l'infection quand on ferme le ventre sans drainage. A ce sujet se pose la question *du drainage.* Faut-il ou non drainer après les gastrectomies ? Aucune règle absolue ne saurait être édictée à ce sujet. Si tout a marché régulièrement, on peut se dispenser de drainer ; mais si la séreuse a pu être souillée, s'il y a eu irruption abondante de liquide septique, si on a des doutes sur la solidité d'une suture, enfin si le pancréas a été largement intéressé ou n'a pu être suturé, *le drainage est de rigueur.* On le réalise à l'aide d'un drain placé convenablement et entouré de mèches qui ont pour but de provoquer la formation rapide d'adhérences et de circonscrire l'infection. Ces mèches seront enlevées rapidement, après trente-six ou quarante-huit heures : l'emploi de l'eau oxygénée en favorise beaucoup le décollement.

27.

En outre de ces accidents péritonéaux à apparition rapide, dans les vingt-quatre ou trente-six heures qui suivent l'opération, on en peut voir survenir de plus tardifs, du huitième au dixième jour qui reconnaissent pour cause la *gangrène par ischémie du côlon;* on les préviendra, au moment de l'opération, en réséquant toute portion du côlon dont les vaisseaux auront été intéressés par le détachement des adhérences ou des ganglions.

Fistule. — La fistule est un accident relativement fréquent dans les suites de la gastrectomie. J'ai observé un cas très net de fistule gastrique survenu le huitième jour après une large pylorectomie; elle se traduisit tout d'abord par une légère élévation de température avec sensation de tension au niveau de la plaie, un débridement de la suture cutanée amena l'évacuation d'un peu de liquide louche, puis une fistule gastrique s'établit, elle se referma du reste spontanément. Mon opérée est encore vivante et bien portante trois ans après son opération. Le résultat n'est pas toujours aussi bon et on trouve mentionnés dans nombre de statistiques des cas de fistule gastrique terminés par la mort.

* *

ACCIDENTS GASTRO-INTESTINAUX. — Les *accidents gastro-intestinaux* peuvent survenir de bonne heure et rendre impossible l'alimentation précoce dont l'utilité n'est pas discutable.

Le plus important et le plus fréquent réside dans la *stagnation et l'accumulation de liquides et de matières dégluties dans l'estomac.*

Les choses peuvent se passer de différentes manières. Ou bien les *vomissements* post-anesthésiques *persistent au delà* du temps normal. Au lieu de diminuer de fréquence et d'abondance avec le temps, ils se répètent de façon désespérante et ils prennent un caractère particulier : le liquide vomi est noirâtre, fétide, tachant fortement le linge. L'épigastre est tendu et douloureux à la pression; la fièvre s'élève, le pouls se précipite et l'état général périclite; le teint devient terreux, la peau se dessèche et l'opéré meurt au bout de quelques jours dans un état de collapsus qui pourrait en imposer à un esprit non prévenu pour de l'infection péritonique. Parfois on voit succéder à l'opération *deux ou trois jours de bien-être*, pendant lesquels les vomissements chloroformiques ont complètement cessé et où l'alimentation a pu être commencée. Puis quelques régurgitations se manifestent, le malade vomit quelque peu de liquide noir et nauséabond : son état qui s'était un instant amélioré redevient mauvais et le cortège symptomatique qu'on vient de voir s'installe au complet.

Ou, plus rarement, l'amélioration à laquelle on est en droit de s'attendre après la pylorectomie, ne se réalise pas : le teint reste pâle et terreux, la peau sèche, le pouls s'accélère et devient misérable ; l'épigastre est tendu et sensible ; la fièvre est intense et on voit se dérouler des signes d'intoxication profonde à laquelle l'opéré succombe sans avoir présenté le moindre vomissement qui puisse éveiller l'attention et faire soupçonner la vraie cause du mal.

Le lavage de l'estomac peut seul lever les doutes et apporter un remède efficace. Il permet d'extraire un liquide abondant ; on en extrait plus que le malade n'en a absorbé, c'est là un signe caractéristique. Ce liquide est noirâtre, contenant en suspension des membranes glaireuses et parfois des débris de muqueuse sphacélée : son odeur est excessivement fétide. Cet ensemble de caractères explique la gravité des phénomènes d'intoxication que l'accumulation dans l'estomac d'un contenu aussi éminemment septique doit forcément entraîner. Les lavages ont pour effet immédiat d'atténuer et finalement de faire disparaître les troubles dus à la résorption de ces liquides ; pour cela on n'hésitera pas à les répéter aussi souvent que cela sera nécessaire, c'est-à-dire chaque fois qu'apparaîtront la tension de l'épigastre, la douleur au même point, les éructations fétides, les nausées et les vomissements caractéristiques. On pourra avoir à les pratiquer plusieurs fois par vingt-quatre heures et on les fera suivre d'un lavage alcalin, avec de l'eau de Vichy tiède par exemple. Il ne faut pas s'attendre à voir l'eau de lavage revenir nette et propre, car il faudrait pour cela prolonger longtemps les manœuvres ce qui affaiblirait le patient outre mesure. Après le lavage il est utile de lui faire absorber du lait, du bouillon, du jus de viande, puisque cette complication impose plus que jamais la nécessité de soutenir autant que possible la résistance du sujet et de prévenir sa dénutrition.

Il suffit parfois, pour supprimer les vomissements et la stase gastrique de faire *faire coucher l'opéré sur le côté droit*, les aliments se trouvant ainsi mécaniquement dirigés vers la nouvelle bouche intestinale; cette manœuvre n'est pas toujours efficace, mais sa simplicité ordonne d'y avoir recours avant de pratiquer les lavages qui ne vont pas sans fatiguer beaucoup les opérés.

La *paralysie intestinale* peut s'observer pendant quelques jours, à la suite de l'opération. Quelle qu'en soit la cause, action du chloroforme, modification du chimisme intestinal ou infection péritonéale légère, elle doit être combattue de bonne heure par les lavements et les purgatifs, car l'accumulation de résidus et de gaz dans l'intestin joue un rôle très défavorable dans les suites opératoires.

Au lieu de la constipation qui est la règle dans la paralysie intestinale on voit apparaître, soit dès les premiers jours qui suivent l'opération, soit après deux ou trois semaines et quand la guérison semble obtenue, une diarrhée tenace, avec ou sans vomissements et douleur de ventre. L'*entérite ou la gastro-entérite* qui en est la cause est d'origine infectieuse, l'infection de l'intestin étant elle-même attribuable à des facteurs multiples : décharge brusque du contenu septique de l'estomac dans l'intestin, modifications du chimisme intestinal consécutives à la diète prolongée, altération du pancréas, etc. La diarrhée, unie ou non aux vomissements, compromet rapidement la nutrition et achève en quelques jours la ruine des malades affaiblis déjà à tant de titres. On devra donc s'attacher énergiquement à la faire disparaître dès son apparition, par l'administration d'antiseptiques et par la prescription des aliments les moins capables de donner lieu aux fermentations intestinales.

Les accidents pleuro-pulmonaires aggravent souvent les suites opératoires et sont maintes fois cités comme cause de la mort. Ils sont de différentes espèces : *congestion pulmonaire, bronchite* et *broncho-pneumonie, pneumonie, pleurésie séreuse* ou *purulente.*

Les causes invoquées sont nombreuses : action du décubitus prolongé avant et après l'acte opératoire, dont on connaît le rôle et l'importance chez les vieillards et chez les cachectiques; pénétration des matières vomies dans l'arbre bronchique pendant l'anesthésie, grâce à la situation déclive de l'opéré, grâce à la paralysie du voile du palais et à l'hypoesthésie du larynx et de la trachée ; refroidissement du sujet pendant son transport à la salle d'opération ou dans son lit. Certaines de ces infections sont d'origine métastatique et peuvent coexister avec des abcès métastatiques siégeant en d'autres régions que l'appareil respiratoire. Enfin un petit nombre d'accidents pulmonaires semblent devoir être rapprochés de ceux que l'on observe à la suite de l'étranglement herniaire ou de l'occlusion intestinale et relèvent sans doute du même mécanisme : transport métastatique de germes partis des tranches stomacales dans le poumon par la circulation en retour.

A chacune de ces complications il faut adresser un traitement approprié, sur lequel il n'y a pas à insister. On en préviendra un certain nombre en prenant certaines précautions, telles que : lavage préopératoire de l'estomac ; soin apporté à tenir chaudement le malade ; antisepsie buccale avant et après l'opération ; réduction au minimum du décubitus avant et après l'intervention ; asepsie rigoureuse durant l'acte opératoire.

GASTRO-ENTÉROSTOMIE

La gastro-entérostomie est une opération qui consiste à créer une orifice artificiel pour faire communiquer l'estomac avec la première portion de l'intestin grêle.

Cette opération fut imaginée par Wölfler en 1881. Il anastomosa une anse du jéjunum avec la face antérieure de l'estomac.

GÉNÉRALITÉS. — L'anse intestinale qu'on choisit est une anse jéjunale, assez voisine de l'angle duodéno-jéjunal pour ne pas supprimer une trop grande longueur du champ de l'absorption intestinale.

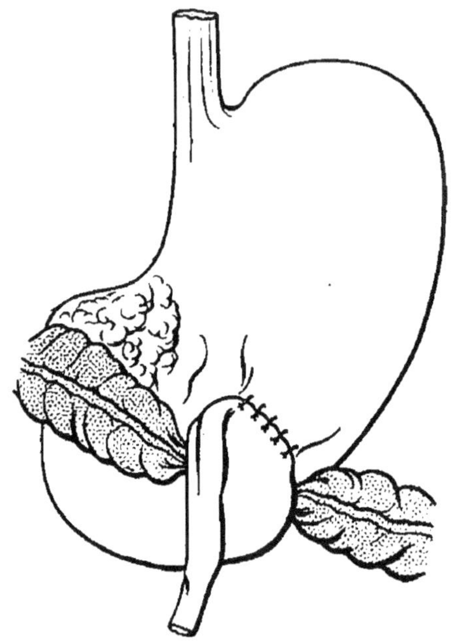

Fig. 105.

Gastro-entérostomie antérieure. JAYLE et DESFOSSES, *Bulletin de la Société anatomique*, 1893.

Vient-on à l'attirer en avant, au-devant du grand épiploon et du côlon transverse, de manière à l'anastomoser à la face antérieure de l'estomac, on crée une *gastro-entérostomie antérieure précolique*, de WÖLFLER. Ce procédé, qui peut être imposé par les circonstances offre des inconvénients : d'abord la bouche est à la face antérieure de l'estomac, d'où il résulte un obstacle notable à l'évacuation du contenu gastrique, surtout si la bouche est haut placée sur la face antérieure de l'organe et si la contractilité de l'estomac est amoindrie. De plus, l'anse jéjunale passant au-devant du côlon transverse peut être tiraillée par l'épiploon ou par le côlon, soit qu'il se remplisse de matières dures et de gaz, soit qu'il tende à tomber vers le petit bassin. Il est vrai qu'on peut y remédier préventivement par la rétrofixation du grand épiploon et par la colopexie. Enfin l'anse grêle peut elle-même comprimer le côlon transverse et y arrêter le cours des matières. L'étranglement respectif des deux anses, jéjunale et colique, sera d'autant plus à craindre que la bouche aura été faite haut sur le grêle, c'est-à-dire que la portion d'anse tendue entre l'angle duodéno-jéjunal et l'estomac sera plus courte. Il faut donc n'établir l'anastomose qu'à 50 ou 60 centimètres de l'angle duodéno-jéjunal, de manière à laisser une anse flottante au-devant du côlon transverse.

Pour éviter ce dernier inconvénient, inhérent aux nouveaux rapports créés entre l'anse grêle et le côlon, certains chirurgiens ont imaginé d'amener *le jéjunum à la face antérieure de l'estomac, par derrière le côlon transverse*, c'est-à-dire à travers le mésocôlon, l'arrière-cavité et l'attache gastrique du grand épiploon, c'est la gastro-entérostomie antérieure rétro-colique. Ce procédé est inutilement compliqué.

Quelle que soit la méthode adoptée, on voit parfois se produire des accidents qui caractérisent le *circulus viciosus* : vomissements, ballonnement à l'épigastre, aggravation de l'état général. Ils sont dus à l'accumulation des matières ingérées dans le duodénum et l'anse afférente qui peut atteindre des dimensions énormes et comprime l'anse efférente. Le passage des aliments a pu se faire en partie par le pylore resté perméable, surtout par la néo-anastomose. Ce dernier mécanisme se réalise lorsque l'anse jéjunale est disposée de telle sorte que le péristaltisme dans cet anse se fait en sens inverse de celui de l'estomac, aussi doit-on disposer l'intestin convenablement pour que le péristaltisme se produise parallèlement dans les deux organes. En outre, si l'on fixe l'intestin à l'estomac par le nombre de points juste suffisants pour assurer l'anastomose, on voit *les deux anses afférente et efférente tomber verticale-*

ment, comme deux canons de fusil juxtaposés, séparées par un éperon saillant. Le contenu de l'estomac se déverse à la fois dans les deux anses, s'accumule dans l'anse afférente et crée le circulus vitiosus. On prévient cet accident en unissant l'intestin à l'estomac sur une large surface transversale pour éviter la formation de l'éperon et en le disposant de telle sorte que le bout afférent soit plus haut que le bout efférent : de cette manière les aliments, gênés par le péristaltisme et par la pesanteur ne tendent pas à s'engager dans le premier et se précipitent au contraire dans le second.

Pour éviter encore plus sûrement l'accumulation des aliments dans le bout afférent, on a anastomosé les deux anses afférente et efférente, au-dessous de la bouche gastrique ; la gastro-entérostomie en Y de Roux a été imaginée dans le même but.

I. — Gastro-entérostomie antérieure précolique de Wölfler

Anesthésie. — On peut avoir recours à l'anesthésie générale ou, si le sujet est profondément débilité, à l'anesthésie locale par la cocaïne ou la stovaïne. Une fois la paroi incisée, le patient ne risque pas de souffrir, car le péritoine viscéral est insensible.

Incision de la paroi. — Elle est médiane, sus-ombilicale, commençant à deux travers de doigt sous l'appendice pour éviter le foie, longue de 10, 12 centimètres ou davantage.

Exploration de la tumeur. — En cas de suture, on s'assure que la gastrectomie n'est pas possible ; on choisit sur l'estomac une bonne place à une distance suffisante des bords macroscopiquement appréciables de la tumeur ou de l'ulcère. Si on a le choix, on prend le point déclive.

Recherche de l'anse jéjunale. — La main est enfoncée sous l'épiploon et le côlon transverse, à droite du côlon descendant,

à gauche de la colonne vertébrale, à gauche de l'artère mésentérique supérieure qui forme un repère facile à trouver ; elle
cherche la portion supérieure du jéjunum et remonte jusqu'à
la portion fixe duodéno-jéjunale maintenue par le ligament de
Treitz. A partir de ce point on attire 40 à 50 centimètres de
jéjunum ; c'est à cette distance que sera faite la bouche intestinale. L'anse doit être à long méso et, amenée au contact de

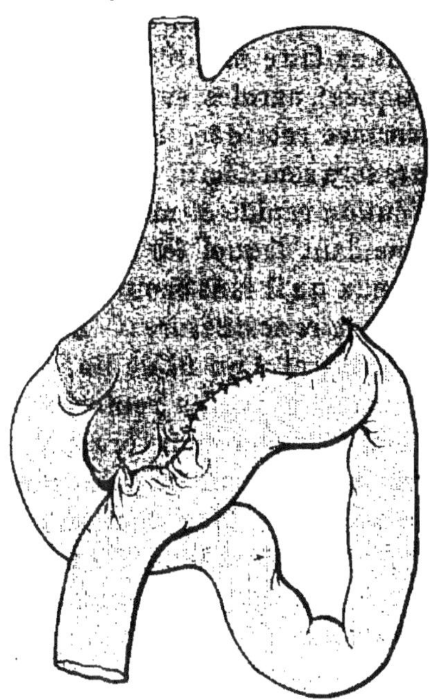

Fig. 106.
Gastro-entérostomie antérieure de Wolfler.

l'estomac, elle ne doit pas comprimer le côlon. On la dispose
contre l'estomac de telle sorte que le bout afférent soit à gauche,
le bout efférent à droite : d'ailleurs l'intestin se met dans cette
position par le seul fait qu'on l'attire hors du ventre.

Anastomose. — Les deux portions stomacale et intestinale
bien délimitées sont attirées hors du ventre, pour faciliter

l'intervention et éviter toute contamination de la séreuse ; on les environne largement de compresses aseptiques, de telle sorte qu'on ne voie qu'elles et que le restant des viscères soit entièrement caché ; une compresse est insinuée transversalement entre l'estomac et l'intestin.

Les deux portions à anastomoser sont mises au contact transversalement sur une longueur de 10 centimètres environ et maintenues ainsi, soit par l'aide, soit plutôt par deux pinces à dents fines placées aux deux extrémités de la ligne d'anastomose·

L'anastomose peut se faire par différents procédés, plaques, boutons anastomotiques [1], agrafes, sutures avec ouverture immédiate ou avec ouverture retardée. Le procédé de *suture avec ouverture immédiate* sera seul décrit.

Il exige une exécution rapide et méthodique et on n'oubliera pas que le temps pendant lequel *les deux viscères sont ouverts* est le temps dangereux qu'il faut écourter le plus possible.

1° *Suture séro-musculaire postérieure.* — A l'aide d'une aiguille ronde, droite ou courbe, et d'un fil de lin, on mène un surjet séro-musculaire continu à points renforcés, entre les deux pinces fixatrices, unissant les deux organes. Le surjet commence à gauche par exemple par un point noué ; le court chef est repéré par une pince. Le long chef sert ensuite à mener le surjet, par des points espacés de 3 à 4 millimètres, prenant une assez large surface de tissus, intéressant l'intestin au ras de l'attache mésentérique, décrivant dans leur ensemble une demi-ellipse allongée : les points sont serrés avec modération par l'aide qui évite de serrer trop : car le fil déchirerait, et trop peu, car la coaptation serait insuffisante. Arrivé à l'extrémité droite de la demi-ellipse le surjet est arrêté par un point renforcé et le fil est pris au ras de l'estomac par une pince qui empêche le relâchement du surjet. Les deux pinces de ce surjet et les fils sont cachés sous une compresse.

---

[1] Les boutons anastomotiques sont presque complètement abandonnés, en France tout au moins ; Fritz de Beule, à Gand, vient cependant de publier une série de 22 cas de gastro-entérostomie exécutée avec un bouton spécial. (Fritz de Beule. *Bulletin de l'Académie royale de Médecine de Belgique*, 1906.)

2° *Ouverture de l'estomac et de l'intestin.* — Cette ouverture
est à 1 centimètre en avant de la suture précédente, et longue
de 5 centimètres environ, c'est-à-dire que la ligne de suture
la déborde de 10 à 15 millimètres à chaque extrémité. Elle est
pratiquée au bistouri qui sectionne dans un premier temps la
couche séro-musculaire, dans un second temps la muqueuse.
Les vaisseaux qui saignent sont pincés ; s'ils sont volumineux
on les lie.

3° *Suture des lèvres de la bouche anastomotique.* — Il faut
aller vite. Le surjet commence à l'angle gauche par un point
lié, le petit chef est pris dans une pince-repère. Il va de gauche
à droite, comprenant les trois couches, réalisant l'affrontement
et l'hémostase. Arrivé à l'angle droit, il passe de la face postérieure à la face antérieure de la bouche et atteint enfin l'angle
gauche où le fil terminal et le fil initial sont noués ensemble,
réalisant ainsi la continuité de la suture. Les fils sont coupés
court.

Dans le but de réduire au minimum le temps d'ouverture des
deux viscères, je procède pour mes sutures intestinales d'une
façon un peu spéciale : je fais incision sur l'estomac et l'intestin portant seulement *sur la séro-musculeuse* et respectant
la muqueuse : je fais une suture de la lèvre postérieure, de
l'angle gauche à l'angle droit; quand le surjet est arrivé à
l'angle droit, il est arrêté et on ouvre alors la muqueuse en
évitant de sectionner les fils déjà passés ; le surjet est repris
à l'angle droit, mené sur les lèvres antérieures de la bouche et
terminé à l'angle gauche en nouant le chef terminal au chef
initial. De la sorte l'estomac et l'intestin ne sont ouverts que
pendant la conduite du surjet antérieur.

4° *Suture séro-musculaire antérieure.* — Le long chef est repris
à l'angle droit et le surjet séro-musculaire conduit de gauche
à droite, à 1 centimètre environ en avant de la lèvre anastomotique antérieure. Ce surjet forme une courbe légère, convexe en avant et rejoint le surjet postérieur à l'angle gauche,
où les deux fils sont noués.

S'il est nécessaire on peut renforcer la ligne de suture par
quelques points complémentaires.

FIXATION DU BOUT SUPÉRIEUR. — On a vu plus haut qu'il importe que le cours rétrograde des aliments, du jéjunum vers le duodénum, soit empêché ; pour cela on fixe le bout

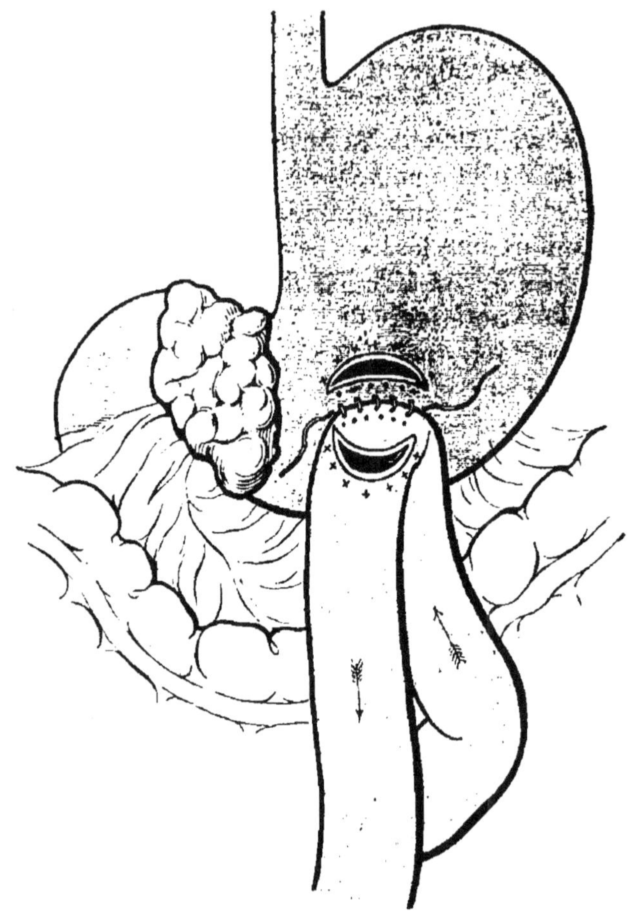

Fig. 106 *bis.*
Gastro-jéjunostomie. Procédé de KOCHER.

supérieur, immédiatement en avant de l'anastomose, à la paroi gastrique, de sorte que la bouche soit dans une situation déclive et que les aliments venus de l'estomac soient sollicités à se précipiter vers le jéjunum et soient empêchés, par l'effet de la pesanteur, de monter vers le duodénum. Le cours normal des aliments se trouve encore, dans cette situation, favorisé par l'action du péristaltisme intestinal qui agit dans le même sens que le péristaltisme de l'estomac.

RÉDUCTION DES ORGANES DANS L'ABDOMEN, après nettoyage de la ligne de suture.

SUTURE DE LA PAROI ABDOMINALE. — En plusieurs plans; péritoine et aponévrose au catgut; peau-agrafes de MICHEL.

SOINS POST-OPÉRATOIRES. — Ils sont les mêmes qu'après la gastrectomie. S'il survient des vomissements on les combattra d'abord par le lavage de l'estomac; s'ils persistent, si le patient dépérit et si l'on voit se développer les signes du circulus vitiosus, on établira une anastomose jéjuno-jéjunale, entre les branches afférente et efférente de l'anastomose. Cette entéro-anastomose complémentaire, que d'aucuns exécutent à titre préventif, immédiatement après la création de la gastro-entérostomie, se pratique suivant la technique habituelle des entéro-anastomoses latéro-latérales et comprend les temps suivants qu'il suffit de citer : occlusion temporaire des portions à anastomoser à l'aide de pinces élastiques, mise au contact des deux anses par leurs bords mésentériques ; demi-surjet séro-musculaire postérieur : ouverture de l'intestin ; suture des lèvres de la bouche par un surjet continu, d'abord postérieur, puis antérieur ; demi-surjet séro-musculaire antérieur.

L'opération de WÖLFLER fut une gastro-entérostomie antérieure précolique. C'est également le procédé employé par KOCHER.

La figure ci-contre nous dispense de toute description du procédé de KOCHER (fig. 106).

En 1885, VON HACKER, pratiqua l'abouchement du jéjunum *à la face postérieure de l'estomac* à travers une boutonnière pratiquée dans le mésocôlon transverse. Ce procédé est, pour nous, *le procédé de choix*; il a été décrit complètement dans la thèse de notre élève DESFOSSES.

En 1897, Roux, de Lausanne, décrit la gastro-entérostomie postérieure trans-mésocolique en Y qui consiste à sectionner le jéjunum, à aboucher le bout inférieur dans la paroi postérieure de l'estomac à travers une brèche mésocolique et à réunir le bout supérieur ou duodénal au jéjunum, par une implantation latérale.

II. — Gastro-entérostomie postérieure transmésocolique de von Hacker

Incision de la paroi. — L'incision de la paroi abdominale est faite entre l'appendice xiphoïde et l'ombilic sur une longueur de 8 à 10 centimètres. On sectionne successivement la peau, le tissu cellulaire, le plan musculo-aponévrotique, en ayant soin de pratiquer au fur et à mesure une hémostase aussi parfaite que possible. On arrive sur le péritoine, on l'ouvre et on repère les bords au moyen de pinces à forci-pressure. Les bords de la plaie sont couverts de compresses aseptiques; les pinces péritonéales sont seules laissées au-dessus.

Exploration de la région. — Quand on ouvre l'abdomen d'un malade qui a présenté le tableau clinique de la sténose du pylore, il est de règle de constater des néo-membranes, des brides fibreuses qui partent de la vésicule biliaire, du bord antérieur du foie pour gagner la région pylorique ; sur la petite courbure ou dans la région du pylore, le doigt perçoit des plaques indurées plus ou moins étendues. Cette exploration attentive de la région est très importante ; elle précise ou rectifie le diagnostic, permet de poser les indications opéra-toires.

L'exploration sera complétée par la recherche de la première portion du jéjunum, point sur lequel doit porter l'anastomose. Se rappelant ses notions d'anatomie sur la terminaison du duodénum au-dessous de la racine du mésocôlon transverse, l'opérateur fera relever et tendre le côlon transverse et le

grand épiploon et il ira saisir, à la base du mésocôlon sur la
partie latérale gauche de la colonne vertébrale, la première
anse intestinale qui sera sûrement l'origine du jéjunum. Le
doigt la sent facilement, l'œil peut contrôler la prise.

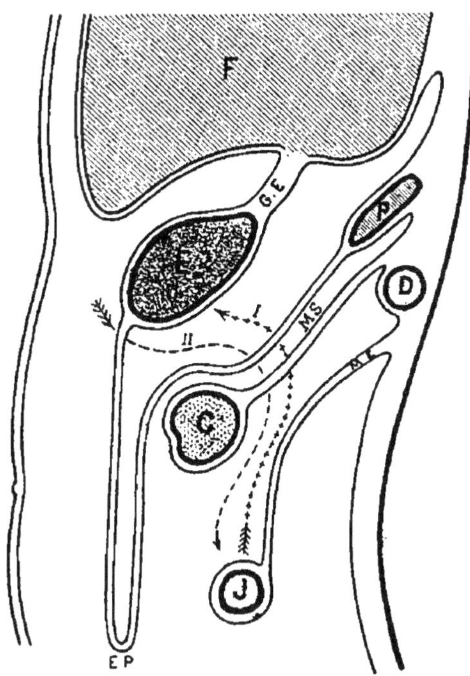

Fig. 107.

Rapports du péritoine avec l'estomac, le côlon, l'intestin grêle
tels qu'ils sont chez le fœtus (DESFOSSES).

F, désigne le foie; E, l'estomac; P, pancréas; C, le côlon transverse; J, jéjunum; D, le duodénum; G E, l'épiploon gastro-hépatique; E P, le grand épiploon;
M, E, le mésentère. Les flèches indiquent les différentes voies suivant lesquelles on
amène le jéjunum ou contact de la face postérieure de l'estomac. La flèche I, se
rapporte à la méthode de Von Hacker; la flèche II, la voie suivie par Courvoisier.

PERFORATION DU MÉSOCÔLON TRANSVERSE. — Le haut du
jéjunum étant reconnu et saisi, pour l'amener au contact de
la paroi postérieure de l'estomac, il faut perforer l'écran qui
les sépare. Dans le mince feuillet du mésocôlon se dessinent
des arcades vasculaires, c'est au milieu d'un des espaces compris entre ces arcades qu'avec la pointe d'une sonde cannelée

on fait un orifice que le doigt complétera. La création de cette fenêtre ne détermine généralement aucune perte de sang.

A travers cette déchirure, large comme la paume de la

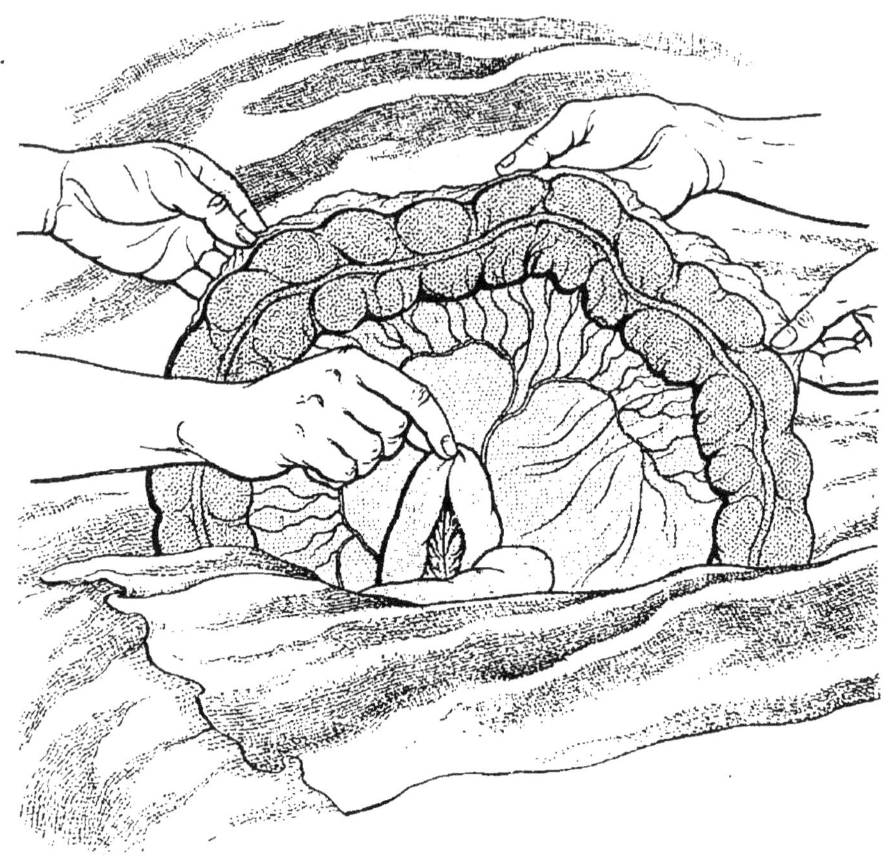

Fig. 108.

Recherche de la première portion du jéjunum.

L'opérateur fait relever le côlon et le grand épiploon et va saisir à la base du mésocôlon la première anse intestinale qui est l'origine du jéjunum.

main, on va saisir la paroi postérieure de l'estomac et on l'attire au dehors pour la mettre en regard de l'intestin. Les cas exceptionnels mis à part, il est facile habituellement d'amener, à travers la fenêtre mésocolique, la face postérieure

de l'estomac et de l'attirer avec le bout du jéjunum en dehors
de la cavité abdominale et d'opérer, pour ainsi dire, hors du
ventre.

ACCOLEMENT DE L'ESTOMAC ET DE L'INTESTIN. — L'intestin
et l'estomac sont appliqués l'un à l'autre sur une longueur

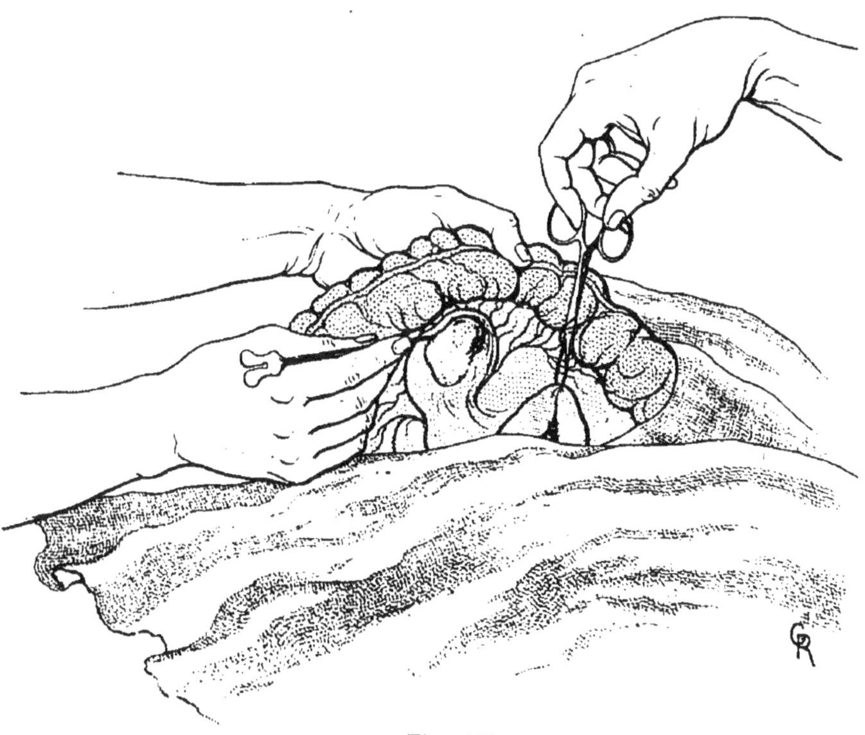

Fig. 109.

Perforation du mésocôlon transverse.

La main gauche du chirurgien applique l'estomac soulevé contre le mésocôlon ; au
milieu d'une des arcades vasculaires du mésocôlon, la main droite détermine un orifice à l'aide d'une sonde cannelée.

d'une dizaine de centimètres au moyen de petites pinces -
spéciales. La ligne d'accolement doit, *sur l'estomac*, porter
à 1 centimètre et demi ou 2 centimètres de la grande courbure, plus ou moins loin du pylore, suivant l'étendue du
néoplasme. *Sur l'intestin*, elle doit porter le plus près possible
de la terminaison du duodénum. Par le fait même que l'on

relève le jéjunum pour l'amener au dehors, le bout efférent
se trouve être à droite du bout afférent. Il est inutile de réflé-
chir au sens à donner à l'anse intestinale, elle se met naturellement dans la bonne direction.

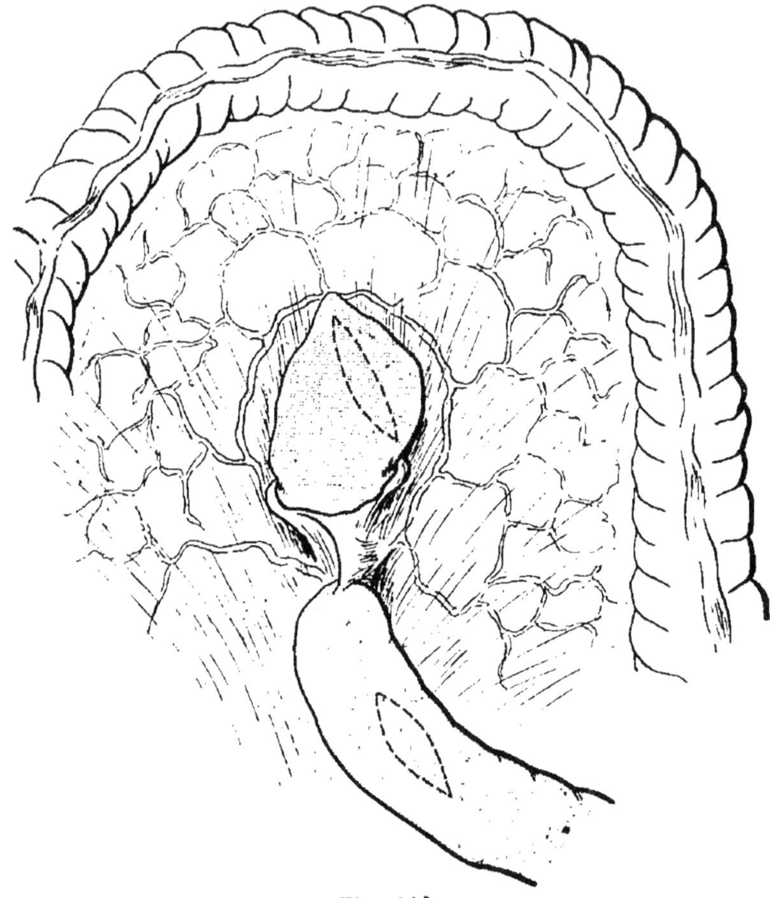

Fig. 110.

Origine du jéjunum et partie postérieure de l'estomac attiré à travers
une brèche du mésocôlon transverse (WILLIAM J. MAYO).

Quand on a ainsi fixé l'un à l'autre l'estomac et l'intestin,
on rentre dans l'intérieur de l'abdomen le côlon transverse et
l'épiploon, on entoure le champ opératoire de compresses
aseptiques et on glisse sous la ligne d'accolement une petite

compresse. Ces précautions minutieuses ont pour but de
s'opposer à l'écoulement de liquide intestinal dans la cavité
péritonéale. En attirant l'intestin au dehors du ventre, on a
l'avantage d'opérer ainsi à découvert, aseptiquement. Mais, en
outre, cette manœuvre fait par cela même la coprostase, de

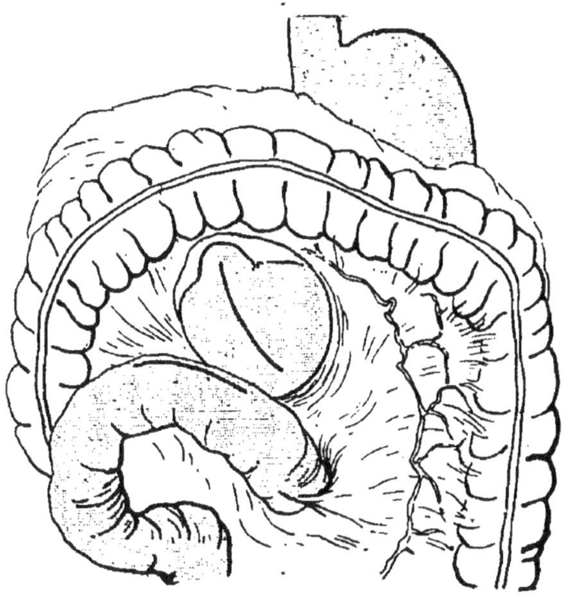

Fig. 111.

Estomac attiré à travers une brèche du mésocôlon transverse. Les
lignes noires marquent l'emplacement de l'anastomose proposé ;
le jéjunum est saisi à son origine, le drainage de l'estomac sera
assuré à la partie la plus déclive de sa cavité (WILLIAM J. MAYO).

sorte qu'il n'est pas nécessaire de placer sur l'intestin des
clamps ou des ligatures provisoires.

CRÉATION DE LA BOUCHE ANASTOMOTIQUE. — SUTURES. — Ce
n'est qu'après avoir pris toutes ces *précautions* que l'on commence les sutures ; celles-ci consisteront en un plan *séro-
séreux postérieur*, un plan *musculo-muqueux* postérieur, un plan
musculo-muqueux antérieur et un plan *séro-séreux* antérieur.
En somme, il n'y a que deux véritables plans : un plan mus-

culo-muqueux situé à l'intérieur, un plan séro-séreux qui entoure le plan muqueux.

Chaque chirurgien apporte des variations individuelles dans la manière de coudre ; tantôt on fait des points séparés,

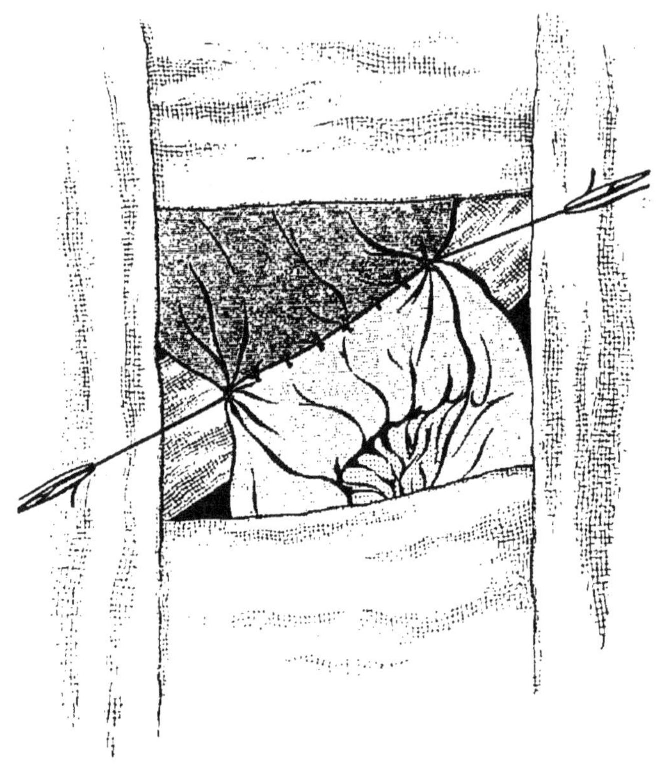

Fig. 112.

Suture séro-séreuse postérieure.

La première ligne de points séro-séreux est faite. Une pince à forcipressure tient à chaque extrémité le fil qui doit être attaché aux points antérieurs.

tantôt des surjets. Nous employons volontiers le surjet spécial que l'on arrête tous les trois ou quatre points en passant l'aiguille dans le point précédent. Ce qui est capital c'est, quand on fait les points séro-séreux, de respecter scrupuleusement la muqueuse. Les points séro-séreux doivent être des points dits de Lambert, c'est-à-dire que l'aiguille pénètre la

séreuse, la musculeuse, rampe sur une distance de quelques
millimètres dans l'épaisseur de la musculeuse et va ressortir,
au niveau de la séreuse, à 5 millimètres au moins de son point
d'entrée. En prenant ainsi toute l'épaisseur de la paroi, la

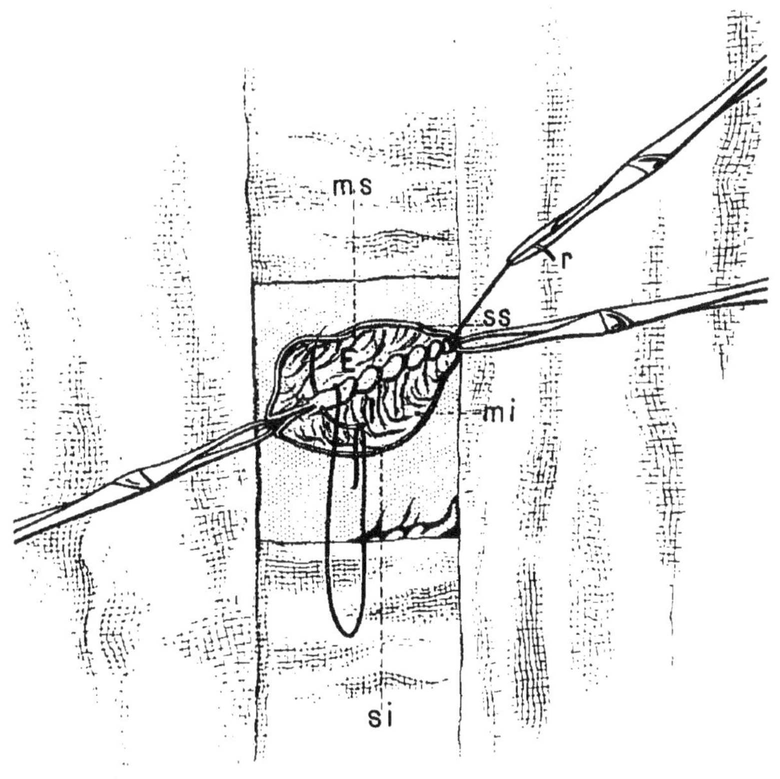

Fig. 113.

Suture muquo-muqueuse.

Après avoir incisé la couche musculaire, on coud l'une à l'autre les deux
muqueuses stomacales et intestinales sans les ouvrir.

muqueuse exceptée, on obtient des points solides ne déchirant
pas les tissus, et une large surface d'accolement, condition
importante.

1° SUTURE SÉRO-SÉREUSE POSTÉRIEURE. — Entre les deux

pinces d'affrontement, on pratique donc, en s'inspirant de ces
données, une série de points séparés, ou un surjet sur une
longueur de 10 centimètres. Au niveau du premier point et au
niveau du dernier, on laisse une longueur de fil d'une dizaine
de centimètres, ce fil est maintenu par une pince à forcipressure ; il sera rattaché au plan séro-séreux antérieur.

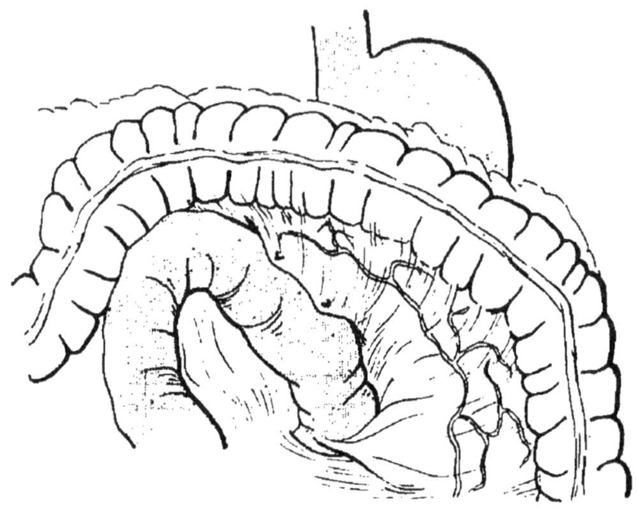

Fig. 114.

Opération terminée ; la brèche du mésocôlon est fermée par deux
points de suture (WILLIAM J. MAYO).

2° SUTURE MUSCULO-MUQUEUSE. — A ce moment j'incise la
tunique séro-musculaire de l'estomac et de l'intestin sur une
longueur de 5 à 6 centimètres ; la ligne d'incision étant parallèle à ma ligne de suture séro-séreuse postérieure. Après avoir
incisé la couche musculaire, je couds l'une à l'autre les deux
muqueuses stomacales et intestinales sans les ouvrir sur toute
la longueur de mon incision. Quand ma suture est arrivée à
l'extrémité de mon incision, je pose mon aiguille pour un
instant, et d'un coup de ciseau sur la muqueuse de l'estomac,
d'un autre coup de ciseau sur la muqueuse de l'intestin j'ouvre
la cavité stomacale et intestinale. Reprenant alors mon aiguille,
je fais rapidement un surjet à points passés sur la lèvre anté-

rieure de ma boutonnière en prenant toute l'épaisseur des parois. De cette façon l'intestin et l'estomac ne restent ouverts que pendant quelques secondes.

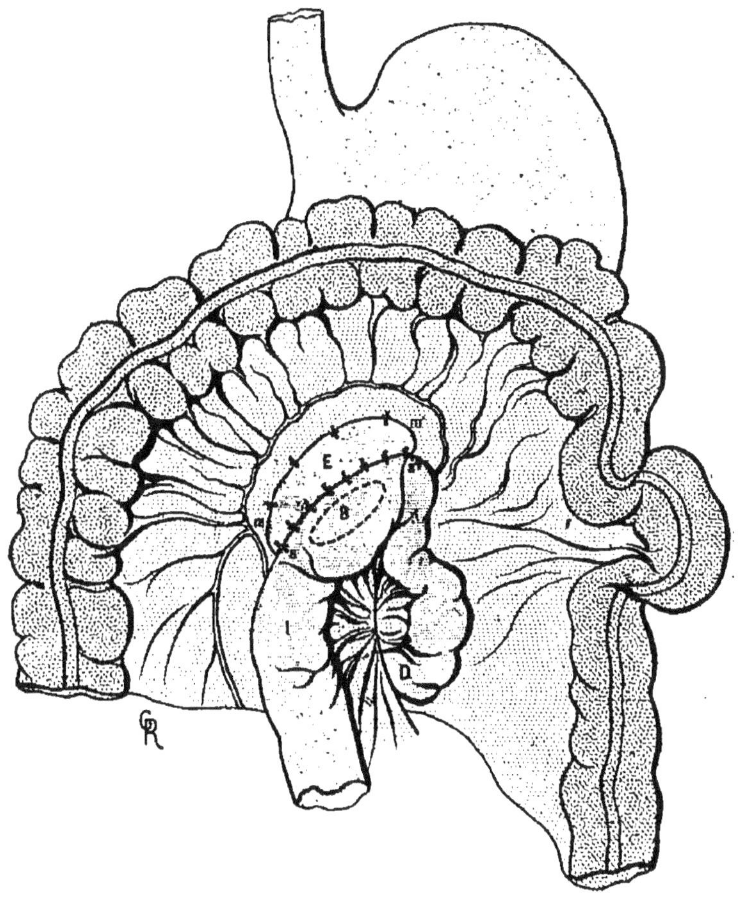

Fig. 115.

Opération terminée (Thèse DESFOSSES).

Le jéjunum I est anastomosé à la face postérieure de l'estomac E. En *s s'* on voit la ligne des points séro-séreux antérieurs. En B, on voit en pointillé l'orifice anastomotique. Les bords M M de la brèche créée dans le mésocolon transverse ont été suturés par 4 points à la face postérieure de l'estomac. En D, on voit la terminaison du duodénum.

Ce surjet musculo-muqueux doit être assez fortement serré car il est en même temps hémostatique.

3° SUTURE SÉRO-SÉREUSE ANTÉRIEURE. — Après avoir enlevé les compresses qui auraient pu être souillées par quelques gouttes de suc intestinal, je pratique mon plan de suture séro-séreux antérieur que je rattache à chaque extrémité à ma suture séro-séreuse postérieure.

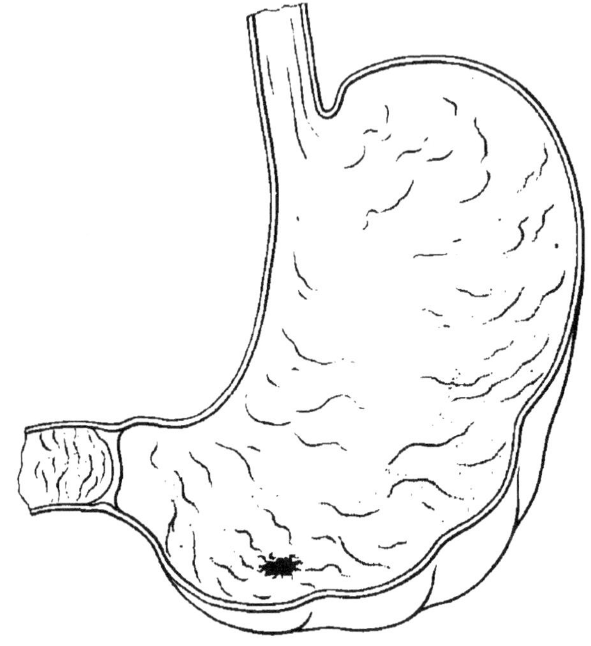

Fig. 116.

Bouche anastomotique vue par la face interne de l'estomac.
(Pièce personnelle.)

On voit que l'orifice est placé au point le plus déclive de l'estomac.

S'il y a lieu le surjet séro séreux antérieur sera complété par quelques points supplémentaires. Il faut absolument que la muqueuse n'apparaisse en aucune façon entre les points séro-séreux.

SUTURE DE LA PAROI ABDOMINALE. — La suture intestino-stomacale terminée, l'anastomose faite, on essuie les viscères et on les réduit dans l'abdomen, on n'a plus qu'à suturer la paroi abdominale en trois plans, ou en un seul plan.

L'opération est terminée, on recouvre la plaie de compresses stérilisées et d'une couche de ouate hydrophile maintenue par un bandage de flanelle.

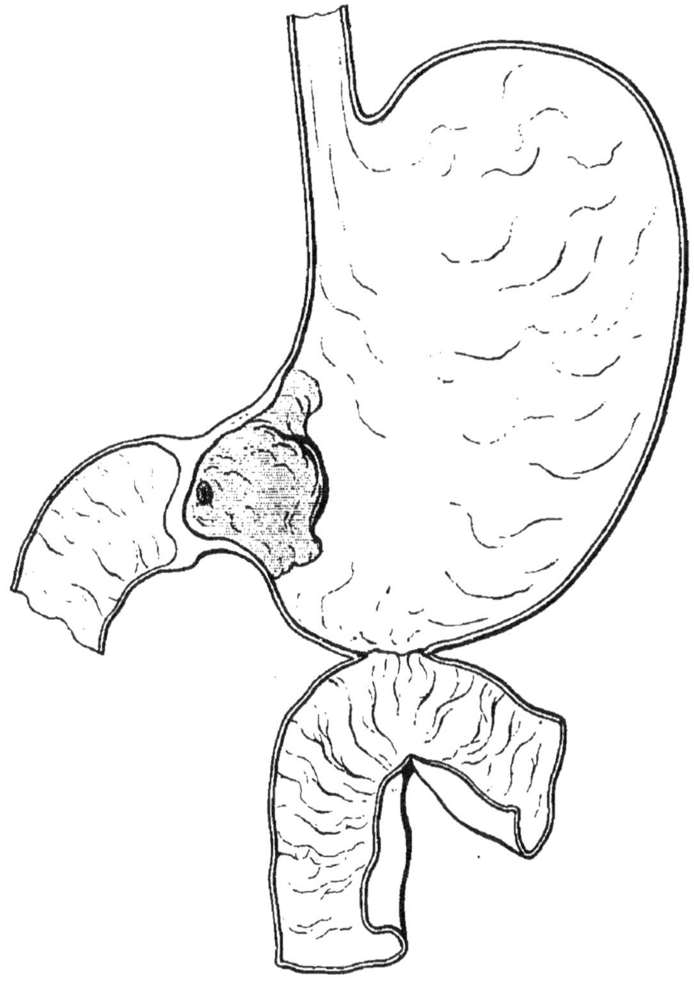

Fig. 117.

La bouche anastomotique vue sur une coupe verticale.

Durée de l'opération — Une heure ou une heure et demie, tel était le temps assigné par la plupart des chirurgiens à la gastro-entérostomie postérieure. On peut le réduire dans de grandes limites, je suis arrivé à ne pas dépasser dans les cas simples le délai d'une demi-heure, pansement compris.

III. — Gastro-entérostomie en Y de Roux

Les premiers temps de l'opération sont les mêmes que pour la gastro-entérostomie de Von Hacker (p. 510).

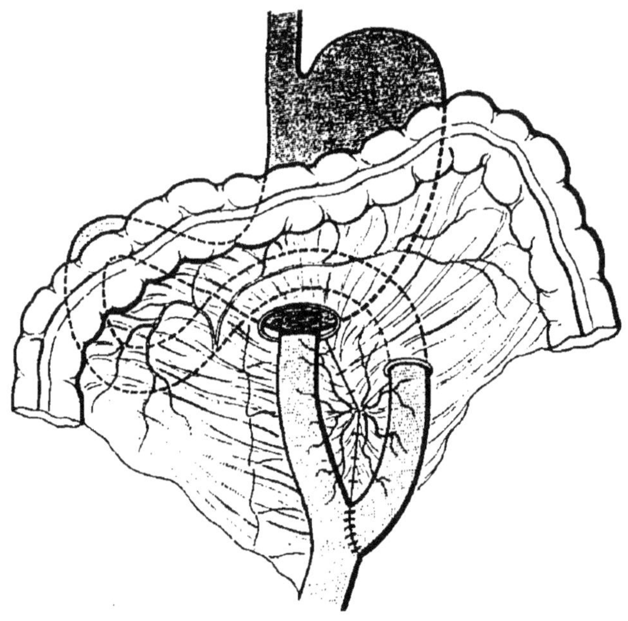

Fig. 118.
Gastro-entérostomie postérieure transmésocolique en Y de Roux.

Le jéjunum est pris à son origine, à l'angle duodéno-jéjunal ; à *20 ou 30 centimètres en aval* on place deux longues pinces élastiques, séparées par un intervalle de 4 à 5 centimètres qu'on a vidé par expression dans le bout inférieur. L'intestin est alors *sectionné transversalement* entre les deux pinces et l'incision est prolongée dans le mésentère jusqu'à l'arcade de premier rang qu'il faut respecter pour éviter l'ischémie de l'organe. On choisit un point où l'arcade s'éloigne le plus de l'intestin, c'est-à-dire où l'incision mésentérique peut être la plus longue.

La tranche de section du bout supérieur est cachée sous une compresse et mise de côté. Le bout inférieur est amené au contact de l'estomac à l'aide de la pince : sans enlever celle-ci on fait une suture musculo-séreuse postérieure, demi-circulaire, unissant l'intestin et l'estomac. Puis l'estomac (la coprostase étant assurée par deux clans courbes ou par les doigts de l'aide) est incisé transversalement de manière à créer un orifice égal à la lumière intestinale. Un surjet circulaire, intéressant les trois tuniques, unit les deux bouches stomacale et intestinale. Le fil de la suture musculo-séreuse postérieure est repris et il achève le surjet demi-circulaire musculo-séreux antérieur en allant se lier au chef initial.

Il ne reste qu'à établir l'*anastomose jéjuno-jéjunale en implantant le bout supérieur du jéjunum sectionné* sur le côté du bout inférieur fixé à l'estomac ; le point où a lieu l'implantation est *à 15 ou 20 centimètres au-dessous de l'attache gastrique* et sur le bord libre du jéjunum. Elle s'exécute par le même procédé que ci-dessus : surjet séro-séreux postérieur ; incision de l'intestin ; suture circulaire totale de la bouche anastomotique ; surjet séro-séreux antérieur.

Je crois cette opération logique, mais n'ayant jamais vu chez mes opérés le circulus vitiosus que cette technique permet d'éviter, je suis resté fidèle à la gastro-entérostomie postérieure qui m'a toujours réussi.

COMPLICATIONS DE LA GASTRO-ENTÉROSTOMIE

1° Vomissement ;
2° Reflux ;
3° Cercle vicieux ;
4° Ulcère peptique ;
5° Phénomènes mécaniques ⟩ de la digestion après gas-
6° Phénomènes chimiques ⟩ tro-entérostomie.

Nous laissons de côté ici les complications opératoires dues à une faute de technique, sutures incomplètes, erreur de viscère, gangrène de l'intestin ou du côlon dont les vaisseaux ont été sectionnés en une région mal choisie.

COMPLICATIONS DE LA GASTRO-ENTÉROSTOMIE

Un des symptômes qui vient le plus souvent compliquer les suites de la gastro-entérostomie est le *vomissement*. Tantôt ce vomissement est banal, il diminue puis disparaît rapidement et on peut le considérer comme dû au chloroforme. Il n'en est pas toujours ainsi et parfois les vomissements persistent, ils peuvent même causer la mort du malade. Dans ces cas ils sont dus en général à un *mauvais fonctionnement de la bouche anastomotique*.

D'après le schéma de Tavel repris par de Beule, la circulation peut s'effectuer d'une façon défectueuse après la gastro-entérostomie ; parfois le contenu de l'anse duodénale peut refluer par le pylore dans l'estomac (c), ou bien le contenu de l'anse efférente peut également refluer dans l'estomac par la nouvelle bouche ; ces deux éventualités se réalisent exceptionnellement ; elles n'ont pour nous aucun intérêt et nous n'y insisterons pas. Au contraire le contenu de l'anse afférente peu se vider dans l'estomac (b) c'est *le reflux*; ou bien le contenu de l'estomac, qui se vide par la nouvelle bouche, au lieu de passer par l'anse efférente, vient distendre l'anse afférente, l'anse duodénale. C'est à cette variété qu'on doit donner le nom de *circulus vitiosus*.

Le reflux existe presque toujours après la gastro-entérostomie et il est bien rare, si l'on sonde au bon moment les opérés, de ne pas trouver *de la bile dans l'estomac*. La quantité de bile qui se déverse ainsi dans l'estomac est très variable ; tantôt on en trouve des quantités considérables (plusieurs centaines de grammes), tantôt c'est une quantité beaucoup moindre, et dans certains cas il faut recourir à l'analyse chimique pour déceler la bile dans l'eau de lavage retirée de l'estomac. Aucun procédé de gastro-entérostomie ne met à l'abri du reflux, mais les auteurs sont d'accord pour reconnaître qu'il est plus fréquent et plus abondant après le procédé de von Hacker qu'après le procédé en Y de Roux. Ce reflux tend d'ailleurs à diminuer à mesure qu'on s'éloigne du moment de l'opération et on voit parfois des malades qui vomissaient la bile à flots pendant les premiers jours succédant à l'inter-

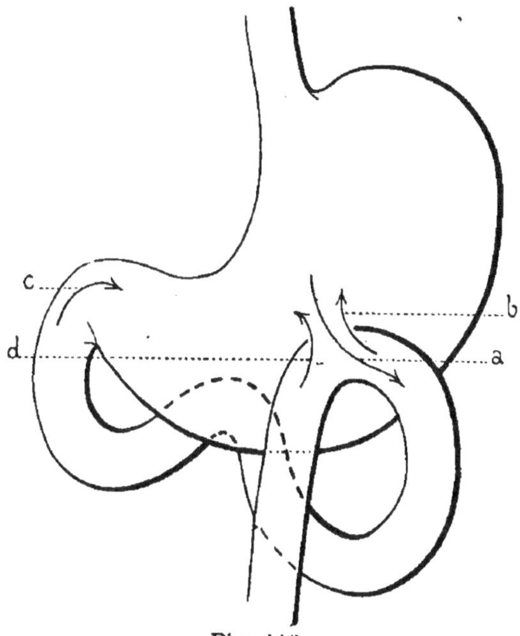

Fig. 119.

Schéma de F. DE BEULE.

L'anastomose est placée trop loin sur l'intestin grêle et la gastro-entérostomie est antérieure, ce qui ne modifie en rien la valeur du schéma.

a, circulus vitiosus. — b, reflux. — c d, reflux exceptionnels.

vention et qui ultérieurement n'en ont plus que des traces dans leur estomac.

Mais il n'y a pas que de la bile dans le duodénum et dans ces dernières années on s'est préoccupé *du suc pancréatique*. Ce dernier est déversé en même temps que la bile dans l'estomac et à la suite des expériences de Chlumskij on a accusé le suc pancréatique des troubles graves dus au reflux ; on savait

en effet depuis longtemps que la présence de bile dans l'estomac ne produisait aucun accident sérieux. Actuellement, et
les recherches récentes de Katzenstein confirment cette opinion, on est un peu revenu de la nocivité du suc pancréatique
et nous verrons même que dans certaines conditions des chirurgiens ont recherché le reflux des sucs duodénaux dans
l'estomac. En somme on peut admettre, dans l'état actuel de
nos connaissances que le reflux est en général inoffensif; il
peut produire quelques vomissements; il s'atténue souvent
avec le temps et dans les cas où le malade succombe avec des
vomissements bilieux abondants et incoercibles, ce n'est pas
le reflux qu'il faut accuser, mais le cercle vicieux.

Le *cercle vicieux* consiste en l'évacuation anormale du contenu stomacal dans l'anse duodénale; cette anse se distend,
comprime de plus en plus l'anse efférente, si bien que les aliments, les sucs gastriques et duodénaux n'ayant plus d'issue
distendent au maximum estomac et duodénum; ce dernier
peut dans certains cas acquérir un volume énorme. Il s'agit
en somme, dans le vrai cercle vicieux d'une *occlusion vraie*,
d'où les vomissements incessants, mais jamais fécaloïdes, et
l'atteinte grave portée à l'état général. Ce qui caractérise à
l'autopsie le cercle vicieux c'est l'état de distension de l'estomac et du duodénum, contrastant avec la flaccidité et la
rétraction de l'anse efférente. De Beule en relate un cas tout
à fait indiscutable, produit par la rotation du bouton de Murphy qui déversait le contenu de l'estomac uniquement dans
l'anse afférente.

Le cercle vicieux est *un accident rare* : il est vrai que les
chirurgiens auteurs d'un procédé de gastro-entérostomie mettent une certaine mauvaise volonté à en constater l'existence.
Il existe pourtant une preuve que le cercle vicieux n'est pas si
exceptionnel qu'on l'a prétendu, c'est le nombre assez considérable de jéjuno-jéjunostomies complémentaires pratiquées
par les opérateurs pour remédier à un fonctionnement défectueux de leur anastomose.

On est assez peu fixé sur *la cause productrice* du cercle

vicieux; on a successivement accusé la trop grande longueur ou au contraire la brièveté excessive de l'anse anastomosée. Dans le dernier travail sorti de la clinique de Von Hacker, sur 107 cas de gastro-entérostomie pratiqués par le procédé de Von Hacker, l'auteur ne relate que deux cas de cercle vicieux, l'un ancien où l'on avait laissé l'anse trop longue et où Von Hacker dut pratiquer une jéjuno-jéjunostomie complémentaire; l'autre tout récent où l'on accuse la brièveté de l'anse anastomosée. Ces deux cas guérirent d'ailleurs à la suite d'une seconde intervention. Si bien qu'en considérant simplement le cercle vicieux, il est difficile de refuser l'avantage au procédé en Y sur celui de Von Hacker.

On a été jusqu'à nier l'existence du cercle vicieux; ou du moins on a accusé l'infection de pouvoir produire un syndrome analogue. Il est certain qu'il peut y avoir, du fait des inoculations opératoires, une réaction plus ou moins marquée du péritoine au niveau du siège de l'intervention. De même on peut avoir de *ces paralysies de l'estomac avec distension* par une grande quantité de liquide noirâtre, comme on en a signalé dans bon nombre d'interventions abdominales. Mais ces derniers cas cèdent en général au lavage de l'estomac, tandis que seule une intervention précoce, la jéjuno-jéjunostomie complémentaire peut sauver les malades atteints de cercle vicieux.

L'*ulcère peptique du jejunum* est une complication rare de la gastro-entérostomie. Gosset a néanmoins pu en réunir 31 cas, et comme c'est souvent un accident à longue échéance il est certain que beaucoup de cas ont échappé à l'observation.

L'ulcère peptique est absolument analogue à l'ulcère de l'estomac, son siège, caractéristique, se trouve sur l'anse efférente à 1 ou 2 centimètres au-dessous de la bouche, quelquefois plus bas. Il se produit plus fréquemment chez l'homme (29 cas sur 31); le procédé opératoire est indifférent et cela se conçoit, puisque cet ulcère est produit par le suc gastrique acide agissant sur la muqueuse de l'anse efférente. La pathogénie exacte est mal connue. Ce qu'on peut dire c'est qu'en général l'ulcère peptique s'observe chez les malades hyperacides, à grosse dilatation et à sténose pylorique serrée.

Récemment, KATZENSTEIN a reproduit expérimentalement l'ulcère peptique du jéjunum en faisant au cours de la gastro-enterostomie sur le chien une petite perte de substance à la muqueuse jéjunale.

Il existe trois types d'ulcère peptique : 1° l'ulcère perforant qui se révèle des mois ou des années après la gastro-entéros-tomie par une péritonite généralisée rapidement mortelle.

2° La forme avec péritonite localisée et plastron. Dans cette forme l'ulcère adhère à la paroi abdominale et creuse à ce niveau.

3° La forme avec ouverture viscérale ; c'est en général dans le côlon transverse que s'ouvre l'ulcère ; on a signalé des cas complexes avec ouvertures multiples (dans un cas ouvertures jéjuno-colique et côlo-stomacale). Dans cette forme on note un amaigrissement rapide, de la diarrhée et surtout *des vomisse-ments fécaloïdes*.

Le traitement de l'ulcère peptique est *prophylactique* et curatif. Comme prophylaxie, il faut continuer les soins médi-caux de l'ulcère, très longtemps après l'intervention et les reprendre dès que le malade éprouve des symptômes d'hyper-acidité (douleurs, vomissements).

Le traitement *curatif* consiste dans l'occlusion de la perfora-tion en cas de péritonite ; en cas de fistule jéjuno-colique, il faudra séparer les deux viscères et suturer les rétrécissements.

L'influence de la gastro-entérostomie *sur les phénomènes mécaniques et chimiques* de la digestion a donné lieu à d'innom-brables travaux et l'accord est encore loin d'être établi entre les chercheurs.

Au point de vue *mécaniques* on avait cru tout d'abord que la nouvelle bouche agissait en donnant immédiatement issue au contenu de l'estomac et en empêchant toute stase. Nous savons maintenant que l'anastomose ne fonctionne que par intermittence et quand l'estomac se contracte. C'est ainsi qu'après un repas, on retrouve du liquide dans l'estomac fistulisé, jusqu'à quinze et vingt heures après. Si même le pylore n'est pas complètement oblitéré, la péristaltique stomacale chasse les aliments vers le pylore plus que vers la bouche opératoire ; ce n'est que lorsque le pylore est oblitéré que le contenu de l'estomac passe tout entier par l'anastomose. Il est probable que dans certains cas, la lésion pylorique se guérissant, les aliments reprennent leur voie normale et la bouche devenue inutile se rétrécit ou même s'oblitère. Cette oblitération a d'ailleurs été constatée plusieurs fois à l'autopsie ou au cours d'une réintervention.

Les phénomènes *chimiques* de la digestion ont beaucoup préoccupé les chirurgiens, les médecins et les physiologistes. Tout récemment, KATZENSTEIN, vient de publier à ce sujet des recherches très intéressantes. Il a montré qu'il fallait pour juger des résultats de la gastro-entérostomie tenir compte des phénomènes purement chimiques et d'actions réflexes excitant ou tarissant les sécrétions. Si l'on *transforma le suc gastrique* acide en milieu alcalin, la digestion gastrique est annihilée : la pepsine n'agit plus : même si ultérieurement on acidifie de nouveau le milieu, l'albumine n'est plus dissoute par la pepsine. De même, *si on acidifie* un mélange de bile et de suc pancréatique, les ferments de ce dernier n'ont plus qu'une action très diminuée et même la thrypsine n'agit plus sur les albuminoïdes ; mais, contrairement à le pepsine, l'action du suc pancréatique n'est pas détruite, elle est voilée par le milieu acide, et si l'on alcalinise de nouveau le milieu, le suc pancréatique reprend son action, légèrement diminuée, surtout s'il est resté un long temps en milieu acide.

Voyons ce qui va se passer dans la gastro-entérostomie. Lorsque, ce qui est la règle, il y a reflux des sucs duodénaux alcalins dans l'estomac, la digestion peptique est annihilée ; mais ce n'est pas tout : l'action des sucs duodénaux sur la muqueuse gastrique produit un réflexe inhibiteur sur cette muqueuse, comme on peut s'en assurer en faisant une fistule de l'estomac de Pawlof. Donc, double action des sucs duodénaux refluant dans l'estomac : 1° action chimique détruisant la digestion du suc gastrique ; 2° action réflexe tarissant sa sécrétion, d'où diminution de l'hyperacidité, phénomène favorable à la cure de l'ulcère.

Ultérieurement les sucs duodénaux restés ou revenus en solution alcaline pourront produire dans l'intestin une digestion suffisante quoique diminuée.

On a prétendu que après gastro-entérostomie, s'il y avait occlusion du pylore, le chyme acide ne baignant plus l'ampoule de Vater en produisant une excitation secrétoire, les sucs duodénaux étaient en grande partie taris. KATZENSTEIN a bien montré que la sécrétion de la bile et surtout du pancréas pouvait être excitée par un réflexe à point de départ stomacal ; et expérimentalement il a prouvé que les aliments et notamment les aliments gras excitaient très suffisamment la sécrétion pancréatique, pour que un certain temps après leur ingestion, le pylore étant lié, on puisse toujours retrouver du suc pancréatique venu par reflux dans l'estomac.

D'après ces données, KATZENSTEIN conclut que le reflux des sucs duodénaux dans l'estomac est une bonne chose dans l'ulcère et que les chirurgiens doivent le rechercher. Roux paraît avoir adopté cette manière de voir, puisque tout récemment il préfère dans le traitement de l'ulcère. la gastro-entérostomie de von Hacker, qui permet le reflux à l'Y, qui le supprime souvent.

Dans le cancer, le reflux des sucs pancréatiques pourrait également, pour KATZENSTEIN, avoir une influence heureuse ; ici nous n'avons plus d'acidité, le thrypsine a toute son action et elle s'exercerait en digérant l'ulcération néoplasique. Les résultats quelquefois surprenants à la suite de gastro-entérostomie pour cancer, n'auraient pas pour KATZENSTEIN d'autre raison. Cette séduisante théorie a encore besoin d'être appuyée sur des faits avant d'être admise sans conteste.

LA GASTRODUODÉNOSTOMIE

Appelée par les Américains opération de Finey, par les Français opération de Villard, la gastroduodénostomie a été étu-

diée en France surtout par l'Ecole lyonnaise. Jaboulay, en 1892,
décrivit un premier procédé de gastroduodénostomie : Mickulicz,
Kummel en imaginèrent un autre ; Villard, dans la *Revue de
Chirurgie* de 1900 exposa la technique de la gastroduodénostomie sous-pylorique ; enfin, tout récemment, Leriche, de Lyon,
vient d'adapter la mobilisation du duodénum par décollement
rétroduodénal à la gastroduodénostomie complémentaire d'une
pylorectomie.

La gastroduodénostomie pratiquée expérimentalement sur
les animaux est une opération très supérieure à la gastroentérostomie habituelle. En effet, elle laisse intacte la sécrétion pancréatique, tandis que plus la bouche gastro-intestinale est loin
du duodénum, et plus la sécrétion pancréatique est diminuée.
Les recherches récentes des physiologistes tels que Bayliss et
Starling, Popielski, Enriquez et Hallion, Frouin, ont établi
que l'acidité du suc gastrique provoquait dans le duodénum
la formation de sécrétine, substance nécessaire à l'établissement de la sécrétion du pancréas ; et Brédiot vient d'insister
sur ce fait que l'acide provoque la formation de sécrétine seulement dans le duodénum et dans les tout premiers centimètres
du jéjunum ; que, par conséquent, la gastro-entérostomie
faite loin sur le jéjunum en dérivant le suc gastrique acide de
l'anse duodénale réduit beaucoup la sécrétion pancréatique et
biliaire, privant ainsi la digestion des aliments de l'un de ses
plus importants facteurs.

La gastroduodénostomie présente un autre avantage théorique
et c'est le seul sur lequel les chirurgiens semblent avoir jusqu'à présent insisté : Tavel l'a bien mis en vedette en 1901
dans la *Revue de Chirurgie*. Elle supprime ce circulus vitiosus
dont certains chirurgiens ont si peur ; ou, du moins, elle supprime la cause mécanique que l'on invoque habituellement,
le reflux alimentaire dans le bout supérieur de l'anse jéjunale
anastomosée.

Que la gastroduodénostomie soit pratiquée au lieu d'une simple gastro-jéjunostomie, ou qu'elle soit le dernier temps d'une
pylorectomie (opérations de Kocher, et Bilbrotti), les principales raisons qui ont empêché la vulgarisation de cette opé-

ration expérimentalement excellente résident toutes dans la fixité et la profondeur du duodénum. Cette anse intestinale, fixée dans ses trois dernières portions à la paroi postérieure de l'abdomen par le péritoine pariétal, est très difficile à amener au contact de l'estomac ; d'autant plus que sa première portion seule mobile, voisine du pylore est souvent altérée par le processus pathologique qui altère cet orifice et ne vaut rien pour pratiquer une bouche saine et résistante.

Les opérateurs ont cherché à tourner cette difficulté par deux sortes d'artifices. 1° Les uns cherchent à amener au contact du duodénum fixe l'estomac plus mobile : soit en basculant cet estomac sur son axe longitudinal, *opération de Jaboulay*, soit en plaçant sur la grande courbure et sur le duodénum des points de traction solides qui juxtaposent les deux organes, *opération de Villard*. 2° Les autres, au contraire, cherchent à mobiliser artificiellement le duodénum : soit en sectionnant la première portion du duodénum et en l'amenant ensuite près de la grande courbure, *opération de Kümmel* ; soit en mobilisant le duodénum par décollement rétroduodénal suivant le procédé de Wiort, *opération de Leriche*.

I. — Opération de Jaboulay

C'est en 1892 que Jaboulay exposa le premier de ces procédés. Se basant sur ce fait que l'on pratique généralement l'anastomose gastro-intestinale pour une sténose du pylore et que, dans ce cas, l'estomac est très dilaté, il met à profit cette dilatation de l'estomac : il plie la face antérieure de l'estomac sur son axe longitudinal de manière à faire basculer sa partie externe sur sa partie interne, amenant ainsi cette partie externe de la face stomacale antérieure au contact de la face antérieure de la deuxième portion duodénale puis il établit l'anastomose.

Cette manière de faire est passible de plusieurs objections. En premier lieu, cette plicature de l'estomac place le cours du chyme dans de mauvaises conditions ; en second lieu, c'est une manœuvre souvent difficile à faire ; car, au cours de l'intervention, un estomac même cliniquement dilaté est en général rétracté quand on l'a vidé soigneusement par des lavages préopératoires. Enfin, si même on arrive à pratiquer l'anastomose, la plicature tiraille la ligne de suture dès les

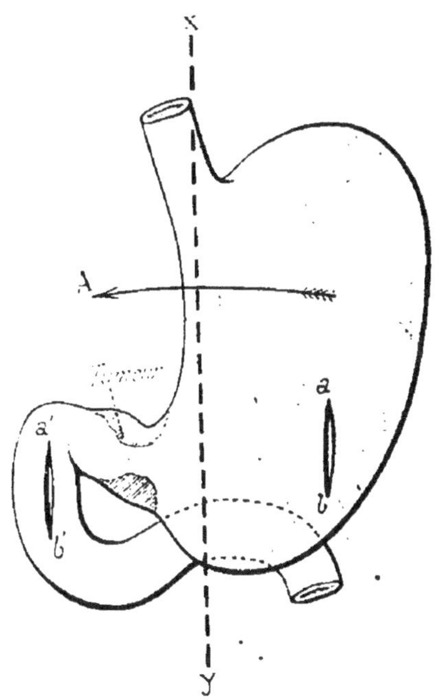

Fig. 120.

xy, axe de la bascule ; A, sens de la bascule de la grande courbure , *ab*, bouche stomacale ; *a'b'* bouche duodénale. La partie rayée de la face antérieure de l'estomac représente la partie basculée.

premiers essais d'alimentation, et compromet gravement l'étanchéité de cette suture.

II. — GASTRODUODÉNOSTOMIE SOUS-PYLORIQUE
DE VILLARD (DE LYON)

Frappé de ces inconvénients, Villard pratiqua dès 1899 et décrivit en 1900 dans la *Revue de Chirurgie* le procédé qui

porte son nom. Pour amener l'estomac au contact du duodénum, il place deux points de suture dits de juxtaposition aux
deux extrémités de la future incision d'anastomose. Le point
supérieur est passé à un centimètre et demi environ au-dessous du pylore sur la grande courbure, au ras et en avant de
l'insertion épiploïque; du côté duodénal il passe à l'angle de
la première et de la deuxième portion duodénale, sur la face
antérieure de l'organe. — Le point inférieur est placé sur la

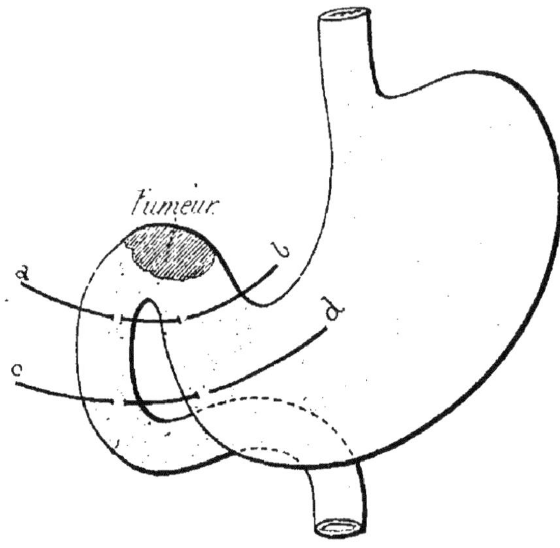

Fig. 121.

Les deux points de juxtaposition *ab* et *cd* sont passés et vont servir de tracteurs
pour rapprocher la grande courbure du duodénum.

grande courbure et sur le duodénum à quatre ou cinq centimètres plus bas. — Ces deux points que l'on noue immédiatement servent : 1° à juxtaposer l'estomac et le duodénum ; 2° à
faire œuvre de tracteurs, amenant mieux sous les yeux de
l'opérateur la future ligne de suture. Une fois serrés, ils ont
absolument amené la grande courbure contre le duodénum,
et il ne reste plus qu'à pratiquer l'anastomose par le double
plan de sutures habituel.

C'est là, certainement, une opération simple, méthodique,

et qui n'offre pas, une fois pratiquée, d'inconvénients sérieux ;
mais quoiqu'en dise Villard, elle n'est ni absolument facile,
ni toujours pratiquable. On opère en effet au fond d'un puits, à
bout de doigt, circonstance fàcheuse pour la manœuvre minu-
tieuse des sutures intestinales ; le champ opératoire est moins

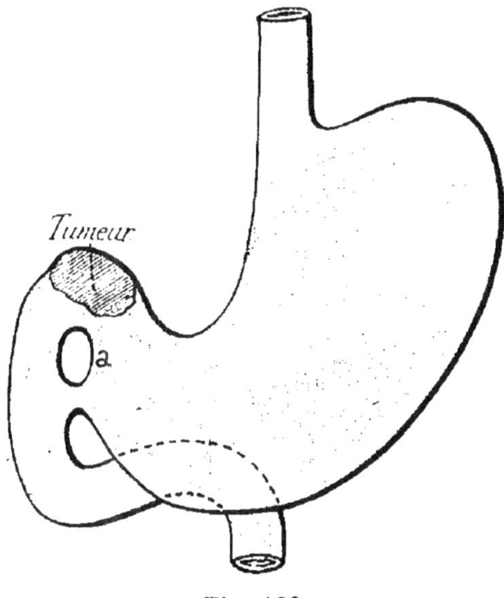

Fig. 122.

L'opération est terminée ; on voit en *a* la bouche gastroduodénale.

facile à protéger, les chances d'infection sont plus grandes, et
ces raisons ont empêché la vulgarisation de cette technique.

III. — Opération de Kummel

L'opération unique que Kummel a pratiquée en 1895 est plus
facile et mériterait d'être mieux connue. Kummel pratiqua la
section sous-pylorique du duodénum à deux centimètres au-dessous du pylore ; il put, profitant de la mobilité de la première
portion duodénale, amener le bout duodénal près de la grande
courbure et l'y anastomoser ; il avait au préalable fermé le bout
pylorique. — Son opération comprit donc trois temps : 1° Sec-

tion duodénale sous-pylorique; 2º fermeture du bout pylorique; 3º mobilisation et anastomose du bout duodénal à la face antérieure de l'estomac, près de la grande courbure.

IV. — GASTRODUODÉNOSTOMIE APRÈS MOBILISATION DU DUODÉNUM : PROCÉDÉ DE LERICHE (DE LYON)

Si ingénieux que soient les artifices précédents, ils le sont moins que l'artifice préconisé par LERICHE dans la *Revue de*

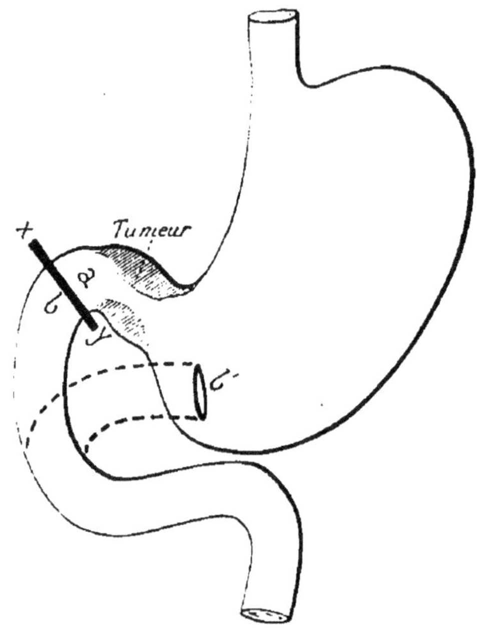

Fig. 123.

Opération de Kümmel.

xy, lieu de section de l'intestin ; *a*, bout stomacal à fermer ; *b*, bout duodénal qui, mobilisé en *b'*, va être anastomosé à la face antérieure de l'estomac.

Chirurgie de juillet 1906. Cet auteur se base sur le fait bien connu depuis WIART du décollement facile de la deuxième portion duodénale d'avec la paroi postérieure de l'abdomen, grâce à l'excellent plan de clivage formé par le fascia d'acco-

lement de Treizt. Il pratique donc sur le péritoine pariétal
postérieur, le long de la deuxième portion duodénale, l'incision
de Wiart, décolle le duodénum, le mobilise et le bascule,
transformant ainsi cette anse fixe en anse mobile, et l'amenant ainsi dans la plaie de la paroi antérieure ; il peut, dès
lors pratiquer en pleine lumière, d'une manière vraiment chirurgicale, l'anastomose gastroduodénale. Il a à vrai dire,
décrit ce procédé pour l'anastomose gastroduodénale complémentaire d'une pylorogastrectomie, mais il est bien évident
que ce procédé est également applicable à une gastroduodénostomie sans pylorectomie.

Ce procédé, qui s'inspire des données récentes embryolo-
giques que l'on possède sur l'anatomie des plans de clivage
fournis par les fascias d'accolement est certainement sédui-
sant ; il permet de mobiliser le duodénum et de transformer
cette région profonde en région presque superficielle et très
facilement accessible. Mais, d'autre part, l'intestin n'est à ce
niveau recouvert de séreuse que sur sa face antérieure : condition défavorable pour l'étanchéité des sutures portant sur
toute la tranche de section du duodénum. — Les observations
opératoires manquent d'ailleurs ; on connaît seulement celle
de GROSS ; ce procédé est donc à l'heure actuelle un procédé
purement théorique sur la valeur duquel'on ne saurait définitivement se prononcer.

La gastroduodénostomie après pylorectomie a été vulgarisée
surtout par KOCHER en Suisse et par HARTMANN en France.

JÉJUNOSTOMIE

La jéjunostomie consiste à aboucher le jéjunum à la peau,
de manière à permettre l'alimentation sans perturbation de
l'œsophage et de l'estomac.

Technique opératoire. — Différents procédés ont été ima-
ginés et cette diversité est née du désir des chirurgiens d'arriver à créer une *bouche continente*.

JÉJUNOSTOMIE LATÉRALE TYPIQUE DE SURMAY. — Ce procédé est le plus simple, facilement exécutable en quelques minutes et grâce à l'anesthésie locale : ce sont là des conditions qui le recommandent particulièrement quand il s'agit d'un sujet profondément débilité.

L'incision est médiane, moitié sus et sous-ombilicale, longue de 8 à 10 centimètres, permettant par conséquent une exploration suffisante de la tumeur gastrique et de ses connexions. On va à la recherche de l'*angle duodéno-jéjunal*, on choisit à *20 ou 30 centimètres au-dessous de lui* le point où portera l'entérostomie. L'intestin est disposé verticalement et on le suture à la paroi sur son bord libre. Cette suture peut être faite sur deux plans avec ouverture immédiate de l'intestin : un premier plan séro-musculaire, à points séparés ou en surjet, unit l'intestin à la paroi abdominale ; avec une pointe fine de bistouri on fait à l'intestin *une ouverture étroite*, admettant juste une sonde n° 14 ou 16 ; une couronne de points séparés fait la suture muco-cutanée. Cette opération, simple, rapide, peut être menée en quelques minutes. Par la sonde on introduit quelques cuillerées de liquide, mais si on dépasse quatre ou cinq cuillerées, le péristaltisme intestinal le rejette en dehors. Peu à peu cependant la quantité de liquide introduit en une fois peut être augmentée et peut aller jusqu'à 250 grammes. Mais le reflux de liquides intestinaux par la nouvelle bouche est presque la règle et en raison des inconvénients qui en résultent on a dû compliquer la technique opératoire.

JÉJUNOSTOMIE EN Y DE MAYDL. — L'incision de la paroi est la même que précédemment. A 30 centimètres de l'angle duodéno-jéjunal l'intestin est saisi entre deux pinces élastiques et sectionné. Le *bout supérieur est implanté dans le bout inférieur, par une anastomose termino-latérale*, soit avec des sutures, soit à l'aide du bouton de Murphy ; de plus l'implantation doit se faire le plus bas possible, à *20 ou 30 centimètres de l'extrémité libre du bout inférieur*, pour gêner le plus possible le reflux des aliments. Le bout inférieur est séparé du

mésentère sur une longueur de 4 à 5 centimètres. On ne
l'abouche pas directement à l'incision pariétale, mais voici comment on procède : *à 2 centimètres en dehors de cette incision*
on fait une petite incision cutanée verticale, on sépare le petit
pont de peau de l'aponévrose sous-jacente ; le tube intestinal est
attiré sous ce pont de peau et suturé au pourtour de l'orifice
latéral. L'incision médiane est alors suturée : grâce à l'implantation basse du bout supérieur sur l'inférieur, grâce d'autre
part à la coudure et à la compression par le pont cutané du
tube intestinal d'abouchement, la continence est en général
obtenue.

Une modification intéressante a été apportée à ce procédé par
M. KELLING. On fait d'abord, comme dans l'opération de MAYDL,
la section au bon endroit de l'intestin et l'implantation basse
du bout supérieur dans l'inférieur : le bout inférieur est attiré
alors dans l'incision cutanée et séparé de son mésentère sur
une longueur de 6 centimètres ; on le lie en bourse à son
extrémité pour empêcher le reflux des liquides et on le suture
aux lèvres de l'incision pariétale qui est fermée complètement.
Le tube intestinal dépasse la paroi d'environ 5 à 6 centimètres ;
près de son extrémité, c'est-à-dire de la suture en bourse, on
fait une incision admettant une sonde de Nélaton n° 18 ; cette
sonde y est enfoncée profondément et fixée à l'orifice par
un tube de catgut ; *puis la sonde est repoussée profondément,
entrainant avec elle l'intestin* qui s'invagine dans l'anse plus
profondément située ; on fixe cette invagination en jetant quelques fils de catgut entre les parois séreuses du cylindre invaginé. Comme le remarque, M. LEJARS, c'est par quelque côté
une application du procédé de gastrostomie de M. FONTAN.

JÉJUNOSTOMIE LATÉRALE AVEC CANALISATION (WITZEL-von EISELS-
BERG). — Incision médiane sus et sous-ombilicale. Recherche de
l'angle duodéno-jéjunal. La première anse jéjunale est attirée,
disposée verticalement et fixée avec deux pinces à dents fines,
disposées sur le bord libre, à 10 centimètres l'une de l'autre.
L'anse est enveloppée de compresses aseptiques. Au-dessus de
la pince inférieure un bistouri fin fait à l'intestin un orifice

admettant une sonde de Nélaton n° 14, dont le bout est enfoncé de 8 à 10 centimètres dans l'intestin : un fil de catgut, faufilé autour de la sonde, dans la couche musculo-séreuse, est serré sur elle pour assurer l'occlusion de l'orifice. La sonde est *appliquée en long sur l'intestin et elle est enfoncée sous un sur-jet qui ramène par-dessus elle les parois à droite et à gauche de la sonde.* Ce surjet commence en bas au-dessous de l'orifice de pénétration de la sonde et il se prolonge en haut sur une hauteur d'environ 10 centimètres. De la sorte la sonde est enfoncée dans un canal séreux complet.

Pour empêcher qu'il se produise une coudure de l'intestin et pour le maintenir rectiligne il est bon de le suturer à la paroi par quelques points séparés au catgut prenant l'intestin à gauche et à droite du surjet sur toute sa hauteur. Ces points sont musculo-séreux sur l'intestin, séreux sur la paroi. Enfin la paroi est suturée sur toute la hauteur de l'incision à l'extré-mité supérieure de laquelle la sonde est fixée.

La sonde est maintenue en place pendant longtemps. Puis on peut l'enlever et ne la réintroduire qu'au moment des repas. La continence est parfaite. Les liquides ingérés ne sont supportés d'abord qu'en petites quantités, mais à la longue il se produit une accoutumance de l'intestin qui permet l'intro-duction d'un demi-litre et même parfois d'un litre de liquide.

Grâce à la jéjunostomie les malades se relèvent vite et, s'ils n'ont qu'une amélioration temporaire, encore évitent-ils la mort affreuse par la faim et par la soif qui rend si pénibles les derniers moments des sujets atteints de cancer sténosant. Ainsi donc, lorsque au cours d'une laparotomie exploratrice, le chirurgien croit impossibles une pylorectomie ou même une gastro-entérostomie, il ne doit pas refermer le ventre en avouant son impuissance. Il lui reste un moyen de prolonger de quelques jours ou de quelques mois la vie du malade, en tous cas un moyen de rendre sa fin moins pénible ; c'est la jéjunostomie qui le lui offre et il doit la pratiquer sans hésiter. Mais son application d'avenir nous semble plus encore destinée à mettre l'estomac au repos absolu dans les brûlures ou les corrosions de l'organe (voy. ch. *Brûlures*, p. 155).

PYLOROPLASTIE

La pyloroplastie (HEINECKE MIKULICZ) est une opération qui
a pour but d'élargir le pylore quand il est trop étroit ; elle consiste à inciser longitudinalement le pylore, puis à rapprocher

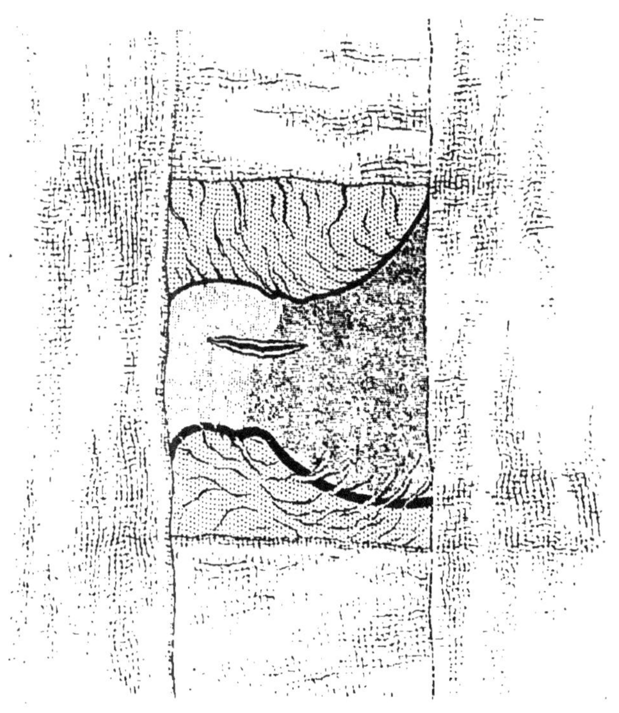

Fig. 124.

Pyloroplastie. — 1er temps.

transversalement les extrémités droite et gauche de la plaie
de façon à la rendre verticale par la suture.

Dans un premier temps, on pratique une incision *longitudinale* de 6 centimètres environ sur la face antérieure de l'estomac, du pylore et du duodénum. Cette incision ne doit pas

dépasser 8 centimètres. Elle doit comprendre tous les tissus indurés et au delà.

Dans un second temps, on place une pince sur le milieu de chaque lèvre de l'incision et en les écartant on obtient une

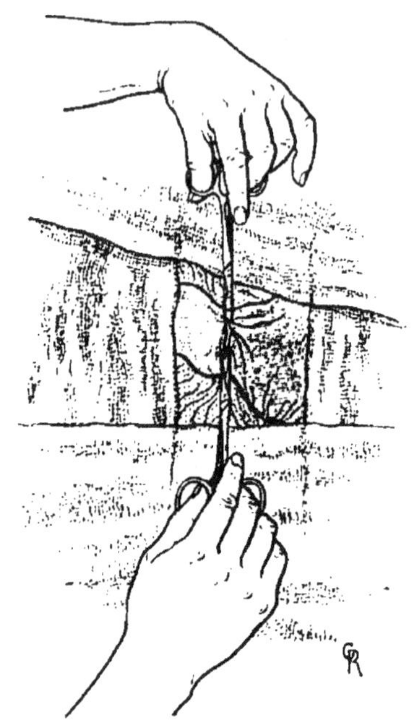

Fig. 125.

Pyloroplastie. — 2ᵉ temps.

plaie *transversale* que l'on suture en deux plans, l'un séro-musculeux, l'autre à la Lambert.

Cette opération a pour indication le *rétrécissement bénin* et très limité du pylore ; elle est peu employée à cause des récidives fréquentes auxquelles elle donne lieu. Je n'y ai eu recours que deux fois, et dans un de ces deux cas le résultat fut médiocre.

Mayo Robson a proposé d'introduire dans l'anneau pylorique sa bobine en os décalcifié pour assurer la perméabilité immédiate du pylore. Ségale a décrit une variante du procédé clas-

sique qui consiste à faire glisser une des lèvres de l'incision
de manière à déplacer l'anneau sténosant.

EXCLUSION DU PYLORE

L'exclusion du pylore est due à von Eiselsberg ; c'est une
opération qui consiste à sectionner transversalement l'estomac,

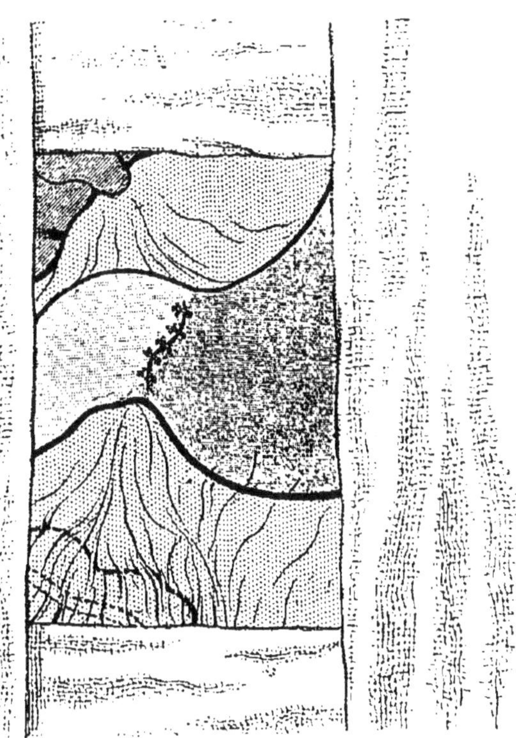

Fig. 126.
Pyloroplastie. — 3ᵉ temps.

à oblitérer complètement les deux orifices, puis à rétablir la
continuité du tube digestif par une gastro-entérostomie.

Manuel opératoire. — Une fois la cavité abdominale

ouverte, on attire en dehors de l'abdomen la portion de l'estomac sur laquelle doit porter la section. On fait un orifice dans un espace avasculaire du grand épiploon, un autre dans un espace avasculaire du petit épiploon.

On place du côté du pylore, à distance de la tumeur deux grandes pinces à estomac, l'une embrassant la grande courbure, l'autre la petite. Ceci fait, on refoule le contenu gastri-

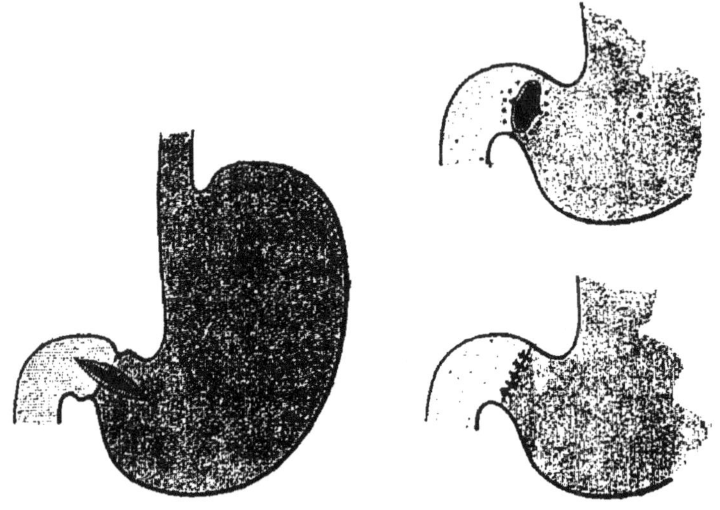

Fig. 127.

Les trois temps de la pyloroplastie.

que, et on place deux nouvelles pinces du côté du cardia. Les pinces en place, on coupe les deux artères coronaires entre deux ligatures ; on place une compresse derrière l'estomac, puis d'un coup de ciseau, on sectionne l'estomac de la grande à la petite courbure. La muqueuse des tranches stomacales est essuyée avec un tampon stérilisé ; un des bouts est enveloppé d'une compresse pendant qu'on pratique la suture de l'autre bout. Pour cette suture, on fait d'abord un surjet total, puis on enlève les pinces, on pratique un second surjet séroséreux enfouissant le premier.

Dès que l'un des bouts est oblitéré, on enveloppe d'une compresse et on suture l'autre bout de la même façon que le premier.

Lorsque l'exclusion proprement dite du pylore est terminée, on pratique la gastro-entérostomie, que certains chirurgiens exécutent avant l'exclusion du pylore.

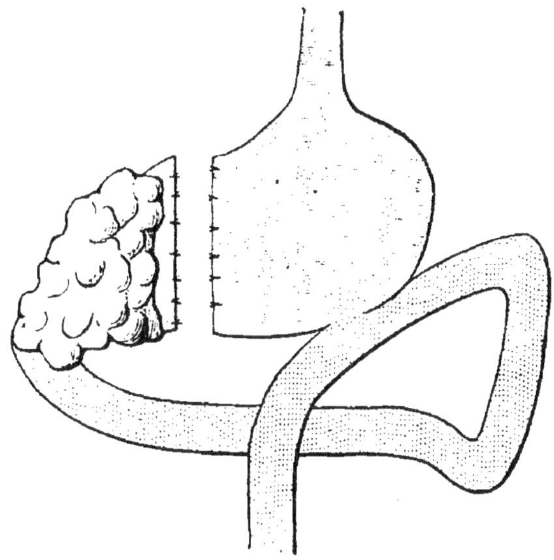

Fig. 128.
Exclusion du pylore (von Eiselberg).

Indications. — L'exclusion du pylore est une opération assez rarement pratiquée. Ses indications principales semblent être des tumeurs malignes inextirpables dans la région pylorique. Ses avantages sur la gastro-entérostomie simple seraient de mettre la tumeur à l'abri du contenu stomacal, de supprimer les douleurs qui résultent du tiraillement des adhérences par la portion de l'estomac qui fonctionne encore.

Von Eiselberg la recommande dans les ulcères (voy. Ulcère).

BIBLIOGRAPHIE

DES AUTEURS CITÉS DANS CE CHAPITRE

Bardeleben. Gastrotomy for Stenosis of the œsophagus. Transl. by. W.-K. Duringen. Texas. com. *Rec. med.* Dallas, 1888-87, p. 107.

Barozzi. Considérations sur la gastrosotomie en général et sur le procédé de Marwedel en particulier dans les sténoses cancéreuses de l'œsophage. Thèse de Paris, 1897-98.

Beyéa. Gastroptosis; With special reference to the surgical treatment; the operation of gastropexy. *Ann. med.* Philad. 1904, p. 629-634.

— The elevation of the stomach in gastroptosis by surgical plication of the gastrohepatic and gastrophenic ligaments. *Univ. Penn. M. Bull.* Philad. 1902-03, p. 476-483.

Bircher. Eine operative Behandlung der Magenerweiterung. *Cor. Bl. f. schweiz. Aerzte* Basel. 1891, XXI, p. 713-724.

Boeckel. Ablation de l'estomac pour cancer de la petite courbure. Guérison en trois semaines. *Bull. Acad. de méd.* Paris, 1905, p. 165-171.

— De l'ablation de l'estomac. Paris. 1904. Alcan.

Brandt. Ueber Gastroplicatio, *Pest. Med. Chir. Presse.* Budapest, 1894, XXX, p. 516.

— Ueber Gastroplicatio. *Centralbl. für Chirurgie*, Leipzig, 1894, XXI, p. 361-363.

Bryant. A succesfaul case of gastrotomy for cancer of the œsophagus : with remarks on the value of a small opening into the stomach. The *Lancet.* 1882, p. 726-728.

De Beule (Fritz). Le cercle vicieux et le reflux dans les procédés simples de la gastroentérostomie (procédé antérieur de Wölfler et postérieur de von Hacker) avec un moyen facile et pratique de les prévenir. *Académie Royale de Belgique*, 1904, p. 591.

— Une série de 22 gastroentérostomies avec un bouton à canal coudé. *Acad. Royale de Belgique* Janvier 1906.

Desfosses. Manuel opératoire de la gastroentérostomie postérieure transmésocolique. Thèse de Paris, 1897-98.

Eve (Frederic). On the surgical treatment of gastroptosis. *British. Med. Journal*, 1906. April 7, p. 784.

Forgue et Paul Reclus. Traité de Thérapeutique chirurgicale. Paris, 1898. Masson et Cie.

Fowler. The circulus vitiosus following gastroenterostomy with a description of a new operation designed to prevendt its occurence. *Annals of Surgery*, 1902, p. 695.

Franc. Cité par Kocher. *Loc. cit.*

Francke. Magenresektion. *Centralb. fur Chirurgie*, 1904, p. 86.

Gosset. L'ulcère peptique du jéjunum. *Revue de Chirurgie.* Paris, 1906, n° 1 et 2.

Graham (Christopher). Gastric ulcer and cancer. *The British. med. and Surgical Journal.* Août 1906, p. 193.

Gross. Pylorogastrectomie avec mobilisation du duodénum. *Revue médicale de l'Est.* 1er nov. 1905.

Guillot. Traitement chirurgical du cancer du pylore. Thèse de Paris, 1901.

HAHN. Eine neue Methode der Gastrotomie. *Centralblatt. für Chirurgie*, 1890, n° 11.

HARTMANN et CUNÉO. Technique de la pylorectomie. *Presse Médicale*, 31 mars 1900.

HERCZEL. Gastroentérostomie et jéjunostomie. *Orvosi hetil Budapest*, 1902, p. 818, 833, 847 et *Beiträge zur Klin. Chirurgie*, 1902, p. 34.

— Berichte ueber 52 operativ behandelte Fälle von ulcus ventriculi. *Beiträge zur Klin. Chirurgie*, 1906. Bd. 50, p. 752.

JABOULAY. De la gastroentérostomie. *Archives provinciales de Chirurgie*. 1892, p. 551.

JAYLE et DESFOSSES. Gastroduodénostomie antérieure. *Bull. de la Soc. Anatomique*. Paris, 1893.

KAMMERER. Benign obstruction of the Pylorus. *Ann. Surg.* Philad. 1900, p. 17-40.

KATZENSTEIN. Ueber die Aenderung des Magenschemismus noach der Gastroenterostomie. *Deut. Med. Wochenschrift*, 17 et 24 janv. 1907.

KELLING. Rapport et Discussion : Czerny, Kummel, Schloffer, Treudelembourg, etc. *XXXIV° Congrès allemand de chirurgie*, 1905.

KOCHER. Manuel de Chirurgie opératoire, 1904.

KUMMEL. in Chlumskij. *Beiträge f. Klinische Chirurgie*, Bd XX, p. 231 et 287. Cité par LERICHE.

LAMBOTTE. Sur la gastrotomie par transplantation intestinale. *Soc. belge de chirurgie*, 1906, 26 octobre, p. 371.

LEJARS. Application et technique de la jéjunostonie. *Semaine médicale*, 1904, n° 30.

LERICHE. Des résections de l'estomac pour cancer. Thèse de Lyon, 1906.

— Application de la mobilisation du duodénum aux résections gastriques. *Lyon médical*, mars 1906 et *Revue de Chirurgie*, juillet 1906.

LORETA. cité par :

a) ALBERTINI. Breve relazione della divulsione digitale del Piloro operata del professor P. Loreta in duo casi. *Ann. univer. di med. e. chir.* Milano, 1883, 75-78.

b) HARRIS. A new abdominal operation « Digital divulsion of the Pylorus », etc. *Med. New.* Phil. 1883, XLII, p. 434-438.

c) HUBERT. Dilatation digitale forcée du pylore pour sténose cicatricielle de cet orifice. Deux cas opérés et guéris par le professeur Loreta. *Journ. de méd. chir. et pharmacologie.* Bruxelles, 1883, p. 309.

MARWEDEL. Zur Technik des Gastrostomie. *Beiträge zur klinischen Chirurgie*. 1896, p. 56, vol. 17.

MAYO ROBSON. A modification of the operation of Pyloroplasty. *British Med. Journal*, 1895, p. 124.

MILLOT. Schmidt's Jahresbücher. Bd CXXXVI, p. 143. *Der internationale Medicinische Congress.*

MONTPROFIT. Chirurgie de l'estomac biloculaire. *Ann. Internat. de chirurgie gastro-intestinale.* Paris, 1906, n° 1.

NICOLODONI. Cité par Leriche.

E. PLANCHU. De la pyloroplastie dans le traitement des sténoses non cancéreuses du pylore. Thèse de Lyon, 1899.

ROUX. De la gastroenterostomie. *Revue de gynécol. et de chirurgie abdominale.* 1897. p. 90.

SEGALE. Procédé de pyloroplastie par glissement (Congrès international de médecine, Paris, août 1900).

SENART. *Revue de Gynécologie* 1906 n° 1.

TAVEL. Le reflux dans la gastroentérostomie. *Revue de Chir.*, 1901. p. 685.

— Association médico-pharm. du canton de Berne, 1906, 20 mars.

ULLMANN. Zur Tehnik der Gastrotomie. *Wiener Med. Wochenschr.* 1894, n° 39.

VALLAS. Résection partielle de l'estomac ; résection en V ; résection cylindrique. *Bull. de la Soc. de chirurgie de Lyon.* 12 et 19 janvier 1905.

VILLARD. De la gastroduodénostomie sous-pylorique. *Revue de Chir.* Paris. 1900, p. 495.

VON HACKER. *X° Congrès allemand de chirurgie.* Berlin, 1885 et *Wiener klinis. Wochenschr.* 1886, n°° 31 et 32.

VON EISSELBERG. Cité par Leriche.

WEIR. Gastrorrhaphy for diminushing the size of a dilated stomach. *New York Med. Journal,* 1892, t. VI. p. 29-31.

TABLE ANALYTIQUE DES MATIÈRES

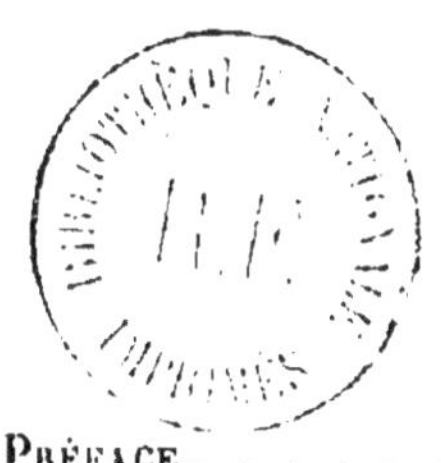

Préface.   1

CHAPITRE PREMIER

I. ANATOMIE CHIRURGICALE DE L'ESTOMAC   1

Développement   1
Anatomie topographique.   6
Situation opératoire   7
Forme et direction.   8
Rapports de l'estomac avec le squelette de la paroi. . . .   10
Rapports de l'estomac avec les organes voisins, face anté-
  rieure   11
Rapports de l'estomac avec les organes voisins, face posté-
  rieure.   17
Rapports des bords de l'estomac   21
Rapports des orifices de l'estomac   23
Vaisseaux sanguins et lymphatiques   23
Moyens de fixité de l'estomac   30
Structure de l'estomac.   35

II. PHYSIOLOGIE DE L'ESTOMAC. . . . .

Sécrétion.   45
Motricité.   51
Absorption.   53

Bibliographie   53

CHAPITRE II

PHYSIOLOGIE PATHOLOGIQUE ET PATHOLOGIE GÉNÉ-
RALE. 55

    Examen du suc gastrique 58
    Marche de la sécrétion. 58
    Chimisme stomacal 60
    Examen des liquides retirés à jeun 60
    Examen du suc gastrique après un repas d'épreuve . . . 62

BIBLIOGRAPHIE 65

CHAPITRE III

EXAMEN DE L'ESTOMAC 67

    Inspection. 67
    Palpation 69
    Percussion 76
    Auscultation. 77
    Gastro-diaphanie. 78
    Radioscopie. 79
    Cathétérisme de l'estomac. 84
    Laparotomie explorative. 87
    Examen de la fonction mécanique 88
BIBLIOGRAPHIE 90

CHAPITRE IV

TROUBLES DE LA MOTILITÉ DE L'ESTOMAC 93

    Myosthénie gastrique 93
    Dilatation de l'estomac. 97

BIBLIOGRAPHIE 101

CHAPITRE V

I. VICES DE POSITION DE L'ESTOMAC. 103

    Hernies de l'estomac. 103
    Volvulus de l'estomac 106

II. VICES DE FORMATION DE L'ESTOMAC 112

Malformations de l'estomac 112
Rétrécissement congénital du pylore. Sténose congénitale
   hypertrophique du pylore 113
Estomac biloculaire 122
Dislocation verticale de l'estomac. 128

BIBLIOGRAPHIE 131

CHAPITRE VI

TRAUMATISMES DE L'ESTOMAC 135

Contusions de l'estomac 135
PLAIES   »   »   141
Plaies par armes blanches 142
Plaies par armes à feu. 145
Brûlures ou corrosions de l'estomac. 163

BIBLIOGRAPHIE 173

CHAPITRE VII

INFECTIONS 177

I. TUBERCULOSE DE L'ESTOMAC 177
   Ulcère tuberculeux 178
   Sténoses pyloriques tuberculeuses 180
II. SYPHILIS DE L'ESTOMAC 182

BIBLIOGRAPHIE 188

CHAPITRE VIII

ULCÈRE DE L'ESTOMAC 189

Exulcération simple 192
Ulcère simple 194
Ulcère récent ou aigu 197
Ulcère chronique 197
Complications de l'ulcère 205
Association des diverses complications. 207
Lésions d'autres organes. 209
Étude histologique de l'ulcère 210

Pathogénie de l'ulcère.   212
Etiologie   217
Symptômes   218
    A. Forme commune   218
    B. Formes cliniques.   221
Evolution, durée, terminaison, pronostic.   222
Diagnostic.   223
Existe-il un traitement chirurgical de l'ulcère chronique
    non sompliqué?   224
Complications de l'ulcère.   229
Gastrorragie.   229
Forme chronique de la gastrorragie   242
Perforations.   244
Péritonites aiguës   251
Suppurations périgastriques   259
Périgastrite ubéreuse (adhérences, tumeurs inflammatoires,
    ulcères pénétrants).   265
Sténose médiogastrique ou estomac biloculaire.   275
Sténose du pylore.   236
Transformation de l'ulcère en cancer   304

Bibliographie   309

CHAPITRE IX

CANCER DE L'ESTOMAC.   319

Anatomie pathologique chirurgicale   320
Symptomatologie du cancer de l'estomac   349
    1. Formes extra pyloriques   350
    2. Formes pyloriques   358
    3. Formes sous-péritonéales   365
Evolution du cancer de l'estomac   366
Diagnostic du cancer de l'estomac.   367
    1. Diagnostic précoce   367
    2. Diagnostic du cancer en évolution   369
Traitement du cancer de l'estomac   378
    1. Traitement médical.   379
    2. Traitement chirurgical   381

Bibliographie   395

CHAPITRE X

TUMEURS NON CANCÉREUSES DE L'ESTOMAC.   399

   1. Tumeurs qui se développent vers la cavité gastrique;
     polypes de l'estomac.   402
   2. Tumeurs infiltrant les parois gastriques   407
Linite plastique.   409
   3. Tumeurs à développement exogastriqun   412
Traitement   413

BIBLIOGRAPHIE   415

CHAPITRE XI

FISTULES GASTRIQUES.   419

   1. Fistules gastro-cutanées.   419
   2. Fistules gastro-viscérales   425

BIBLIOGRAPHIE   429

CHAPITRE XII

TECHNIQUE DES OPÉRATIONS QUI SE PRATIQUENT SUR
L'ESTOMAC. . . . . , ...   431

Exploration de l'estomac. Laparotomie exploratrice   431
Gastrolyse.   439
Gastropéxie   439
Gastroplication   441
Gastroplastie   442
Dilatation du pylore.   444
GASTROSTOMIE   445
   1. Procédé ordinaire simple (Terrier)   446
   2. Autres procédés.   451
   3. Gastrostomie par transplantation intestinale   462
Complications de la gastrostomie et leur traitement. . . .   463
Accidents de la gastrostomie.   465
GASTRECTOMIE. PYLORECTOMIE   469
Pylorectomie; résection pyloro-gastrique.   469
Gastrectomie totale ou subtotale.   492
Accidents consécutifs   497
GASTRO-ENTÉROSTOMIE.   501

Gastro-entérostomie précolique de Wolfler 504
Gastro-entérostomie postérieure transmésocolique de Von
    Hacker 510
Gastro-entérostomie en Y de Roux. 522
Complications de la gastro-entérostomie 524
LA GASTRODUODÉNOSTOMIE 530
1. Opération de Jaboulay 532
2. Gastroduédonostomie sous-pylorique de Villard. 533
3. Opération de Kummel. 535
4. Gastroduodénostomie après mobilisation du duodénum ;
    procédé de Leriche 536
Jéjunostomie 537
PYLOROPLASTIE 541
Exclusion du pylore 534

BIBLIOGRAPHIE 545